Coulter

Portraits
homöopathischer
Arzneimittel

Portraits homöopathischer Arzneimittel

Zur Psychosomatik ausgewählter Konstitutionstypen

Von Catherine R. Coulter

Aus dem Amerikanischen übersetzt
von Ulrike Kessler

Mit 2 Abbildungen

2., verbesserte Auflage

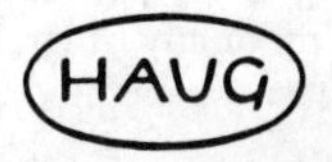

Karl F. Haug Verlag · Heidelberg

CIP-Titelaufnahme der Deutschen Bibliothek

Coulter, Catherine R.:
Portraits homöopathischer Arzneimittel: zur Psychosomatik ausgewählter Konstitutionstypen / von Catherine R. Coulter. Aus d. Amerikan. übers. von Ulrike Kessler. – 2., verb. Aufl. – Heidelberg: Haug, 1989
Einheitssacht.: Portraits of homoeopathic medicines «dt.»
ISBN 3-7760-1094-0

Verlags-Nr. 8953 · Titel-Nr. 2094 · ISBN 3-7760-1094-0

Gesamtherstellung: Heinrich Schreck KG, 6735 Maikammer/Pfalz

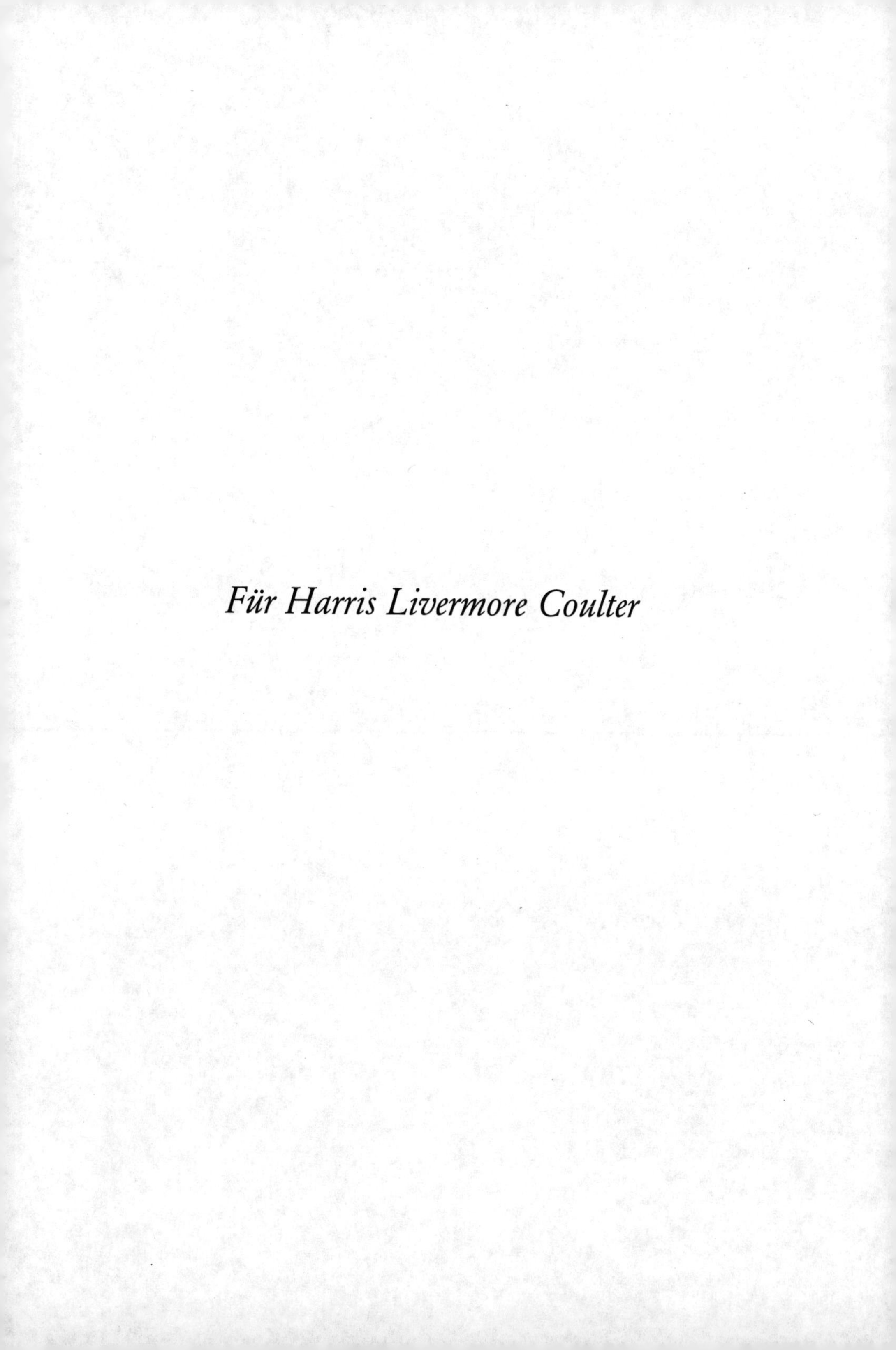

Für Harris Livermore Coulter

Inhalt

Vorwort

Zweihundert Jahre nach ihrer Entdeckung führt die Homöopathie immer noch ein eher stiefmütterliches Dasein. Dies hat seine Gründe. Auch wenn wir die Kontroverse um die Wirksamkeit von Hochpotenzen einmal beiseite lassen: Die erkenntnistheoretischen Implikationen der Homöopathie erschüttern zu sehr unser bisheriges Denken, als daß sie bereitwillige Akzeptanz fände. Sie stellt nämlich einige der post-cartesianischen Glaubenssätze über Ablauf und Zusammenhang von biologischen und psychologischen Vorgängen in Frage, an denen wir am meisten festhalten.

Das Paradigma eines gesunden Körpers, das Biologie und Medizin vertreten, ist großenteils das einer chemisch-physikalischen Maschine, die auf äußere Reize reagiert und sich ihnen erfolgreich anpaßt. Wenn diese Maschine den äußeren Anforderungen ganz oder teilweise nicht mehr gewachsen ist oder Alterserscheinungen aufweist, nimmt man an, daß es sich um eine Krankheit handelt.

Der experimentelle und klinische Nachweis der Wirksamkeit der Homöopathie macht jedoch sehr deutlich, daß das, was wir Gesundheit und Krankheit nennen, sich gegenseitig einschließt. Beides sind wechselnde Gesichter einer Wesenheit, zwei Seiten ein und derselben Münze: der individuellen Konstitution oder des archetypischen Musters. Dieselben Kräfte, die den verschiedenen Substanzen innewohnen, können sowohl Krankheit als auch Gesundheit hervorrufen.

Diese Kräfte sind darüber hinaus auch allen organischen Prozessen eigen, sowohl unseren als auch denen der Erde. Die Dynamik jeder existierenden Substanz, sei sie mineralischer, pflanzlicher oder tierischer Art, also auch jeder Bestandteil unseres Körpers und des Universums, in dem wir leben, ist in der Lage (wie z.B. bei einer „Arzneimittelprüfung"), ihrem Wesen ähnliche Krankheitssymptome hervorzurufen und durch eben diese Ähnlichkeit zu heilen, wenn sie in therapeutischer Dosierung verabreicht werden. Die Tendenz zur Krankheit ist der physischen Existenz sozusagen „eingebaut". Krankheit ist ein Ausdruck des Lebendigseins, ein Ausdruck der konstitutionellen Inhärenz einer bestimmten Person. Heilung ist dies jedoch auch. Beide sind Elemente des „principium individuationis", des elementaren Bedürfnisses nach Individuation; und dies in recht spezifisch psychosomatischer Hinsicht.

Im großen und ganzen haben Psychologie und Psychoanalyse die Psyche eines Menschen primär, wenn nicht ausschließlich, unter dem Gesichtspunkt von sozialer Prägung und Entwicklungseinflüssen betrachtet, wobei insbesondere unzureichendes oder offen destruktives Beeltern berücksichtigt worden ist. Tatsache ist jedoch, daß spezifische konstitutionelle Gegebenheiten (die auch potentielle Krankheitsmuster darstellen) – psychologische Grundzüge eingeschlossen – angeboren und damit a priori vorgegeben sind (wenn beispielsweise eine konstitutionelle Verschreibung bei einem neugeborenen Baby nötig ist und auch Wirkung zeigt). Dies macht deutlich, daß auch psychologische Grundmuster zumindest teilweise zu einer Gesamtkonstitution gehören – ungeachtet der Tatsache, daß sie, in unterschiedlichem Ausmaß, einer Modifizierung durch Umwelteinflüsse unterliegen.

Die Persönlichkeit eines Kindes wird nicht nur durch Einflüsse von Eltern und Umwelt geprägt, sondern auch das Kind selbst ruft selektiv, auf seine eigene, individuelle Weise, „ähnliche", korrespondierende Einflüsse der Eltern und der Umwelt hervor und reagiert auf sie. Auf seine Art wird es auch seine Umwelt formen und sich Bedingungen schaffen, wie es ein anderes Kind nicht tun würde. Ein *Natrium muriaticum*- oder *Lycopodium*-Kind kann sich gleichmütig zurückziehen, sogar die Verbindung lösen, wo ein *Sulfur*-Kind mit übergroßer Aktivität und ein *Hepar*- oder *Arsenicum*-Kind mit Wut bzw. Angst reagiert. Natürlich darf man nicht außer acht lassen, daß eine Umgebung, die Angst oder Rückzug fördert, dazu beitragen kann, entsprechende *Arsenicum*- oder *Hepar*-Konstitutionen hervorzubringen. In jedem Fall kann die somatische Indikation für ein bestimmtes Mittel den erfahrenen Behandler auf möglicherweise vorhandene spezifische psychologische Prädispositionen aufmerksam machen, auch wenn sie verborgen sind und noch nicht erkannt wurden.

Ich brauche nicht näher auszuführen, welche Implikationen ein solches psychosomatisches Verständnis der Konstitution für Erziehung und Psychotherapie hat. Es kann uns Neigungen und Begrenzungen zu Bewußtsein bringen, die anders nicht zu erkennen sind. Zusammen mit erzieherischen und psychotherapeutischen Maßnahmen kann dieses Verständnis auch dazu beitragen, pathogene Extreme mit Hilfe homöopathischer Mittel zu vermeiden, die im Gegensatz zu Psychopharmaka ohne Nebenwirkungen sind.

Wenn bestimmte somatische und psychische Grundzüge und die entsprechenden Krankheiten als Teil einer konstitutionellen Struktur individuell vorgegeben sind, so ergibt sich schließlich daraus, daß ein Mensch nur innerhalb der Grenzen seines individuellen Musters, und „in sie hinein", geheilt werden kann. Es kann kein durchschnittliches Maß oder eine Definition von Gesundheit geben, die auf alle paßt. Was für einen Menschen normal ist, kann bei einem anderen pathologisch sein, und umgekehrt. Gesundheit und Krankheit sind nicht mehr als relative Begriffe für gelungene Anpassung oder Überleben.

In der Homöopathie hat man schon immer solchen Überlegungen Rechnung getragen und Geistes- und Gemütssymptome als wichtige Kriterien für die Mittelwahl gesammelt. Jegliche systematische, tiefgehende Erforschung steckt jedoch noch in den Kinderschuhen. In *William Gutmans* Essays über *Calcium carbonicum* und über *Silicea* sowie in meinem eigenen Buch *Psyche und Substanz* sind die psychosomatischen Wechselbeziehungen bei einigen Arzneimitteln als solche untersucht worden. Das Buch von *Catherine Coulter* liefert zum ersten Mal eine psychologische Beschreibung, die das Persönlichkeitsbild der einzelnen Mittel über die bisher üblichen (und sich häufig überlappenden) Aufzählungen relativ separat stehender Kriterien wie Eifersucht, Furcht, Verlangen, alleine zu sein usw. hinaus erweitert. Jeder Homöopath und jeder praktizierende oder forschende Psychotherapeut sollte dieses Buch gelesen haben. Ersterem bietet es eine erweiterte Perspektive für die Mittelwahl, während es letzterem neue Einsichten in konstitutionelle Gegebenheiten und die Möglichkeit einer neuen Typologie eröffnet, die eine Brücke zwischen Psyche und Soma schlägt. Hier eröffnet sich ein Blick auf therapeutische Möglichkeiten, die über die Grenzen eines bloßen psychologischen Zugangs zu Persönlichkeitsproblemen hinausgehen.

Es ist zu hoffen, daß dieses Buch neue Forschungen anregt, die sich mit der Beziehung zwischen konstitutionellen und Umwelt-Faktoren, sowie mit der Verifikation der hier vorgebrachten klinischen Daten beschäftigen.

Homöopathie überwindet die Spaltung des cartesianischen Denkens. Der Arzt, der sich nur für den Körper interessiert hat, hat in der Vergangenheit dazu geneigt, psychologische Faktoren und ihre subtile Rolle bei der Entstehung von Krankheiten zu übersehen. Dem Psychologen hat es auf der anderen Seite an adäquaten, spezifischen

Daten gefehlt, um biologische Faktoren mit der Psychodynamik zu verbinden.

Dieses Buch ist vor allem (aber nicht ausschließlich) eines, das psychologische Hauptmerkmale beschreibt. Hierin liegt sein Vorzug, aber auch seine — vorsätzliche — Beschränkung: Eine gewisse Vertrautheit mit den Grundlagen der homöopathischen Materia medica wird vorausgesetzt. Deshalb kann ich nicht ohne ein generelles caveat an den Anfänger der Homöopathie und den weniger erfahrenen Behandler schließen. Eine angemessene Mittelwahl kann sich nicht alleine auf das psychologische Bild stützen. Es gibt noch zu viele ungenügend definierte Trennungslinien, die Möglichkeit einer zeitweiligen Stimmungsveränderung und Überschneidungen. Ganz gleich, ob man versucht, auf körperlicher oder psychologischer Ebene zu helfen: Die körperlichen Leitsymptome und Modalitäten müssen in beiden Fällen erwogen werden.

Edward Whitmont, M.D.
Ehemaliger Vorsitzender des
C.G. Jung Training Center, New York

Einleitung

Jedes Heilverfahren geht, was Gesundheit und Krankheit betrifft, von bestimmten Prämissen aus. Die Homöopathie, die ein System von Regeln darstellt, die die Anwendung von Medikamenten beim kranken Menschen betreffen, verfährt nach der Annahme, daß das, was man „Krankheitsprozeß" nennt, eine bestimmte Form der *Reaktion* des Organismus auf einen schädlichen Stimulus aus seiner Innen- oder Außenwelt ist, also ein Versuch, die Gesundheit wieder herzustellen. Die Homöopathen haben dieses Reaktionsvermögen als „körpereigene Abwehr," als „Lebenskraft" oder „Selbstheilungskräfte" beschrieben*.

Die Annahme von körpereigenen Selbstheilungskräften ist von großer Wichtigkeit für die homöopathische Therapie, da sie zu einer ganz bestimmten Interpretation des *Symptoms* zwingt. Ganz gleich, wie unangenehm oder sogar schmerzhaft ein Symptom sein kann: Es ist stets auch die sichtbare Äußerung der Reaktionskraft des Organismus. Und da diese Reaktionskraft immer nach Heilung, Harmonie und Ausgewogenenheit der Körperfunktionen strebt, sind die Symptome Anzeichen eines Heilungsprozesses. Der Zustand, den man normalerweise als „Krankheit" bezeichnet, ist also nichts anderes als ein Versuch des Körpers, die Gesundheit wieder herzustellen. Die Symptome weisen dem Arzt den Weg, den der Körper eingeschlagen hat, um mit einer bestimmten Belastung fertigzuwerden; sie sind daher auch die besten Wegweiser für die Behandlung. Das erste und wichtigste Ziel des Arztes ist, die körpereigenen Abwehrmechanismen zu stimulieren, und das Heilmittel ist das, welches die dem Organismus innewohnenden, aber gelegentlich unentwickelten und unvollständigen Selbstheilungskräfte unterstützt. Homöopathische Arzneimittel versetzen den Arzt in die Lage, diese Selbstheilungskräfte systematisch zu unterstützen.

Die Homöopathie wurde von *Samuel Hahnemann* (1755 - 1843) begründet. Er wurde in Meißen (Sachsen) geboren und war der begabte Sohn armer, aber gebildeter Eltern (sein Vater war Porzellanmaler in den Porzellanwerken, für die Meißen heute noch berühmt

---

* Teile der theoretischen Analyse in dieser Einführung entstammen dem Buch *Harris L. Coulter, Homoeopathic Medicine.*

ist). Nachdem er seine Ausbildung abgeschlossen hatte, begann er sein Berufsleben als Arzt, wurde jedoch mehr und mehr enttäuscht von dem, was er gelernt hatte. Schließlich gab er die Medizin für mehrere Jahre völlig auf und schlug sich mit seiner großen und schnell wachsenden Familie als Übersetzer chemischer und anderer Werke aus dem Englischen, Französischen und Italienischen durch.

Als er *William Cullens Materia Medica* übersetzte, machte er eine Entdeckung, die sein Leben vollkommen veränderte und ihm eine andere Richtung gab. Es befriedigte ihn nicht, wie *Cullen* die Heilwirkung von Chinarinde (Chinin) bei Malaria erklärte. Deshalb entschloß er sich, die Substanz an sich selbst zu testen und ihre Wirkung zu beobachten. Er fand heraus, daß er selbst Malariasymptome entwickelte: Fieberschauer, Schläfrigkeit, Herzklopfen, Zittern, Gliederschwäche, klopfende Kopfschmerzen, gerötete Backen, Durst, Gelenksteifigkeit usw. Diese Entdeckung wirkte wie ein Katalysator auf sein medizinisches Denken und war die Geburtsstunde der Homöopathie.

Wenn Chinin (*China*) Malariasymptome bei einem Gesunden hervorrief und Malaria heilte, bedeutete dies, daß es als *Simile* wirkte und den Kranken durch seine Fähigkeit heilte, beim Gesunden ähnliche Symptome hervorzurufen. Nachdem er das gleiche Experiment mit anderen Substanzen wiederholt hatte, verallgemeinerte *Hahnemann* diese Beobachtung zu seiner „Ähnlichkeitsregel“, nämlich daß *jede* Substanz – ob nun tierischer, pflanzlicher oder mineralischer Art – Leiden heilen kann, die denen, die sie beim Gesunden hervorrufen, *ähnlich* sind. Daher auch der Name „Homöopathie“: Im Griechischen bedeutet „*homoion pathos*“ „ähnliches Leiden“.

Hahnemann formulierte das Simileprinzip nur wenige Jahre vor der Entdeckung von *Edward Jenner*, daß man einer Pockenerkrankung vorbeugen und ihre Bösartigkeit abmildern konnte, indem man vorher mit einer „ähnlichen“ Krankheit impfte, nämlich Kuhpocken. Während die meisten anderen Ärzte Jenner der „Kurpfuscherei“ bezichtigten, begrüßte *Hahnemann* seine Entdeckung als gutes Beispiel für die Ähnlichkeitsregel.

Hahnemann mußte sodann eine Methode finden, um die Heilkräfte der Arzneien zu ermitteln (damit sie als Simile eingesetzt werden konnten). Hier zeigte sich seine Genialität ganz besonders. Er entdeckte und entwickelte eine Methode, die als „Arzneimittelprüfung“

bekannt ist und bei der die Substanzen systematisch und über einen Zeitraum von mehreren Tagen oder Wochen gesunden Versuchspersonen verabreicht werden. Diese „Prüfungen" führten zu der Erkenntnis, daß jede natürliche Substanz eine Reihe charakteristischer Symptome hervorbringen kann, wenn man sie auf diese Weise am gesunden Menschen testet.

Belladonna ist homöopathisch beispielsweise dann indiziert, wenn der Patient Symptome wie erweiterte Pupillen, heftigen Blutandrang zum Kopf mit hämmernden Kopfschmerzen, hohes Fieber mit heißer, roter Haut, zerebrale Erregungszustände, trockenen Mund und Hals, und Muskelzuckungen aufweist. Jeder Arzt erkennt sofort, daß dies die bekannten Anzeichen einer *Belladonna*-Vergiftung sind; wenn sich jedoch eine Krankheit durch diese Symptome auszeichnet, wirkt eine sehr kleine Dosis des tödlichen Nachtschattengewächses als Heilmittel.

Nachdem der Homöopath ein vollständiges Bild der körperlichen, geistigen und emotionalen Symptome des Patienten erstellt hat, vergleicht er sie mit den Symptomen, die in der homöopathischen *Materia Medica* stehen, in der die Ergebnisse der Arzneimittelprüfungen zusammengefaßt sind, und wählt das Mittel auf der Basis *aller* Symptome des Patienten. Wenn eine präzise Übereinstimmung zwischen den Symptomen des Patienten und denen des verwendeten Arzneimittels gegeben ist, so findet in gegebener Zeit auch in chronischen Fällen eine Heilung statt. Das Mittel, das die Heilung bringt, nennt man das *Simillimum*, das „ähnlichste" Arzneimittel.

Mit anderen Worten: Der Homöopath behandelt nicht die Krankheit, sondern die Gesamtheit der Symptome des *Individuums*, das unter Herzkrankheit, Arthritis, Migräne, Kolitis, Zystitis, Influenza, Dysmenorrhö, Schlaflosigkeit oder einer gewöhnlichen Erkältung leidet.

In der Homöopathie bezeichnet der Ausdruck „Konstitutionsmittel" das Mittel, das das gesamte körperliche, emotionale und geistige Symptomenbild eines Individuums abdeckt. Man sagt, daß ein Patient ein *Phosphor-*, *Silicea-*, *Pulsatilla-* oder irgendein anderer Arzneimittel-Typ ist und bezieht sich damit auf das Mittel, das seinem Gesamtbild am nächsten kommt. Um dieses Konstitutionsmittel zu finden, nimmt der Homöopath nicht nur Schmerzempfindungen, pathologische Symptome und ähnliches auf, sondern auch, wie der

Patient aussieht und wie er sich verhält, wenn er gesund ist, was er sagt, wie er antwortet, sein Temperament und seine Art, seine Stärken und Schwächen. Nachdem er diese charakteristischen Eigenschaften gesammelt, geordnet und bewertet hat, sucht er durch Vergleiche das Mittel, das am besten die „Gesamtheit" des Patienten ausdrückt.

Diese Methode, ein Mittel für den ganzen Menschen zu finden, nennt man „konstitutionelle Verschreibung". Sie steht im Gegensatz zu einer Verschreibung, die sich lediglich von den krankhaften Symptomen des Patienten leiten läßt. Man hat herausgefunden, daß bestimmte Konstitutionsmittel häufiger indiziert sind als andere; diese werden als „Polychreste" bezeichnet, also Arzneimittel mit einem großen Anwendungsbereich. Wieder andere Polychreste, wie *Aconit, Arnica, Belladonna, Bryonia, Chamomilla, Hypericum, Gelsemium, Rhus toxicodendron* u.a., werden häufiger (wenn auch nicht ausschließlich) in akuten Fällen gebraucht, wie bei Verletzungen, Ohrenschmerzen, hohem Fieber, Zahnen bei Kindern, Infektionen des Atemtraktes und akuten Virusinfektionen.

Von besonderer Bedeutung für die homöopathische Verschreibung sind die Symptome, die für einen bestimmten Patienten *eigentümlich* sind – also diejenigen, die nur er aufweist und die ein anderer unter den selben Umständen nicht aufweisen würde. Genau wie die außergewöhnlichen Symptome der Schlüssel zur Einzigartigkeit eines bestimmten Patienten sind, sind dieselben Symptome, wenn sie bei einer Prüfung auftauchen, der Schlüssel zu der Einzigartigkeit eines bestimmten Arzneimittels.

Bedeutung haben auch die feinen Unterschiede in den „Modalitäten" eines gegebenen Falles: Welche Umstände lindern objektiv oder subjektiv die Rückenschmerzen, den Husten, die Schwindelanfälle des Patienten, und welche verschlimmern sie? Zu welcher Jahreszeit, bei welchen Temperaturen geht es ihm am besten – oder am schlechtesten? Mag er lieber heiße oder kalte Getränke; trinkt er in kleinen Schlucken, oder stürzt er sie hinunter? Ißt er lieber Salziges, scharf Gewürztes, Süßes oder Kremiges? Schläft er nachts besser auf der Seite, dem Rücken oder dem Bauch? Mit Kopfkissen oder ohne? Wann hat er am meisten Energie – am Morgen, tagsüber, abends? Und zu welcher Tageszeit hat er seinen toten Punkt? Es hat sich herausgestellt, daß die Arzneimittel auf der Basis ihrer Modalitäten voneinander unterschieden werden können und daß gerade sie häufig der Wegweiser zu einer korrekten Verschreibung sind. Die Fähigkeit, zwischen Patienten und Krankheitsprozessen, die sich nur oberflächlich ähneln, fein zu unterscheiden – d.h. jeden Fall zu „individualisieren" – ist die natürliche Folge des grundlegenden Prinzips der homöopathischen Praxis, den ganzen Menschen wichtig zu nehmen.

Um sicherzustellen, daß die individuellen Züge eines Falles in Reinform erhalten bleiben, hat *Hahnemann* die Anweisung gegeben, die Symptome und Empfindungen in den eigenen Worten des Patienten niederzuschreiben, und nicht in neutraler, „wissenschaftlicher" Sprache. Dieses Buch versucht, nach dieser Anweisung ausgewählte Polychreste in der Sprache von Laien so darzustellen, daß ihre Individualität am besten zur Geltung kommt, um es dem Arzt leichter zu machen, ihre „Persönlichkeit" zu erkennen und das Verständnis für ihr Wesen zu vertiefen.

Die Mittelbilder sind sozusagen die Bausteine, aus denen sich die Homöopathie zusammensetzt, sie behalten ihre Gültigkeit auch für die Zukunft. Die alten Meister haben mit Hilfe von Aufzeichnungen über Arzneimittelprüfungen und Behandlungen ihre Konturen gezeichnet und damit die Grundlagen der homöopathischen Literatur geschaffen. Wie alle Klassiker müssen sie jedoch von den nachfolgenden Generationen wieder neu interpretiert werden. Dieses Buch untersucht nun Verhalten und Psyche von neun Konstitutionstypen in gesunden und in kranken Tagen, wie sie sich durch das Verhalten des Patienten, in Stimme, Sprache, Gestik, Ausdruck, Gedanken, Gefühlen, Hoffnungen, Befürchtungen, Geschmack und körperlichen Symptomen zeigen.

Die Homöopathie macht keine qualitativen Unterschiede zwischen körperlichen, emotionalen und geistigen Symptomen und setzt voraus, daß in einem Organismus alle Prozesse sich gegenseitig beeinflussen. Jede Behandlung eines Organes oder eines Körperteiles muß den ganzen Körper, den ganzen Menschen miteinbeziehen. Körperliche Krankheiten (abgesehen von Unfällen und Verletzungen) haben stets auch einen psychischen Aspekt, genau wie Geisteskrankheiten einen körperlichen besitzen, daher muß die Wahl des Heilmittels auf Symptomen beider Kategorien beruhen. Gemäß dieser wahrhaft ganzheitlichen Anschauung beschreibt jedes Kapitel dieses Buches die Beziehung zwischen körperlichen, geistigen und emotionalen Strukturen eines Typs in ihrem Zusammenspiel.

Der Titel „Portraits“ ist mit Bedacht gewählt. Ein Portraitmaler wählt bestimmte Züge aus, die den wahren Charakter der Person zeigen. Das gleiche gilt auch für diese Schilderung homöopathischer Polychreste. Sie haben eher selektiven als umfassenden Charakter. Bestimmte Züge werden betont, Themen entwickelt und Nuancen herausgearbeitet, weil sie für diesen Typus wesentlich zu sein scheinen. Natürlich können sich die charakteristischen Eigenschaften unterschiedlicher Arzneimittel überschneiden, und tun es auch, wie die häufigen Querverweise im Text und besonders die Stellen zeigen, an denen die verschiedenen Mittelbilder verglichen und gegeneinander abgegrenzt werden. Außerdem dürfen die verschiedenen Züge der Arzneimittel nicht absolut gesetzt werden: Ein *Silicea*-Patient muß nicht immer frostig sein, *Sepia* kann sprühen vor Fröhlichkeit, *Natrium muriaticum* kann eine Abneigung gegen Salz haben, und *Arsenicum album* kann völlig gleichgültig in Bezug auf die eigene Gesundheit sein. Bei jedem Konstitutionstyp heben sich jedoch bestimmte Züge deutlich ab*.

Mit Hilfe von Beispielen aus Geschichte und Literatur werden diese Punkte herausgearbeitet und veranschaulicht. Berühmte Persönlichkeiten, oder jedenfalls das, was wir von ihnen wissen, sowie bekannte Charaktere aus Büchern scheinen häufig ein Konstitutionsmittel in konzentrierter Form darzustellen, und weil sie uns bekannte Teile unseres kulturellen Erbes sind, ruft jede Bezugnahme auf sie beim Leser Assoziationen hervor, in denen sich klar das Wesen des Arzneimittels abzeichnet. Sie dienen also im Grunde als Archetypen. Ein vorzügliches Beispiel dafür ist die treue Freundschaft von *Natrium muriaticum,* wie sie sich in der Beziehung von *Dr. Watson* zu *Sherlock Holmes* widerspiegelt. Schließlich entwickelt jeder Behandler freilich seine eigenen Assoziationen.

Reine Arzneimitteltypen sind jedoch die Ausnahme. Nur bei wenigen Menschen paßt ein einziges Mittel während ihrer gesamten Lebensdauer. Wenn wir *Samuel Hahnemann* als *Sulfur*-Menschen betrachten und versuchen, diese Züge seiner Persönlichkeit hervorzuheben, so ist dies notwendigerweise eine Vereinfachung, da sein komplexes Wesen ebenso Züge von *Arsenicum, Lycopodium* und anderen aufweist.

---

* Aus stilistischen Gründen, und um schwerfällige Konstruktionen zu vermeiden, wird im ganzen Text die männliche Form benutzt, um beide Geschlechter zu bezeichnen. Auf Ausnahmen wird gesondert hingewiesen.

Als Behandler muß man die Beziehung zwischen den verschiedenen Arzneimittel-Mustern beim einzelnen Patienten gut im Auge behalten. Die meisten Menschen pendeln während ihres Lebens zwischen zwei, drei oder vier Mitteln hin und her und zeigen abwechselnd ihre verschiedenen charakteristischen Züge. Die körperliche Erscheinung und die Persönlichkeit eines Menschen stehen auch unter der Prägung durch äußere Einflüsse – physisches oder emotionales Trauma, Job oder Beruf, Belastungen und Spannungen in der Ehe oder deren Fehlen – die ihre Spuren hinterlassen und Wechsel und Veränderungen im physischen, emotionalen oder geistigen Leben bewirken. Vererbte Anlagen und die kindliche Entwicklung dürfen gleichfalls nicht außer acht gelassen werden, ebensowenig wie der ethnische oder nationale Hintergrund. Sie alle beeinflussen das Bild der gesamten Konstitution. Fragen dieser Art werden im folgenden an geeigneten Punkten gestellt und diskutiert.

Das Material, das hier vorgestellt wird, kann neben homöopathischen Ärzten auch anderen nützlich sein, nämlich einem breiten Spektrum von Heilkundigen und in medizinischen Berufen Tätigen, die *mit einer entsprechenden Ausbildung* die Arzneimittel zusätzlich zu ihren jeweiligen spezifischen Techniken einsetzen können, um körperliches oder seelisches menschliches Leiden zu lindern. Die Mittel können dazu beitragen, chirurgische Operationen weniger riskant zu machen und die Genesung zu beschleunigen. Osteopathen und Chiropraktiker sowie Zahnärzte und Veterinäre haben berichtet, daß ihre Behandlung wirksamer ist, wenn die passenden Mittel begleitend gegeben werden. Kinderärzte und Allgemeinärzte sagen übereinstimmend, daß das Verschreiben eines Konstitutionsmittels, wenn der Patient bei guter Gesundheit ist, dazu beiträgt, künftigen akuten oder chronischen Krankheiten vorzubeugen. Besonders Psychotherapeuten wie auch klinische Psychologen, Analytiker und Verhaltenstherapeuten werden herausfinden, daß das passende homöopathische Mittel bei Patienten, die von Ängsten und Neurosen, Gewissensbissen und Schuldgefühlen bedrängt werden oder unter Manien, Depressionen, suizidalen Impulsen und sogar „borderline"-Störungen leiden, eine tiefe innere Veränderung hervorrufen kann. Die Patienten können manchmal ihre Ängste und andere Störungen innerhalb von Tagen oder Wochen loslassen, statt Monate oder Jahre dafür zu benötigen.

Es wird nicht mehr lange dauern, bis homöopathische Prinzipien bei Ärzten und in der Öffentlichkeit allgemeine Anerkennung finden. Dieser Behandlungsansatz, bei dem pflanzliche, tierische und chemische Einzelsubstanzen in äußerst kleinen Mengen gebraucht werden, bei dem die Betonung auf einer ganzheitlichen Behandlung des einzelnen liegt und der die körpereigenen Abwehr- und Selbstheilungskräfte stärkt, übt in einer Zeit, in der die Schulmedizin zu immer stärkeren Drogen in immer höheren Dosen greift und häufig viele verschiedene Medikamente gleichzeitig verordnet, eine enorme Anziehungskraft aus. Jeder medizinisch Tätige, der seinen Patienten „das höchste Gut" wünscht und möchte, daß alle Teile des Organismus „in bewundernswürdig harmonischem Lebensgange in Gefühlen und Thätigkeiten [gehalten werden], so daß unser inwohnende, vernünftige Geist sich dieses lebendigen, gesunden Werkzeugs frei zu dem höhern Zwecke unsers Daseins bedienen kann" (*Hahnemann, Organon der Heilkunst*, § 9), wird sich in seinem Bemühen durch die Anwendung des homöopathischen Simillimum unterstützt sehen.

Phosphor

Das homöopathische Mittel wird aus dem leuchtenden Element Phosphor hergestellt, der einzigen nichtradioaktiven Substanz, die in der Lage ist, selbst Licht zu produzieren. Der Name kommt aus dem Griechischen: *phos* heißt „Licht", und *phoro* „bringen" oder „tragen" – also „Überbringer oder Träger des Lichts". Sowohl die Ethymologie als auch die Assoziationen, die das Element hervorruft, liefern passende Schlüssel zum Verständnis von *Phosphor*.

Jeder, der einmal nachts am Meer war, kennt die phosphoreszierenden kleinen Flecken, die in den Schaumkronen tanzen oder in der Dünung aufleuchten. Dieses unruhige Element zieht die Aufmerksamkeit auf sich, und ähnlich wirkt auch der Phosphoriker wie ein Blickfang. Er fesselt durch sein sprühendes, anziehendes Wesen und sein waches, intelligentes Gesicht.

Phosphor ist gewöhnlich von leichtem Körperbau. Die Frauen sind zart und anmutig, die Männer schlank und gutaussehend. Beide haben klare, feine Gesichtszüge und eine reine, zarte Haut; bei starken Gefühlen oder Freude werden sie leicht rot („Wenn sie einen Gedanken recht lebhaft auffasst, überfällt sie eine Hitze": *Hahnemann*). Gelegentlich hat der Teint die „Blässe von Porzellan" (*Borland*) oder ist sogar durchscheinend. Das Haar ist fein und weich mit natürlichem Glanz. Braunes Haar hat einen kastanienfarbenen Schimmer, blondes einen rötlichen, und schwarzes glänzt wie gebügelt. Rothaarige sind ziemlich häufig *Phosphor*.

Es sind jedoch die Augen, die bei diesem Typ am meisten auffallen. Eingerahmt von wohlgeformten Augenbrauen und langen Wimpern leuchten sie weich oder mit einem fesselnden Blitzen, das das Gegenüber anzieht. Diese eindrucksvollen, einnehmenden Augen können ausgelassen und lustig funkeln, wenn sie begierig alles um sich herum aufnehmen oder vor Aufregung geradezu tanzen.

Sensibilität

Phosphor kann sich emotional gut in andere einfühlen, er ist empfänglich und feinfühlig für die Wellenlänge anderer. Stets ist er bereit, mit seinem Gegenüber in einen lebhaften Gedankenaustausch zu treten, und er spürt unmittelbar, wie er am besten einen Draht zum anderen bekommt. Er hat eine feine Intuition im Umgang mit Menschen, und gewinnt sie für sich durch kleine, verbale Freundlichkeiten, warmes Lob, rührende Rücksichtnahme, manchmal auch durch fast übertriebene Großzügigkeit. Wird Hilfe gebraucht, läßt *Phosphor* alles stehen und liegen, und ist als erster da, um zu helfen. Eine *Phosphor*-Frau wird in ihrer Hilfsbereitschaft die Kinder sofort zur Nachbarin geben, ihre Arbeitsstelle früher verlassen oder eine wichtige Verabredung absagen. Diese Menschen lieben geradezu die Aufregung, sich um kleine Katastrophen zu scharen. Ein vielbeschäftigter Bauer, den jede Minute während der Pflanzzeit Geld kostet, wird seine eigene Arbeit unterbrechen und sich erbieten, unter Einsatz seiner Geräte und seiner Zeit den unter Wasser stehenden Keller seines Nachbarn auszupumpen. Nachdem er eine Stunde damit verbracht hat, die Hilfsarbeiten gut gelaunt zu überwachen, besteht er darauf, daß ihn der Hauseigentümer auch in Zukunft *ganz sicher* wieder rufen wird, wann immer Not am Mann ist.

Im Gespräch ist er ähnlich expansiv. Er ist ein stark reagierender Zuhörer, fühlt von ganzem Herzen mit, wenn jemand glücklich ist, und leidet mit einem, der in Not ist. Er ist auch ein guter Unterhalter. Selten ist er schwierig oder anmaßend, und ständig unterstützend: „Ja, ich weiß *genau*, wie Sie sich fühlen. Sie konnten gar nichts anderes machen. Das gleiche ist mir auch schon einmal passiert, als...", und er fährt fort, etwas Amüsantes oder Erläuterndes zur Unterhaltung beizutragen, das den anderen glauben läßt, daß er gleichfalls etwas Interessantes und Anschauliches sagt. Im Sprechzimmer sitzt er vornübergebeugt im Stuhl, er stützt sogar seine Arme auf den Schreibtisch, um dem Arzt so nahe wie möglich zu kommen, während seine wachen Augen ihn aufmerksam verfolgen. Manchmal beginnt er damit, nach dessen Befinden, nach seiner Arbeit, nach seiner Familie zu fragen. Auf der bewußten Ebene ist dieser sympathische Mensch auch wirklich ernsthaft besorgt, andererseits versichert er sich natürlich der besonderen Aufmerksamkeit des Arztes, indem er sich selbst beliebt macht. Denn so umworben, wird dieser um so interessierter fragen: „Aber nun erzählen *Sie* mal, wie geht es Ihnen? Und was bringt Sie heute hierher?".

Phosphor ist gesellig und braucht Menschen um sich herum, um sich vollständig, wohl und glücklich zu fühlen. Er spricht gerne von seinen

„Dutzenden enger Freunde" (nur der extravertierte, stets einfühlsame *Phosphor* hat Dutzende „enger" Freunde), und ist selten übermäßig kritisch mit anderen. Ihre Verrücktheiten, Schwächen und Widersprüche findet er eher amüsant und anziehend, als daß er an ihnen etwas auszusetzen hätte. Die Rückschläge, Absurditäten und Widersprüche des Lebens unterhalten ihn, statt ihn zu beunruhigen oder zu enttäuschen. Dementsprechend ist er stets gutgelaunt, optimistisch und nicht unterzukriegen, vorausgesetzt, daß er nicht allzu sehr überfordert wird. Zu viel Streß oder Belastung kann dazu führen, daß er (und besonders sie) zusammenbricht, da er so nervös und erregbar ist. *Whitmont* vergleicht diesen Typus mit einer zarten Blüte, die „in der Sonne günstiger Umstände gedeiht, in der Dunkelheit und Kälte widriger Umstände jedoch welkt."

Auf der emotionalen Ebene ist *Phosphor* stark beeindruckbar und empfänglich. Unangenehme oder unerfreuliche Gefühle können ihn physisch krank machen. Sie verursachen ein *Zittern* im Magen, Kopfschmerzen oder Herzklopfen. Sogar angenehme Gefühle wirken in ähnlicher Weise. Er fängt an zu zittern, oder kann nach einer anregenden Unterhaltung, einem guten Roman oder „von der Aufregung nach dem Theater" (*Hering*) nicht einschlafen. Mit anderen identifiziert er sich so sehr, daß er sich für die gleichen Dinge begeistert und, wenn auch nur zeitweise, ihren Geschmack, ihre Glaubenssätze und ihren Lebensstil übernimmt. Als Kind oder Jugendlicher weiß er z.B. *ganz genau*, was er einmal werden möchte – nur wechselt er, je nach Umgebung, diese Überzeugung alle 6 Monate. Seine einfühlsame Natur spürt die Schmerzen eines Freundes, als wären es die eigenen. Wenn dieser Schulterschmerzen beschreibt, fühlt *Phosphor* bald den gleichen Schmerz. Eine nicht seltene Bitte des Patienten an den Arzt lautet: „Ich möchte aufhören, so empfindlich auf alles zu reagieren. Ich werde in alle Richtungen gezogen, und spreche auf jeden in meiner Umgebung an, ob ich das nun will oder nicht. Ich bin wie ein bloßgelegter Nerv...".

Nash behauptet, daß kein Mittel eine stärkere Wirkung auf das Nervensystem hat als *Phosphor* (wir würden noch *Ignatia* und *Nux vomica* hinzufügen).

Seine Empfindsamkeit zeigt sich auch in seinen übersinnlichen, telepathischen Fähigkeiten: „hellsichtiger Zustand mit erhöhter Sensibilität" (*Boenninghausen*). Das sind die Menschen, die Auren sehen und déjà-vu-Erlebnisse kennen, wie z.B. eine Person, die man eben erst kennengelernt hat, schon vorher gekannt zu haben, oder mit einem Ort, den man gerade zum ersten Mal besucht, vertraut zu sein. Manche fühlen Krankheit oder Tod von Verwandten oder Freunden, bevor man ihnen davon berichtet. Oder er hat die – zutreffende – Eingebung, daß ein Freund eine gute Nachricht erhalten hat und ruft an, um zu fragen, um was es geht. Er weiß oft schon im voraus, was ein anderer gleich sagen wird (*Lachesis*) oder erahnt den Inhalt eines Briefes, noch bevor er ihn öffnet. Einige haben Vorahnungen sowohl wenn sie wach sind, als auch wenn sie schlafen. Andere wiederum berichten eingehend (und in wundervollen Einzelheiten) über ihre Begegnungen mit der Welt der Geister. In einem Haus, von dem man sagt, daß es von einem Geist bewohnt wird, wird *Phosphor* sich ständig alle möglichen Einzelheiten über die Erscheinung und das Verhalten des schwer faßbaren Hausgenossen ausmalen, statt lediglich die Dielen knacken zu hören wie jeder andere auch.

Jeder Konstitutionstyp mag Übersinnliches erleben, richtige Eingebungen haben und Berührungen mit dem Übernatürlichen, *Phosphor* jedoch *kultiviert* diese Seite seiner Person. Er hält sich gerne für jemanden, der mit außerordentlicher Empfänglichkeit ausgestattet ist. Obwohl er gelegentlich bemerkenswert klarsichtig sein kann, vergißt er nur allzugerne die Male, wo er falsch lag.

Als Arzt trifft man wiederholt auf Patienten mit dieser Tendenz, magische Dimensionen in jede natürliche Erscheinung, in jeden Lebensaspekt hineinzulesen. Es gab da z.B. eine College-Studentin, die an einem sauren Geschmack und schmerzhaft brennendem Aufstoßen litt, oder jedenfalls starken Beschwerden, die eine halbe Stunde nach dem Essen begannen. Sie behauptete, daß der Grund für ihre Krankheit darin liege, daß die Köchin des Studentenwohnheims voller Ärger und Zorn sei, was sich wiederum in ihrem Kochen niederschlage. Die Patientin hatte mit dieser angeblich so bedauernswerten Person noch nie gesprochen, sie hatte sie noch nicht einmal gesehen, aber sie bestand auf ihrer Interpretation. Wie es sich so trifft, hat *Phosphor* genau diese Art von Verdauungsbeschwerden, besonders nachdem sich das Essen im Magen erwärmt hat. Entsprechend erhielt sie eine Dosis *Phosphor* 1 M, und bald hatten sich ihre Verdauungsbeschwerden so weit gebessert, daß sie die Mahlzeiten genießen konnte, ohne dafür zu büßen. Sie erklärte jedoch, daß sie täglich über der Seele der Köchin meditiert habe, und daß ihre Fürbitte eine tiefe spirituelle Wandlung in dieser Frau bewirkt habe, so daß deren Essen nunmehr von glücklichen Schwingungen durchdrungen sei, statt von ärgerlichen.

Die Sensibilität auf der emotionalen Ebene hat eine Parallele auf der physischen. *Phosphor* zeigt eine „Überempfindlichkeit aller Sinne" (*Hahnemann*), was seine Umgebung betrifft: auf manche Gerüche (besonders auf den Geruch von Parfum oder Tabak), auf künstliches oder jedes starke Licht (seine Augen schmerzen, er sieht einen Hof um Gegenstände, kleine schwarze Flecken oder Mouches volantes, rotes oder grünes Flackern usw.). Mit seinem instabilen Kreislauf ist er auch höchst empfänglich für Temperatur- oder Luftdruckschwankungen. Er ist bekannt als das „menschliche Barometer" (*Boenninghausen*). Sein Gehör ist besonders fein, er ist hochempfindlich auf Geräusche. Ein plötzlicher Knall, ein Schrei oder Donnerschlag lassen ihn erschreckt hochfahren, laute Musik kann er nicht ertragen. Lebt er in einer lauten Umgebung, kann er nicht ohne einen Ventilator schlafen, der die ganze Nacht in seinem Zimmer surrt und die anderen Geräusche übertönt.

Weil er so nervös und erregbar ist, hat er vor verschiedenem Angst: vor der Dunkelheit, wo er sich einbildet, „daß etwas aus jeder Ecke hervorstarrt" (*Kent*), vor Krankheit („Ängstlich besorgt, wegen unglücklichen Ausgangs ihrer Krankheit": *Hahnemann*), vor drohendem Unglück, „als habe sich unter den Seinen ein Unglücksfall ereignet" (*Hahnemann*), vor der Zukunft und vor dem Tod (*Arsenicum, Calcium carbonicum*). Manchmal ist es mehr ein undefinierbares Grauen: Er fürchtet sich „ohne erdenklichen Grund" (*Hahnemann*). In seinem ängstlichen Zustand leidet er an Schlaflosigkeit, oder er schläft schlecht und hat viele unruhige Träume (*Hahnemann* führt etwa 60 Schlaf- und Traumsymptome auf). Auch für „Schlafwandeln" (*Kent*) ist er anfällig.

Ein Schlüsselsymptom ist die extreme Angst vor Gewittern. Wie kein anderer Arzneimitteltyp fühlt er die Veränderungen in der elektrischen Spannung der Luft; es ist, als ob er selbst davon schon genügend produzierte, und mehr ihn aus dem Gleichgewicht werfen würde. Einige Mittel haben das Symptom „schlimmer *vor* Gewitter", wenn der Barometerdruck fällt (*Sepia, Arsenicum, Lachesis, Gelsemium* u.a.), wenn das Gewitter jedoch erst einmal begonnen hat, fühlen sie sich besser, ja sogar angeregt. *Phosphor* dagegen ist auch *während* des

Gewitters noch „unruhig“ (*Hahnemann*) oder es geht ihm schlechter. Er hat eine panische Angst vor den Blitzen und zuckt bei jedem Donnerschlag zusammen. Manche Patienten geben zu, daß sie aus Furcht unter das Bett oder den Tisch kriechen, und eine Patientin versuchte sogar, ihre erwachsenen Kinder dazu zu bringen, dasselbe zu tun.

Einsamkeit steigert all diese Ängste. Das Alleinsein kann ihn in eine Panik treiben („Große Aengstlichkeit und Reizbarkeit beim Alleinseyn“: *Hahnemann*), mit Zittern und einem „Gefühl von Hilflosigkeit“ (*Kent*). Von daher ist „Besserung durch Gesellschaft“ (*Boger*) ein Leitsymptom. Seine Ängste, reale oder eingebildete, werden gemildert, sogar seine physischen Beschwerden bessern sich durch die Gegenwart anderer – bei denen er immer wieder „Zuspruch sucht“ (*Blackie*).

Nur wenige reagieren auf Zuspruch so dankbar und vertrauensvoll wie *Phosphor*. Ein typischer Fall war ein Patient, der, nachdem man ihm gesagt hatte, daß die Homöopathie wahrscheinlich imstande wäre, seine Colitis ulcerosa zu bessern (er hatte die für das Mittel charakteristischen blutigen Durchfälle und „das Gefühl, als bliebe der Anus offen nach der Entleerung“: *Hahnemann*), sofort ausrief: „Ich *weiß* ganz genau, die Homöopathie wird mich heilen... ich habe schon jetzt absolutes Vertrauen in Ihre Fähigkeiten. Wissen Sie, dieser kolikartige, krampfende Schmerz in meinem Bauch ist bereits verschwunden“ – und er fuhr fort, dem Arzt für seine Heilung zu danken, noch bevor er seine erste Verschreibung bekommen hatte. *Phosphor* hat eine besondere Art, mit Hoffnung und Vertrauen das wettzumachen, was ihm an Wissen und Erfahrung fehlt.

Glanz und Eigenliebe

Es gibt zwei unterschiedliche *Phosphor*-Typen. Der eine besitzt eine ruhige, feine Persönlichkeit, die ein sanftes Licht ausstrahlt. Er ist freundlich, sympathisch, und ein wenig schüchtern oder zurückhaltend, auch wenn er jemanden mag. Er ist da, wenn er gebraucht wird, ansonsten zieht er sich in seine eigene Welt der intellektuellen und künstlerischen Studien zurück. Der zweite Typ ist eine ausladendere, dynamische Persönlichkeit: „lebendig“ (*Kent*), überschäumend, prikkelnd wie Champagner, überquellend von Ideen. Er sieht auch so aus, wie er sich fühlt – *glänzend*: „wohlgemuthet, mit angenehmer Wärme im ganzen Körper, (...) es ist ihm Alles heller" (*Hahnemann*). Ebenso, wie das Element *Phosphor* selbst Licht produziert, sprüht dieser Mensch Funken, die aus einer scheinbar unerschöpflichen inneren Lichtquelle kommen. Der Eindruck verstärkt sich, wenn *Phosphor* Künstler ist, was häufig der Fall ist, egal ob er seinen künstlerischen Neigungen aktiv nachgeht, oder ob sie latent bleiben. Er besitzt die nervöse Sensibilität und das feine Empfinden, das beobachtende Auge und die kraftvolle Imagination des Künstlers, die jeder Aktivität oder Beschäftigung ein künstlerisches Flair verleihen.

Dieses künstlerische Flair kann sich sehr früh zeigen. Ein 2 Jahre alter Jungen kam zum Homöopathen wegen wiederholter Infektionen der Atemwege. Gewöhnlich begannen sie mit Halsschmerzen und breiteten sich dann auf die Brust aus, mit einem harten, quälenden Husten. Er wurde auf einen Stuhl im Sprechzimmer gesetzt und sollte stillsitzen, während seine Fallgeschichte besprochen wurde, die durch eine starke tuberkulinische Belastung verkompliziert wurde. (*Phosphor* zeigt häufig die Schwäche der Atemorgane und andere Symptome einer tuberkulinen Diathese). Jedesmal, wenn er unruhig wurde und Anstalten machte, von seinem Stuhl herunterzurutschen, wurde ihm in der gedehnten südlichen Sprechweise der Eltern streng befohlen: „Gie-et ba-ack!*" Ohne Theater zu machen, begann er, die Silben vor sich hinzusingen: „Gie-et ba-ack!" wiederholte er wie ein Papagei. Als nächstes ging er dazu über, mit verschiedenen Tonhöhen zu experimentieren. Dann improvisierte er, mit strahlenden Augen und vollkommen unschuldigem Blick (während er die Reaktion des Publikums aufmerksam verfolgte) eine Melodie mit diesen beiden Worten, er probierte verschiedene Tonhöhen und Rhythmen aus, bis er schließlich ein hübsches, kleines Liedchen sang. Auf diese kreative Art und Weise unterhielt er sich, seine Eltern und den Arzt, entsprechend den Gaben seiner *Phosphor*-Natur.

Phosphor ist wie geschaffen, um glücklich zu sein und kann einen hoch entwickelten Sinn für Humor haben. Er findet vieles unterhaltsam, sieht schnell die heitere Seite der Dinge und kann auch über sich selbst lachen. Wo *Calcium carbonicum, Pulsatilla* oder *Natrium muriaticum* sich verletzt fühlen, wenn sie aufgezogen werden, nimmt *Phosphor* humorvolle Spitzen mit spontaner Freude und weiß die darin liegende

---

* etwa: „bleib' sitze!" (d.Ü).

Aufmerksamkeit voll zu schätzen. Aus dem Leben zieht er ein Höchstmaß an Entzücken und Lebensfreude („Lustig, gutgelaunt, sie singt und trällert": *Hahnemann*). Er läßt sich's gut gehen und weiß sich zu unterhalten; er ist auch unterhaltsam, da er häufig besonders darin begabt ist, andere nachzuahmen oder zu improvisieren. Seine Imagination kann so unbändig, seine Konversation so glitzernd sein wie der in den Wellen tanzende *Phosphor*: Ein Beispiel aus der Literatur ist der verarmte und schalkhafte Maler Gulley Jimson, der Held von *Joyce Carys The Horse's Mouth*, dessen sprudelnde Kreativität sein eigenes, schwieriges Leben und das freudlose Dasein seiner Mitmenschen mit Licht und Farbe verschönt.

Gelegentlich lebt *Phosphor* nur für die Gegenwart, als gäbe es kein morgen, wie die Grille in der Fabel von *Aesop*, die den ganzen Tag singt und tanzt und keinen Gedanken an die Zukunft verschwendet, im Gegensatz zur hart arbeitenden *Arsenicum*-Ameise, die mit großer Voraussicht den ganzen Sommer damit verbringt, Vorräte für den Winter anzulegen. Dieser Charakterzug ist Teil seines gesamten Erscheinungsbildes, er kann jedoch auch eine Schwäche sein, die die launische Seite seiner Natur widerspiegelt. In der Tat kann etwas Leichtes, Luftiges um *Phosphor* sein, und zugleich etwas Seichtes und oberflächlich Glitzerndes. Der Mangel an geistigem Tiefgang wird jedoch häufig ausgeglichen durch das Zusammenspiel seiner beeindruckbaren Psyche und seiner emotionalen Empfänglichkeit. Er ist außerdem, wie wir sehen werden, vielschichtiger als seine offensichtliche, durchsichtige Natur nahelegt. Ihn zu beobachten ist, als ob man in ein tiefes Wasserbecken blicken würde: alles ist durchaus sichtbar, sogar in der Tiefe, aber das schimmernde Spiel von Licht und Wasser läßt nichts völlig klar erkennen.

Seine natürliche Offenheit und das Vergnügen, das es ihm bereitet, andere glücklich zu machen (er kann nicht glücklich sein, ohne daß andere es auch sind), lassen ihn seine Wärme und Sympathie nicht nur Freunden, sondern auch neuen Bekanntschaften entgegenbringen – Menschen, an denen er, abgesehen von seiner insgesamt freundlichen Natur, innerlich eher wenig Interesse hat. Alle Ausdrucksformen menschlicher Anteilnahme sind ihm geläufig, und er ist geradezu perfekt, wenn es darum geht, Mitgefühl auszudrücken. Er findet instinktiv die richtigen Worte und Gesten, andere zu trösten und zu unterstützen. Er legt z.B. liebevoll den Arm um die Schulter oder

Hüfte des anderen, oder hält dessen Hand, um den Kummer lindern zu helfen. Oder er legt während einer Unterhaltung einfach seine Hand auf den Arm seines Gesprächspartners, um eine größere Nähe herzustellen. Manchmal liegt selbst in seiner Stimme etwas Suggestives; sein leiser, vertraulicher, manchmal gehauchter, fast zärtlicher Tonfall lädt zu Nähe ein. Er selbst braucht ebenfalls physische Nähe und ist ganz offensichtlich zärtlich. Ein Kind kann sich buchstäblich um Vater oder Mutter wickeln und dabei zärtliche Worte flüstern. *Phosphor* liebt es, umarmt und geküßt zu werden („küßt jeden": *Kent*) und fühlt sich besser, wenn er „gerieben" (*Hahnemann*), berührt oder massiert wird. Wenn er vor lauter Aufregung oder Nervosität nicht schlafen kann, wird ihn eine Rückenmassage mehr beruhigen als irgend etwas anderes (Wenn *Arsenicum* in ähnlicher Weise unruhig oder schlaflos ist, reagiert er am besten auf ein heißes Getränk).

Er kann auch außerordentliche fürsorgliche und heilende Fähigkeiten haben, sowohl auf der beruflichen, als auch auf der persönlichen Ebene. Die *Phosphor*-Krankenschwester muß z.B. nur ins Zimmer kommen, damit es dem Kranken besser geht. Ihre Sympathie und Fröhlichkeit, schon ihre bloße Anwesenheit geben Kraft, ganz abgesehen von ihrem instinktiven Wissen um die Bedürfnisse des Patienten. *Phosphor* kann in seinem Bedürfnis zu helfen sogar kompetitiv sein. Doch dieses Wetteifern ist nicht ganz ohne Hintergedanken, wie der rührende Fall zweier *Phosphor*-Schwestern zeigt, die beide versuchten, mit liebender Fürsorge die gehorsamere (und damit bevorzugte) Tochter ihrer betagten Eltern zu sein. Daran gewöhnt, der Großzügige, Gütige, Aufmerksame zu sein, will er auch der hellste Stern am Firmament bleiben. Für dieses Ziel ist er bereit, sich einzuschmeicheln und hart zu arbeiten. „Es ist schon toll, wie viel ich für andere tue" hat, nur halb im Scherz, schon mehr als ein Phosphoriker im Sprechzimmer ausgerufen.

Alles in allem ist dieser Konstitutionstyp, aufgrund seiner herzlichen Natur und seines empfänglichen Wesens, dem Wunsch, das Beste in allen Menschen zu sehen, und seinem Talent, in anderen ein Gefühl der Selbstakzeptanz zu wecken, in der Lage, viele zu erreichen, nicht nur einige wenige Auserwählte. Dies ist die besondere Gabe von *Phosphor*.

Der Glanz von *Phosphor* rührt nicht nur von seiner lebhaften Empfänglichkeit für andere und seiner Liebe zum Leben her, sondern auch von seiner *Eigenliebe.* Er hält sich für sensitiver und kultivierter, für intuitiver, unterhaltsamer, begabter und geistreicher als andere. Er kann von sich selbst ziemlich fasziniert sein und seine Person als Zentrum sehen, um das andere kreisen, oder gar als Prometheus unserer Tage, dessen Gaben die Menschheit ähnlich bereichern wie das Feuer, das jener vom Himmel stahl. Beispielsweise erzählt er dem Arzt: „Ich habe eine ganz besondere Art, mit Kindern umzugehen. Ich kann sie besser als jeder andere Lehrer dazu bringen, etwas zu leisten." Oder: „Ich bin in jeder Kunstform, die ich wähle, talentiert, am meisten aber bin ich begabt in...". Ein 75jähriger Patient, der wegen rheumatischer Beschwerden behandelt wurde und dessen quietschvergnügte Gegenwart den Arzt in eine gehobene Stimmung brachte, wann immer er die Praxis betrat, sagte: „Eins kann ich Ihnen sagen. Ich war immer der beste aller Ehemänner. Sie werden wohl niemanden finden, der so angenehm und liebenswürdig im Umgang ist wie ich. 50 Jahre lang habe ich meine Frau vollkommen glücklich und unsere Ehe zu einem Erfolg gemacht. Nun, das ist doch eine Leistung!" Und das war es auch, ohne jeden Zweifel. Der Arzt, der auch seine Frau kannte, mutmaßte freilich, daß einiges von dem Verdienst um die Langlebigkeit der Ehe auch ihr gebührte.

Phosphor dominiert nicht auf aggressive Weise, aber er schafft es trotzdem, die Aufmerksamkeit auf sich zu ziehen. Gewöhnlich tut er das so subtil, daß andere kaum merken, was passiert, oder so unterhaltsam, daß sie nichts dagegen haben – besonders, weil er dazu einlädt, sich genau wie er selbst zu akzeptieren. Außerdem wird er selbst dann, wenn er angibt, seine Eitelkeit spitzbübisch durch Humor entschärfen. Obwohl er unterschwellig sehr von sich selbst überzeugt sein kann (was ihm selbst fast unbewußt ist), ist er selbst dann, wenn er überheblich ist, selten beleidigend. Seine Spontaneität, sein Beinahe-Unschuldigsein und seine gewinnende Art erlauben ihm, Dinge zu tun und zu sagen, die bei anderen selbstgefällig oder geschmacklos aussehen würden.

Sich selbst zu mögen, ist an sich ein gesunder Charakterzug (wie der Dauphin in *Shakespeares Heinrich V.* zu seinem Vater sagt: „Sich selbst zu lieben, mein Lehnsherr, ist weit weniger eine Sünde als sich selbst zu mißachten"). Im Extrem offenbart dies jedoch eine negative Seite, einen sich selbst behindernden Narzißmus. Eine solche Patientin war eine attraktive Frau um die 30. Sie war Sängerin und klagte über einen entzündeten, trockenen Kehlkopf, sowie darüber, daß ihre Stimme von der Überbeanspruchung heiser, rauh und flüsternd geworden war; außerdem litt sie an Heiserkeit, die am Abend schlimmer war. Auch wenn ihre körperlichen Symptome nicht so gut mit dem *Phosphor*-Bild übereinstimmten, wäre das Mittel von ihren Geistessymptomen her angezeigt gewesen. Während der Konsultation erwähnte sie, daß sie sich gerade verlobt hatte. Der Arzt gratulierte ihr und erkundigte sich nach ihrem Verlobten. „Er ist ein ganz besonderer Mensch," sagte sie, „so scharfsichtig und urteilsfähig! Gerade gestern sagte er zu mir, daß er niemals geglaubt hätte, daß irgend jemand so weiblich sein könnte wie ich und dennoch so dynamisch, und daß diese besondere Kombination sich sogar in meinem Gesang widerspiegelt. Was ihn wirklich an mir fasziniert, ist die Art, wie ich..." So redete sie weiter, und während der Doktor viel über sie erfuhr, konnte er nur herzlich wenig über ihren Verlobten herausfinden. Was sie über sich erzählte, war zweifellos wahr genug. Sie hatte die attraktive, kokettierende Art von *Phosphor* und wußte ganz genau, wie sie die Bewunderung von Männern hervorrufen konnte. Aber mit einer so unverhüllten Egozentrik war es kaum überraschend, daß die Verlobung schließlich gelöst wurde, ihre dritte in ebensovielen Jahren.

Diese Menschen können in Bezug auf ihr Aussehen ziemlich eitel sein, jedoch wiederum in einer eher bezaubernden als in einer unattraktiven Art und Weise. Sie ziehen sich mit viel Geschmack und zuweilen recht auffällig an, ihre Kleidung spiegelt die künstlerische, bohemehafte Ader, die sich durch das gesamte Bild zieht. Kinder mögen ungewöhnliche Kleider, oder solche in leuchtenden Farben, und ziehen sie gerne in die Schule an, um aufzufallen; Männer können etwas Dandyhaftes an sich haben. Im Tanz- oder Gymnastikkurs stellen sich *Phosphor*-Frauen direkt vor den Spiegel, damit sie sich während der Übungen selbst darin bewundern können, und haben so noch mehr Freude am Kurs. Überhaupt kann sich der Narzißmus von *Phosphor* in einer Vorliebe für Spiegel äußern, zu Hause können solche Menschen, sowohl Männer als auch Frauen, eine ganze Anzahl davon in der gesamten Wohnung verteilt haben. Sie erklären dies damit, daß sie das Licht verstärken oder den Raum vergrößern wollen, der unbewußte Grund dafür ist jedoch der Wunsch, sich in jedem Raum des Hauses bewundern zu können.

Phosphor wird man auch zumindest als Bestandteil der Konstitution bei all jenen vermuten dürfen, die zu Hause Fotos von sich an allen Wänden hängen haben, die sie bei verschiedenen Tätigkeiten, in verschiedenen Posen und Lebensaltern zeigen.

Eine andere, vielleicht unterbewußte Form von Eitelkeit ist die Art, in der eine attraktive Frau sich selbst manchmal herabsetzt und davon spricht, daß sie zu dick ist, oder irgendeinen Schönheitsfehler hat: „Meine Nase zeigt nach oben... meine Arme sind zu dick... meine Beine zu kurz..." und damit andere dazu bringt, von diesem Körperteil Notiz zu nehmen, ihrer Behauptung zu widersprechen und ihre Sorge zu zerstreuen. Eine *Phosphor*-Frau kann ungewöhnlich große Angst davor haben, alt zu werden. Sie kann es einfach nicht akzeptieren, weniger gut auszusehen. Im Gegensatz dazu fürchtet sich *Lachesis* vor dem Älterwerden aus Angst vor verpaßten Gelegenheiten, während *Arsenicum* Angst vor den Krankheiten hat, die das Alter mit sich bringt.

Das ewige Kind

Schon sehr früh gelingt es *Phosphor*, aktiv oder unabsichtlich die Aufmerksamkeit auf sich zu ziehen. Er gefällt durch beides, sein Aussehen und sein Verhalten, und sogar Passanten rufen unwillkürlich aus: „Was für ein hübsches Kind!" „Schau nur, diese Augen!", während sie mit offener Bewunderung auf das Kind schauen, dessen Munterkeit, Anmut, Charme und sprühende gute Laune die Aufmerksamkeit erzwingt.

Das *Phosphor*-Kind ist sich des Effekts, den es produziert, oft bewußt und spitzt unter einer Augenbraue hervor, oder aus dem Augenwinkel, um seine Wirkung zu beobachten. Sein wissender Gesichtsausdruck macht deutlich, daß es, während es sich ernsthaft zeigt, sich seiner gewinnenden Art gleichwohl bewußt ist. Im Sprechzimmer beobachtet er aufmerksam nicht nur die Reaktion des Arztes auf seine Schilderung der Symptome, sondern auch die seiner Eltern. Immer ist er bedacht um den Eindruck, den er macht, und bemüht sich, das Richtige auf die richtige Art und Weise zu sagen.

Phosphor kann ungeduldig sein, und sofort belohnt werden wollen, und wenn ihm etwas in die Quere kommt, kann er einen beeindruckenden Wutanfall kriegen. Er ist jedoch leicht zu beruhigen und hört sofort damit auf, wenn es ihm paßt. Dies zeigt, daß sein Agieren im wesentlichen nichts anderes ist als ein Schauspiel. Manchmal stellt er sich sogar vor einen Spiegel, um sich selbst heulen oder toben zu sehen und ist aufrichtig fasziniert von seiner eigenen Vorstellung.

Die schlechte Laune hält nicht lange an, er ist auch nicht nachtragend. Wie ein Jack-in-the-box* lächelt er sofort wieder, selbst wenn er getadelt worden ist. Wenn er zur Strafe auf sein Zimmer geschickt wird, singt und pfeift er unbeeindruckt während seines Arrestes, und taucht dann gutgelaunt und heiter wieder auf, als sei nichts passiert. Er spürt, da er sehr sensibel ist, die Ungnade, aber er deckt es zu, um die Gunst des anderen um so eher wiederzuerlangen. Mit seinem psychologischen Scharfsinn, der ziemlich außergewöhnlich sein kann für sein Alter, stimmt er seinen gestrengen Lehrmeister dadurch gnädig, daß er ihm Zuneigung und seinerseits Vergebung entgegenbringt. Auch wenn er krank ist, ist *Phosphor* nicht unterzukriegen. Trotz seiner Unpäßlichkeit ist er so munter und aufgedreht, daß seine Eltern ihn kaum bändigen können. Während der Konsultation kann seine Erscheinung die Ernsthaftigkeit seines Zustandes Lügen strafen. Auf der anderen Seite klammern manche dieser Kinder wie *Pulsatilla*, wenn sie krank sind, sie verlangen nach der Sicherheit gebenden körperlichen Berührung und hängen wie eine Klette an der Mutter.

Als Kind hat *Phosphor* auch die glückliche Fähigkeit, Arbeit in Spiel zu verwandeln. Die Schule ist für ihn ein einziges Fest, sogar aus den Hausaufgaben macht er sich einen Ulk. Die Eltern müssen ihn daran erinnern, zur Ruhe zu kommen und damit aufzuhören, die Rechen- oder Schreibübungen zu illustrieren und seine Geschichtsaufgaben lieber zu lernen, als sie nachzuspielen (*Sulfur*). Wenn er etwas Langweiliges im Haushalt tun soll, gibt es keine großen Auseinandersetzungen, er macht auch keine Szene, sondern verschwindet einfach. Wenn er seinen Pflichten nicht ausweichen kann, wird er sie in kreativer Weise angehen: Der Junge stellt z.B. kunstvoll die Möbel um, wenn er sein Zimmer aufräumt, das Mädchen schmückt den Tisch, den sie deckt, oder den Raum, den sie staubsaugt, mit Blumen.

---

* Jack-in-the-box ist ein Scherzartikel, eine Schachtel, aus der beim Öffnen ein Männchen herausspringt (d.Ü.).

Was das Lernen betrifft, wird der kleine *Phosphor* alles lieben, was seine Vorstellung gefangen nimmt, wie z.B. Geschichten erzählt oder vorgelesen zu bekommen. Alles, was anhaltende Aufmerksamkeit verlangt, alles, was keinen „Spaß" macht, mag er jedoch nicht. Gleichzeitig will er der Beste in allem sein, ohne wirklich dafür zu arbeiten. Was immer er auch versucht zu erreichen, es muß beim ersten Mal gelingen. Hat er keinen Erfolg, oder läuft ihm etwas quer bei seinen Bemühungen, dann kann er hysterisch reagieren: Er stampft auf, schreit, und wirft seine Sachen auf den Boden vor Enttäuschung. Weil er schnell ist („aufgeweckt": *Hering*) und leicht auffaßt, gelingt es ihm oft, ein guter, aber nicht exzellenter, Schüler zu sein, ohne allzu hart zu arbeiten.

Wenn er ein Musikinstrument lernt, übt er eifrig – bis zu einem gewissen Punkt. Wenn er einmal die Idee eines Stückes begriffen hat, läßt seine Konzentration nach, und er vertraut darauf, daß seine angeborene Musikalität ihn durch die Musikstunde oder das Vorspiel trägt. Dieses Muster von ungenügender Vorbereitung und Vertrauen auf die Inspiration kann sich bis ins Erwachsenenalter fortsetzen. Obwohl seine Darbietung technische Ungenauigkeiten, eine unsaubere Interpretation oder zu große Freiheit mit dem Notenmaterial zeigt, bezaubert *Phosphor* sein Publikum so, daß es meint, sein Spiel sei besser als es in Wirklichkeit ist. Er hat Flair, und seine Liebe, sich selbst vorspielen zu hören, ist ansteckend – die Zuhörer müssen einfach darauf reagieren.

Phosphor-Kinder sind selten gemein, sie drangsalieren andere nicht. Nicht, daß sie unbedingt Engel wären, aber sie gewinnen die Oberhand auf unterhaltsame, nicht auf unangenehme Art. Ihre Schalkhaftigkeit äußert sich darin, daß sie andere aufziehen, ihnen Streiche spielen oder ihre Eltern überlisten. Sogar Kinder unter einem Jahr, die noch nicht laufen können, krabbeln davon und verstecken sich in einem Schrank; während die andern nach ihnen suchen und besorgt ihren Namen rufen, sitzen sie in ihrem Versteck und glucksen vor Vergnügen über ihre eigene Pfiffigkeit. Wenn sie größer sind und ans Telefon gehen, und vom Anrufer mit jemand anderem verwechselt werden, lassen sie sich diese einmalige Chance nicht entgehen. In einer höchst überzeugenden Art und Weise werden sie die Rolle voll ausspielen, die ihnen da unabsichtlich gegeben wird*.

Und tatsächlich können diese Kinder, die ihr Herz nicht auf der Zunge tragen, höchst überzeugend schauspielern (Menschen, die auf eine allzu durchsichtige Art ehrlich sind, sind oft *Phosphor*). Wenn sie sich aus heiklen Situationen herauswinden müssen, schauen sie einem direkt in die Augen, während sie eine komplette Unwahrheit fabrizieren. Mit ihrem fixen Ideenreichtum sind sie Meister im Verdrehen von Tatsachen, oder im sich Ausdenken von spontanen Erklärungen, warum sie ihre Hausaufgaben nicht gemacht oder ihren häuslichen Pflichten nicht nachgekommen sind. Wenn sie spüren, daß jemand leichtgläubig ist, entkommen sie mit den unwahrscheinlichsten Lügen – im Gegensatz zum Natrium muriaticum-Kind, das schuldig aussieht, sogar wenn es das nicht ist, und das stets bei der kleinsten Notlüge ertappt wird: es hat eben nicht diese Aura der Wahrhaftigkeit wie *Phosphor*. Man spürt doch geradezu, daß er die Wahrheit sagen muß, mit diesen großen, klaren Augen, die einen gerade anschauen. Aber keineswegs! Je unschuldiger *Phosphor* aussieht, desto schuldiger ist er im allgemeinen. Er hat seine Rolle lediglich gut einstudiert und sie zu einer Kunstform perfektioniert.

Die Kinder können ziemlich einfallsreich sein. Eine bekanntermaßen unsichere Lehrerin, die in der 6. Klasse unterrichtete, stellte einem *Phosphor*-Mädchen die Aufgabe, eine spontane 5-Minuten-Rede über das Thema: „Warum hat meine Lehrerin so lange gebraucht, bis sie mich gemocht hat?" zu halten. Das aufgeweckte Mädchen, das sofort die Absurdität des Themas erfaßte, das voller Peinlichkeiten, entweder für die Lehrerin oder für sie selbst, steckte,

* Ein Pastor rief eines seiner Gemeindemitglieder an, um sie zu bitten, sich um das österliche Blumenarrangement zu kümmern. Er verwechselte ihre Stimme mit der ihres kleinen Sohnes und kam sofort auf den Grund seines Anrufs zu sprechen. „Aber gerne helfe ich Ihnen," kam prompt die Antwort, „wir sollten jedoch vielleicht dieses Jahr zur Abwechslung den Altar mit etwas anderem schmücken. Wie wär's mit Gemüse?" „Gemüse?" war die entsetzte Antwort.

„Ja, unsere Frühlingszwiebeln sind schon soweit, die frühen Rettiche auch, und der Spargel kommt gerade – ich denke, sie würden sich wunderbar machen in der Kirche."

„Aber meine Liebe, was soll denn das?! Wir können doch den Altar an Ostern nicht mit Rettichen und Zwiebeln dekorieren." „Warum denn nicht? Gemüse ist doch auch ein Teil der Schöpfung. Und es wird Zeit, daß wir mal mit Althergebrachtem brechen. Die Leute sind die gleichen Lilien jedes Jahr langsam leid." Dem tief beunruhigten Pastor ging erst ein Licht auf, als er am anderen Ende der Leitung ein Lachen hörte.

antwortete: „Darf ich das Thema zurückweisen und eine schlechtere Note kriegen, M'am? Obwohl ich wirklich nicht verstehen kann, weshalb meine anziehende Persönlichkeit bei Ihnen nicht von Anfang an Gefallen fand, steht es mir nicht zu, Ihr Urteil oder Ihren Geschmack in Frage zu stellen." Sie sagte es heiter und charmant, in typischer *Phosphor*-Manier, und verletzte niemanden, während sie sich selbst aus einer heiklen Lage befreite.

Ältere Kinder gehören zu den Menschen, denen stets wundervolle Dinge passieren. Es gibt so viel im Leben, das sie genießen und erleben wollen! Das beliebteste Mädchen der Klasse wird häufig *Phosphor* sein, aufgrund ihrer extravertierten Persönlichkeit, und ebensosehr wegen ihres ansprechenden Äußeren. Buben sind beliebt, ohne unbedingt Anführer zu sein; sie sind einfach nett, lebhaft und begeisterungsfähig. Wenn der Heranwachsende von seinen Abenteuern erzählt, dann kann er schon mal zu seinen Gunsten übertreiben, seine Bereitschaft, mit anderen die aufregenden Dinge, und auch die Schattenseiten seines Lebens zu teilen, ist jedoch immer bezaubernd. Freunde und auch Außenstehende reagieren auf seinen überbordenden Charme, und so manch langweiliges Leben wurde heller durch die Possen eines lebhaften *Phosphor*-Kindes.

Dieser ständig angeregte Zustand kann jedoch seine Gesundheit unterminieren, und der Heranwachsende beginnt an Kopfschmerzen, Schlaflosigkeit und Nervosität zu leiden; oder er verliert fast unmerklich seine emotionale Stabilität und seinen geistigen Zusammenhalt (hierauf werden wir in einem späteren Abschnitt eingehen). Wenn das Kind noch kleiner ist, kann es vor so erfreulichen Ereignissen wie Weihnachten, der Mitwirkung bei einer Schulaufführung oder einer Geburtstagsparty sogar krank werden vor Erwartung und Aufregung. Oder es bleibt lange *nach* einem solchen Ereignis schlaflos und überreizt.

Bis ins Erwachsenenalter kann *Phosphor* etwas von dieser ungehemmten Spontaneität behalten, die man sonst nur bei Kindern findet. Er ist ein ungebundenes Wesen, das fröhlich und leichten Herzens durchs Leben flattert, der *Peter Pan*, der sich weigert, erwachsen zu werden. Diese Jugendlichkeit auf emotionalem Gebiet findet ihre Entsprechung auf der physischen Ebene: sowohl Männer als auch Frauen können für ihr Alter bemerkenswert jung aussehen. Sie behalten die strahlenden Augen, den jugendlich-frischen Teint, die natürliche Haarfarbe und die wache und lebhafte Art einer jüngeren Person. Und genau wie das *Phosphor*-Kind können sie gutgelaunt sein und hervorragend aussehen, auch wenn sie ernsthaft krank sind.

Der Erwachsene kann „grillich" (*Hahnemann*) sein oder auf kindische Art und Weise um sich selbst und seine momentanen Bedürfnisse und Launen kreisen, und unfähig sein, irgendwelche Verantwortung zu tragen. Diese Menschen sind emotional nicht oberflächlich, ihre Gefühle sind stark und wahrhaftig. Was sie zum Ausdruck bringen, das fühlen sie auch wirklich – jedenfalls im Moment – aber es kann ihnen an emotionalem Durchhaltevermögen mangeln, diese Gefühle unter Belastung auch aufrechtzuerhalten. Und sie lassen sich auch nicht durch übermäßiges Pflichtbewußtsein oder Schuldgefühle davon abhalten, das zu tun, was sie möchten.

Eine Frau, Anfang Dreißig, kam zum Arzt wegen eines chronischen, leichten Schwindels, mit Schwäche und periodischen, neuralgischen Kopfschmerzen. Weil nach den körperlichen Symptomen mehrere Mittel in Frage kamen und sie im übrigen gesund war, konzentrierte sich der Arzt darauf, sich ein genaues Bild von ihren Geistessymptomen zu machen, um das Simillimum zu finden. Die Frau war offen und vertrauensvoll, und bald schon teilte sie ihm ihr Problem mit Familie und Haushalt mit: „Das, was andere von mir erwarten, sind Dinge, die mir keinen Spaß machen. Und jeder erwartet von mir, daß ich Dinge tue, zu denen ich keine Lust habe. Ich wäre gerne so frei, zu tun, was ich will, und zwar dann, wann ich es will," rief sie aus wie ein verwöhntes Kind. Dabei halfen ihre Mutter und ihr Mann ständig bei der Hausarbeit, auf Kosten ihrer eigenen Interessen und Verpflichtungen. Dann fügte sie einsichtig hinzu: „Ich wäre sicher eine bessere Großmutter als eine Mutter. Man würde die Kinder zu mir bringen, nicht damit ich sie schulmeistere, erziehe oder versorge, sondern damit ich sie hätschle, liebhabe und verwöhne. Dann würden sie wieder abgeholt, bis ich sie wieder haben wollte." *Phosphor* in homöopathischer Dosis konnte nicht nur die physischen Beschwerden der Patientin heilen, sondern versetzte sie – obwohl sie aufgrund ihres ungebundenen Wesens dagegen ankämpfte – auch in die Lage, ihre Verantwortung als Ehefrau und Mutter leichter zu akzeptieren.

Ähnlicher Widerstand, sich Fesseln anlegen zu lassen, oder in seiner Lebensfreude beschränken zu lassen, zeigte sich auf andere Weise bei einem 11jährigen Jungen. Unter seinen Altersgenossen war er sehr beliebt, und er wurde stets als Klassensprecher nominiert. Er lehnte es jedoch jedesmal ab, dieses Amt zu übernehmen. Der Grund dafür war, daß er es vor allem genoß, beliebt zu sein. Das Amt des Klassensprechers hätte es mit sich gebracht, daß er seine Klassenkameraden, wenn sie sich schlecht benahmen, hätte ermahnen müssen, und dagegen sträubte er sich. Er zog es vor, beliebt zu bleiben, und keine Zielscheibe für Neid oder Groll abzugeben. Außerdem wollte er lieber seinen Spaß haben, und als Klassensprecher hätte er Gelegenheiten für Streiche ungenutzt vorübergehen lassen müssen. Alles in allem – er zog es vor, ein Kind zu bleiben, als die Verantwortlichkeiten des Erwachsenwerdens auf sich zu nehmen. Gegen eine solche Selbstkenntnis war nicht anzukommen. Manche Phosphoriker, die weniger in Einklang sind mit sich selbst, können die Ehre eines öffentlichen Amtes nicht ablehnen, auch wenn sie die damit verbundene Verantwortung nicht mögen. Sie wollen sich vergnügen, ohne die Zeche zu bezahlen, und so versagen sie dann.

Merkwürdigerweise sind die Menschen um *Phosphor* herum nicht nur nachsichtig mit ihm, sondern sie scheinen sich fast zu verschwören, ihn nicht erwachsen werden zu lassen. Weil es angenehm ist, mit ihm zusammen zu sein und er denen gegenüber, denen er gnädig erlaubt, ihn zu verwöhnen, so offensichtlich dankbar ist und auf sie so gewinnend reagiert, werden sie darin bestärkt, ihm seinen Willen zu lassen und für ihn zu sorgen, zuweilen zu seinem eigenen Nachteil. Was bei jungen Menschen gefällt, verliert mit dem Alter jedoch seinen Charme. Und man wird mit der Zeit eines erwachsenen Menschen auch überdrüssig, der sich mit der Ichbezogenheit eines Kindes durchs Leben bewegt und sich stets darauf verläßt, daß andere ihn aus jeder Schwierigkeit herauspauken.

Phosphor kann unzuverlässig sein, wenn es darum geht, Verabredungen einzuhalten oder zu einem Rendezvous zu kommen. Er hat zwar den allerbesten Willen, läßt sich aber auf dem Weg dahin irgendwo ablenken, oder eine dringlichere Angelegenheit nimmt seinen leicht zu beeindruckenden Sinn gefangen, und er vergißt seine ursprüngliche Verpflichtung. Er ist auch unfähig, eine Aufgabe zu Ende zu bringen. Obwohl er außergewöhnlich darin sein kann, Vorhaben zu initiieren und andere zu inspirieren (und es ist überraschend schwierig, sich nicht von *Phosphor* mitreißen zu lassen), wird aus dem, was er in die Wege leitet, nur all zu häufig nichts („Geringes Durchhaltevermögen": *Whitmont*). Entweder verliert er das Interesse oder die Konzentration, oder er beruft sich darauf, daß die Zeit nicht ausreichte, um die angefangene Arbeit zu beenden und unterstützt dies mit überzeugenden Argumenten. Wie alle außer ihm bemerken, findet er jedoch immer die Zeit für das, was er wirklich tun möchte; es ist eher eine Frage der Prioritäten.

Durch sein gesamtes Leben zieht sich das selbe Muster: anfänglicher Enthusiasmus, ein kraftvoller Beginn, die beeindruckende Geste, dann ein sich auf halbem Weg zurückziehen, die guten Absichten, die jedoch nur unvollständig realisiert werden. Aus Gewohnheit verspricht er mehr als er halten kann, und läßt die, die ihm folgen und ihn unterstützen, und die er mit sich gezogen hat, im Stich. Er willigt unrealistisch in alles ein, was an ihn herangetragen wird, und hat auch wirklich vor, es durchzuführen, denn sein Herz hat er am rechten Fleck. In der Praxis bleibt er jedoch, obwohl er den besten Willen der Welt hat, die Taten oft schuldig.

Manchmal kann er freilich auch manipulativ sein, und benutzt dafür, da es so bequem ist, sein Image des Gutwilligen, um sich einen Vorteil zu verschaffen, ohne jede Absicht, die Gegenleistung zu erbringen. Im typischen Fall sagt der Betreffende: „Ich würde Ihnen *wirklich* gerne helfen, und Sie können bei jeder anderen Gelegenheit auf mich zählen. Aber ausgerechnet heute kann ich nicht. Ich muß unbedingt da und dorthin gehen... usw." Wenn dies häufiger geschieht, wird die wahre Natur der Nettigkeit dieses Menschen offensichtlich. Oder der unrealistische *Phosphor* läßt sich so von seinen Wunschvorstellungen und guten Absichten forttragen, daß er behauptet, Dinge vollbracht zu haben, die augenscheinlich nie geschehen sind. Ein Patient, der unbedingt eine Wohltätigkeitsveranstaltung für eine gute Sache unterstützen wollte, reservierte 25 Plätze und bestand darauf, daß diese Anzahl von Personen ihre Teilnahme bereits zugesagt hätten; am Abend des Konzerts jedoch kam er mit zwei Begleitern – und 22 Sitze blieben leer.

Das homöopathische Mittel kann jedoch dazu beitragen, diese Unzuverlässigkeit zu mäßigen. Eine Patientin vergaß jedes Mal, ihre kleinen Neffen auf ihrer Heimreise vom Internat am Bahnhof abzuholen, obwohl sie sich freiwillig dazu bereiterklärt hatte. Die beiden Buben fanden sich völlig alleingelassen in einer fremden Stadt, und wußten nicht, was sie tun oder wohin sie gehen sollten. Nach einer

konstitutionellen Behandlung mit *Phosphor*, wegen ihrer häufigen Schlafstörungen (von ihr in charakteristischer Weise beschrieben mit den Worten: „Ich kann nicht schlafen, wenn ich glücklich bin, und ich kann nicht einschlafen, wenn ich traurig bin; ich kann nicht einschlafen, wenn ich so dazwischen bin, und ich kann mich nicht entscheiden, was von beidem ich bin"), wurde sie fast so verläßlich und pünktlich wie *Arsenicum*.

Eine andere Form der Unzuverlässigkeit von *Phosphor* hat mit Geld zu tun – seinem eigenen und dem von anderen. Er selbst geht großzügig mit Geld und Besitz um und schenkt freigiebig die Jacke, die er trägt, einem Freund, der sie bewundert, einem bedürftigen Verwandten oder sogar einem Fremden. Seiner Großzügigkeit wird lediglich durch die Dicke seines Geldbeutels eine Grenze gesetzt, weil er sich aus Geld an sich nichts macht. Wenn er welches hat, gibt er es mit vollen Händen aus und teilt es mit anderen. Wenn er keines hat, leiht er sich welches, und wenn er sich keines leihen kann, kommt er irgendwie ohne zurecht. Es ist auch möglich, daß er vergißt, das geborgte Geld wieder zurückzuzahlen, aber er glaubt, daß andere ebenso sorglos und gleichgültig sind wie er. Er kann auch in der Tat verächtlich auf den, der ihm das Geld geliehen hat, herabschauen, wenn der ihn an die alte Geschichte erinnert: „Wie unschön, an solche kleinlichen, nebensächlichen Details zu erinnern, wenn so viele wunderbare Dinge im Leben passieren!"

Er kann sich, abweichend von seinem sonstigen Verhalten, auch revanchieren, doch oft nicht ohne Pomp und Dramatik. Eine Frau schuldete ihrem Arzt eine größere Summe Geld. Weil sie eine Familie zu ernähren hatte und als freie Künstlerin nicht krankenversichert war, drängte der Arzt sie nicht. Eines Tages bekam sie einen guten Job, und das Geld begann hereinzukommen. Doch statt ihre Schulden zu bezahlen, lud sie den Arzt, zusammen mit ein paar anderen Freunden (denen sie vermutlich gleichfalls Geld schuldete), zu einem verschwenderischen Essen in einem guten Restaurant, und anschließend zu einem Theaterbesuch ein. So gab sie ihr Geld genauso schnell aus, wie sie es verdiente, während ihre Schulden unbezahlt blieben. Damit offenbarte sie die Vorliebe von *Phosphor* für große Gesten. Es ist viel eindrucksvoller, seine Freunde mit Wohltaten zu überschütten, und als die „gute Fee mit dem Füllhorn" angesehen zu werden, als trübsinnig seine Schulden zurückzuzahlen – und billiger ist es obendrein.

Phosphor kann recht gewitzt sein, wenn es darum geht, herauszufinden, was vergnüglich und zweckdienlich zugleich ist.

Der Darsteller

Phosphor ist Schauspieler durch und durch. Hinter seinem natürlichen Verlangen nach Gesellschaft liegt das Bedürfnis nach einem Publikum, ob es nun aus einem oder aus Tausenden besteht; er ist bereit, es zu unterhalten, ihm Zuneigung entgegenzubringen und sein Bestes für es zu geben. Denn er braucht die Anerkennung und die Aufmerksamkeit anderer, um seine besten Seiten zur Geltung zu bringen und sich lebendig zu fühlen.

Snoopy aus dem Comic Strip *Die Peanuts* ist der geborene *Phosphor*-Entertainer, mit seinen regelmäßigen Stegreifvorstellungen als Sportler, Schriftsteller, Pfadfinderführer, Anwalt, Erster-Weltkrieg-Flieger-As usw. Auch seine ansteckende Selbstliebe ist typisch für *Phosphor*. Als er z.B. eine seiner naiven Kurzgeschichten beendet hat, wird Snoopy, der Autor, gezeigt, wie er vor Vergnügen mit den Zehen wackelt und strahlend ausruft: „Es ist aufregend, wenn du etwas geschrieben hast, von dem du weißt, daß es *wirklich* gut ist" oder „Wow, wie hab' ich das gemacht!" Auch wenn er andere unterhält, ist *Phosphor* selbst sein dankbarstes Publikum.

Diesen Charakterzug, sich darzustellen, zeigte ein 7jähriges Mädchen, als sie, mit Hilfe von homöopathischem Opium, aus einem mehrwöchigen Koma nach einer schweren Kopfverletzung aufwachte. Ihre ersten Worte waren: „Schaut mich an! Schaut mich an!", und sie lächelte und klatschte freudig in die Hände, während die Ärzte und Krankenschwestern sie interessiert beobachteten. Sogar in ihrem kritischen Zustand ließ sie sich von einem Publikum anregen. Von da an war sie der Star der Station. Dieses Verhalten zeigte dem Arzt an, daß *Phosphor* das Hauptmittel war, um die Behandlung zu beginnen und sie auf dem langen Weg zur Genesung zu unterstützen.

Viele Schauspieler und andere darstellende Künstler haben *Phosphor*- Charakterzüge. Sie zeichnen sich nicht nur durch ihr angeborenes Künstlertum, ihre Natürlichkeit auf der Bühne und ihre Liebe zum Publikum aus, sondern auch dadurch, daß sie nicht müde werden, aufzutreten. Andere Konstitutionstypen mit ähnlichen Fähigkeiten werden es irgendwann einmal leid, sich selbst darzustellen, singen und spielen zu hören und Beifall zu bekommen. Sie geben ihre anstrengende Karriere als Darsteller auf und werden Lehrer, Regisseure oder gehen in die Verwaltung. Es ist sogar möglich, daß sie Amateure bleiben, weil sie das glänzende Leben im Rampenlicht nicht ertragen. Nicht so *Phosphor*. Seine Energie wird durch Applaus wieder aufgetankt, und er kann nicht aufhören, ähnlich wie *Arsenicum*, Bühne und Bildschirm zu dominieren.

Arthur Rubinstein, der große Pianist, der die Konzertsäle für mehr als 75 Jahre beglückte und sich schließlich nur wegen seiner Erblindung ins Privatleben zurückzog, hatte viel von Phosphor. Sein sprudelndes und unterhaltsames Wesen zeigt sich buchstäblich in seiner Autobiographie, wo er, mit unverhohlener Eigenfaszination in liebevollen Details anscheinend jedes Gourmet-Mahl, jeden Wein und jede Frau beschreibt, die er in seinem erstaunlich produktiven Leben genossen hat. Während er von seinen vielen Liebschaften spricht, fühlt der Leser schnell, daß dieser große Darsteller am meisten in sich selbst verliebt war. Der Phosphor-Anteil in ihm ist verantwortlich für die lebendigen Bemerkungen und die faszinierenden Anekdoten. Das Buch enthüllt aber auch die typische Schwäche von *Phosphor*: die Flut von Klatsch, berühmten Namen und witzigen Begebenheiten ist wie ein Haufen Seifenblasen; sie sind zwar ungeheuer unterhaltsam, lassen den Leser aber mit dem Gefühl zurück, als habe er zu viel Kaffee und Kuchen konsumiert – eine Völlerei, die nicht wirklich sattmacht.

Sich selbst in Szene zu setzen ist eine der Methoden, mit der Menschen mit einem starken Drang zu unterhalten ein Publikum anziehen. Wir haben schon gesehen, wie diese Kinder ihre Wutanfälle inszenieren; als Erwachsener ist *Phosphor* ebenfalls voll Drama und Romantik, oder bläst z.B. so alltägliche Begebenheiten, wie, daß die Milch auf dem Herd überkocht, zu Beinahe-Katastrophen auf, während den wichtigeren Ereignissen in seinem Leben eine geradezu kosmische Bedeutung zugemessen wird. Der liebenswerte und mitteilsame Mr. Micawbar in *David Copperfield* von *Charles Dickens* ist eine komisch-dramatische Phosphor-Figur. Immer am Rand des sicheren finanziellen Ruins, stets dabei, einen neuen, grandiosen Plan anzupreisen, mit hochfahrender Sprache und nicht unterzukriegen (sich selbst nennt er „die zerfallenen Überreste eines gestürzten Turmes"), steht er ständig kurz vor einer neuen Krise oder fällt in dramatische

Verzweiflung. Ganz egal, was los ist: wann immer er auftaucht, steht Mr. *Micawbar* sofort im Brennpunkt des Geschehens.

In negativer Hinsicht kann die Neigung von *Phosphor* zur Theatralik in Hysterie, Exhibitionismus und das Heraufbeschwören von Schwierigkeiten und Gefahren ausarten, um Aufmerksamkeit und Mitgefühl anderer auszubeuten. Solche Menschen sind insgeheim stolz auf ihr unmögliches Verhalten und dessen Macht, Unruhe im Leben anderer zu verursachen. Ein 10jähriges Mädchen hatte regelmäßig solche hysterischen Anfälle. Wenn sie sich nicht beachtet fühlte, brach sie in ein leidenschaftliches Schluchzen aus: „Oh, ich bin so eigensüchtig und schwierig, ein ganz hoffnungsloser Fall. Kein Wunder, daß mich keiner mag. Aber ich will mich doch wirklich ändern und bessern. So kann ich mich überhaupt nicht ausstehen ..." weinte sie und machte so weiter, steigerte sich immer mehr in einen Erregungszustand hinein, bis die anderen sich ihr zuwenden und ihr die Beachtung schenken mußten, nach der sie verlangte. Da sie aus einer großen Familie kam und mehr Aufmerksamkeit erhielt, als ihr zugestanden hätte, wurden ihre häufigen Ausbrüche schließlich ermüdend. Eine Dosis *Phosphor* 1 M beseitigte ihr selbstsüchtiges Theater, jedenfalls grundsätzlich. Obwohl sie eine Phosphorikerin blieb und immer noch gelegentlich ins Haus gerannt kam, in wirklicher oder imaginärer Pein, und stöhnte: „Ich bin vergiftet! Ich sterbe! Ich muß mindestens eine Gallone* Schokoladeneis gegessen haben (eines der stärksten Gelüste des Mittels) und jetzt brennt meine ganze Leber!

Ich kann mir geradezu die großen schwarzen Löcher vorstellen, die die Schokolade hineingemacht haben muß – und genau das passiert mit der Leber, wenn ...". Nun jedoch dramatisierte sie spielerisch, und war sehr gut zu haben (wie ihre Eltern berichteten), statt anstrengend zu sein. Obwohl noch überschwenglich, war sie in jeder Hinsicht emotional besser kontrolliert.

Der homöopathische Arzt versucht nicht, mit seiner Arznei den Charakter eines Patienten zu verändern, vielmehr bringt er ihn besser zur Geltung, indem er ihn harmonisiert. Die Noten bleiben dieselben, aber das Stück wird jetzt gut gespielt, statt schlecht.

Phosphor ist äußerst freundlich, einfühlsam, bezaubernd, faszinierend und künstlerisch; er liebt die Menschen und das Leben und hat

* ca. 3,8 l (d.Ü.)

Sinn für Humor. Und doch ist er, der anderen so hervorragend helfen und ihnen zu Gefallen sein kann, trotz all dieser guten Gaben oft unfähig, sozusagen sein eigenes Haus in Ordnung zu halten.

Manchmal scheint er sich allzu sehr zu verausgaben und zu überanstrengen. Andere Konstitutionstypen, auch solche, die in der Lage sind, zu geben, lernen instinktiv, mit ihren Kräften zu haushalten und für sich selbst etwas übrig zu lassen. Der impulsive *Phosphor* kennt kaum emotionale Mäßigung: Er gibt und gibt, übernimmt sich dabei und läßt sich wenig Zeit, sich wieder zu regenerieren.

Eine der eindrucksvollen Parallelen zwischen körperlichen und geistigen Symptomen, die man in der homöopathischen Praxis so häufig antrifft, ist das Überfließen der Gefühle und Emotionen bei *Phosphor* und seine Neigung zu Hämorrhagie (dem „Überfließen" von Blut). Das Mittel ist also wirksam bei Epistaxis (Nasenbluten), Menorrhagie (starken Monatsblutungen), Haemoptysis (Blutspucken), Haematurie (Blutharnen), bei Blutungen durch entzündete Hämorrhoiden, rektalen Blutungen, uterinen Fibromen und Geschwüren des Gastrointestinaltraktes. Boericke weist darauf hin, daß *Phosphor* bei Hämophilie nützlich ist, und es hat sich auch bei postoperativen Blutungen als unschätzbar erwiesen. *Phosphor* heilte ein Kind mit Hämorrhagie nach einer Tonsillektomie, das konventionelle Arzneimittel nicht unter Kontrolle brachten: es bekam *Phosphor* 200, gelöst in Wasser; seine Lippen wurden alle 20 Minuten damit befeuchtet, und das 2 Stunden lang, bis die Blutung aufhörte.

Ein Phosphoriker mit ausgeprägterem Selbsterhaltungstrieb weiß, wie er sich ausruhen und wieder auftanken kann. Er gleicht Geselligkeit mit Alleinsein und ruhigen Momenten aus. Andere haben jedoch ständig das Bedürfnis, bezaubernd, liebenswert, ansprechend, und in sozialer Hinsicht ständig in Bewegung zu sein. Daher verschwenden sie ihre Energie, obwohl sie in den Augen anderer durchaus erfolgreich erscheinen mögen, und werden dann all zu oft zu physischen oder emotionalen Wracks, die Schlaftabletten und Tranquillizer brauchen (wie *Ignatia*).

Ein solcher Fall war ein Schauspieler in mittleren Jahren, der an einer verschleppten Gelbsucht litt und seit einer akuten Hepatitis vor einigen Monaten seine Kraft, gesunde Farbe und Lebensgeister nicht wiedererlangt hatte. Das war nicht weiter überraschend, denn er führte, zusätzlich zu seiner anstrengenden Karriere ein intensives gesellschaftliches Leben, während seine üblen Eß- und Trinkgewohnheiten das bißchen, was an Gesundheit noch da war, ständig untergruben. Er behauptete jedoch, daß er diesen Stimulus für seine Kunst brauche, und um psychisch „gut drauf" zu sein für die Vorstellungen. Eines Tages versprach er sich und sagte, seine Leber habe es „mit mir aufgegeben". Eigentlich wollte er sagen, sie sei „am Aufgeben", aber man konnte sich ganz gut die erschöpfte, gereizte, malträtierte Leber vorstellen, die, in stummem Protest, beschlossen hatte, nicht mehr zu funktionieren. *Sulfur* ist robust und kann, ohne offensichtliche negative Auswirkungen, sozial unermüdlich und beruflich produktiv sein. *Phosphor* dagegen ist zarter gebaut; wenn er die Kerze an beiden Enden anzündet, muß er den Preis für ein zu intensives und unregelmäßiges Leben auch zahlen.

Eine konstitutionelle Behandlung mit dem Mittel in aufsteigenden Potenzen brachte den Patienten dazu, etwas leiser zu treten und den Großteil seiner Energie in seine Kunst zu lenken. Er wurde kein Einsiedler, aber seinem nervösen, ihn erschöpfenden Bedürfnis nach Geselligkeit wurde die Spitze genommen, ohne ihn im mindesten als Schauspieler zu reduzieren.

Verstand und Denkvermögen

Phosphor ist selten das, was man einen Gelehrten nennt. Obwohl er die Dinge vom Verstand her so gut wie andere, und besser als manche, auffaßt, ist sein Denken vor allem intuitiv und künstlerisch. Wenn es nicht deutlich mit dem geistigen Tiefgang von *Sulfur* oder *Lycopodium*, dem soliden, hartnäckigen Verstand von *Natrium muriaticum* oder dem kritischen Scharfsinn von *Arsenicum* oder *Lachesis* gepaart ist, ist *Phosphor* manchmal ein intellektuelles Leichtgewicht („ohne geistige Festigkeit": *Whitmont*). Wie ein Schmetterling, der von Blüte zu Blüte flattert, berührt er flüchtig die Oberfläche der Dinge, nippt hier und kostet da. Im Gegensatz dazu fressen sich die wahren Gelehrten wie Raupen auf der Suche nach einer neuen Idee lange und gründlich durch die akademischen Niederungen und spinnen dann beharrlich ihren eigenen intellektuellen Kokon (*Sulfur*). Ganz generell hat dieser Konstitutionstyp seine Stärken nicht in Disziplinen, die eine Unterordnung der Inspiration oder Intuition unter begriffliches Denken erfordern; anders als in der darstellenden Kunst, wo er sich immer noch eine gewisse Freiheit herausnehmen kann, hat er eine Abneigung dagegen, die Freiheit und Spontaneität seiner Phantasie irgend einer strengen Methode oder einem System unterzuordnen.

Manche machen sich auf durchaus anziehende Art und Weise die Ideen anderer zu eigen, sie plappern, ohne, daß es unsympathisch wirkt, die Gedanken anderer nach und erscheinen dadurch intelligenter, als sie sind. Ihr Geist ist so beweglich und empfänglich, so fein auf die Wellenlänge anderer abgestimmt, daß die Tatsache, daß diesen Menschen ein gründliches Verständnis fehlt, verdeckt bleibt. Besitzt Phosphor jedoch einen stärkeren Intellekt, kann er, obwohl er immer noch dazu neigt, Ideen zu vereinfachen, die ihm eigene Intuition einbringen und schöpferisch sein, und die Rolle von *Engels* für den Sulfuriker *Marx* spielen.

Häufig ist er ein ungewöhnlich guter Lehrer, der von seinen Schülern enthusiastische Kommentare erhält. Zuhörer inspirieren ihn, und er wiederum inspiriert sein Publikum, steckt es mit seiner Begeisterung an. Er besitzt diese unerläßliche Eigenschaft eines Lehrers – die Gabe, etwas anzudeuten und damit das Denken anzuregen. Als der Darsteller, der er ist, kommuniziert er mit seiner gesamten persönlichen Ausstrahlung: mit Augen, Gesten, Tonfall, auf eine Weise, die bloße Worte übertrifft. Auch dann, wenn sich sein Unterricht nicht gerade durch Logik und Stringenz auszeichnet, auch wenn seine Gedanken manchmal durcheinander oder zusammenhanglos sind, so ist doch eine instinktive und intuitive Wahrheit in ihm; die Zuhörer spüren, was er zu vermitteln sucht, und was er wirklich meint.

Trotz seiner intuitiven Intelligenz kann *Phosphor* in seinem Verstehen ernsthaft begrenzt sein. Vertrauensvoll und etwas naiv, läßt er sich durch oberflächliche Erscheinungen täuschen, ist unfähig, aus Erfahrungen zu lernen und schätzt Menschen und Situationen wiederholt falsch ein.

Das kommt z.T. daher, daß er starrköpfig und eigensinnig ist, und Empfehlungen in den Wind schlägt. Er stürzt sich in unkluge Abenteuer und erträgt es nicht, wenn man ihn versucht, zurückzuhalten („bekommt einen Wutanfall, wenn man sich ihm widersetzt": *Hering*). Wenn er sich etwas in den Kopf gesetzt hat, bleibt er eisern – er ist von seinem Wunsch total erfüllt und entschlossen, impulsiv zu handeln („ich tue, was ich will, und kein Mensch wird mich daran hindern!").

An einem Tag kann er wegen eines neuen Projektes von unbändigem Optimismus erfüllt sein, nur um es am nächsten Tag wieder fallen zu lassen; er läßt sich auch schnell vom allerneuesten Modeschrei beeinflussen und macht sich die Begeisterung und die Ideen von jemandem, den er besonders gern hat, viel zu leicht zu eigen. So wechselt er sprunghaft von einer Idee zur anderen. Wo es um seinen eigenen, speziellen Bereich oder seine Begabung geht, kennt er sich schon aus – nur wenn er sich in fremde Angelegenheiten stürzt, kommt er erbärmlich ins Schwimmen. Seine beeindruckbare Psyche läßt sich durch zu viele verschiedene Stimuli anregen, und seine großzügige Natur sieht zu viel Gutes in zu vielen Dingen. Beispielsweise kann sich ein Patient zunächst für die eine Therapierichtung, und dann für eine andere begeistern, einmal für eine anerkannte, und ein andermal für eine, die an Scharlatanerie grenzt. Auch *Arsenicum* hat diese Tendenz, aber sein systematischeres Denken führt dazu, daß er bei dem bleibt, was ihm einmal gutgetan hat. *Phosphor* hingegen stürzt sich auf alles mögliche, vom Gesundbeten und Handauflegen bis hin zur Feigensaft- und Mandeldiät, und besteht (mit großer Überzeugung) darauf, daß gerade dieses Heilverfahren, egal, für welches er sich auch begeistert, für alle Krankheiten gut ist – „vom gewöhnlichen Schnupfen bis zu Krebs." Und umgekehrt wird jede Therapierichtung, die er sich gerade zu eigen macht, zu *der* Antwort auf alle Übel der Menschheit, statt eben *eine* Antwort auf manche zu sein*.

Die Begeisterung von *Phosphor* ist zwar stark und ansteckend, sie hält aber, wie so manche Begeisterung, nicht lange an („Leicht begeistert, aber ohne Ausdauer": *Whitmont*). Er lebt, fühlt und macht seine Erfahrungen vor allem im Moment; die flüchtige Gegenwart, seine vergänglichen Gefühle hält er für die ganze Wahrheit. Sein Erinnerungsvermögen nutzt er nicht als Möglichkeit, neue Perspektiven zu

* Der Philosoph *William James*, dessen charmante und quecksilbrige Art starke Züge von *Phosphor* zeigte, war ein solcher medizinischer Enthusiast, um nicht zu sagen ein Hypochonder. Auf der Suche nach verschiedenen Heilverfahren für seine schwer faßbaren Leiden reiste er durch die ganze Welt. Es war jedoch die gleiche offene und sich Ideen anderer zueigenmachende Eigenschaft von *Phosphor*, die ihn dazu veranlaßte, in einer Rede vor der gesetzgebenden Versammlung von Massachusetts gegen das enge allopathische Weltbild einzutreten und die Homöopathie zu verteidigen. Er hatte sie zwar nicht ganz verstanden, seine feine Intuition aber erfaßte ihre tiefe Wahrheit und nötigte so die Ärzte, sich damit auseinanderzusetzen (vgl. *Harris L. Coulter, Divided Legacy*, Vol. III.).

gewinnen, oder als intellektuellen Halt für seine Gefühle. Er vergißt vollkommen seine vorangegangenen Launen und nimmt jede neue wie eine Offenbarung begeistert auf und verfolgt sie genauso leidenschaftlich. Dieser Typus lernt nur schwer, daß Instinkte, Impulse und Begeisterung manchmal eher kontrolliert als unterstützt werden müssen.

Bei Patienten in psychiatrischer Behandlung zeigt sich ein anderer Aspekt der mangelnden Lernfähigkeit von *Phosphor*. Trotz jahrelanger Therapie kann *Phosphor* so verwirrt sein wie zuvor, bezüglich Selbsterkenntnis oder Verstehen macht er nur geringe Fortschritte. Möglicherweise begreift er seinen Psychiater eher als Publikum denn als eine Quelle der Erkenntnis, und die Therapie eher als eine Gelegenheit, über sich selbst zu sprechen, als sich zu verändern. Oder er hat ganz einfach keine Lust, seinem grandiosem Selbstbild mit unangenehmen Wahrheiten den Glanz zu nehmen. Niemand hat es gern, wenn er mit solchen Wahrheiten konfrontiert wird; *Phosphor* verweigert sich dem jedoch total (*Lycopodium*). Weil seine Handlungsweise und seine Art recht offen und durchsichtig sind und er selten versucht, sein Wesen zu verbergen, muß er jedoch gleichzeitig sich selbst weit mehr als andere täuschen.

Ein eher amüsantes Beispiel für die Abneigung eines solchen Menschen, sich seine Schwächen oder Fehler einzugestehen, war ein relativ unbekannter Konzertpianist, der in regelmäßiger homöopathischer Konstitutionsbehandlung war, um ihn gewissermaßen wohl gestimmt zu halten. Er war talentiert, aber ein eigenwilliger Interpret, und er konnte sich ein schlechtes Konzert *niemals* eingestehen. Wenn er eine schlechte Kritik einmal nicht übersehen konnte, schob er es auf den Flügel (verstimmt, oder von schlechter Qualität), das Orchester (zu wenig geprobt) oder den Dirigenten (falsche Tempi). Oder er beschuldigte (als letztes Mittel) das Publikum und die Kritiker, die unfähig seien, seine innovative Interpretation zu schätzen.

Das homöopathische Mittel kann einem Menschen jedoch helfen, sich selbst besser zu verstehen und wahrzunehmen. Ein gutes Beispiel hierfür war eine Frau, die wegen einer hartnäckigen Bronchitis behandelt wurde und ihr Symptom als ihren „Grabeshusten" bezeichnete: tief, hohl, keuchend – es klang tatsächlich so, als käme er aus den Tiefen der Unterwelt. *Phosphor* ist nur eines aus einer Reihe vorzüglicher Mittel, mit denen lange bestehende Lungenbelastungen in Ordnung gebracht werden können (andere sind *Tuberkulinum, Sulfur* und *Calcium carbonicum*). Ihre physischen Symptome paßten bis zu einem gewissen Grad auf jedes dieser Mittel; als sie jedoch über ihre kürzlich geschiedene Ehe zu sprechen begann, wurde das Simillimum deutlich. Sie berichtete eingehend und höchst überzeugend, was für eine gute Ehefrau sie ihrem schwierigen Mann gewesen sei, und wie großzügig und anziehend er (und andere Männer) sie stets gefunden habe, bis er sie aus völlig unerfindlichen Gründen verließ. Bei sich selbst suchte sie kaum nach Erklärungen für sein Weggehen. Die anderen Symptome paßten hinreichend genau auf *Phosphor*, und so erhielt sie eine Dosis *Phosphor* 1 M. Danach wurde sie in 3 Wochen wieder einbestellt. Als sie wiederkam, war ihr Husten verschwunden, und es ging ihr gesundheitlich wieder besser; vor allem aber war ihre Einsicht gewachsen. Sie sagte, daß sie *ernsthaft* nachgedacht habe (und fügte mit einem reumütigen Lächeln hinzu, es sei wahrscheinlich das erste Mal in ihrem Leben gewesen), und sie sei dabei zu dem Schluß gekommen, daß auch sie nicht so einfach im Zusammenleben gewesen war. Nun konnte sie sehen, daß sie, ganz subtil, allzu viele Forderungen an ihren Mann gestellt hatte. Sie hörte auf, die Schuld der Gegenseite anzulasten und sich selbst zu rechtfertigen. Damit hatte sie ihre Egozentrik überwunden und war nun in der Lage, den Standpunkt eines anderen wahrzunehmen.

Phosphor kann durch seine leicht zu beeindruckende Phantasie verwirrt werden. Er glaubt nicht nur allzu bereitwillig alles, was man ihm erzählt – er redet sich auch noch selbst ein, daß seine phantastischen Einfälle wahr seien. Seine eigene Version von der Wirklichkeit ist seinen Gefühlen und Wünschen um so vieles näher, daß sie für ihn unwiderstehlich glaubhaft ist und er sie mit den Tatsachen verwechselt.

Ein Patient, der wegen seiner Heuschnupfensymptome erfolglos mit *Arsenicum* und *Natrium muriaticum* behandelt worden war, erwähnte bei der dritten Konsultation, daß er einen elektronischen Apparat besitze, der angeblich schädliche Radiowellen neutralisiere. Dieser habe eine solche heilende Wirkung (so sagte er jedenfalls), daß sich die Leute um ihn drängten, wenn er ihn morgens in der U-Bahn auf dem Weg zur Arbeit bei sich trage, da sie unbewußt angezogen würden durch seine heilsame Ausstrahlung. Das war hochinteressant! Die Tatsache jedoch, daß sich die Leute in der U-Bahn während der Hauptverkehrszeit auch dann um ihn gedrängt hätten, wenn er einen reifen Limburger Käse bei sich gehabt hätte, hatte er anscheinend verdrängt.

Manchmal läßt *Phosphor* sich eher unwissentlich von seiner regen Phantasie davontragen. Ein andermal schmückt er die Realität bewußt aus. Der Versuchung, einen kleinen Vorfall ein bißchen farbiger darzustellen, um anderen mehr Vergnügen zu bereiten oder etwas Interessanteres zu sagen, kann er nicht widerstehen. Ein Patient behauptete manchmal, „die ganze Nacht kein Auge zumachen" zu können, und manchmal, sein Schlaf sei „so tief und todesähnlich, daß es beinahe erschreckend" sei. Bei verschiedenen Konsultationen erzählte er verschiedene Versionen. Die naheliegende Tatsache, daß er manchmal gut und manchmal schlecht schlief, war wohl eine zu farblose Schilderung der Wirklichkeit. Auch ihre angeblichen telepathischen Fähigkeiten setzen solche Menschen nicht ungern zu ihrer eigenen Bequemlichkeit ein. Es ist viel dramatischer, seine Vorlieben und Handlungen mit Hellsichtigkeit, inneren Stimmen und höherer Eingebung zu begründen, als zuzugeben, daß man etwas tut oder läßt, weil man eben Lust dazu hat. Welche Motive auch immer zugrundeliegen mögen: wenn ihn die Tatsachen im Stich lassen, tritt seine stets bereite Phantasie auf den Plan*.

Es überrascht nicht, daß *Phosphor,* wenn er eine hohe Intelligenz besitzt, mit seiner lebhaften Phantasie, großen Vorstellungskraft und künstlerischen Begabung einen guten Romanschriftsteller abgibt. Allein in der englischen Literatur finden sich bei Autoren wie *Jane Austen, Emily Brontë, Virginia Woolf* und *Katherine Mansfield*, bei *Char-*

---

* Was soll ein Arzt tun, wenn der Patient ihm nicht die Wahrheit sagt? Die homöopathische Verschreibung beruht auf der genauen Schilderung der Symptome eines Patienten. Daher scheint die ungenaue Widergabe der Symptome ein Hindernis zu sein. Normalerweise sagt man sich, daß der Patient kommt, weil er Hilfe sucht, warum also sollte er *nicht* die Wahrheit erzählen? Angesichts der Tendenz von *Phosphor* und einigen anderen Arzneimitteltypen (v.a. *Lycopodium* und *Natrium muriaticum*), dem Arzt Dinge zu verschweigen, erscheint dies nicht ganz angemessen. Alles, was man dazu sagen kann, ist, daß der Arzt lernen sollte, dies in seine Überlegungen miteinzubeziehen und es als Hinweis zu nutzen, denn die verschiedenen Konstitutionstypen verschweigen oder verdrehen Tatsachen aus unterschiedlichen Gründen. *Natrium muriaticum* verschweigt bewußt, aus persönlichen Gründen und um sich zu schützen (er möchte nicht, daß der Arzt in die geheimen Winkel seines Inneren eindringt), *Lycopodium* verstellt sich, weil er entschlossen ist, ein starkes oder erfolgreiches Bild von sich zu erhalten, d.h. um sein Gesicht nicht zu verlieren, *Phosphor* dagegen ist häufig einfach nur konfus oder nicht bewußt, was in ihm selbst wirklich vorgeht.

les Dickens und *Joyce Cary* und dem Dichter *John Keats* starke *Phosphor*-Züge (dichterische Genies, die tendenziell früh reifen und sich eher von ihrer Intuition und ihren Gefühlen inspirieren lassen, als durch intellektuelles Entwickeln und Erfahrung, zeigen häufig charakteristische Züge dieses Mittels). Im Roman, wo die Vermischung von Dichtung und Wahrheit zu einer höheren Form der Wirklichkeit sublimiert wird, steht die Phantasie von *Phosphor* – die möglicherweise im täglichen Leben mit der Realität nur wenig zu tun hat – im Dienste der künstlerischen Wahrheit.

Um nur ein Beispiel zu nennen, paßt das physische und emotionale Bild von *Jane Austen* (nach dem wenigen, was wir von ihrem zurückgezogenen Leben wissen) sehr gut zu unserem Bild von Phosphor. Zeitgenossen berichten von ihrer feinen körperlichen Erscheinung und ihren zarten Gesichtszügen, den außergewöhnlich strahlenden Augen und ihrer lebhaften Art. Sie war eine geborene Imitatorin und Geschichtenerzählerin; ihre Familie unterhielt sie mit dramatischen Lesungen aus ihren Novellen. Typisch *Phosphor* war auch ihre Neigung, bei plötzlichen Aufregungen in Ohnmacht zu fallen (z.B. als sie erfuhr, daß ihre Familie von ihrem geliebten Heimatort nach Bath umzog). Überdies starb sie an der Addisonschen Krankheit, für die Phosphor immer eines der Hauptmittel gewesen ist (*Boericke*).

Elizabeth Bennet aus *Pride and Prejudice* ist diejenige, die von *Austens* Heldinnen *Phosphor* am auffallendsten repräsentiert. Ihre Lebendigkeit und Heiterkeit, ihre Kraft und ihr Charme spiegeln das Element in seinen besten Zügen, genau wie ihre Bildung und ihr Esprit, ihr gesunder Optimismus und ihre lebhafte Weigerung, sich von lästigen Beziehungen und Umständen bedrücken zu lassen. Die Autorin kommentiert ihre Heldin in einer Weise, die typisch ist für die eigene Wertschätzung von *Phosphor*: „Ich muß gestehen, sie ist wohl eines der entzückendsten Geschöpfe, die je beschrieben worden sind, und ich weiß nicht... wie ich diejenigen ertragen soll, die sie nicht mögen."

Auch die Sprache von *Pride and Prejudice* ist typisch für *Phosphor*: geistreich, lebhaft, moussierend, mit dem ganzen Esprit, der diesem besonderen, lumineszierenden Stil innewohnt. *Austen* selbst bemerkte selbstkritisch: „Das Werk ist etwas zu leicht, zu hell und spritzig, es fehlen die dunklen Schattierungen und die langen Besinnungskapitel, die es hier und da in die Länge ziehen." In Wirklichkeit ist die Novelle mit ihrer emotionellen Feinheit und Tiefe und der

Wirkung ihrer vielschichtigen Ironie ein Beispiel für die schöpferische Phantasie von *Phosphor* in ihrer höchsten Form.

Liebesleben

Unfähigkeit, die Dinge im richtigen Verhältnis zu sehen, Maßlosigkeit, Verwirrung und allzu lebhafte Phantasie – dies alles zeigt sich manchmal im Liebesleben von *Phosphor*, vor allem bei Frauen. Ihre Bereitschaft, sich von der Begeisterung davontragen zu lassen, findet hier ein weites Feld. Phosphoriker sind bekannt für ihre Tendenz, mehr Qualitäten in denen zu erkennen, die sie lieben, als diese effektiv besitzen. Wie Titania in *Shakespeares Sommernachtstraum*, die nach einem Liebestrank Schönheit sogar in einem Eselskopf sieht, schreibt sie dem Objekt ihrer Liebe all das zu, was sie in ihm sehen *möchte*. Dies ist zwar eine durchaus übliche Eigenart von Verliebten, der emotional so empfängliche *Phosphor* macht sich jedoch noch größere Illusionen als die meisten.

Diese Patienten zählen die Eigenschaften ihrer gegenwärtigen Liebhaber immer wieder mit großer Ernsthaftigkeit auf, nehmen es dabei freilich nicht allzu genau (er spricht acht oder neun Sprachen, beherrscht virtuos ein Dutzend Instrumente, übt einen bedeutenden, wenn auch verborgenen, Einfluß auf das Weltgeschehen aus, usw.). Dasselbe gilt auch, wenn es sich nicht um Liebesbeziehungen handelt: *Phosphor* läßt sich häufig von einem Freund, einem Kollegen, Verwandten oder einem Kind beeindrucken und projiziert all sein Wohlwollen, seine Großzügigkeit und seine Fähigkeiten auf diesen Menschen. Da er unfähig ist, auch die Schwächen des anderen zu sehen, hegt er Erwartungen, die der andere unmöglich erfüllen kann, wobei diese überhöhten Ansprüche dann schließlich der Beziehung schaden können.

Wenn *Phosphor* verliebt ist, kann er sich kaum daran erinnern, daß er schon einmal so für einen anderen Menschen empfunden hat. Jedes Mal ist es das erste Mal, ist es „die wahre Liebe", und jedes Mal ist es für immer. Wenn er jünger ist, sucht er die emotionale und physische Erregung und neigt dazu, heftig verliebt zu sein; gelegentlich läßt er sich sehr früh auf romantische Abenteuer ein. Auch in höherem Alter ist er ein Romantiker (*Tuberkulinum, Ignatia*) – er kultiviert das „Verliebtsein", mit all seinen emotionalen Auf und Ab's und ist bestrebt, die Intensität einer Leidenschaft zu erhalten. Mehrfache Ehen in der Vergangenheit (drei oder mehr), oder zahlreiche Liebesbeziehungen lassen an das Mittel denken, ebenso eine Neigung zu pubertärem Schwärmen, ein unstetes Liebesleben, das den Patienten innerlich in Aufruhr hält, oder ständige „Frühlingsgefühle"*.

„Nymphomanie" und „Satyriasis" sind Worte, mit denen die Materia Medica die Sexualität von *Phosphor* beschreibt; ebenso „wilde Leidenschaft", „außerordentlicher, unwiderstehlicher Trieb zum Beischlafe", „Schamlosigkeit, Erotomanie" (*Hahnemann, Hering*). Diese Begriffe sind für die meisten Fälle, denen man in der Praxis begegnet, zu stark (obwohl ein männlicher Patient in der Tat behauptete, ein „wahrer Teufel" im Bett zu sein). Elemente einer „übermäßigen Sinnlichkeit", wie *Hering* sie so knapp benennt, kann man bei *Phosphor*-Patienten jedoch durchaus feststellen („Ein Teil von mir möchte mit jedem attraktiven Mann/jeder attraktiven Frau, die ich treffe, durchbrennen").

Junge Mädchen können mit ihrer offen verführerischen Art Männer anziehen wie Fliegen. Die hübsche, leichtsinnige Katie aus *Ring Lardners The Big Town*, die „Willkommen auf ihr Panier" geschrieben hat und sich in jeden jungen Mann verliebt, der ihr über den Weg läuft, ist eine komisch-seichte Phosphorfigur. Etwas ernsthafter verkörpert Natascha Rostowa in *Tolstois Krieg und Frieden* die sexuelle Anziehungskraft von *Phosphor*. Der Autor hat ihre Spontaneität und Sexualität wunderbar eingefangen, ob sie nun als kleines Mädchen mit ihren Puppen spielt, als junge Frau an einer Fuchsjagd teilnimmt, nachts die Sterne bewundert oder auf die Anträge eines geübten Verführers reagiert. Dieser Appeal beschränkt sich natürlich nicht nur auf Frauen, auch Männer können dieselbe einladende Art und das ansprechende Äußere haben, das vom anderen Geschlecht sofort wahrgenommen wird.

---

* Bei einer Vorlesung über *Natrium muriaticum*, die die streng monogame Natur dieses Typs hervorhob, meinte eine junge *Phosphor*-Studentin übereifrig zum Vortragenden: „Nun weiß ich ganz genau, daß ich *Natrium muriaticum* bin, ich bin von Natur aus monogam." „Das ist aber eigenartig," antwortete er, „ich kenne Sie jetzt schon seit fünf Jahren, und in dieser Zeit hatten Sie doch gut und gern ebensoviele Liebhaber." „Ja," antwortete sie, und ihre ausdrucksvollen Augen leuchteten, „aber immer nur einen auf einmal!"

Die sexuelle Dynamik ist jedoch nur zum Teil verantwortlich für die Instabilität der Ehen dieses Typs und für seine Suche nach erneuter Befriedigung. Seine Ich-Bezogenheit und Eigenliebe spielen gleichfalls eine Rolle: wo kann man sein Bedürfnis, bewundert zu werden und das Zentrum im Leben eines anderen zu sein, besser befriedigen als in einer Liebesbeziehung? Wenn jedoch die anfängliche, alles umfassende Begeisterung schwindet und die Liebe notwendigerweise ihren Platz im Alltag einnimmt, kann *Phosphor* gegen die emotionale Beständigkeit in einer Ehe rebellieren und versuchen, die frühere (emotionale) Erregung durch verschiedene neue Reize wiederzugewinnen (*Flaubert* faßte das Gefühlsdilemma seiner Phosphorfigur *Emma Bovary* zusammen, als er schrieb: „Sie fand im Ehebruch die gleichen Plattitüden wie in der Ehe"*.) Unbewußt hegen diese Patienten den Gedanken: „Ich bin so anziehend, liebevoll und hingebungsvoll, daß es eine Schande wäre, mich auf eine Person zu beschränken. Ich möchte für viele da sein." Die darstellende Kunst – vor allem Theater und Fernsehen – ist natürlich ein perfekt sublimiertes Ventil für solche Gefühle.

---

* Noch gründlicher untersucht *Tolstoi* in *Anna Karenina* den *Phosphor*-Charakter der Liebe seiner Heldin. Ihr Versuch, die Intensität der romantischen Liebe zu erhalten, ist zum Scheitern verurteilt. Als ihr Liebhaber Bronskii nicht mehr mit der gleichen Leidenschaft auf sie reagiert, als sie nicht mehr der einzige Brennpunkt seines Denkens und seines Lebens ist, ist sie unfähig, ihn auf eine stillere Art zu lieben. Sie sieht in Bronskiis Nachlassen der leidenschaftlichen Schmeichelei (das aus seiner Sicht ganz natürlich ist) nur Zurückweisung, verzweifelt und beginnt, zwischen leidenschaftlicher Liebe und unvernünftigen Forderungen hin und herzuschwanken, in einer gekünstelten, *Lachesis* ähnlichen Art. Die ganze Zeit versucht sie, ihre alles verzehrende Leidenschaft aufrechtzuerhalten und ist voller Groll über Bronskii, als sie damit scheitert. Aufgrund ihrer gefühlvollen Phosphor-Natur ist sie jedoch darauf angewiesen, Liebe zu geben und Liebe zu empfangen, daher kann sie mit dem emotionalen Mißklang, den sie selbst hervorgerufen hat, nicht weiterleben (im Gegensatz zu *Lachesis*, die dazu sehr wohl fähig ist). Mit der Enttäuschung kommt ihre unbewußte emotionale Instabilität zum Vorschein. Sie verliert die Kontrolle über ihre Gefühle und ihr Verhalten, und fällt in tiefe Verzweiflung. Außer sich und hysterisch, nimmt sie sich das Leben, indem sie sich unter einen Zug wirft. Obwohl das Bild hier durch das Unerlaubte der Beziehung, ihre Schuld gegenüber ihrem geliebten Sohn und ihre schwere moralische und soziale Schmach, die sie schließlich überwältigen, kompliziert wird, ist Annas Verhalten während der Affäre und ihre Reaktion auf ihre Zwangslage typisch für *Phosphor*. Dazu paßt, daß *Tolstoi* ursprünglich beabsichtigte, wie man seinen Notizen entnehmen kann, Anna als böse Verführerin darzustellen, die für ihre moralischen Vergehen gerecht leidet. Aber als er schrieb, nahmen ihre Warmherzigkeit, ihr Charme und ihre impulsive Liebenswürdigkeit (also ihre *Phosphor*-Natur) immer mehr Raum ein und begannen, ein Eigenleben zu führen; mit dem Ergebnis, daß sie eher Sympathie und Mitleid hervorruft als Mißbilligung.

Der „Schatten“

Diese Menschen, die so stark zu beeindrucken und so begeisterungsfähig sind, sind auch anfällig für Depressionen. Und, was angesichts dessen, was oben über sein sprühendes Wesen gesagt wurde, überrascht, auch für Langeweile (das Mittel sollte in der entsprechenden Kent-Rubrik nachgetragen werden). Seine Überschwenglichkeit und Lebenslust, und das ständige Verlangen nach Gesellschaft scheinen manchmal unbewußte Schutzmechanismen gegen das grimmig drohende Gespenst der Langeweile zu sein.

Vielleicht ist das der Grund, weshalb *Phosphor* eines der großartigsten Mittel für Jugendliche ist. Seine Geistes- und Gemütssymptome spiegeln exakt das Auf und Ab ihrer Gefühle, ihre Unfähigkeit, sich auf das Lernen zu konzentrieren, und ihre nicht zielgerichtete Energie. Das Mittel paßt auch für die starke, aber kurzlebige Begeisterung von Heranwachsenden, und ihr Bedürfnis nach emotionaler Erregung, um der Langeweile zu entgehen, die sie nur allzuleicht überfällt. Auch physisch paßt es auf dünne, schlaffe, engbrüstige, empfindliche oder anämische Jugendliche, deren Kraft mit dem schnellen Knochenwachstum nicht Schritt hält, und die doch, trotz ihrer Müdigkeit, unruhig und nervös sind. Sie zeigen ein heftiges Verlangen nach Eis, Schokolade, und nach allem, was würzig oder salzig schmeckt (dies trifft auf *Phosphor* in jedem Lebensalter zu); außerdem nach kalten, süßen Getränken als schnelle Energiespender, und um das heiße, brennende Gefühl im Inneren zu lindern (*Sulfur*). Gelegentliche Gaben von *Phosphor* während der schwierigen Jahre der Pubertät können dazu beitragen, diese Zeit spürbar weniger aufreibend zu machen.

Die Niedergeschlagenheit von *Phosphor* könnte eine natürliche Reaktion auf seine Höhenflüge sein. Wenn man, wie er, in ständiger Hochstimmung lebt („Ekstase, angeregte Phantasie“: *Hering*) und wie die Grille in *Aesops* Fabel all das Glück und das Leben um sich herum genießt, ist der Fall bereits vorprogrammiert. Und dann fällt er tief: „Abscheu vor dem Leben“, „tiefe Verzweiflung“, „Trostlosigkeit bis hin zum Suizid“ (*Hering*), „traurig und niedergeschlagen“, „die Welt war ihm schrecklich“, „konnte das Weinen nicht stillen“ (*Hahnemann*). Auch andere Konstitutionstypen leiden an Niedergeschlagenheit und intensiven Depressionen. *Natrium muriaticum* macht jedoch, auch wenn er niedergeschlagen ist, noch ein tapferes Gesicht; *Lachesis* behält trotz seines Leides eine gewisse Lebendigkeit, *Arsenicum* weiß, obwohl er die Hoffnung aufgegeben hat, immer noch alles am besten und sagt dem Doktor, was er tun soll, *Nux vomica* ist selten zu niedergeschlagen, um nicht immer noch wütend oder reizbar zu sein, und *Sepia*, um sich nicht noch zu beklagen. *Phosphor* dagegen zieht sich völlig zurück und geht nicht mehr unter Leute, was er vorher so geliebt hatte („Misantrophie": *Boenninghausen*), er ist „zu Nichts aufgelegt, träge, verdrossen" (*Hahnemann*) oder er verliert jeden Antrieb und fällt in apathische Gleichgültigkeit.

Wir haben uns zwar vor allem mit dem lebhaften, extravertierten *Phosphor* beschäftigt, als Homöopath sollte man sich jedoch auch der „anderen Seite der Medaille", die sich häufig bei Polychresten findet, bewußt bleiben. Die großen Konstitutionsmittel haben so viele Symptome und eine so breite Wirkungsweise, daß sie den jeweils gegenüberliegenden Pol (den „Schatten", wie *Jung* ihn genannt hat) miteinbeziehen. Diese Polarität ist manchmal auf verschiedene Patienten verteilt, manchmal jedoch vereinigt ein einziger beide Pole in sich: Heute fühlt er sich stark in die eine, morgen ebenso stark in die entgegengesetzte Richtung gezogen. Das Alter ist für die Polarität von *Phosphor* sicher ein wesentlicher Faktor. Die Härte des Lebens und eine schwächer werdende Gesundheit lassen die überschäumende, glanzvolle Seite zunehmend undeutlich werden und die verzweifelte, die Schattenseite, hervortreten.

Eine Frau Mitte vierzig kam, um sich wegen ihrer immer schlimmer werdenden Herzbeschwerden behandeln zu lassen. Sie hatte Herzklopfen und dabei Todesangst. Nachts im Bett verschlimmerten sich die Symptome, besonders wenn sie auf der linken Seite lag. Gelegentlich fühlte sie einen Druck auf der Brust wie von einem Gewicht, oder ein heftiges Klopfen, als ob (um ihre Ausdrucksweise zu benutzen) wilde Pferde darin gallopierten und sie versuchen würde, sie anzuhalten. Das alles war typisch für *Phosphor*. Doch die Geistes- und Gemütssymptome wollten nicht passen!

Sie war mürrisch (*Sepia*), weinerlich (*Pulsatilla*) und fühlte sich leicht gekränkt (*Natrium muriaticum*). Daher fragte der Arzt ihren Mann nach ihrer Jugend. Und in der Tat war sie ein glückliches junges Mädchen mit strahlenden Augen gewesen, und später war sie der Typ von Mensch, der eine Party in Schwung bringt, überschäumend und höchst attraktiv. Davon war wenig übriggeblieben. Die temperamentvolle *Phosphor*-Persönlichkeit war irgendwo tief unter der Schicht begraben, die sich durch ihr schwieriges Leben und das Fortschreiten ihrer Krankheit gebildet hatte. In dem Maße jedoch, wie ihre Herzbeschwerden sich mit *Phosphor* besserten, wurde sie, wie vorauszusehen, wieder fröhlicher und gewann etwas von ihrem früheren Schwung zurück.

Der nächste Fall war etwas anders gelagert: eine ichbezogene, redselige Frau mittleren Alters war wegen ihrer Arthritis an den Fingern mit *Lachesis* behandelt worden. Das Mittel hatte auch die Schmerzen und Beschwerden fast beseitigt, konnte jedoch nicht die Steifheit und Schmerzen der beiden letzten Finger der linken Hand beheben. Offensichtlich brauchte sie ein anderes Konstitutionsmittel. Beim nächsten Besuch kam sie ins Sprechzimmer und verkündete der jungen Ärztin, die mit ihrem Fall betraut war: „Guten Morgen! Mein Liebesleben ist phantastisch! Ich habe zwei Liebhaber, die mich zwar beide zusammengenommen nicht völlig zufriedenstellen, trotzdem fühle ich mich mit ihnen wunderbar. Und jetzt müssen Sie mir alles über *Ihre* Liebhaber erzählen!" Dies war eine völlig neue Seite ihres Charakters. Eine unbeschwertere, umgänglichere Schicht ihrer Persönlichkeit kam zum Vorschein, und zum ersten Mal konnte sie anderen Menschen zuhören. *Lachesis* hatte sich zum *Phosphor* ihrer jungen Jahre durchgearbeitet, und die Schichten ihrer angehäuften Leiden abgetragen. Alles deutete nun auf *Phosphor* hin, das den Fall in der Tat auch löste.

Unsicherheit über die eigene Identität

Phosphoriker machen manchmal den Eindruck, wie das rastlose Element, von dem das Mittel abstammt, launisch, unstet und ohne Bezug zur Realität zu sein (der bezaubernde, aber nicht auf dem Boden stehende, verrückte Zonker Harris in dem Comic *Doonesbury* ist *Phosphor*). Ihm fehlen Mittelpunkt und Richtung, er scheint mit seinen Gedanken in irgendwelchen vergeistigten Sphären umherzuschweifen. Sogar seine Augen haben einen Ausdruck, als sei er weit weg; sie haben diesen ätherischen Glanz von einem, der höher und weiter sieht als gewöhnliche Sterbliche oder von jemandem, dem eine ganz besondere Offenbarung zuteil wurde.

Dieser Mangel an Stabilität kann daher rühren, daß *Phosphor* ein klar umrissenes Zentrum fehlt, ein Kern oder psychisches Schwerefeld, das Informationen und Eindrücke sichtet, sortiert und interpretiert, um ihnen ihre Bedeutung zuzuordnen. *Phosphor* ist labil und reagiert ständig auf seine Umgebung, das lebenswichtige „Ich“ – das auswählende, bindende, vereinende Prinzip – ist bei ihm nicht stabil. Er ist wie ein Schwamm, mit seiner erhöhten Empfänglichkeit saugt er sich fast wahllos voll mit den verschiedenen äußeren Eindrücken, die auf ihn einstürzen und ihn überschwemmen. Für ihn ist alles gleich aufregend. Es gibt keine Mitte, auf die die Eindrücke bezogen werden könnten, sie breiten sich diffus über sein ganzes Wesen aus, ohne sich zu einer Struktur zusammenzufügen („Zuströmen von Gedanken, die sie schwer ordnen kann“: *Hahnemann*). Er macht den Eindruck, keinen Bezug zu sich selbst zu haben.

Natürlich kann jeder Konstitutionstyp unter Streß, bei seelischem Schock oder während eines Veränderungsprozesses instabil sein oder scheinen, *Phosphor* tendiert jedoch dazu, ständig in diesem Zustand zu sein. Er ist ein lebhaftes Kind, seine intuitiven Einfälle kommen zu schnell, als daß sein Verstand sie noch kontrollieren könnte, und er hat für seine Eindrücke keine begriffliche Struktur, die ihnen Bedeutung verleihen kann. So ist es möglich, daß er von seinen Intuitionen und Gefühlen überwältigt wird, bevor er Zeit hatte, sie in eine intellektuelle Ordnung zu bringen. *Whitmont* beschreibt ihn als „verwehtes Stroh, als beinahe hilfloses Opfer äußerer Einflüsse und innerer Gefühle.“

Bei so manchem aus dem Gleichgewicht geratenen Patienten, der seine Mitte verloren hatte, war das Leitsymptom für *Phosphor* die Tageszeit-Modalität. In der Dämmerung, diesem unklaren Halbdunkel zwischen Tag und Nacht, ist für diesen Typ der emotionale Tiefpunkt des Tages: „Viele Beängstigungen, abends“, „Traurigkeit in der Dämmerung“ (*Hahnemann*), „Unruhig im Zwielicht“ (*Hering*). Freilich findet sich auch eine Verbesserung der körperlichen Symptome, obwohl die umgekehrte Modalität „Besserung der Symptome im Zwielicht“ (*Kent*) nur gelegentlich vorkommt*. *Whitmont* hat den Geisteszustand von *Phosphor* mit einem „inneren Zwielicht“ vergli-

* *Tolstois* untrügerischer Instinkt ließ die Verzweiflung und Hysterie von *Anna Karenina* zu einem täglichen Höhepunkt in der Abenddämmerung eskalieren, und dies war auch die Tageszeit, zu der sie Selbstmord beging.

chen – einem halb betäubten Zustand, in dem der einzelne nicht vollständig in der realen Welt ist, sondern zwischen Bewußtsein (Licht) und Bewußtlosigkeit (Dunkel) schwebt. Dabei können jene instinkthaften Dämmerzustände, wie Hellsichtigkeit, Hellhörigkeit, Extase auftreten.

Dementsprechend ist *Phosphor* das klassische Mittel für „schlimme Folgen der Narkose" (*Guernsey*), dem Dämmerzustand des Bewußtseins. Es lindert das Erbrechen, die Kopfschmerzen und die geistige Verwirrung, die in der Folge auftreten können. Es ist auch hilfreich, wenn ein Patient nicht richtig aus der Narkose aufwacht.

Die mangelnde Stabilität von *Phosphor* wird noch betont durch seine Neigung, sich all zu leicht in die Sichtweise seiner Umgebung einzufühlen – sie sich sogar zueigen zu machen –, sich stark nach anderen auszurichten und auf sie zu reagieren, verschiedene Rollen im Lauf seines Lebens zu spielen. Seine Suche nach immer ungewöhnlicheren geistigen und emotionalen Reizen, der angestrengte Versuch, herauszufinden, wer er wirklich ist, kann dauernde psychische Vieldeutigkeit nach sich ziehen und zu einer ständigen Verwirrung über seine eigene Identität führen. Wie so mancher gute Schauspieler ist er unsicher, welche Rolle er in seinem Privatleben spielen soll („Ich weiß nicht, wer ich bin... Ich habe keine Ahnung, was ich denke oder fühle... Ich bin ein solches Chamäleon, daß mir nie klar ist, was ich gerade spiele... Ich neige so sehr dazu, mich auf die Persönlichkeit von anderen zu beziehen, daß ich dabei den Kontakt zu meiner eigenen verliere... Was ist real? Lebe ich in einer Phantasiewelt?" sind typische Sätze). „Verlangen nach Gesellschaft" (*Boenninghausen*) – dieses markante Symptom von *Phosphor* kann so vielleicht weniger als ein *Pulsatilla*-Bedürfnis nach täglichem Beistand, sondern als Furcht angesehen werden, seine Identität (sein Ich) zu verlieren, wenn er allein ist. Die Anwesenheit anderer gibt ihm Boden unter den Füßen und „hilft, die gewohnte Wirklichkeit gegen Einbrüche aus den dunkleren (unbewußten) Schichten (dem „Es") zu verteidigen" (*Whitmont*).

Die Schriftstellerin *Katherine Mansfield*, deren Persönlichkeit viele Gesichter hatte (sie führte ein Bohème-Leben, experimentierte mit unterschiedlichen Lebensstilen und liebäugelte mit verschiedenen religiösen Wegen) faßte das Dilemma der *Phosphor*-Identität prägnant zusammen. Polonius gab seinem Sohn Laertes (in *Shakespeares Hamlet*) einen berühmten Rat: „Vor allem eins, bleib' dir selbst treu..." *Mansfield* schrieb darauf: „Sich selbst treu – welchem Selbst?"

Natürlich sind nicht alle, die teils Darsteller, teils Zuschauer sind und sich selbst schauspielern sehen, verwirrt über ihre Identität. *Benjamin Disraeli*, der zweimal englischer Premierminister war und lange Zeit an der Spitze der konservativen Partei stand, ist hierfür ein typisches Beispiel. Er verkörperte viele Züge von *Phosphor*, die in diesem Kapitel beschrieben werden.

Sein Temperament war so wechselhaft wie das Element selbst – „ein Rätsel für seine Zeitgenossen und ein Rätsel für uns heute," wie ein Historiker schrieb. Teilweise ist dies auf die vielen Facetten seiner Persönlichkeit zurückzuführen, und ebenfalls darauf, daß er ständig irgendeine Rolle spielte. Er begann seine Karriere als Schriftsteller und schrieb einige modische Novellen, und in seinem späteren Leben schien er gleichsam die Charaktere seiner eigenen Geschichten darzustellen.

Er umwarb die gesetzte, solide Queen *Victoria* mit extravaganter Galanterie, küßte ihr übertrieben die Hände und erwiderte die Wiesenblumensträuße, die sie ihm schickte, mit zärtlichen Briefchen, in denen er die reichlich rundliche Dame seine „Märchenkönigin" nannte. Sie wiederum reagierte auf seine Schmeicheleien und sein kokettierendes Verhalten mit beispielloser Toleranz und Zuneigung.

Während er sich über sein eigenes Schauspiel amüsierte, wußte er gleichzeitig jedoch ganz genau Bescheid über seine Position auf dem größeren politischen Parkett. So bewirkte er, daß die anderen verwirrt und unfähig waren, zwischen politischem Genie und rein oberflächlichem Glitzern zu unterscheiden, während er seine verschiedenen Rollen in aller Ernsthaftigkeit spielte.

In seinem Privatleben zeigte er ebenfalls typische Züge von *Phosphor*. Er war ein bekannter Dandy, kleidete sich in Rüschenhemden und auffällige Westen, kultivierte selbstbewußt und fast narzißtisch seine Manieriertheit und seine äußere Erscheinung; sogar als achtzigjähriger Greis achtete er sehr auf sein Äußeres: sorgfältig färbte, wachste und kräuselte er das Wenige, was von seinen Haaren übrig war. Er hatte den sprühenden Witz dieses Typus (von seinem lebenslangen politischen Gegner sagte er einmal: „*Gladstone* hat keinen einzigen Fehler, der einen versöhnlich stimmen könnte"), intellektuell aber schien er oberflächlich zu sein, eher seicht als gehaltvoll.

In seiner Jugend gönnte er sich ein paar Liebesaffären, als er aber fand, daß sie seinen politischen Ambitionen abträglich waren, heiratete er eine Witwe, die 15 Jahre älter war als er und weder schön, noch raffiniert oder besonders reich war. Seine Freunde fragten ihn verblüfft nach dem Grund, und er antwortete: aus Dankbarkeit, dieser „seltensten aller menschlichen Tugenden." Tatsächlich hatte sie ihn auch am Anfang seiner Karriere finanziell und mit ihren politischen Verbindungen unterstützt, außerdem hatte sie ein warmes Herz, und, was am allerwichtigsten war: sie bewunderte ihn grenzenlos. Dreißig Jahre lang waren sie glücklich verheiratet, weil sie ihm gab, wonach *Phosphor* am meisten verlangt: ständige, vollkommene und unzweideutige Bewunderung. Auch andere Menschen können sich dies wünschen, anders als *Phosphor* können sie es dann aber nicht ertragen.

Trotz seiner phosphoreszierenden Neigung zeigt die politische und persönliche Stabilität von *Disraeli*, daß auch *Arsenicum*, der sich seiner Interessen und seiner Identität stets bewußt ist, einen Anteil an seiner Konstitution hatte. Und in der Tat kamen diese beiden Mittel zur Anwendung, als sich der ehrwürdige Staatsmann in seinen letzten Lebensjahren von einem homöopathischen Arzt wegen seines schweren Asthmas behandeln ließ.

Gelegentlich führt die Unsicherheit über die eigene Identität bei *Phosphor* auch zu Selbsttäuschung, was in der homöopathischen Literatur als „überhöhte Meinung von sich selbst", „übertriebene Vorstellung von der eigenen Wichtigkeit" oder, noch stärker, als „krankhafte Selbstsucht und Größenwahn" beschrieben wird. Man findet etwas davon im allgemeinen bei Patienten, die, weil sie in sich die Möglichkeit zu einer Unzahl von Heldentaten verspüren, die Bedeutung eines Erfolges bei einer kleineren Unternehmung überschätzen und aus einer Schwalbe gleich einen ganzen Sommer machen.

Er findet sich selbst begabt („Wie steht es mit Ihrem Selbstvertrauen?" fragt der Arzt. „Kein Problem," ist die Antwort, „davon habe ich genug"), und oft stimmt das auch. Er hält jedoch seine Möglichkeiten fälschlich schon für die Tat, und verwechselt in seiner Fantasie das, was er tun könnte, mit der Realität, also dem, was er getan hat. Wenn er also einen törichten Eindruck macht, liegt es nicht an Langsamkeit oder Einfalt (*Calcium carbonicum*), sondern an der Überschätzung seiner eigenen Möglichkeiten. Und wenn ein talentierter Phosphoriker im Leben scheitert, liegt es wahrscheinlich eher daran, daß er über das Ziel hinausschießt, und nicht wie bei *Sulfur* daran, daß er nichts tut und darauf wartet, daß ihm alles in den Schoß fällt. Er handelt, ist entschlossen, seine Wünsche zu erreichen und hat viele Ideen, manchmal sogar eine beachtliche Erfindungsgabe, aber es mangelt ihm an System und Durchhaltevermögen. Obwohl er seine Möglichkeiten spürt, kann er nicht mit ihnen umgehen, und er weiß nicht, wie man auf einem anfänglichen Erfolg oder einer richtigen Idee methodisch aufbaut.

Deshalb hinterläßt ein begabter Phosphoriker manchmal einen unbefriedigenden Eindruck. Er ist wie ein Knallfrosch, der vielversprechend und mit einer gewaltigen Explosion losgeht. Man erwartet ein blendendes Farbenspiel, doch dann gibt er lediglich ein paar nichtssagende Knaller und ein enttäuschendes Qualmen und Zischen von sich. Genau wie das Mittel auf der physischen Ebene wirkt, kann sich jedoch auch die geistige Haltung des Patienten langsam verändern. Er lernt, seine Unternehmungen nüchterner zu sehen, und unternimmt realistischere Schritte, um sie zu Ende zu bringen.

Ein Mann, etwa Mitte Dreißig, wurde behandelt wegen eines brennenden Schmerzes in der linken Hüfte, der schon nach ein paar Schritten auftrat. Die physischen Symptome des Mittels unterscheiden sich von den Eigenschaften des Elements in einer wichtigen Hinsicht: letzteres strahlt ein Licht ohne Wärme aus, während die Patienten oft Symptome zeigen, die mit einem „brennendem Gefühl" in den befallenen Körperteilen – Kopf, Magen, Gelenke, Hals, Brust (*Sulfur, Arsenicum*) – einhergehen. Er wußte nicht mehr, wie es dazu gekommen war und stellte lediglich fest: „Es passierte eben." *Phosphor* hat eine Beziehung zu den Knochen und wirkt, homöopathisch gebraucht, bei Leiden wie Rachitis, Knochenschmerzen bei heranwachsenden Kindern und schneidenden, brennenden nächtlichen Schmerzen bei Erwachsenen; außerdem findet es Anwendung bei Arthritis, Kieferschmerzen, Knochensporn und Exostosen, Osteomyelitis und Knochentuberkulose – all das ist in der klassischen Literatur gut beschrieben. So kam *Phosphor* als potentielles Mittel natürlich sofort in Betracht. Auch von der Erscheinung und seiner Art war der Patient typisch *Phosphor*: schmal gebaut, klare Gesichtszüge, lebhaft und artikuliert. Er hatte sogar die verschmitzte Art, die man bei diesem Typ manchmal antrifft. Er arbeitete bei einer Regierungsbehörde, sein wahres Interesse aber galt der Fotografie, und er wollte Kameramann werden.

Dies schien ein vernünftiges Ziel zu sein. Offenbar hatte er Talent, eine seiner Fotografien war für eine örtliche Kunstausstellung ausgewählt worden. Aber dann fing er an, mit funkelnden Augen zu erzählen, daß er die volle künstlerische Kontrolle über jeden Film, bei dem er mitarbeiten würde, verlangen und darauf bestehen würde, das Drehbuch zu schreiben, die Hauptrolle zu spielen, Regie zu führen und die Filmaufnahmen zu machen. Mittlerweile hatte er einen Großteil seiner Ersparnisse ausgegeben, um für sich selbst zu werben, was ihm, wie er glaubte, Millionen einbringen würde, ihn in Wirklichkeit aber immer tiefer in Schulden stürzte. Die für *Phosphor* typische „überhöhte Meinung von sich selbst" war offensichtlich und bestätigte die physischen Symptome, und so erhielt er das Mittel.

Ein paar Wochen später hatte sich seine Hüfte sehr gebessert; nun verspürte er nur noch dann Schmerzen, wenn er lange Strecken ging, und mit der Zeit verschwanden sie ganz. Noch erfreulicher waren jedoch die deutlichen Anzeichen, daß sich sein labiler Charakter stabilisierte. Man hatte ihm einen Job als Assistent eines kleinen Dokumentarfilmproduzenten beim Fernsehen angeboten, und er akzeptierte ihn, ohne ihn abzuwerten (wie er es wahrscheinlich früher getan hätte). Von diesem Zeitpunkt an machte er ständig solide Schritte in Richtung seines Berufszieles Kameramann.

Möglicherweise wäre auch ohne das Mittel ein ähnlicher Prozeß in Gang gekommen, wahrscheinlich hätte er jedoch länger gedauert, und die Wirkung wäre weniger weitreichend gewesen. So ist dieser Fall ein anschauliches Beispiel für die subtile, aber tiefe Wirkung des homöopathischen Mittels auf die Psyche eines Patienten.

Die Verwirrung in seinem Innersten kann sich schädlich auf die Beziehungen von *Phosphor* zu anderen auswirken. Trotz seiner Sensitivität, seiner Empfänglichkeit und Wärme, trotz seiner „Zärtlichkeit" (*Hahnemann*) und seinem Talent für Freundschaften hat er, was überrascht, häufig schwierige persönliche Beziehungen, und er kann Freunde, Verwandte und Menschen, die ihm wohlwollen, vor den Kopf stoßen. Oft ist nicht recht ersichtlich, weshalb es zum Bruch kam, und keiner der Beteiligten kann verstehen, warum – am allerwenigsten *Phosphor* selbst, der ernsthaft aus der Fassung gebracht ist, bis hin zu physischen Beschwerden (Kopfschmerzen nach „Gefühlserregung, Ärger“: *Kent*). Obwohl er, jedenfalls theoretisch, darauf besteht, seinen Teil für die Beziehung zu tun (zum Teil deshalb, weil er die Gefühle anderer nur ungern verletzt), verschiebt er die Last unmerklich auf die anderen. Er fordert, daß sie ihn zu seinen eigenen Bedingungen akzeptieren: „Ich bin, wie ich bin. Ich kann mich nicht ändern, und alle anderen müssen mich so nehmen.“ Nur noch *Natrium muriaticum* besteht (wenn auch aus ganz anderen Gründen) so kompromißlos wie *Phosphor* darauf, um seiner selbst willen, mit seinen Fehlern und allem geliebt und akzeptiert zu werden.

Er kann auch aus dem Durcheinander beim Auseinanderbrechen einer Ehe Kapital schlagen und Schuld, Schwäche und Gefühle des anderen geschickt ausnutzen. So setzt er sich durch, ohne daß es so aussieht. Z.B. beklagt sich der Ehepartner, wenn die Ehe auseinanderbricht: „Fünfzehn Jahre lang habe ich mir die Launen und die Ich-Bezogenheit meines Mannes (oder meiner Frau) gefallen lassen, und doch bin ich es jetzt, die (der) sich schuldig fühlt und sich gezwungen sieht, all seine (ihre) Forderungen zu erfüllen, egal wie unvernünftig sie auch sind. Wie kommt das bloß?“ Die Antwort darauf ist, daß er konfrontiert ist mit der subtilen, intuitiven Fähigkeit von *Phosphor*, den psychologischen Vorteil zu wahren. Dies beinhaltet häufig, den strittigen Punkt zu verkomplizieren, statt ihn ruhig zu diskutieren, sich stets selbst zu widersprechen oder so zu sagen und anders zu handeln, damit der andere nicht weiß, woran er ist.

Wie wir schon oben festgestellt haben, ist *Phosphor* Experte darin, andere zum Helfen zu bringen und sie (wie *Pulsatilla*) unwillkürlich für sich sorgen zu lassen. Solange sie seinem Charme erliegen und gewillt sind, nach seiner Pfeife zu tanzen, ist er auch dankbar und zuvorkommend, er lobt ihren Charakter, die Kleider, die Kinder, ihr Aussehen und ihren Geschmack. Wenn sie dann aber aufhören zu tanzen, wird Phosphor streitsüchtig, zänkisch, launisch, „fordernd und undankbar“ (*Hering*). Läuft etwas seinen Wünschen zuwider, kann es passieren, daß er auf Lügen und üble Nachrede zurückgreift und so das destruktive Potential von *Phosphor* zum Vorschein kommt („jähzornig“, „kommt beim Ärger in wüthenden Zorn und Bosheit“: *Hahnemann*). Er wird „boshaft und nachtragend“ (*Kent*), schafft sich Feinde und posaunt lautstark hinaus, daß er schikaniert wird. Besonders neigt er dazu, jeden zu beschuldigen, in dessen Schuld er steht.

Ironischerweise ist dieser so überaus dankbare Typ gleichzeitig unfähig, zu ertragen, daß er jemandem verpflichtet ist (wir erinnern uns, daß er stets der Hilfreiche sein will, dem andere verpflichtet sind). Er kann sich mit ihm zerstreiten oder die Beziehung abbrechen, um sich frei von seinen Verpflichtungen zu fühlen. Einem Feind gegenüber ist man ja schließlich zu nichts verpflichtet.

Außer in Extremfällen grollt *Phosphor* jedoch nicht lange (anders als *Natrium muriaticum*) und erlaubt sich nicht, nach einem Streit nachtragend zu sein. Im allgemeinen bricht er auch nicht ein für allemal mit anderen Menschen. Er ist von Natur aus herzlich und möchte beim anderen wieder gut angeschrieben sein. So wird er beglückt auf Versöhnungsangebote reagieren. Oder er fängt selbst damit an und besteht ernsthaft darauf, daß er nicht mehr böse ist, und er wird versuchen, eine alte Freundschaft davor zu bewahren, sich in Nichts aufzulösen.

Der Konstitutionstyp ist zu erkennen bei Patienten, die liebenswert und attraktiv sind und die warme, extravertierte Art von jemandem haben, der geliebt werden will und weiß, wie man das anstellt. Anderen Menschen und dem Leben gegenüber hat er eine wunderbar positive Einstellung entwickelt und profitiert davon. Mag er einen ruhigen Charme haben, oder ein helleres Licht ausstrahlen, immer wird er jedoch die für *Phosphor* typische Sympathie und Empfänglichkeit an den Tag legen, und Mitleid vor Gerechtigkeit und Großzügigkeit vor Wahrheit stellen.

Er kann jedoch an seiner Neigung zu allzu starken Gefühlen leiden, an einem Mangel an Beherrschtheit, an der Vermischung von Phantasie und Realität und an Unsicherheit über seine eigene Identität. Seine Phantasie wiegt mehr als sein Verstand, seine Labilität ist stärker als sein Urteilsvermögen. Er glaubt nur das, was er glauben will, seine Launen beherrschen ihn, und er kann von sich selbst nicht absehen. Obwohl er vielversprechend und begabt ist, bleibt er im Leben hinter seinen Möglichkeiten zurück.

Der homöopathische Arzt vertraut jedoch darauf, daß viele dieser Patienten lernen, sich ändern und stabiler werden können. Um ihnen zu helfen, eine solide Basis für ihr Leben und eine klare Richtung zu finden, verschreibt er homöopathisch zubereiteten und potenzierten *Phosphor*.

Calcium carbonicum

Calcium carbonicum ist potenzierter Kalk, der aus der Mittelschicht der Austernschale gewonnen wird. Die Molluske ruft unterschiedliche Assoziationen hervor. Zunächst einmal ist da das Tier selbst – kalt, bleich, feucht, schlaff, unbeweglich. Dann die Schale, die das vollkommen wehrlose Lebewesen schützt – dick, undurchdringlich, festgewachsen auf einer Klippe. Und schließlich bringt dieses sonst so unscheinbare Wesen eine glänzende Perle von zarter Schönheit hervor, indem es ein störendes Körnchen Sand Schicht für Schicht mit Perlmutt umhüllt. Wir wollen uns diese drei Bilder merken: die Auster selbst, die Schale und die Perle, und prüfen, wie sie auf den *Calcium carbonicum*-Menschen passen.

Die Auster

Von der äußeren Erscheinung her ist *Calcium carbonicum* das, was als „leukophlegmatischer" Typ (*Hering*) bekannt ist und in der homöopathischen Literatur folgendermaßen beschrieben wird: kreidiges oder teigiges Gesicht, zarter Teint, lymphatisch, Neigung zu schlaffer oder plumper Korpulenz mit wenig Muskelkraft. Das Gesicht kann pausbäckig oder aufgedunsen sein, mit dicker Haut und runden Backen; die darunterliegende Knochenstruktur wird dadurch völlig verdeckt. Sein Händedruck ist charakteristisch: da scheint kein Knochen zu sein, kein fester, erwidernder Griff, wenn der Patient dem Arzt seine schlaffe, feuchtkalte Hand reicht*.

Calcium carbonicum neigt zum Frösteln, manchmal in extremem Ausmaß – obwohl sein Fett ihn eigentlich warmhalten sollte – oder hat Kältegefühle an einzelnen Körperteilen (*Nash*). Es ist jedoch eine Kälte, die von außen zu kommen scheint und die durch warme Kleidung und ein warmes Zimmer gebessert wird, im Gegensatz zur Kälte

* Erfahrene Ärzte, wie z. B. *Margery Blackie*, sagen, daß der Händedruck alleine ausreichen kann, um das Konstitutionsmittel zu finden. Sie erwähnt den festen, dankbaren Griff von *Lycopodium*, dem geholfen worden ist, den kalten, trockenen Griff von *Arsenicum*, die *Silicea*-Hand mit ihren übergroßen Nägeln, die rauh und rissig ist, die *Heparsulfuris*-Hand, die genauso kalt und klamm, aber nicht so schlaff ist wie die von *Calcium carbonicum*, und den schweißnassen Händedruck von *Thuja*.

von *Arsenicum*, die so durchdringend sein kann, daß es sich anfühlt, „als ob Eiswasser durch seine Adern rinnen würde" (*Hering*). *Arsenicum* wird niemals warm, egal, wie dick er sich anzieht oder wie nahe er auch am Ofen sitzt.

Die Haut von *Calcium carbonicum* ist häufig feucht, mit reichlichen Schweißen in der Nackengegend, am Kopf und dem oberen Teil des Körpers, die manchmal sauer riechen. Nach dem Schlafen kann der feuchte Kopf des Kindes auch leicht nach Hüttenkäse oder strenger nach altem Käse riechen.

Indolenz oder „Trägheit" (*Hering*) ist ein Schlüsselsymptom. Erinnern wir uns an die unbewegliche Auster, die das passivste Mitglied der Familie der Mollusken ist: sie öffnet und schließt ihre Schale nur zur Futteraufnahme und um sich fortzupflanzen.

Diese seßhafte Lebensweise findet sich auch beim *Calcium carbonicum*-Menschen: er ist träge und friedlich, weder leicht erregt noch leicht bewegt, und zufrieden damit, das absolute Minimum zu tun. In der Tat erschöpft ihn jede körperliche oder geistige Anstrengung (*Boericke*).

Der Stoffwechsel von *Calcium carbonicum* ist langsam, sein Kreislauf träge, insgesamt fehlt es ihm an Ausdauer und Spannkraft. Jedes Heben und jede Anspannung verschlimmert (*Rhus toxicodendron*, *Arnica*), jede kleine körperliche Anstrengung läßt ihn schwitzen und außer Atem kommen. Kinder leiden z.B. an Übelkeit im Auto, auf dem Schiff oder im Flugzeug, als wäre die schnelle Bewegung in einem Fahrzeug gleichbedeutend mit körperlicher Anstrengung. Besonders die geringste Bewegung nach oben – wie Treppen, Hügel oder Leitern hinaufsteigen – verursacht Atemnot, Herzklopfen oder reichlichen Schweiß, die kaum im Verhältnis zur erbrachten Leistung stehen. Er „kann nicht lange stehen oder gehen; er muß sich auf einen Stuhl setzen, rutscht aber herunter, weil er so schwach ist" (*Gutman*). „Ich habe einfach zu wenig Schwung für meine Pfunde", sagte eine Patientin, die schon erschöpft war, wenn sie 10 bis 15 Minuten den Boden gewischt oder Blätter zusammengerecht hatte oder zwei Treppen hinaufgestiegen war. Möglicherweise ist dies einem falschen Gebrauch seines Körpers zuzuschreiben: *Calcium carbonicum* ist häufig unbeweglich, seine Bewegungen sind unkoordiniert, deshalb ermüdet er leicht. *Tyler* faßt es prägnant zusammen: „Alles an *Calcium* ist langsam, spät, schwer und schwach". Angesichts der Tatsache, daß die Ursache von vielen Störungen dieses Konstitutionstyps eine Dysfunktion der Hypophyse und der Schilddrüse ist (*Boericke*), überrascht dies kaum.

Eine eigentümliche Seite der Trägheit von *Calcium carbonicum* ist, daß er sich besser fühlt, wenn er verstopft ist. Er verspürt keinen Drang, sondern scheint sich ganz wohl zu fühlen, auch wenn er nur einmal in der Woche Stuhlgang hat. Dagegen kann er nach dem Stuhlgang (der ja ebenfalls eine Art Anstrengung ist) schwitzen, erschöpft und ausgepumpt sein („schwach": *Kent*). Es ist auch möglich, daß sich dabei ein bestimmtes Symptom verschlimmert, wie z.B. Husten, Kopfschmerzen, Schwindel, oder Schmerzen in der Brust oder im Rücken. Körperliche Betätigung kann seine Verstopfung sogar verschlimmern: häufig funktioniert sein Stuhlgang am besten, wenn er ein ruhiges Leben führt.

Ein anderes Symptom mit der Modalität „Anstrengung verschlimmert" ist beim *Calcium*-Mann die große Schwäche und/oder Reizbarkeit nach dem Koitus. Während des Geschlechtsverkehrs selbst hat er keine Probleme (tatsächlich kann der „Geschlechtstrieb sehr erhöht" (*Hahnemann*) oder sogar „exzessiv" (*Hering*) sein, danach jedoch ist er nicht nur physisch für einen oder mehrere Tage erschöpft, sondern auch auf unerklärliche Weise niedergeschlagen und reizbar*. Bei Frauen kann Anstrengung oder Aufregung ein früheres Einsetzen der Menses bewirken: „bei der kleinsten Aufregung... droht die Monatsblutung wieder einzusetzen oder es kommt zu Metrorrhagie... (bzw.) Dysmenorrhoe" (*Hering*). Im allgemeinen ist die Periode bei *Calcium*-Frauen zu früh, profus, verlängert und/oder schmerzhaft, außerdem neigen sie zu Fibromen.

Sogar in puncto Geschmack neigt *Calcium carbonicum* nicht zu Aufregendem. Er zieht es vor, wenn sein Essen langweilig schmeckt, und es kann sein, daß er scharf schmeckende oder gewürzte Speisen ablehnt. Er mag Stärkehaltiges, Kremiges und Milchprodukte, z.B. Kartoffeln, Nudeln in jeder Form, Brot und Butter, Erdnußbutter, Schlagsahne, Eiskrem, Milch und Käse (obwohl er die vier zuletzt genannten manchmal nicht verträgt), und häufig hat er einen „Wider-

---

* Auch andere Konstitutionstypen wie *Kalium carbonicum*, *Lycopodium*, zeigen Schwäche nach dem Koitus; *Selenium* ist reizbar, während *Sepia* und *Natrium muriaticum* niedergeschlagen sind. Die Erschöpfung oder das „sich nicht auf dem Damm fühlen" von *Calcium carbonicum* dauert jedoch ungewöhnlich lange.

willen gegen Fleisch" (*Kent*) – dieses Symbol von Kraft und Leben. So kann er von Natur aus Vegetarier sein, sein Gaumen gibt sich mit Einfachem zufrieden, das für andere ohne Geschmack sein kann (wie ein Patient einmal sagte: „Ich finde, daß gebackener Kürbis mit gekochter Hirse und Tamari-Sauce ganz vorzüglich schmeckt").

Aber auch Menschen mit ungewöhnlichen Vorlieben können *Calcium* sein, wie das Kind, das nach Dingen wie Kreide, Ton, Bleistiften, rohen Kartoffeln, Kohlstrünken und anderen „unverdaulichen Dingen" (*Kent*) verlangt und sie auch ißt. Recht bekannt ist auch, daß *Calcium*-Kinder Sand essen: sie stopfen sich ihn mit vollen Händen in den Mund, spucken zwar etwas davon wieder aus, schlucken den Rest jedoch mit allen Anzeichen des Vergnügens hinunter (*Silicea*).

Die ausgeprägte Abhängigkeit von den Mondphasen, die sich bei *Calcium carbonicum* findet, läßt eine interessante symbolische Assoziation zu: Würmer, Bronchialhusten, Bettnässen, Ekzeme und epileptische Anfälle werden vor allem bei Vollmond schlimmer (*Boger*), wenn der Mond am meisten Licht ausstrahlt (d.h. sich anstrengt), daneben auch bei Neumond (*Boenninghausen*), der Zeit, in der der Mond die Anstrengung unternehmen muß, wieder zuzunehmen.

Die für die Polychreste typische Polarität zeigt sich darin, daß sich das Gegenteil von Trägheit und Unbeweglichkeit – die Erregung – in der Affinität von *Calcium carbonicum* zu Krämpfen und Anfallsleiden (elektrische Entladungen oder Übererregung bestimmter Gehirnzellen) findet. Bekannt ist, daß „Kalzium-Insuffizienz zu Unruhe, Muskelzuckungen und schließlich zu Konvulsionen führt" (*Gutman*). Homöopathisch zubereitetes *Calcium carbonicum* ist daher von unschätzbarem Wert für die Behandlung des Grand Mal, Petit Mal und anderer Anfälle bei Kindern *und* Erwachsenen. Man kann es als einziges Mittel geben oder als interkurrentes Konstitutionsmittel, zusammen mit anderen, die aufgrund der momentanen Symptome des Patienten indiziert sind (vgl. die zahlreichen Hinweise zu Epilepsie in *Herings Guiding Symptoms* bei *Calcium carbonicum* unter den Rubriken „Mind" und „Nerves"). Es gibt auch andere, ausgezeichnete Epilepsie-Mittel (z.B. *Sulfur, Silicea, Oenanthe crocata* und *Lachesis*), unserer Erfahrung nach ist *Calcium carbonicum* jedoch am häufigsten angezeigt.

Wie auf der körperlichen Ebene, ist *Calcium carbonicum* auch durch jede geistige Anstrengung leicht erschöpft. Dies äußert sich in Symptomen wie „Ziehen in der rechten Seite des Kopfes vom Denken" (Hering); „bei ganz geringer Anstrengung im Sprechen war es ihm, als würde das Gehirn gelähmt" (*Hahnemann*); „nach geistiger Anstrengung anfallsweises Zittern" (*Hering*); Lesen und Schreiben kann Hitzewellen zum Kopf, Herzklopfen, Kopfschmerzen oder eine zeitweilige Beeinträchtigung des Sehens verursachen (*Natrium muriaticum)*. Die beiden letzteren Symptome können auch nach einem Film oder Fernsehprogramm auftreten, selbst wenn die Sehkraft des Patienten zufriedenstellend ist. Offenbar bedeutet auch dies manchmal eine Art Anstrengung für *Calcium*.

Gelegentlich bestimmt geistige Trägheit seine Lern- und Arbeitsgewohnheiten. Er kann einen Tag oder länger für Aufgaben benötigen, die andere in ein paar Stunden erledigen. Das Mittel paßt für junge Menschen, die dauernd die Schule wechseln und niemals eine finden, die auf ihre besonderen Bedürfnisse zugeschnitten ist. Manche Patienten geben an, daß sie nicht weniger als *sechs* verschiedene Colleges besucht haben, ohne daß ihnen eines gefallen hätte. Manche setzen mitten im Studium für ein Jahr oder ein Semester einfach aus, nicht zu einem bestimmten Zweck, sondern weil sie unfähig sind, eine Lehrveranstaltung bis zum Ende durchzuhalten („Schwer von Begriff; unfähig, seine Studien voranzutreiben": *Hering*). Andere können aus Mangel an Durchhaltevermögen ständig die Studienrichtung wechseln, während eine dritte Gruppe das Studium ganz aufgibt.

Im allgemeinen kann *Calcium carbonicum* auch im Erwachsenenalter etwas Unreifes und Unentwickeltes behalten. Gewöhnlich kann er sich leicht in Kinder einfühlen, und manchmal fühlt er sich wohler, wenn er mit Kindern zusammen ist, als in Gegenwart Erwachsener. Er kann unreif und naiv bleiben, stets betrogen werden, aber immer noch voll Vertrauen, und manchmal weltfremd bis hin zur Einfalt sein. In der Tat will er manchmal Kind bleiben – er zieht dessen langsames, behütetes, ruhiges Dasein der mühsamen, wettbewerbsorientierten Welt der Erwachsenen vor. Das Thema „Kind" zieht sich durch die gesamte Analyse dieses Typs.

Dies heißt nicht, daß er nicht die ganze Breite intellektueller Fähigkeiten besitzt. Brillante *Calcium*-Menschen gibt es genauso wie langsame. Aber auch die brillanten brauchen stets einen Ansporn, um voranzukommen; sonst hindert ihre kindliche Weltfremdheit oder Verträumtheit bzw. die Unfähigkeit durchzuhalten sie daran, ihr gesamtes Potential zu entfalten. Dieser Typus leidet weniger an mangelnden Fähigkeiten als an dem, was *Hering* als „Abneigung gegen Arbeit" und *Hahnemann* als „zu aller Arbeit unaufgelegt... und dabei doch Gefühl von Kraft" (also Faulheit) bezeichnet.

Die Trägheit von *Calcium carbonicum* ist zurückzuführen auf einen „Mangel an Entschiedenheit" (*Hahnemann*) und das Fehlen von Eigenschaften wie Ehrgeiz, Energie und Schwung. Er ist untätig, weil er zu gelassen ist und sich zu leicht mit etwas abfindet, oder er kann Mühe und Arbeit als etwas ansehen, das ebenso unnötig für andere wie unangenehm für ihn selbst ist. So kann er (läßt man geistige und moralische Werte einmal beiseite) nach gewöhnlichen Maßstäben, ein Versager sein, weil er sich in einer Welt, in der ein gewisses Maß an Durchsetzungsvermögen oder Konkurrenzfähigkeit verlangt wird, nicht durchsetzt oder mit anderen konkurriert.

Die Unfähigkeit, geistige Anstrengung über längere Zeit hindurch zu ertragen, ist ein bekanntes *Calcium carbonicum*-Symptom und bei *Kent* ausführlich beschrieben. Es findet sich jedoch auch eine subtilere Variante: die Unfähigkeit, geistige Arbeit zu *beginnen*. Dies ist ein interessanter Unterschied. *Calcium carbonicum* schiebt alles auf, läßt sich leicht ablenken, zögert und trödelt mit Nebensächlichkeiten herum, weil er unfähig ist, sich an die wirklich wichtigen Angelegenheiten zu machen. Er verschleißt sich mit Zweitrangigem und schiebt die Inangriffnahme der größeren Aufgabe hinaus. Aber wenn etwas seine Vorstellung einmal gefangen nimmt und er Feuer gefangen hat, dann kann er sich – wie ein total begeistertes Kind – nicht davon losreißen und bleibt hartnäckig und unermüdlich bis zum Ende dabei.

Bei jeder Form der Betätigung ist das Hauptproblem von *Calcium*, die Energie zusammenzubekommen, um den Anfang zu machen. Weil sie das weiß, arbeitet eine Hausfrau z.B. ununterbrochen den ganzen Tag. Sie fürchtet, daß sie die Hausarbeit nicht wieder aufnehmen kann, wenn sie einmal aufgehört hat. Ein Patient, der schriftstellerische Ambitionen hatte, begann seinen Tag gewöhnlich damit, daß er im Haus herumging, Geschirr zusammenräumte, Aschenbecher leerte, unwichtige Telefonanrufe machte, alte Papiere aussortierte oder im Garten herumwerkelte, bis er sich so verausgabt hatte, daß der ganze Tag verloren war, jedenfalls was das Schreiben anging. Nach

Calcium carbonicum war er jedoch in der Lage, sich genügend zu konzentrieren, um den ganzen Tag zu schreiben, kaum daß er für die Mahlzeiten eine Pause einlegte.

Der Schwung von *Calcium carbonicum* hat gewöhnlich etwas Gedämpftes an sich und ist nicht so plötzlich oder ansteckend wie die Begeisterung von *Phosphor, Sulfur* oder *Arsenicum.*

Calcium carbonicum kann auch das genaue Gegenteil zum traditionellen Bild der Trägheit sein und so typische *Arsenicum-* oder *Nux vomica*-Symptome aufweisen wie „stets geneigt zum Arbeiten"; „übel gelaunt, unruhig, nichts gefällt ihm, sobald er aufhört zu arbeiten"; „fühlt sich besser, sobald er sich geistig betätigt; Abneigung gegen alles, sobald er müßig herumsitzt" (*Hering*). *Calcium carbonicum* ist also manchmal lethargisch, apathisch und phlegmatisch, und zu anderen Zeiten ein übermäßiger, hartnäckiger Arbeiter, der so versucht, seine grundsätzliche Langsamheit und Trägheit zu überwinden, oder sie auch überzukompensieren. In der Tat kann sein Eifer manchmal zu „übertriebenem Fleiß" oder gar „Arbeitswut" (*Kent*) werden, wenn er Tag und Nacht ohne Pause arbeitet.

Das Mittel ist schon erfolgreich bei „Anorexie aus Überarbeitung" verschrieben worden (*Boger*). Diese unterscheidet sich sowohl von einer Form der Anorexie, die man als ideologisch bzw. kompetitiv bezeichnen könnte, bei der der schon magere Patient noch magerer werden will, als auch von der hypochondrischen Anorexie, bei der er sich selbst einredet, „Dies vertrage ich nicht... das bekommt mir nicht...", die beide für *Arsenicum* typisch sind. Sie unterscheidet sich ebenfalls von der neurotischen Anorexie von *Natrium muriaticum*, die aus generellem Protest und Selbstbestrafung entsteht, oder dem Wunsch, der Welt etwas zu beweisen. Schließlich unterscheidet sie sich noch von der *Ignatia*-Anorexie, die auf ein emotionales Trauma oder einen Schreck (*Hering*) folgt. *Calcium carbonicum* wird anorektisch, wenn er sich geistig oder intellektuell überfordert fühlt. So kann geistige Erschöpfung oder Abgespanntsein, ein gestresster oder überarbeiteter Kopf dieses Mittel sehr wohl erfordern.

Die Begriffe „Streß" oder „überarbeitet" sind jedoch relativ. Was für *Calcium carbonicum* anstrengend ist, kann für andere Menschen Teil der normalen Routine sein. Für diesen unbeweglichen Typ ist sogar die leiseste zusätzliche Anstrengung zu viel, und einfach alles kann zuviel Mühe bedeuten. Wenn er auch nur enge Freunde zum Essen einlädt oder einen Vergnügungsausflug plant, ist sein erster Gedanke, wieviel Arbeit das wohl mit sich bringen wird, und er fragt sich: „Ist es das eigentlich wert?". In der Tat kann er sich manchmal nicht vorstellen, daß andere etwas unternehmen wollen, was für ihn lediglich Anstrengung bedeutet*.

Andererseits kann *Calcium carbonicum* angezeigt sein bei echtem emotionalem Trauma. Zusammen mit den dafür besser bekannten *Natrium muriaticum, Ignatia* oder *Staphisagria* ist es eines der besten Mittel für „Folgen von Kummer und Sorgen" (*Hering*). Auch für „Beschwerden nach fortgesetztem Ärger" (*Kent*) ist es nützlich. Genau so, wie der *Calcium*-Mensch sich körperlich nur langsam von Streß und Krankheit erholt, kann er emotionale Erschütterung nur schwer überwinden und erholt sich nach einer Verletzung nur langsam (die nahen Verwandten des Mittels, *Sulfur* und *Lycopodium*, können dies in hohem Maße).

Gelegentlich ist *Calcium carbonicum* verwirrt. Er kann seine Gedanken nicht sammeln, oder er „verwechselt die Worte und verspricht sich leicht" (*Hahnemann*), sagt z.B. „Ich lebe in New York", wenn er meint „in Boston" (*Lycopodium, Medorrhinum*). Er versteht nicht, was andere sagen, oder was er liest; mit seiner geringen Konzentrationsfähigkeit kann er „sich nicht besinnen, wovon die Rede sey" (*Hahnemann*) oder „sich in dem Moment, wo er das Buch aus der Hand legt,

---

* Überzeichnet findet sich dieser Aspekt von *Calcium carbonicum* in der Person von Lady Bertram in *Jane Austens Mansfield Park.* Sie ist eine liebenswürdige, freundliche, wohlwollende, dabei jedoch etwas oberflächliche Dame, und ihre gesamte Existenz dreht sich allein um die Frage, wie sie am besten darum herumkommt, sich anzustrengen, sogar was die Menschen betrifft, die sie liebt. In ihrem seelenruhigen Eigennutz betrachtet sie alles allein unter dem Aspekt, wieviel Mühe ihr es bereiten wird. Als ihre Nichte Fanny Price ihre erste Einladung zum Dinner erhält, ist alles, woran Lady Bertram denken kann, ob sie Fanny für diesen Abend entbehren kann.
„‚Warum lädt Mrs. Grant Fanny nur ein?', sagte Lady Bertram ... ‚Ich kann sie nicht entbehren, und ich bin sicher, daß sie auch nicht gehen will. Fanny, Du willst doch nicht gehen, oder?... Ich werde Sir Thomas (ihren Gatten) fragen, sobald er hereinkommt, ob ich ohne Dich auskomme (...) Sir Thomas, einen Augenblick, ich muß Ihnen etwas sagen (...) Mrs. Grant hat Fanny zum Dinner eingeladen.'
‚Und weiter?' sagte Sir Thomas, als warte er auf mehr, um die Überraschung vollkommen zu machen (...)
‚Meinen Sie, ich kann den Abend ohne sie verbringen?'
‚Aber ja doch, ich denke schon.'
‚Wissen Sie, sie macht immer den Tee, wenn meine Schwester nicht da ist.'
Und so weiter.

an nichts mehr erinnern, das er gelesen hat" (*Borland*); oder er bekommt jedesmal ein anderes Ergebnis heraus, wenn er Zahlen addiert (*Kent*). Manchmal braucht er eine Weile, bevor er eine Frage versteht, die man ihm stellt, und wenn er antwortet, kann er mitten im Satz abbrechen und den Faden verlieren („Die Gedanken vergehen ihm; sein Gedächtnis ist kurz": *Hahnemann*). Jemand kann sich z.B. nicht mehr erinnern, was er machen sollte oder wo er etwas abgelegt hat; ein anderer kommt in ein Zimmer und vergißt, weshalb er gekommen ist. Im Sprechzimmer kann sich der Patient nicht mehr erinnern, wann er krank geworden ist, und manchmal antwortet er auf Fragen nicht direkt. Die Verwirrung spiegelt sich auch in seiner Weitschweifigkeit und umständlichen Ausdrucksweise, mit der er sich in Gebieten verästelt, die nur am Rande mit der Frage etwas zu tun haben. Oder er braucht lange, bis er zur Sache kommt.

Calcium carbonicum kann sich für intellektuell unterdurchschnittlich begabt halten (oder sich davor fürchten, es zu sein) („Sie fürchtet, die Leute sehen ihr ihre Verwirrtheit im Kopfe an": *Hahnemann*). Dies ist häufig ein Leitsymptom für das Mittel. Eine Patientin sagte treffend über sich selbst: „Nur wenige würden mich jemals bezichtigen, von schneller Auffassungsgabe oder besonders intelligent zu sein." Aber wie ein Kind, das scheinbar weit weg in seiner Welt ist, dem Lauf der Unterhaltung nicht zu folgen scheint und dann plötzlich eine verblüffende oder originelle Bemerkung macht, so arbeitet sich der Erwachsene vielleicht in seiner etwas krebsartigen Denkweise um das Problem herum, und sein scharfsichtiger Kommentar enthüllt unerwartete Einsichten. Der scheinbare Einfaltspinsel im Märchen, der alle mit der Lösung eines Problems überrascht, an dem klügere Köpfe gescheitert sind, ist *Calcium carbonicum*.

Calcium carbonicum kann jedoch auch tatsächlich langsam oder unzulänglich sein. *Calcium carbonicum* hat dann ein törichtes Lachen (im Repertorium von *Kent* sollte dieses Mittel unter der Rubrik „Lachen; albern" nachgetragen werden), er macht Bemerkungen, die nicht zur Sache gehören, oder spricht aus, was ihm gerade in den Sinn kommt, und hinterläßt so einen Eindruck von Dummheit. Eine Frau kann einer Diskussion über die Auswirkungen homöopathischer Mittel auf das elektromagnetische Feld des Körpers zuhören und dann abschweifen mit einem Monolog darüber, wie Vitamin C den Kindern ihrer Schwägerin bei Erkältungen geholfen hat. „Da geht nichts hinein, aber alles hinaus", war der Kommentar eines Zuhörers.

Calcium carbonicum ist leicht verletzt (man denke an die Verletzlichkeit des weichen Körpers der Auster). Er reagiert empfindlich auf Kritik („Weinen, bei Ermahnungen": *Hahnemann*) und ist voll antizipatorischer Angst vor der Zukunft oder drohendem Unglück. Viele seiner Befürchtungen sind mit seiner Gesundheit verbunden: „Verzweifelt über seine zerstörte Gesundheit" (*Boenninghausen*), „Besorgt um sein Herz, fürchtet sich vor Herzkrankheiten" (*Hering*), „Sie befürchtet, den Verstand zu verlieren" (*Hahnemann*). Diese stets präsenten Sorgen führen zu „verzweifelnder Stimmung" und „großer Angst und Herzklopfen" (*Hahnemann*). Obwohl diese Ängste bezüglich Krankheit und schlechter Gesundheit im Prinzip denen von *Arsenicum* gleichen (häufig liegt eine *Calcium carbonicum*-Schicht unter Arsenium-Ängsten), sind sie von der Art her gewöhnlich weniger heftig. Er wird nicht durch sie *getrieben* (wie *Arsenicum*), sondern läßt sich durch sie durcheinanderbringen und ist ständig beunruhigt wegen kleiner Unsicherheiten („Ängstlich über jede Kleinigkeit": *Hahnemann*). Häufig treten diese aufgrund eines Mangels an Vertrauen in die eigenen Fähigkeiten auf. Der Schüler hat eine solche Angst zu versagen, daß er nicht lernen kann und seine schlimmsten Befürchtungen wahr werden: die Unfähigkeit, vor der er sich fürchtet, wird Realität. Oder ein Mann befürchtet, im Beruf zu versagen, wie der Patient, der als Kolumnist fünfzehn Jahre lang gute Arbeit geleistet hatte, und dennoch jedesmal Angst hatte vor Kritik, wenn ihn sein Verleger zu sich bestellte – bis das Mittel diese partielle Unsicherheit beseitigte.

Calcium carbonicum hat auch Angst vor Erfolg. Wenn gerade alles gut läuft, kann der Jurastudent, der erfolgreiche Geschäftsmann, die Karrierefrau plötzlich alles hinwerfen und weggehen: „Läßt plötzlich sein blühendes Geschäft im Stich; er will nichts mehr davon sehen und hören" (*Kent*). Entweder verliert er aus den Augen, was er ursprünglich wollte, oder die Verantwortung überwältigt ihn und er steigt aus. Oder er gibt auf, wenn die Probleme zu groß werden (*Silicea*).

Seine Ängste und das Gefühl, verletzbar zu sein, drücken sich auch aus, wenn er nicht direkt betroffen ist. Er erträgt Gewalttätigkeiten weder vom Hörensagen noch aus Zeitungsberichten („bekommt Angst, wenn er von Grausamkeiten hört": *Hering*); ein gestandener Mann weigert sich, Kriegsfilme zu sehen oder ein Buch mit grausamen Abbildungen zu lesen. Für die *Calcium carbonicum*-Frau trifft dies eher noch mehr zu; sie hört keine Nachrichten im Radio oder Fernsehen, liest keine Tageszeitung; wenn sie etwas Bestürzendes hört, kann sie die ganze Nacht nicht schlafen. Sie identifiziert sich sofort mit dem Opfer der Gewalt und fürchtet, daß es ihr als nächster zustoßen wird. *Calcium carbonicum* ist manchmal überhaupt nicht sensationsgierig und sucht sich statt dessen nüchterne, maßvolle intellektuelle oder künstlerische Anregungen.

Das andere Extrem ist z.B. die Patientin, die „denkt und redet von nichts anderem als von Mördern, von Feuer, von Ratten" (*Hering*) – also von den Dingen, die sie am meisten erschrecken.

Die Schale

Wir kommen nun zu der harten Schale, die das weiche, wehrlose Tier schützt und umhüllt. Dieses schwache und verwundbare Wesen verteidigt sich gegen eine bedrängende oder feindselige Umwelt oder gegen die Stärkeren, die es umgeben, hauptsächlich dadurch, daß es sich in sich selbst zurückzieht. In der Tat ist dies eines der Verhaltensmuster, die *Calcium* hauptsächlich benutzt, wenn er sich verteidigt. Um sein empfindliches Innenleben zu schützen, zieht er sich in seine Muschelschale zurück, schließt die Welt aus und nimmt keine Notiz von ihr. Er sieht, wie die Welt ist, entscheidet aber, daß sie nichts für ihn ist und weigert sich zu kämpfen. Dies kann zu mangelnder Anpassung oder psychischer Isolierung von anderen führen. Es kann aber auch zu seiner besonderen Autonomie beitragen – die eine der Gründe für seine Stärke ist.

Er ist jedoch kein echter Einzelgänger; eine ganze Anzahl seiner physischen Symptome werden durch das Alleinsein verschlimmert (*Kent*), während sie durch Sprechen oder Zusammensein mit anderen besser werden (*Pulsatilla, Phosphor, Arsenicum*). Wenn er zu lange allein ist, fängt er an, mit sich selbst zu sprechen oder sich Stimmen und Menschen vorzustellen: „Stellt sich vor, daß jemand neben ihr läuft; daß etwas, das über eine Stuhllehne hängt, jemand ist, der da sitzt" (*Hering*). Und obwohl er zurückhaltend ist, ist er nicht so verschlossen oder introvertiert wie *Sepia* oder *Natrium muriaticum*. Er ist auch nicht unbedingt scheu oder ängstlich. Seine Haltung ist im Wesentlichen sozial, und er kann ruhig, weise und unerschütterlich auf sich selbst vertrauen. „Schüchtern" und „bescheiden" sind eher Worte, die auf ihn passen.

Manchmal sollte er jedoch lernen, beherzter zu handeln und sich auch emotional mehr aus der Enge seines Muscheldaseins wagen.

Eine Frau in mittlerem Alter, die ein liebenswürdiges, mondförmiges Gesicht hatte und etwas träge war, und die das Leben irgendwie zu verwirren und zu überwältigen schien, wurde wegen ihrer zu frühen, starken und verlängerten Menses sowie ihrer starken Neigung zu aufgesprungenen Händen, Lippen und Haut behandelt. Ihre Geistessymptome interessierten den Arzt jedoch fast mehr. Sie war lange Jahre mit einem unangenehmen Mann verheiratet gewesen, der sie stets schonungslos kritisierte. Nach der Scheidung fuhr ihr ehemaliger Mann fort, moralischen Druck auf sie auszuüben, um sie in emotionaler Abhängigkeit zu halten. Dennoch war es ihr gelungen, einen angenehmen Bekannten zu finden, der ihr ganz ergeben und ein geeigneter potentieller Ehemann war. Und was tat *Calcium carbonicum*? Sie entwickelte Gewissensbisse, ja sogar wieder Zuneigung zu ihrem ehemaligen Mann und fragte sich, ob sie nicht doch wieder zurückgehen sollte; ob das nicht besser wäre für die Kinder usw.

Weshalb tat sie das zu diesem Zeitpunkt? Weshalb nicht während der zwei oder drei Jahre, in denen sie allein gewesen war? Offensichtlich war es die Angst von Calcium carbonicum vor einer erneuten Veränderung, vor einem Neubeginn. Vorher war ihr Leben eingeschränkt, sogar schwierig, aber sie kannte es wenigstens, und deshalb war es weniger ängstigend als die Veränderung durch eine neue Liebe. Das Mittel half ihr jedoch, ihre „Unfähigkeit, mit Veränderungen fertig zu werden" (*Whitmont*) zu überwinden und diese neue Ehe zu wagen.

Gelegentlich zeigt sich die Tendenz, emotional Einschränkungen zu suchen, in einer Weigerung, von zu Hause wegzugehen. Ein extremes Beispiel dafür war ein zwei Monate altes Mädchen. Vom Tag der Geburt an war sie ein zufriedenes und ruhiges Baby, das kaum einmal schrie. Als man sie jedoch das erste Mal zu einem Wochenendbesuch bei Freunden mitnahm, warf sie nur einen einzigen Blick auf die ungewohnte Umgebung, bevor sie anfing, so unkontrollierbar zu schreien, daß die Eltern sie wieder nach Hause bringen mußten. Der Kinderarzt schrieb die Episode einem Zufall zu, oder etwas, das sie in der neuen Umgebung erschreckt haben könnte. Als die Mutter jedoch zwei

Wochen später versuchte, sie bei einem Babysitter zu lassen, wiederholte sich dieselbe Szene. Sie heulte untröstlich, noch bevor die Mutter den Raum verlassen hatte. Zu Hause jedoch war sie mit jedem Babysitter zufrieden. Als man sie zehn Jahre später in ein Ferienlager schickte, hatte sie so Heimweh, daß sie nach einer Woche wieder zurückkam. Dies wiederholte sich noch zwei Mal. Sie bekam *Ignatia, Silicea* und *Capsicum* (die Haupt-Heimwehmittel), ohne daß sich eine Wirkung zeigte. Im folgenden Jahr versetzte sie eine Reihe von *Calcium*-Gaben in die Lage, die ersten beiden unglücklichen Wochen im Ferienlager zu ertragen, bis sie sich dann an die neue Umgebung gewöhnt hatte.

Calcium ist, wenn er nicht zu Hause ist, ähnlich desorientiert wie die Auster, die ohne den Schutz ihrer Schale nicht überleben kann; auch Erwachsene können unruhig, unglücklich, krank oder irgendwie nicht auf dem Damm sein. Ein Patient bemerkte scherzhaft über seine *Calcium*-Frau: „Wenn wir von einer Reise zurückkehren, hat sie es so eilig, daß ich sie kaum davon überzeugen kann, daß ich ab und zu anhalten muß, um zu tanken!“ In Familien mit großem *Calcium-Anteil* gibt es für die Mitglieder nichts Schöneres, als herumzusitzen und sich gegenseitig Gesellschaft zu leisten. Sie gehen nicht aus und *unternehmen* etwas, sondern sind mit einem einförmigen, ereignislosen Leben zufrieden und genießen wochen- und monatelang das häusliche Beisammensein.

Calcium carbonicum klammert sich an alles, was zu seinem Heim gehört. Er möchte seine Familie und seine Haustiere stets um sich haben (*Calcium* liebt Tiere häufig über alles – sie stellen sein geringes Selbstvertrauen nicht in Frage). Manchmal erträgt er kaum auch nur die vorübergehende Abwesenheit eines Familienmitglieds. Zu Hause findet er die Sicherheit und den Halt, den ihm nichts sonst bieten kann. Die körperlichen Modalitäten des Mittels – besser durch Wärme, in geschlossenen, stickigen Räumen, in der Ofenhitze, durch warme Getränke, schlimmer durch Kälte in jeder Form – verstärken das Gebundensein an das Zuhause noch. Und doch ist *Calcium* eines der wenigen Mittel, die im Repertorium von *Kent* unter der Rubrik „Abneigung gegen Familienmitglieder“ aufgeführt sind. Dies ist ein charakteristisches Symptom der „Schattenseite“ des Mittels.

Kent führt das Mittel auch unter der Rubrik „Geiz“. Es wäre jedoch genauer, zu sagen, daß *Calcium carbonicum* dazu neigt, an seinem

Eigentum zu *hängen.* Er ist gewöhnlich nicht materialistisch eingestellt und hortet nicht, außer wenn es um Essen geht – das muß er „zu sich nehmen“ und „sammeln“. Er gehört zu den Menschen, die stets eine Kleinigkeit essen. Nicht, daß er von einem heftigen Verlangen überwältigt oder zu unkontrollierbaren Freßanfällen neigen würde, sondern er hat das stete Bedürfnis nach oraler Befriedigung. Oder er stopft den Kühlschrank und die Tiefkühltruhe bis zum Bersten voll, weil er sich sicherer fühlt, wenn er weiß, daß genug Essen für die ganze Familie da ist. Wie ein Hund, der nicht frißt, sondern seine Knochen vergräbt, unterhält er manchmal große Vorräte in der Speisekammer oder im Keller, um für alle Eventualitäten gerüstet zu sein.

Eine andere Technik, die *Calcium carbonicum* anwendet, um sich gegen zu viel äußeren Druck zu schützen, ist „*Eigensinn*“ *(Hahnemann)*. Eine gewisse Halsstarrigkeit ist selbst den besten unter den *Calcium*-Naturen eigen. *Calcium carbonicum*-Ehemänner von dominierenden Frauen und Ehefrauen von tyrannischen Männern neigen zu dieser Art von Widerstand. Auch wenn er sanft und gefügig aussieht, ist er nicht von der Stelle zu bewegen: er bleibt einfach stur und macht was er will. Eine Frau sagte über ihren liebenswerten, rundlichen Gatten: „Wissen Sie, er sieht zwar aus wie ein mit Sahne gefüllter Windbeutel, aber *niemand* kann ihn herumschubsen!“

Sein träges, unbewegliches Wesen reizt zu Kritik und treibt andere dazu, ihn bewegen oder ändern zu wollen. In seiner teilnahmslosen, lethargischen Art widersteht er jedoch auch stärkstem Druck und hält unbeirrt an seiner Position fest. Im Extremfall weigert er sich sogar, sich selbst zu helfen oder mit anderen zusammenzuarbeiten, die versuchen, ihm zu helfen. Jeder Versuch, ihn zu einer Reaktion zu zwingen, ist wie neugierig eine sich widersetzende Auster öffnen zu wollen und führt lediglich dazu, daß er sich weiter in seine Schale zurückzieht. Manchmal wird *Calcium* unter Druck gereizt, mürrisch, nörgelig oder kindisch, aber nur selten gemein.

Sein Eigensinn kann sich auch als kleinliche Anmaßung äußern. Beispielsweise kann ein Unternehmer seiner *Calcium*-Sekretärin die Anweisung erteilen, Briefe auf eine bestimmte Art und Weise zu tippen, und sie schreibt sie hartnäckig und ohne zu widersprechen genauso wie vorher. Ihr Chef kann wettern und toben – es nützt nichts. Recht hilflos ist er konfrontiert mit ihrem *passivem Widerstand.* Dieser nicht aggressive, aber entschlossene Starrsinn sieht manchmal aus wie Langsamkeit oder Beschränktheit, er ist aber eher eine Verteidigungsmaßnahme des Schwächeren gegen stärkere Kräfte.

Ein extremes Beispiel aus der Literatur für eine teilnahmslos und gleichgültig wirkende *Calcium*-Frau ist Catherine Sloper, die glanzlose, stumme Heldin des Romans *Washington Square* von *Henry James*. Gequält von Selbstzweifeln und Unterlegenheitsgefühlen ihrem brillanten, aber kalten und bedrohlichen Vater gegenüber (der sie lediglich „so gut wie gutes Brot" findet), kann sie seinem Einfluß nur durch stummen, passiven Widerstand etwas entgegensetzen. Durch ihre Sturheit und Gelassenheit macht sie den Eindruck, teilnahmslos und sogar unempfindlich zu sein (die Schale), „in Wirklichkeit aber," so der Autor, „war sie eines der empfindsamsten Geschöpfe der Welt" (die Auster) und „wenn sie einmal etwas beeindruckt hatte, so blieb dieser Eindruck für immer haften". Als ein Mann, der sie einmal umworben und sie dann aus gewinnsüchtigen Gründen treulos verlassen hatte, nach Jahren wiederkommt und es wieder gutmachen will, wendet sie sich brüsk ab mit den Worten: „Das ist mir damals sehr nahe gegangen. Jahrelang habe ich gelitten... Eindrücke lassen sich nicht wegwischen, wenn sie stark genug waren. Aber ich kann darüber nicht sprechen."

Die Abneigung von *Calcium* gegen äußeren Druck kann sich auch auf der körperlichen Ebene in einer Vorliebe für lockere, bequeme Kleidung zeigen. Er mag nichts, das drückt, zwickt oder ihn einengt. Während *Lachesis* vor allem am Hals empfindlich ist, haßt *Calcium* alles Enge um den Bauch herum (wie *Lycopodium*) und trägt statt eines Gürtel lieber Hosenträger.

Seine Sichtweise ist häufig begrenzt, und er kann unfähig sein, über seine eigenen, kleinen Bedürfnisse hinauszusehen („Neigung, sich mit Kleinigkeiten aufzuhalten": *Kent*). Eine Frau kann z.B. unfähig sein, von den komplizierten und häufig völlig belanglosen sozialen Beziehungen abzusehen: wer wieder mit wem Krach gehabt hat, oder was ein Mitglied der Familie zu einem anderen gesagt hat. Sie regt sich über diese Reibereien auf (oder über andere Kleinigkeiten) und erzählt sie jedem, der sie hören will, auch vollkommen Außenstehenden.

Sie sucht nicht nach Lösungen, überlegt sich auch nicht, was sie tun könnte, sondern spricht hilflos und hoffnungslos ständig nur von dem, was sie gesehen oder gehört hat. Manchmal ist sie völlig durcheinander und wiederholt sich in gleichlautenden Sätzen, wie „Ach, ich wünschte, dies und jenes wäre passiert (oder nicht geschehen)" (was völlig sinnlos ist, weil dies und jenes eben schon, oder nicht, passiert ist). Auch nachts kann sie sich nicht entspannen, sie liegt wach und denkt die ganze Zeit über irgend einen quälenden Gedanken nach (*Pulsatilla*).

Insgesamt neigt dieser Konstitutionstyp dazu, Persönliches und Einzelheiten allzu wichtig zu nehmen. Er beobachtet eine Gemeinheit und kommt zu dem Schluß, daß die ganze Welt voller Gemeinheiten und Grausamkeiten ist (*Natrium muriaticum*). Er übertreibt jedoch nicht, um damit Eindruck zu machen (wie *Phosphor, Lachesis* oder *Sulfur*). Er will nicht andere in Erstaunen versetzen, sondern übertreibt ihre Bedeutung für sich selbst. Wenn der Arzt, wie Kent schreibt, das Gefühl hat, einen von Sorgen zermürbten Patienten ermahnen zu müssen: „Warum hören Sie nicht auf, sich solche Gedanken zu machen? Das führt doch zu nichts," ist der Patient häufig *Calcium carbonicum*. Der würde jedoch darauf antworten: „Was ist schon wichtiger als persönliche Beziehungen und die kleinen Dinge, die das Leben angenehm oder widerwärtig machen?"

Teile dieser „Beschränktheit" rühren von einer im wesentlichen *konservativen* Haltung. Er mag keine Veränderungen, fürchtet sich vor Umwälzungen, hängt am Status quo und führt lieber ein einförmiges Leben, als das Unbekannte zu wagen.

Die folgenden beiden Fälle karikieren geradezu die konservativen Neigungen von *Calcium carbonicum*. Der erste war ein sanfter Mann in mittlerem Alter. Er machte einen ängstlichen, schüchternen Eindruck, war rundlich, seine Gesichtszüge waren angenehm, aber verschwommen und schlaff. Wenn jemals ein Mensch einer Auster ohne Schale geglichen hatte, dann war er es. Als er aus dem Sprechzimmer kam, bemerkte er mit einem Seufzer, daß er wegen der einen Stunde Verspätung jetzt keine Bilderhaken mehr kaufen könne. „Ich gehe immer zu einem Eisenwarenladen hier in der Nähe, und der macht um sechs Uhr zu."

„Es gibt noch einen anderen, der nicht weit weg ist, und der hat bis neun Uhr auf," versicherte ihm die Sprechstundenhilfe.

„Ich käme *nie* auf die Idee, woanders einzukaufen als in diesem Laden," vertraute er ihr an. „Die Verkäufer sind da so nett und höflich. Außerdem kenne ich sie, und sie kennen mich! Ich glaube, ich warte lieber, bis ich das nächste Mal wieder herkomme." Seine Vorliebe für

Gewohntes und sein Mißtrauen Ungewohntem gegenüber brachte diesen *Calcium*-Patienten dazu, auch die kleinsten Einkäufe lieber in einer bekannten Umgebung zu machen oder sie sonst bleiben zu lassen.

Das andere eindrückliche Beispiel für den Mangel an Unternehmungslust von *Calcium carbonicum* und seine Neigung, dort sitzen zu bleiben, wohin ihn das Leben geworfen hat, war ein kurzatmiger älterer Herr, der sein ganzes Leben lang Kassierer bei einer Bank gewesen war. Fünfzig Jahre lang war er bei der gleichen Bank praktisch am selben Schalter gewesen. Niemals war er befördert worden oder hatte eine Gehaltserhöhung erhalten (außer den üblichen, automatischen Zuschlägen). Dennoch war er vollkommen zufrieden mit seinem Job und blieb dort bis über sein Pensionsalter hinaus.

Die begrenzte Weitsicht von *Calcium carbonicum* wird auch deutlich in seiner Bereitschaft, sich in Details um ihrer selbst willen zu verlieren, ohne daß dies zu irgendeinem Ergebnis führt. Der erwachsene Mensch, schreibt *Aristoteles*, sucht nicht genauer zu sein, als es in der Sache selbst angelegt ist. In dieser Hinsicht kann *Calcium carbonicum* unreif sein. Wieder und wieder mißt er einem Problem größere Bedeutung bei als berechtigt ist und gibt sich unverhältnismäßig viel Mühe, es zu lösen: wie viele Schritte es z.B. vom Capitol zum Lincoln Memorial sind, wieviel Gramm Eisen *genau* in einem 30 cm hohen Modell des Eiffelturm enthalten sind, oder warum der Buchstabe „q" im Englischen immer von einem „u" gefolgt wird. Mit übergreifenden Konzepten hat er Schwierigkeiten und tendiert dazu, sich in bedeutungslosen Kleinigkeiten zu verlieren.

Ein bemerkenswertes Beispiel dafür, wie die philosophische Absicht von *Calcium carbonicum* zu kurz greifen kann, war ein junger Mann, der aufgrund emotionaler Beschwerden nach dem Tod seines Vaters behandelt wurde. Ihm zum Gedächtnis verfaßte er ein reimloses Gedicht, dessen Höhepunkt war: „Wenn ich diese Kartoffel aufhebe und betrachte, die ich gerade schäle (*Calcium carbonicum* liebt Kartoffeln über alles), erinnert sie mich an menschliche Schwäche und an mein eigenes, allzu vergängliches Dasein. Denn mein kürzlich verstorbener Vater hätte die Knolle ganz genauso von ihrer Schale befreit – dieses Tun hat nun für mich eine neue und tiefere Bedeutung angenommen..." usw. Offenbar versuchte er, Leben und Tod symbolisch mit Hilfe einer Kartoffel zu beschreiben, war aber sozusagen nicht in der Lage, sie dann auch zu schälen. *John Keats* konnte eine ästhetische Philosophie formulieren, als er eine griechische Vase betrachtete, die Kartoffel von *Calcium carbonicum* war jedoch schlicht nicht in der Lage, eine solche symbolische Bedeutung zu verkraften.

Seine schwerfälligen Bemühungen machen aus *Calcium carbonicum* jedoch keinen Narren, auch wenn sie nicht zu viel führen. Er mag wenig unternehmungslustig oder weltfremd sein, manchmal etwas kurzsichtig oder ohne Vorstellungskraft („Große Schwäche des Vorstellungs-Vermögens“: *Hahnemann*), aber nicht töricht, weil er keine falschen Vorstellungen hegt, was seine intellektuellen Fähigkeiten angeht. Er kennt seine Grenzen, spricht nicht über Dinge, von denen er nur wenig weiß, überschätzt seine Möglichkeiten nicht und macht so nicht denselben dummen Eindruck wie *Sulfur*. Er wirkt eher befangen, weil er nicht weiß, ob er etwas Unpassendes oder Dummes sagt und ist sich unsicher über seine intellektuellen Fähigkeiten, daher kann er sich weigern, über etwas zu sprechen, bevor er sich nicht wirklich gut damit auskennt. Nur selten gibt er an, und sehr wahrscheinlich wird er sich im Rampenlicht äußerst unwohl fühlen, auch wenn er es verdient.

Seine Gefühle sind tiefer, als er ausdrücken will; er ist aufrichtig und häufig auf zurückhaltende Art und Weise. In Gruppensituationen spielt er häufig die Rolle des passiven, neutralen Beobachters, der andere anzieht, weil er ihnen Rückhalt gibt. Auch wenn er das Verhalten anderer nicht billigt, resigniert er schnell, weil er ja doch nichts ändern kann. Seine ruhige Akzeptanz ist eine wertvolle Eigenschaft, aber wenn sie zu weit geht, kann sie zu Fatalismus werden, der durch die ihm eigene Trägheit noch verstärkt wird. „Es hat eben so sein sollen. Was soll ich gegen das Schicksal ankämpfen?“, denkt er, und weigert sich, etwas zu unternehmen, um eine Situation zu verbessern.

Ein gutes Bild für den Rückzug von *Calcium* in seine Schale findet sich in dem russischen Roman *Oblomow* von *Iwan Gontscharow. Ilja Oblomow*, der Held des Romans, ist ein schwerfälliger, empfindlicher Herr von ruhigem Charme, nicht aufregend, aber liebenswürdig und angenehm, der 200 Seiten (ein Drittel der Novelle) braucht, um am Morgen aufzustehen und seinen Bademantel anzuziehen. Diese Eröffnungsszene im Zeitlupentempo symbolisiert das Wesentliche an diesem Menschen und an seinem späteren Leben. Er widersteht allen ihn anspornen wollenden Bemühungen seines aktiven Freundes Stolz und schläft und träumt lieber, als daß er aufsteht und am Leben teilhat. Wie Rückblenden zeigen, versucht er damit, sich wieder in seine glückliche Kindheit zurückzuversetzen, in die gemütliche, friedliche, sorgenfreie Zufriedenheit, die er gekannt hatte, als er in der Obhut seiner Mutter heranwuchs.

Durch seine Apathie, sein Zaudern und seine Weigerung, sich einer emotionalen Herausforderung zu stellen, verliert *Oblomow* (dessen Sexualleben noch unentwickelt ist) die Frau, die er liebt, und die auch ihn liebt, an den tatkräftigen Stolz. Er findet sich jedoch mit dem Verlust in einer typischen *Calcium carbonicum*-Resignation und ohne Groll ab und versinkt wieder in seiner gewohnten Trägheit. Er macht es sich für den Rest seines Lebens in dem angenehm ereignislosen Durcheinander seiner Wohnung bequem und ist so passiv und zufrieden mit seinem engen und recht leeren Leben wie eine Auster an ihrem Felsen.

Während er sich in seiner dicken Schale isoliert, kann *Calcium carbonicum* den Kontakt mit der Außenwelt und jeden Sinn dafür verlieren, was sozial noch akzeptabel ist und was nicht. Er kann ein kindisches oder exzentrisches Verhalten an den Tag legen. Wenn ein Kind in aller Öffentlichkeit aufsteht und laut sagt: „Ich mag die Leute hier," oder gegebenfalls „ich kann sie nicht ausstehen", wird jeder über diese ungehemmte Offenheit lächeln. Bei einem Erwachsenen kann ein solcher Mangel an Bewußtheit – z.B. wenn er eine lange Unterhaltung mit einem völlig Fremden anfängt, der ihn nach einer Straße gefragt hat – , können solche Abweichungen vom üblichen Verhalten eine andere Reaktion hervorrufen.

Ein Patient, ein Marineangehöriger im Ruhestand, hatte die Angewohnheit, zu jeder Tageszeit mit Eimer und Schrubber in die Küche zu stürzen und energisch den Boden zu wischen, während er die ganze Zeit ausgelassen rief: „Schrubbt das Deck, Matrosen, schrubbt das Deck!" Der alte Seemann schwelgte offenbar genüßlich in seinen Erinnerungen an seine Dienstzeit. Ein solches Verhalten war zuhause noch erträglich, aber als er nach einem Abendessen bei Freunden dieses Ritual mit dem gleichen Enthusiasmus dort wiederholte, bat seine Frau inständig um Hilfe. Er bekam eine Dosis *Calcium carbonicum* 200 und konnte von da an davon abgebracht werden, den Küchenboden bei Freunden aufzuwischen, obwohl ihn nichts davon abhalten konnte, seiner Begeisterung zuhause nachzugeben. Das Mittel ermöglichte ihm, gerade ein Mindestmaß an sozialem Bewußtsein zu erlangen.

Ein anderer Patient wurde wegen eines chronischen Zuckens der Augenlider behandelt. Es tat nicht weh und war auch nicht weiter schlimm, aber es machte sich monatelang äußerst störend bemerkbar. Er war sehr aufgeschlossen für die homöopathischen Prinzipien, obwohl es seine erste Begegnung mit dieser Richtung war. Alle paar Minuten jedoch zog er seine alte Taschenuhr heraus und murmelte, „Hmmm, es ist kurz nach fünf" oder „es ist fast fünf Uhr fünfzehn", halb zu sich selbst und halb, um die anderen über diese interessante Tatsache zu informieren. Es war keine ernsthafte Verhaltensabweichung, sondern gerade eine Besonderheit, die man bei einem Kind mit einem neuen Spielzeug als normal empfunden hätte. In seinem Fall war es das Geistessymptom, das die Wahl von *Calcium carbonicum* bestätigte. Beim nächsten Besuch war nicht nur der Tic verschwunden, sondern er zog seine Taschenuhr nur ein einziges Mal heraus, gegen Ende der Konsultation, obwohl das starke Interesse für die genaue Zeit eine uralte Gewohnheit von ihm gewesen war.

Manchmal sind die exzentrischen Verhaltensweisen gleichsam lokalisiert und zeigen sich als kleine Verschrobenheiten (wie in den beiden obigen Fällen). In anderen Fällen kann Exzentrizität das Wesen von *Calcium carbonicum* vollkommen durchdringen. Er gehört zu den Menschen, die man als „Originale" bezeichnet, weil sie in liebenswerter Weise vom Üblichen abweichen, oder er ist lediglich zu einfach oder zu naiv für diese Welt.

Natürlich können auch andere Konstitutionstypen exzentrisch sein, vor allem *Natrium muriaticum* und *Lachesis*, sie sind es aber auf andere Weise. *Natrium muriaticum* z.B. *weiß*, daß er sich eigenartig benimmt. Er kennt die Norm, ist aber nicht in der Lage, sich danach zu richten. Anscheinend treibt ihn irgendeine Gegenkraft dazu, anders zu handeln. Wenn er später daran denkt, leidet er an seinem „auffallenden, sonderlichen, ungewöhlichen" Verhalten; manchmal ist er jedoch auch stolz darauf, anders zu sein, und kultiviert es. *Calcium carbonicum* ist wie ein Kind: er ist sich seiner Abweichung von der Norm nicht bewußt und deshalb nicht verlegen. *Lachesis* kann beides sein: manchmal schämt er sich über sein unkonventionelles Verhalten, und manchmal achtet er überhaupt nicht darauf; seine Verschrobenheiten sind gewöhnlich ausgeprägter bzw. aufdringlicher als die von *Calcium*.

Schließlich erinnert noch eine kindliche Eigenheit an die Schale, die *Calcium carbonicum* vor der Welt und ihren Forderungen schützt: sein schlecht entwickelter Zeitsinn. Über Pünktlichkeit macht er sich keine Gedanken, deshalb kann er dauernd zu spät kommen oder, wenn ihn irgendetwas gefesselt hat, kann er die Zeit völlig aus den Augen verlieren. „Ich mach' *eben* noch dies hier fertig," denkt er, „bevor ich das dann erledige," um es dann „eben" zu vergessen. Oder er will auf dem Wege zu einer Verabredung noch schnell zur Post, und dann fängt er an, mit einem Freund, den er dort trifft, zu schwatzen, während die Zeit schneller vorübergeht als er meint.

Er ist ein Zauderer und schiebt alles auf, obwohl er weiß, daß es getan werden muß. Der Erwachsene drückt sich davor, einen Brief zu schreiben, um sich zu bedanken, und schafft es nicht, wichtige Telefonanrufe zu erledigen. Das Kind schiebt den Abwasch oder das Rasenmähen unendlich lange vor sich her, obwohl es, wenn es einmal dran ist, seine Sache gut macht. Der Jugendliche, der sonst so zuverlässig ist, schiebt die Hausaufgaben auf und kann, beim allerbesten Willen, einen Test oder eine Arbeit nicht in der festgesetzten Zeit erledigen. Ältere Schüler sind dauernd unvorbereitet, sie sind unfähig, Referate rechtzeitig abzuliefern und bitten um Aufschub. Sie haben genauso viel Zeit wie andere auch, es ist ihre Trägheit, die sie behindert. Die Hausfrau schiebt ihre Arbeit auf, der Mann die häuslichen Reparaturen, bis sie völlig von der angehäuften Arbeit überwältigt werden und deshalb nicht anfangen können. Dann machen sie sich Vorwürfe über alles, was sie hätten tun sollen und entwickeln konfuse, ineffektive Schuldgefühle, weil sie in ihrem Leben nichts zustande bringen. Oder sie erschöpfen sich darin, sich über die Dinge zu beklagen, die sie erledigen sollten, es aber nicht tun. Diese Individualisten können sich nicht an Zeitpläne halten, ihre Zeit nicht planen und Termine nicht einhalten. So finden sie sich in der unangenehmen Lage, unter Druck arbeiten zu müssen, und werden schließlich schlampig*.

Calcium carbonicum kommt gewöhnlich zu spät ins Theater, zu Hochzeiten, Gottesdiensten, Konzerten, in die Schule usw. Ein Patient stellt fest, daß er und seine Frau in all den Jahren ihrer Ehe nur

* In einem Cartoon sitzt ein älteres Ehepaar gemütlich zuhause, um sie herum lauter halb gepackte Koffer, die darauf schließen lassen, daß sie gleich abreisen werden. Gemächlich sagt der Mann zu seiner Frau: „Noch zehn Minuten, und dann müssen wir uns ganz fürchterlich beeilen."

ein einziges Mal rechtzeitig gekommen waren – in die Oper *Rigoletto*. Der *Arsenicum*-Anteil in ihm brauchte Jahre, um sich mit dieser ständigen Irritation abzufinden, und er nannte es nur halb im Scherz einen möglichen Scheidungsgrund. Aber das gelassene Wesen seiner Frau behielt schließlich die Oberhand über sein angstvolles Pünktlichsein. Mit einem resignierten Achselzucken sagt er nun: „Ich bin inzwischen zu der Überzeugung gekommen, daß die Welt nicht untergeht, wenn wir zu spät kommen" und fügt mit einem wehmütigen Blick hinzu: „Aber vielleicht werde ich doch noch irgendwann einmal, bevor ich sterbe, den ersten Akt von *Hamlet* sehen, die ersten Takte meines Lieblingsklavierkonzertes hören und erfahren, was genau in der ersten Hälfte des Balletts *Giselle* vor sich geht. Ich habe schon drei Aufführungen gesehen, aber ich weiß immer noch nicht, weshalb sie stirbt." So war die reizbare Ungeduld von *Arsenicum* leichter mit homöopathischen Mitteln zu behandeln als die Trägheit seiner *Calcium*-Ehefrau.

Im allgemeinen sind diese Menschen nur schwer zu verändern. Die Langsamkeit dieses Prozesses wird noch durch das Erfordernis verstärkt, daß das Mittel bei Erwachsenen nur sehr vorsichtig verwendet werden sollte: nicht zu häufig (einige Monate sollten vergehen, bevor es wiederholt wird), und nicht in zu hoher Potenz. Für ältere Patienten schreibt *Hahnemann* selbst: „Selten nur läßt sich bei älteren Personen, selbst nach Zwischenmitteln, die Kalkerde mit Vortheil wiederholen, und höchst selten und fast nie ohne Nachtheil in Gaben unmittelbar nach einander" (*Chronische Krankheiten*, Band II).

Calcium carbonicum kommt als letzter, und geht auch als letzter. Wenn er einmal gekommen ist, sieht er keinen Grund, wieder zu gehen, und bleibt. Es gibt den Spruch, daß manche Menschen gehen, ohne sich zu verabschieden (*Natrium muriaticum* aus Unbeholfenheit oder Verlegenheit; und *Sulfur*, weil er es so eilig hat: wenn er einmal aufgestanden ist, will er gleich gehen), während andere sich verabschieden, und dann nicht gehen. *Calcium carbonicum* gehört definitiv zu den letzteren: in seiner Freude steht er zeitvergessen eine Stunde lang auf dem Flur herum, um sich vom Gastgeber zu verabschieden.

Phosphor ist ein anderer Konstitutionstyp, der zu spät kommen kann, aber sie (dies gilt besonders für Frauen) tut es um des Effektes willen. Sie weiß, daß ihr Auftritt dramatischer ist, wenn andere warten müssen. Sie möchte nicht übereifrig erscheinen – das überläßt sie anderen. Sie weiß also um die Zeit, und benützt sie, während Calcium kein Bewußtsein hat für die Zeit und die daraus entstehenden Notwendigkeiten.

Das Kind

Wir haben gesehen, daß *Calcium carbonicum* sein ganzes Leben hindurch etwas Kindliches an sich hat; das Mittel ist auch das vielleicht nützlichste homöopathische Mittel für Kinder – *das* Konstitutionsmittel des Kindes par excellence. Viele Kinder sind zu Beginn ihres Lebens *Calcium*, bevor sie durch die Lebensumstände und die Erfahrungen, die sie machen, zu einem der anderen Konstitutionstypen umgeformt werden; und die meisten Kinder brauchen irgendwann einmal während ihrer ersten Jahre dieses Mittel.

Als Kind sieht *Calcium carbonicum* gesund aus, mit blondem, gelocktem Haar, das später dunkler und glatt wird; es hat ein rundliches Gesicht mit roten Backen. Es fehlt ihm jedoch an Energie. Der Kopf ist groß und feucht, der Körper häufig birnenförmig oder mit einem aufgetriebenen Bauch, und manchmal ist seine Oberlippe geschwollen oder vorgewölbt. Diese Kinder neigen zu dicken Mandeln und zu vergrößerten Lymphknoten an Hals, Bauch, Achselhöhlen und Unterkiefer. Während der Wintermonate sind sie ständig erkältet, haben Ohrenschmerzen und Bronchitis. Ihre Knochenentwicklung kann unzureichend sein; gelegentlich ist ihr Rückgrat sichtlich gekrümmt (*Calcium phosphoricum*), sind die langen Knochen verformt, die Finger krumm, Zähne und Kiefer schlecht entwickelt, und das typische hohe, enge Kiefergewölbe zeigt an, daß sie später eine kieferorthopädische Behandlung brauchen werden. Die Unregelmäßigkeiten ihres Körperbaus bilden eine Parallele zu der dicken, unregelmäßigen Austernschale, die im Gegensatz zur glatten Spiegelsymmetrie anderer zweischaliger Mollusken steht.

Sie können chronischen Schnupfen haben oder eine Triefnase, teils weil die Nasengänge eng sind, und teils, weil sie Milchprodukte nicht gut vertragen. Alles in allem bietet sich das Bild eines mangelhaften Kalkstoffwechsels und einer „Verlangsamung der Nutrition" (*Boericke*). *Calcium carbonicum* fördert das gesunde Wachstum der Knochen, Zähne und Nerven dadurch, daß es die korrekte Assimilation und Verwertung von Kalzium und anderer Nährstoffe fördert.

Als Jugendlicher kann *Calcium* einen launischen Appetit haben, er kann extrem wählerisch sein und nicht nur wenig essen, sondern auch seine Auswahl auf wenige Dinge beschränken. Ein dreijähriger Patient wollte nur zwei Dinge essen: den einen Tag ein Hotdog auf einem halben Brötchen, abwechselnd mit einem Hamburger mit einem halben Wecken am nächsten. Ein anderer junger Patient aß nur Käse, ein dritter trank nur Milch, ein vierter nur Fruchtsaft. Dies war buchstäblich alles, was sie je anrührten, obwohl sie meist rundlich blieben. In jedem dieser Fälle brachte *Calcium carbonicum* sie jedoch von ihrer einseitigen Diät ab und erweiterte ihren kulinarischen Horizont auf Früchte, Gemüse, Eier, Geflügel und andere Grundnahrungsmittel.

Häufig ist *Calcium carbonicum* ein schlaffes Kind, weich, fett, lymphatisch und muskelschwach, bei dem alles nur sehr langsam vor sich geht. Körperlich wird dies deutlich, wenn sich die Fontanelle später schließt als normal, das Zahnen spät einsetzt oder schwierig ist, wenn sie ihren Kopfschorf nur langsam verlieren, sich die motorischen Fähigkeiten (vor allem das Laufen) verspätet entwickeln und die Kontrolle über Blase und Darm erst spät erlernt wird. Jede neu gelernte Fähigkeit, jede neue Anstrengung kann bewirken, daß sich bestimmte Beschwerden wieder einstellen. Ein bildhaftes Beispiel hierfür war ein kleiner Junge von 20 Monaten, dessen geistige Entwicklung etwas langsam war. Er litt wiederholt an Infektionen von Ohr und Hals, die sich unweigerlich zu einer Bronchitis, gelegentlich zu einer Lungenentzündung entwickelten. Alle paar Monate wiederholte sich das gleiche Muster, und der Zyklus begann mit jedem neuen Stadium der Entwicklung wieder von vorne: als er mit sechs Monaten lernte, sich umzudrehen, mit acht zu sitzen, mit zehn zu krabbeln, mit zwölf sich hochzuziehen, mit vierzehn mit dem Löffel zu essen, mit sechzehn zu laufen, mit achtzehn die ersten Worte zu sprechen, und so weiter. Nach jeder dieser Errungenschaften erlitt er einen Rückfall und war lange krank. Nach *Calcium carbonicum* bekam er keine Lungenentzündung mehr, und er hatte nur noch selten eine Bronchitis, während seine geistige Entwicklung sehr schöne Fortschritte machte.

Calcium carbonicum kann auch absichtlich langsam sprechen lernen. Das Wissen ist da, aber er will einfach nicht zum Sprechen *gedrängt* werden. Manchmal fängt das Kind, das bis dahin nicht gesprochen hat, gleich in ganzen Redewendungen oder gar Sätzen an zu sprechen und zeigt damit, daß die Worte gleichsam schon darauf warteten, von ihm gesprochen zu werden. Dies unterscheidet sich von der echten Langsamkeit beim Sprechenlernen von *Natrium muriaticum* und *Calcium phosphoricum*.

In der Schule kann *Calcium* „schwer von Begriff" sein, manchmal in allen Fächern, manchmal nur in einem; z.B. mag er Rechnen (es liegt eine gewisse Sicherheit in der Vorhersagbarkeit von Zahlen), ist aber schlecht im Lesen. Er kann äußerst sorgfältig sein und gewissenhaft versuchen, mitzukommen, echter Erfolg bleibt ihm jedoch verwehrt. Wenn er dennoch erfolgreich ist, so deshalb, weil er unverhältnismäßig viel Zeit in seine Schularbeiten investiert – weitaus mehr als andere Kinder. Oder er gibt leicht auf, weil er zu wenig Energie hat für die Anstrengung, sich zu konzentrieren, oder weil ihm der Antrieb fehlt, eine unangenehme Aufgabe zu Ende zu bringen.

Wenn er sich seiner selbst nicht sicher ist, macht er in der Schule den Mund nicht auf, nicht einmal, um den Lehrer um eine Erklärung zu bitten, mit dem Ergebnis, daß er manchmal Schwierigkeiten hat, mitzukommen. Wenn man ihn unter Druck setzt, fühlt er sich gleich überfordert und leistet überhaupt nichts mehr. Wenn man die Geschichte von Kindern, die in der Schule versagen, zurückverfolgt, findet sich der Grund häufig in dem Druck, den die allzu fordernde Schulsituation ausübt. Sozial kann das Kind gut angepaßt sein, aber das Lernen fasziniert ihn nicht, und so verschließt er sich den Anforderungen, die an ihn gestellt werden. Er ist unfähig oder nicht gewillt zu konkurrieren, wendet sich still nach innen und gibt den Kampf auf. Ein nicht ungewöhnlicher Ausdruck der Furcht oder Abneigung von *Calcium carbonicum* gegen die Schule sind unerklärliche Bauchschmerzen, die genau vor Schulbeginn oder während des Unterrichts auftreten.

Übrigens ist *Calcium* häufig indiziert bei hirngeschädigten oder emotional gestörten Kindern. Es hat schon bei zerebralen Lähmungen geholfen, und war nützlich bei mangelnden geistigen Fähigkeiten aller Abstufungen, angefangen bei Lesestörungen, Lernschwierigkeiten, leichten Fällen von Antriebsstörung und Ausdauer bis hin zu schweren Fällen geistiger Behinderung (*Barium carbonicum*). Auch wenn es nicht das einzige indizierte Mittel ist, muß es doch häufig zu Hilfe genommen werden, um den Fall vorwärtszubringen.

Es ist auch eines der Mittel, die bei Kindern als erste in Betracht gezogen werden müssen, die zwar aufgeweckt und intelligent sind, aber dennoch keine ihren Fähigkeiten entsprechende Leistungen erbringen (das andere Mittel ist *Sulfur*). Sie mögen entweder den Lehrer nicht, oder die geistige Anstrengung, oder sie sträuben sich gegen die Beschränkung durch Regeln und Vorschriften. Das *Sulfur*-Kind kämpft gegen die Autorität, *Calcium* sträubt sich einfach. Buben schwanken häufig in jungem Alter zwischen Sulfur und *Calcium carbonicum*, um sich später mit dem Erwachsenwerden mehr auf *Lycopodium* zuzubewegen – womit sie die bekannte Triade von *Kent* vervollständigen: *Sulfur/Calcium carbonicum/Lycopodium* (die sich besonders bei Männern findet). Den Rest ihres Lebens können sie sich zwischen diesen drei Mitteln bewegen*.

Das *Calcium carbonicum*-Kind ist normalerweise ausgeglichen, liebenswürdig und nicht aggressiv („von ruhiger, freundlicher Art“: *Hering*). Das Kind ist zufrieden damit, dort zu bleiben, wo man es hingesetzt hat, es macht nichts oder spielt mit dem, was es gerade zur Hand hat. Das ältere Kind ist im wesentlichen weniger gut zu haben als *Pulsatilla* oder auch *Phosphor*, weil es weniger darauf aus ist, zu gefallen. Es ist eher unabhängig als empfänglich, und es hat seinen eigenen Kopf. Wie die anderen beiden ist es jedoch freundlich und im Grunde kooperativ.

Man findet *Calcium* auch bei Kindern, die bemerkenswert selbstgenügsam sind. In der Arztpraxis sieht das Kind sich ohne Scheu um oder schaut unverwandt auf ein Objekt oder eine Person. Wenn es hingelegt wird, spielt es zufrieden mit Fingern und Zehen. Im Krabbelalter geht es seiner Wege, klettert gelassen über Möbel und die Knie der Erwachsenen, erforscht die Zimmer und unterhält sich selbst friedlich, aber durchaus einfallsreich, während die Eltern mit dem Arzt sprechen. Das ältere Kind kann sich stundenlang selbst beschäftigen, aber es neigt dazu, seine Begeisterung für sich zu behalten. Es verschwindet in seinem Zimmer, um an irgend etwas zu basteln, und die anderen bekommen erst dann etwas davon mit, wenn es fertig ist. Wenn es jedoch an Schwung verliert, kann es Schwierigkeiten haben, wieder anzufangen: das vorher so emsige und kreative Kind kann tagelang herumhängen und weiß nicht, was es tun soll.

---

* Nach *Kent* wirken die Mittel in dieser Reihenfolge am besten und sollten so gegeben werden, um eine Verwirrung der Symptome zu vermeiden, die den Fall durcheinanderbringen können (vgl. *Kents Arzneimittelbilder: Sulfur*). Schon *Hahnemann* schrieb über *Lycopodium*: „Vorzüglich wirkt es heilbringend, wenn es nach verflossener Wirkung der Kalkerde homöopathisch angezeigt ist“ (*Chronische Krankheiten*, Bd. IV).

Calcium kann auf amüsante Weise gleichmütig sein. Andere Kinder oder die Geschwister zerren es herum, sperren es in den Schrank, quetschen es in eine Schublade oder setzen es sogar in den Wäschetrockner. Dabei bleibt es völlig gelassen. Es bekommt keine Angst, sondern nimmt eine solche Behandlung resigniert, sogar fatalistisch, hin. Wenn es ihm aber zu weit geht, fängt es jedoch plötzlich heftig an zu protestieren und verschwindet, vernünftig und ohne Aufhebens.

Wenn es selbständig herumlaufen kann, reagiert das *Calcium*-Kleinkind auf Hindernisse auf eine ganz besondere Weise. Statt zu heulen, auf den Boden zu stampfen oder die Hilfe von Erwachsenen zu verlangen, fängt es an, zu schieben und zu stoßen; angestrengt grunzend versucht es, um das Hindernis herumzukommen oder es wegzuschieben. Es ist erheiternd, zu beobachten, wie er seine Schwierigkeiten ruhig löst, anstatt in Wut auszubrechen. Folgende Geschichte soll diese Eigenheit illustrieren:

Ein Mädchen von eben zwei Jahren wollte die Aufmerksamkeit seiner Mutter auf sich ziehen, die sich hingelegt hatte. Sie war ein rücksichtsvolles Kind, daher kam sie her, lehnte den Kopf an ihr Bett und flüsterte leise: „Mami?“ Keine Antwort. Dann flüsterte sie etwas lauter und dringender: „Ma-mi!“ Immer noch keine Antwort. Dann versuchte sie das förmlichere „Mutter?“. Ihre Mutter tat, als ob sie weiter schlafen würde, und hoffte, das Kind würde von alleine aufhören, aber statt daß es aufgab oder anfing, zu schreien, gab es eine Pause. Dann probierte es das Kind mit dem Kosenamen ihrer Mutter: „Becky?“ Es blieb still. Als nächstes kam „Rebekka?“ Immer noch hielt die Mutter die Augen geschlossen, so nahm sie die Anrede der spanischen Zugehfrau zu Hilfe: „Señora!“ Nach einer Pause folgte noch ein letzter, verzweifelter Versuch: „Frau *N.*, *bitte*!“ Nun mußte die Mutter sich endlich geschlagen geben.

Dieses ungeschickte und langsame Kind, das kaum sprechen konnte, hatte einen originellen Weg gefunden, eine Reaktion zu bekommen, ohne eine Szene zu machen. Auch die Eltern hatten keine Ahnung, daß sie diese verschiedenen Formen der Anrede überhaupt registriert hatte. Calcium-Kinder lösen ihre Probleme häufig auf so drollig-kreative Weise.

Die ruhige Unabhängigkeit dieser Kinder findet sich auch in ihrer überraschenden Fähigkeit wieder, ihre Symptome selbst zu schildern, auch wenn sie sehr jung sind (*Blackie*). Ein außergewöhnliches Beispiel war der Fall eines Siebenjährigen, der an Muskeldystrophie in einem so fortgeschrittenen Stadium litt, daß er morgens eine halbe Stunde brauchte, um aus seinem Bett zu kommen, und fünfzehn Minuten, um vom Boden aufzustehen (in dieser Position sah er gewöhnlich fern). Manchmal konnte er nur so die Treppe hinaufkommen, daß er sich auf dem Hosenboden sitzend Stufe für Stufe hinaufzog. Durch die homöopathische Behandlung besserte sich sein Zustand sehr. Dieser Erfolg war jedoch großenteils der Fähigkeit des Jungen zu verdanken, seine Symptome und die Besserung genau zu schildern: „Das Aufstehen vom Sitzen ist zu etwa 60 % besser geworden, das Treppensteigen aber nur zu 30 %," sagte er beispielsweise, in einer Genauigkeit und Reife, die seinem Alter weit voraus war. So wußte der Arzt ganz genau, ob er ein Mittel wiederholen mußte oder nicht, und wann er es wechseln sollte; dieser Patient benötigte z.B. wiederholt einige Gaben *Rhus toxicodendron* C 30 zwischen der Behandlung mit seinen Konstitutionsmitteln*.

Ähnlich ausgezeichnete Ergebnisse wurden auch bei Kindern mit Lernschwierigkeiten erzielt – auch sie können die Besserung ihrer Symptome oder deren Fehlen so genau beobachten, daß es für den Arzt eine große Hilfe bedeutet. Wenn Calcium carbonicum und andere Mittel korrekt angewendet werden, beginnen sie aufzuholen und erreichen eventuell sogar das Niveau ihrer Altersklasse.

Manchmal ist das, was „Langsamkeit" zu sein scheint, auch seiner Neigung zuzuschreiben, auf einer anderen, weniger kompetitiven Ebene zu handeln – auf der Ebene der Sensibilität und der Gefühle. *Pogo*, das Opossum, der liebenswerte Held von *Walt Kellys* berühmtem Comic aus den 50er und 60er Jahren, ist *Calcium*. Naiv, weltfremd, harmlos, aber nicht ohne Weisheit, steht er im Zentrum seiner Comic-Welt. Seine Milde, seine anziehende Bescheidenheit, seine sanfte Empfindsamkeit und sein wunderlich-originelles, manchmal resigniertes Aussehen – all das ist *Calcium*. Als man ihn drängt, sich um die Präsidentschaft zu bewerben, sagt er: „Wenn ich nominiert werde, wird man mich nicht wählen, wenn ich gewählt werde, werde ich nicht kandidieren" (und paraphrasiert damit die eher schneidende Bemerkung von General *Sherman*: „Wenn ich nominiert werde, werde ich mich nicht aufstellen lassen; wenn ich gewählt werde, werde ich

---

* Vgl. die entsprechende Fußnote im Kapitel *Lycopodium*.

das Amt nicht annehmen"). In typischer Weise für diesen *Calcium*-Antihelden ist *Pogo* hauptsächlich damit beschäftigt, die unendlichen Konflikte und Eifersüchteleien, die in den Okefenokee-Sümpfen um ihn herum brodeln, dadurch zu lösen, daß er jeden zu sich nach Hause zum Essen einlädt (*Calcium* kann äußerst gastfreundlich sein).

Das *Calcium*-Kind ist ein autonomes, kleines Wesen, das sich zu einem originellen, unabhängigen und zufriedenen Erwachsenen entwickeln kann. Zu Hause und in der Schule beobachtet er genau und reagiert sensibel und angemessen, wenn man ihn sich in seinem eigenen, gemütlichen, bedächtigen Tempo entwickeln läßt („am besten ist es, wenn man ihn läßt und ihm erlaubt, selbständig vorzugehen": *Whitmont*) – wobei eine sichere Umgebung jedoch ganz wichtig ist. Das *Sulfur*-Kind nähert sich Problemen direkt und reagiert vorhersehbar, *Calcium carbonicum* jedoch kann in seinem zirkulären Denken häufig mit einem neuen Beitrag, einer originellen, überraschenden Wendung aufwarten, die zeigt, daß er verstanden hat, was vor sich geht, auch wenn er Zeit braucht, um es zu verdauen. Er ist die sprichwörtliche Schildkröte, oder der Igel, der manchmal schneller am Ziel ist als der schnelle Hase (*Phosphor*). Manchmal entwickelt sich diese Unabhängigkeit auch weiter zu einem Rückzug aus der Gesellschaft. Er schneidet sich dann selbst von anderen ab und lebt in einer Fantasiewelt mit eigenen, imaginären Freunden, erfindet Geschichten, die sich über Tage erstrecken können, ignoriert die anderen Kinder in seiner Klasse und baut, was Gesellschaft und Unterhaltung angeht, lieber auf sich selbst.

Die „Schattenseite" von *Calcium carbonicum* ist das schrecklich schwierige Kind, das sich nicht benehmen kann.

Wie kann sich ein Kind, das klein und verletzbar ist, gegen die Erwachsenen, die es umgeben und ihm Grenzen setzen, hauptsächlich wehren? Es ist langsamer als sie, kann nicht so gut reden, ist körperlich schwächer und abhängiger – was kann es tun, um sich durchzusetzen? Eine Technik sind Wutanfälle. Die Austernschale ist ein ausgezeichnetes Mittel, um die Wutanfälle von schreienden, unbändigen, ungehorsamen, „eigenwilligen" (*Hering*) Kindern zu bändigen, deren unbeherrschtes Wesen sie daran hindert, zu Hause oder in der Schule zurechtzukommen.

Natürlich braucht nicht jedes Kind, das Wutanfälle hat, dieses Mittel. Auch wenn sie sich schlecht benehmen, behalten die Konstitutionstypen ihre individuellen Eigenschaften, und man muß zwischen ihnen unterscheiden. *Calcium carbonicum* hat laufend Wutanfälle oder sich wiederholende Serien, buchstäblich wegen allem. Wenn ein Grund wegfällt, findet er einen anderen, weshalb er brüllen kann. Seine Wutanfälle finden also kontinuierlich und ohne bzw. ohne ersichtlichen Grund statt.

Die Widerspenstigkeit oder der Ungehorsam von *Sulfur*-Kindern paart sich gewöhnlich mit einer energischen, entschiedenen Art. Sie brausen plötzlich auf, werden rot und heiß, schreien und stampfen. Der Grund ist jedoch einsehbar, und wenn er einmal beseitigt ist, verschwindet der Wutanfall so schnell, wie er gekommen ist. Der Vorfall ist vergessen, die schlechte Laune verschwunden, und nach fünf Minuten ist das Kind wieder normal.

Hepar sulfuris ist boshafter; das Kind drangsaliert oder quält seine Umgebung grundlos, schubst seinen Spielkameraden, der ihm nichts getan hat, vom Stuhl oder Tisch, sogar aus dem Fenster – kaltblütig sozusagen, da das Opfer nichts Provozierendes getan hat. Das *Tuberkulinum*-Kind kann ebenfall physisch gewalttätig sein, aber es greift niemanden ohne Provokation an. Es neigt vor allem dazu, eine gewalttätige Sprache zu benutzen, indem es alle Schimpfworte schreit, die ihm nur einfallen; sogar Drei- oder Vierjährige machen trotz ihres begrenzten Vokabulars heroische Anstrengungen in dieser Richtung und nehmen unverfroren Bezug auf körperliche Ausscheidungen und Genitalien.

Das *Belladonna*-Kind verliert während eines Wutanfalls völlig die Kontrolle über sich, es beißt, tritt um sich und reißt manchmal an seinen Kleidern; es kann sich sogar in einen Krampf hineinsteigern. *Belladonna* ist übrigens das akute Ergänzungsmittel für *Calcium carbonicum*. Auch das *Nux vomica*-Kind kann sich ungezügelt verhalten und den Erwachsenen ans Schienbein treten, ist aber nicht ganz so verrückt wie *Belladonna*; es macht anderen das Leben eher dadurch schwer, daß es jeden Tag reizbar und schlecht gelaunt ist, was sich dann gelegentlich in einen Wutanfall steigern kann. Ein *Lycopodium*-Kind kann widerspenstig und rebellisch sein; Wutanfälle gehören jedoch nur selten zu den üblichen Mitteln, um seinen Willen durchzusetzen: „Das Kind ist ungehorsam, aber nicht schlecht gelaunt" (*Allen*).

Natrium muriaticum kann außergewöhnlich wütend werden und eher heftig schluchzen als schreien und schimpfen; manchmal kommt es zu voll entwickelten hysterischen Anfällen. Der Anlaß zum Ausbruch scheint geringfügig zu sein, er ist jedoch das Ergebnis einer langen Anhäufung von wirklichen oder imaginären Kränkungen und Verletzungen. Deshalb ist die Wut so groß und braucht lange, um zu verschwinden. Die Wutanfälle von *Phosphor* sind im wesentlichen dazu da, um Aufmerksamkeit zu erregen; sie spiegeln die Neigung des Kindes, zu sehr zu dramatisieren. Auch wenn er sich noch so abscheulich verhält, riskiert er Seitenblicke auf den Beobachter, um zu sehen, welchen Eindruck er macht oder um zu entscheiden, welche Szene als nächstes gespielt wird; den Wutanfall beendet er in dem Augenblick, in dem er das Gefühl hat, daß nichts mehr zu holen ist.

Lachesis hat Wutanfälle, die recht außergewöhnlich anzusehen sind. Irgendetwas in dem sonst recht kontrollierten Kind macht plötzlich „klick" und es fängt an, sich haßerfüllt zu verhalten – es zerkratzt sich selbst und schlägt verbal oder physisch nach anderen aus. (Mehr dazu in den entsprechenden Kapiteln.)

Auch das *Calcium*-Kind kann eine unglaubliche Plage sein. Im Sprechzimmer hindert es seine Eltern am Sprechen, indem es sie ständig unterbricht, heult, bettelt, kreischt und einen unerträglichen Lärm und Aufruhr verursacht. Zuhause sind seine Wünsche durch und durch unvernünftig, und es nimmt absolut keine Rücksicht auf andere. Die meisten dieser schwierigen Kinder können jedoch durch wiederholte *Calcium*-Gaben dazu gebracht werden, sich wie zivilisierte Wesen zu verhalten*.

Ein ausgeglichenes und im Grunde „gutartiges" Kind hat zwar keine Wutanfälle, nimmt aber zu einer anderen Technik Zuflucht, um sich durchzusetzen, nämlich zu Eigensinn. „Ich will es, und ich werde es

---

* Bei Kindern muß es manchmal häufig gegeben werden, um die größtmögliche Wirkung zu erzielen. *Borland* schreibt: „Wenn man der Regel folgt, niemals ein Mittel zu wiederholen, so lange die Besserung anhält, kann man Zeit verlieren. Ursprünglich habe ich eine Dosis *Calcium carbonicum* 10 M gegeben, und vorausgesetzt, daß das Kind langsam, aber stetig und ohne Nachlassen der Besserung vorankam, hätte es eigentlich keinen Grund gegeben, das Mittel vor Ablauf von sechs Monaten oder mehr zu wiederholen. Das durchschnittliche Kind, das nicht akut krank ist, macht jedoch auch dann langsam Fortschritte, wenn es keine Medizin bekommt. Ein Konstitutionsmittel sollte das Tempo steigern. Daher fing ich damit an, *Calcium carbonicum* in häufigeren Abständen zu wiederholen..." (*Children's Types*). Hahnemann selbst schreibt über *Calcium carbonicum*: „... bei Kindern jedoch kann man sie (die Kalkerde), wenn sie den Symptomen zu Folge angezeigt ist, mehrmals, und, je jünger die Kinder sind, desto öfter wiederholen." (*Chronische Krankheiten*, Bd. IV).

auch tun!“ oder „Nein, ich will nicht, und du kriegst mich auch nicht dazu!“ *Calcium* besteht auf seinem Willen, indem es sich störrisch wie ein Maulesel verhält. Er ißt sein Abendessen nicht, läßt sich nicht anziehen und nicht überreden. Wenn man ihn in der Schule unter Druck setzt, leistet er stillen, aber unbeugsamen Widerstand. Ein vierjähriger, typischer *Calcium*-Bub mit einem großen, feuchten Kopf, einer merkwürdigen, vorgewölbten, „geschwollenen“ (Kent) Oberlippe, großen blauen Augen, einer kleinen Schweinsnase und einer besonders liebenswürdigen Mischung aus Freundlichkeit und Unabhängigkeit wurde zur homöopathischen Behandlung gebracht, weil er sich im Kindergarten vollkommen unkooperativ verhielt. Als er nach dem Grund gefragt wurde, antwortete er einfach: „Es ist wegen der Kindergartentante. Sie macht mich ner-vös!“ In der Tat, war sie ein äußerst energischer Mensch und nur wenig geeignet für diesen langsamen, unabhängigen Jungen. Noch phlegmatischere Kinder fangen an, starr vor sich hinzuschauen und verweigern sich.

Eine andere Möglichkeit, dem Druck ehrgeiziger, aber unsensibler Eltern und Lehrer etwas entgegenzusetzen, ist, sich dumm zu stellen, mit offenem Mund dazustehen, verständnislos zu schauen und langsamer zu tun, als man in Wirklichkeit ist. Solche Kinder setzen sich zur Wehr, indem sie auf verschiedene Weise einfach „abschalten“.

Die Empfindlichkeit des *Calcium*-Kindes drückt sich in seinen verschiedenen Ängsten aus: vor dem Alleinsein, vor der Dunkelheit, vor dem Zubettgehen. Nachts träumt es „ängstliche und schreckhafte Träume“ und wacht von den erschreckenden Gesichtern und ängstigenden Geschöpfen, die es im Traum sieht, schreiend auf (*Hahnemann*). Oder es hat ganz bestimmte Phobien. Ein Kind fürchtet sich vor Spinnen, und nur vor Spinnen, ein anderes vor Ameisen, ein drittes vor Raupen. Die Angst bezieht sich nicht auf Insekten, Nagetiere oder Reptilien im allgemeinen, obwohl auch dies möglich ist („Das Kind fürchtet sich vor allem, was es sieht“: *Hering*), sondern eher auf eine bestimmte Art. Bei einem offenbar unerschütterlichen kleinem Mädchen, das monatelang an chronischem Durchfall und an Anämie litt, führte uns ihre unbegreifliche Furcht vor Marienkäfern zur Wahl von *Calcium carbonicum*. Sie ging ohne sich zu fürchten auf die größten Hunde zu, streckte die Hände aus, um die Tiere im Zoo zu streicheln und ertrug gleichgültig Schlangen und Mäuse, hatte aber eine solche Abscheu vor diesen unschuldigen, kleinen Marienkäfern, daß sie panische Angst bekam, wenn man ihr auch nur einen zeigte. Ihre Eltern mußten die Marienkäfer-Knöpfe von ihrem Bademantel abschneiden und eine Marienkäfer-Applikation von der Tasche ihres Kleides entfernen, weil sie davon Alpträume bekam.

Die Nachwirkungen von erschreckenden Erfahrungen sind bei diesen Kindern noch lange zu spüren. Eines bekam vor Schreck Konvulsionen, als eine Maus aus einer Schublade sprang, und war noch jahrelang dafür anfällig. Ein anderes hatte über vier Jahre epileptische Anfälle, die damit begonnen hatten, daß es eine Schlange beobachtet hatte, wie sie einen Frosch verschlang. Beide Fälle konnten durch wiederholte Gaben von *Calcium carbonicum* in hoher Potenz geheilt werden (hätte man sie früher behandeln können, bevor die Symptome chronisch wurden, wäre *Ignatia* möglicherweise das richtige Mittel gewesen; es ist eines der besten Mittel für hysterische Anfälle und Krämpfe, die durch Schreck ausgelöst werden: *Kent*). Häufig kann das Kind nicht einschlafen, weil es etwas Erschreckendes im Fernsehen gesehen, in einem Buch gelesen oder einfach in einer Unterhaltung gehört hat: die schreckliche Erinnerung an Geistergeschichten kann bei ihm nicht nur Alpträume auslösen (*Pulsatilla*), sondern es auch bei Tag verfolgen.

Auch wenn die Gewalt es nicht unmittelbar betrifft, wird *Calcium* nicht damit fertig. Der Anblick von Körperbehinderten oder Rollstuhlfahrern quält es, sogar in Zeichentrickfilmen oder Comic strips bringen verstümmelte oder verunstaltete Figuren es aus der Fassung. Ein Mädchen wollte lieber eine schlechtere Englischnote hinnehmen, als sich mit einem Buch zu befassen, in dem Kinder grob und gewalttätig behandelt wurden. Sie schrieb in ihre Klassenarbeit: „Ich kann diese Frage nicht beantworten, weil ich mich weigere, diese gemeine und schreckliche Geschichte zu lesen oder über sie zu schreiben." Wegen dieses Ungehorsams mußten die Eltern und ihr Arzt mehrfach an die Schule schreiben und erklären, weshalb dieses normalerweise brave Mädchen so unbeirrbar Widerstand leistete, wenn es darum ging, etwas Unerfreuliches zu lesen.

Das Kind ist überempfindlich; kleine, alltägliche Vorfälle, die seinen Sinn für Gerechtigkeit und Anstand verletzen, können es aus der Fassung bringen (*Natrium muriaticum*). Mit seinen festen Prinzipien und seinem gesunden moralischen Empfinden kann es nicht verstehen, was andere dazu treibt, sich irrational oder grundlos böse zu verhalten, wobei dieses Verhalten nicht unbedingt es selbst betreffen muß. *Calcium* kann sich schrecklich darüber aufregen, daß Susi Sarah nicht zum Geburtstag eingeladen hat, oder daß Jamie, der doch Erics Freund ist, heute so gemein zu ihm gewesen ist. Diese eigentlich belanglosen Vorfälle, die bei Kindern immer vorkommen können, berühren ihn mehr als die eigentlichen Akteure selbst. Jamie und Eric können ihren Streit schon längst begraben haben und sich mit etwas anderem beschäftigen, *Calcium carbonicum* jedoch macht sich immer noch Gedanken über diese Konflikte und die damit verbundenen Unfreundlichkeiten. Sie sind die kleinen Charlie Browns dieser Welt (nach dem Helden des Comics *Die Peanuts*): liebenswert, aber langsam, weltfremd und folglich eher in der Opferrolle. Häufig „kapieren" sie als letzte, und sind nie so recht in der Lage, mit dem Leben, das an ihnen vorbeisaust, Schritt zu halten. In einer Sequenz des Comics schaut Charlie Brown starr und vollkommen verwirrt auf die heftige Betriebsamkeit der Kinderwelt um ihn herum und beklagt sich: „Ich weiß nie, *was* eigentlich gespielt wird!". Auch das Leitmotiv des Scheiterns von *Calcium carbonicum* wird durch diese Figur symbolisiert: Nie gewinnt Charlie Brown auch nur ein einziges Baseballspiel, nie hat er genügend Mut, um sich dem kleinen Rotschopf zu nähern, nie gelingt es ihm, seinen Drachen steigen zu lassen, und nie lernt er, den Machenschaften von Lucy zu mißtrauen.

Ein anderer Aspekt der Verletzlichkeit dieses Kindes ist seine Verwundbarkeit durch Kritik. Lehrern und Eltern scheint es, daß es sie recht gut verträgt – mit der Passivität der Auster – tief innen jedoch ist es verletzt. Es ist nicht sofort vernichtet (wie *Pulsatilla*), es ist auch nicht ungehalten oder fängt an, sich zu verteidigen (*Arsenicum, Natrium muriaticum*). *Calcium* reagiert langsam. Es läßt sich jedoch später feststellen, daß der Mangel an Initiative und die Angst vor dem Scheitern beim Erwachsenen eine direkte Folge von Kritik in früher Kindheit sind.

Natürlich gerät es manchmal auch sofort und sichtbar aus der Fassung, wenn es kritisiert wird, und erträgt nicht den geringsten Kommentar. Das Kind kann sich existenziell bedroht fühlen, wenn man es nur heißt, sein Zimmer aufzuräumen oder mit geschlossenem Mund zu kauen. Es läßt sich auch leicht einschüchtern und hat Angst, lächerlich gemacht zu werden (*Borland*). Auch wenn die anderen *mit* ihm lachen, denkt es, daß sie *über* ihn lachen. Und auch die sanftesten

Naturen können rasend werden, wenn man sie ganz unschuldig neckt, während Typen wie *Phosphor* oder *Sulfur* diese Art von Aufmerksamkeit lieben und in das Lachen mit einstimmen. *Calcium carbonicum* jedoch spürt, daß es nicht so schnell und schlagfertig ist wie andere Kinder und fürchtet, daß sie sich auf seine Kosten amüsieren. Es weint nicht, hängt nicht am Rockzipfel oder sucht Mitleid (*Pulsatilla*), das ist nicht seine Art. Es zieht sich eher verletzt und still zurück und weigert sich, es in Zukunft noch einmal zu probieren.

Die Schale der Auster kann jedoch auch die Fähigkeit des Kindes stärken, auch unter belastenden oder lebensfeindlichen Bedingungen zu existieren. Sie prägt dem Trägen Durchhaltevermögen ein, dem Unsicheren die Fähigkeit, etwas auszuführen, dem Ängstlichen die Bereitschaft, etwas zu wagen (*Silicea*). Sie hilft auch einem Kind, Kritik zu ertragen, ohne verletzt zu werden, und Spott, ohne sich vernichtet zu fühlen. Und, wie *Natrium muriaticum*, hilft sie dem extrem leicht Verletzbaren, die Ungerechtigkeiten, die das Leben so mit sich bringt, zu akzeptieren. Bei manchen Kindern fungiert das Mittel so als Schutzschild gegen die Härte dieser Welt, während es für andere ein Anreiz sein kann, sich aus ihren Ängsten oder Empfindlichkeiten herauszuwagen und Herausforderungen anzunehmen, um sich besser auf das Erwachsenenleben vorzubereiten.

Die Perle

Die höchste Fähigkeit der Auster ist, daß sie eine perfekte, schimmernde Perle hervorbringen kann; wenn das entscheidende Körnchen Sand jedoch nicht in ihren amorphen Organismus eingebracht wird, bleibt die Perle ungeformt. Aus dem gleichen Grund kann *Calcium*, wenn man ihm als Kind den notwendigen Stimulus vorenthalten hat, als Erwachsener unentwickelt, für immer unreif und unvollständig bleiben, oder er findet nur äußerst langsam zu sich selbst: Spät beendet er sein Studium, beginnt er seine Berufslaufbahn, verliebt er sich und heiratet, oder findet eine Nische in der Gesellschaft.

Manche Menschen – wie gerissene, pfiffige Straßenjungen – reifen aus eigener Kraft. Sie werden in die Welt hineingeworfen und gedeihen. Sie sind motiviert, haben „Grips“, sind voller Kraft und lernen aus jeder Erfahrung, die sie im Leben machen. Sie gleichen robusten, wildwachsenden Blumen, die am Straßenrand blühen, oder dem Gras, das auf Gehwegen in den Rissen des Belags wächst. *Calcium carbonicum* dagegen ist eine Treibhauspflanze, die sich unter sorgfältiger und systematischer Pflege entwickelt. Sie wächst nicht von selbst, sondern benötigt strukturierte und möglichst *individualisierte* Betreuung.

In extremer Ausprägung findet sich dies in der Erziehung von *Wolfgang Amadeus Mozart* und *Helen Keller*. Beide waren begabte und empfängliche *Calcium*-Menschen, die auf einen steten Reiz von außen reagierten: auf ihre unnachgiebigen *Arsenicum*-Lehrer, *Leopold Mozart* und *Annie Sullivan*. Wie diese einen Großteil ihrer Energien über einen langen Zeitraum ihres Lebens darauf verwandten, die Begabungen ihrer jungen Schützlinge zu entwickeln und sie ständig und unerbittlich zu Größe hinleiteten, ist Legende geworden*. Sogar talen-

---

* *Mozart*, der einen besonders hartnäckigen Stimulus benötigte, um sich angemessen zu entwickeln, zeigte schon früh Symptome von *Calcium carbonicum*. Beginnend mit seiner Unverträglichkeit von Milch, sogar der seiner Mutter und einer Amme, die von seiner Geburt an eine Haferschleim-Diät nötig machte und sein bloßes Überleben ein Wunder erscheinen läßt, spiegelt sich seine Unfähigkeit, Kalzium zu resorbieren und zu assimilieren, in seinem Kränkeln in der Kindheit und später in seiner physischen Erscheinung. Die mangelhafte Struktur seiner Knochen zeigt sich an seinem ungestalten Kopf mit der runden, vorgewölbten Stirn, dem fliehenden Kinn und den ungesund hervorquellenden Augen in den tiefliegenden Augenhöhlen. Als Kind war er eher selbständig veranlagt, dennoch war er zugänglich für die väterliche Autorität und ließ zu, daß jeder seiner Schritte von seinem ehrgeizigen, energischen Vater geführt wurde. Im Alter von achtzehn Jahren hatte *Wolfgang* genug von seiner Aufsicht und wagte den Ausbruch. Er war zu diesem Zeitpunkt jedoch schon so weitgehend geprägt, daß die Kugel sozusagen schon ins Rollen gekommen war und nun von selbst weiterrollte. Dies kann man im Gegensatz zu dem eher *Sulfur* zuzuordnenden *Beethoven* sehen, der musikalisch relativ aufs Geratewohl geschult worden war und sein Genie im Großen und Ganzen selbst herausgebildet hatte.

Welche Züge von anderen Konstitutionsmitteln *Mozart* als Erwachsener auch aufwies, und trotz der verschiedenen Legenden über ihn, behielt er zweifellos eine typische *Calcium*-Unreife, und zwar in dem Sinne, daß er emotional infantil und finanziell naiv blieb, keinen Gedanken an die Zukunft verschwendete und in seinem Verhalten kindisch bis hin zur Exzentrizität war.

Helen Keller war stämmig gebaut, hatte ein breites Gesicht, wellige, blonde Haare und volle rote Wangen; von klein an war sie anfällig für Ohren- und Halsinfektionen, sowie für hohes, *Belladonna*-ähnliches Fieber. Einer von diesen Fieberanfällen nahm ihr das Seh- und Hörvermögen, als sie erst achtzehn Monate alt war. Während der fünf Jahre, die zwischen ihrer Krankheit und dem Auftreten ihrer Lehrerin verstrichen, zeigte sie keine besondere Neugier oder Intelligenz. Ihr einziges Interesse bezog sich auf Essen. Sie machte nur wenig Fortschritte, um die dunkle, stille Welt, in der sie lebte, zu verstehen. Es gab nicht nur keinen Hinweis auf die Genialität, die sie später zeigte (sie lernte mehrere Sprachen, legte ein hervorragendes Examen am Radcliffe College ab, korre-

tierte und ehrgeizige Menschen können manchmal Verzögerungen in ihrer Entwicklung aufweisen. Wie die Auster unmerklich Schicht über Schicht übereinanderlagert, um eine Perle zu bilden, so arbeitet *Calcium* langsam, „unverdrossen und gewissenhaft, und schichtet Stein auf Stein" (*Whitmont*). Ein Schriftsteller verbringt z.B. sein ganzes Leben damit, eine Novelle oder eine einzige Sammlung von Essays zu schreiben, während so manches Werk, das man sich von ihm versprochen hatte, ungeschrieben bleibt. Sie sind der Trägheit oder Langsamkeit ihres Schöpfers zum Opfer gefallen. Symptomatisch hierfür ist der liebenswürdige alte Schulmeister Dr. Strong in *David Copperfield* von *Charles Dickens* mit seiner kindlichen Einfalt und Orientierungslosigkeit, und seinem nie zu Ende geführten „Lexikon griechischer Stammwörter". Wie es für *Calcium* typisch ist, war er nie über den Buchstaben „D" hinausgekommen. Ebenfalls charakteristisch ist sein Händedruck, den *Dickens* genial so beschreibt: „... und dann gab er mir seine Hand, aber ich wußte nicht, was ich mit ihr anfangen sollte, weil sie von alleine nichts tat."

Wie vorherzusehen, findet sich dieses konstitutionelle Bild häufig unter den Nachkommen sehr markanter oder berühmter Persönlichkeiten. Sie können ihre Kinder überschatten und sie (wenn auch unbewußt) daran hindern, sich zu entwickeln und ihren eigenen Weg zu finden. Söhne, die automatisch beruflich oder geschäftlich in die Fußstapfen ihrer Väter treten, ob sie nun dafür begabt sind oder nicht, oder die sich damit zufrieden geben, ihr Leben lang im Schatten ihrer Väter zu stehen, sind häufig *Calcium.*

---

spondierte und hielt Vorträge in aller Welt – Leistungen, die vor ihr noch niemand erbracht hatte, der blind *und* taub war), sondern man hielt sie sogar für geistig zurückgeblieben. Sie war außerdem extrem dickköpfig, eigensinnig und bekannt für ihre häufigen, gewalttätigen Wutanfälle. Als sie von *Annie Sullivan* übernommen wurde, schrie sie zuerst stunden- und tagelang und leistete auf jede mögliche Weise Widerstand. Wie es für *Calcium carbonicum* typisch ist, fing sie zunächst nur langsam an zu verstehen; obwohl sie beinahe sieben Jahre alt war, brauchte sie viele Wochen, um einen Zusammenhang zwischen der Außenwelt und dem Druck, den ihre Lehrerin auf ihre Hand ausübte, zu finden. Nachdem sie jedoch einmal angefangen hatte, hörte sie ihr Leben lang nicht mehr damit auf, sich Wissen anzueignen – unter der systematischen Anleitung von *Annie Sullivan.*

Offenbar ist Genialität nicht nur eine Sache der Veranlagung. Erst wenn eine Begabung, die ein Mensch mit sich bringt, kultiviert wird, kann das Resultat Genialiät sein. Und die Geschichte von *Mozart* und von *Helen Keller* zeigt, welche Höhen talentierte *Calcium*-Menschen erreichen können, wenn sie unter ständiger Aufsicht und hartnäckiger, kritischer Anleitung stehen.

Ein einnehmendes Beispiel hierfür findet sich in der Geschichte *The Emancipation of Billy* von *O. Henry*, in der ein charmanter, alter Herr, ein *Lycopodium* zuzuordnender ehemaliger Gouverneur, der lange Jahre Würdenträger in der kleinen Stadt, in der er lebte, gewesen war, seinen intelligenten, aber sanften Sohn, der Anwalt war und niemals geheiratet hatte, ständig in den Hintergrund spielt. Dieser hatte in der Tat einen wichtigen Regierungsposten nicht angenommen, um sich besser um seinen Vater kümmern zu können. Mit einer der für *O. Henry* typischen überraschenden Wendungen wird die Situation korrigiert, als der Ex-Gouverneur dem Präsidenten der Vereinigten Staaten, der sich auf einer Wahlkampfreise befindet, vorgestellt wird als „... derjenige, der die Ehre hat, der *Vater* eines unserer hervorragendsten Mitbürger zu sein, des gelehrten und ausgezeichneten Juristen, beliebten Bürgers und vorbildlichen Gentleman, des ehrenwerten William B. Pemberton."

Häufig gibt *Calcium* sich damit zufrieden, betriebsam statt tatkräftig zu sein, Amateur zu bleiben und keinen Beruf zu ergreifen, weil ihm die damit verbundenen Anforderungen zu hart sind. Er kann eine Sache nach der anderen anfangen, und sich nie etwas ernsthaft widmen. Er kann auch ein ungeschultes und eigenwilliges Denkvermögen besitzen, das nie ausgebildet oder gelenkt worden ist; seine Begabung kann er an den Augenblick vergeuden und sie nie darauf verwenden, etwas Großes und Dauerhaftes zu unternehmen. Er ist das spontane, selbstvergessene Kind, das jeden Tag erfrischend neu erlebt und auf seine Weise dazu beiträgt, die Welt ein bißchen glücklicher zu machen. Es ist ihm jedoch, und dies ist ein hervorstechendes Merkmal von *Calcium carbonicum*, gleichgültig, wenn er seine Möglichkeiten nicht ausschöpft. Andere Konstitutionstypen wären frustriert, er jedoch resigniert: ihm fehlt die Antriebskraft, aus seinen angeborenen Talenten eine Perle zu machen. Wenn man ihn sich selbst überläßt, hat er kein Interesse daran, anzufangen und sich ins Zeug zu legen, Neues zu formen, Erfahrungen zu machen und so seine Begabung zu entwickeln, sondern gibt sich mit seinen „Gegebenheiten" zufrieden.

Das Mittel kann dieses Verhalten jedoch ändern. Ein Mann Mitte Dreißig wurde wegen ekzematischer Hauterscheinungen mit *Calcium carbonicum* behandelt. Er war ein begabter Maler und Schauspieler, und sang gut genug, um im Opernchor auftreten zu können, hatte aber all diese Laufbahnen aufgegeben, weil er eine Abneigung gegen die Disziplinierung durch eine Ausbildung hatte („Ich bin immer schon allergisch gegen formale Ausbildung gewesen!"). Stattdessen schlug er sich durch, indem er Vorhänge für einen Innenarchitekten aufhängte, Speisen und Getränke für Parties lieferte und in einer kleinen Schreinerei herumwerkelte. Während der Behandlung entschloß er sich plötzlich, Architektur zu studieren. Zum ersten Mal in seinem Leben arbeitete er wirklich hart. Während er noch studierte, gewann er einen nationalen Wettbewerb um den Bau einer Kirche. Natürlich kann seine Entscheidung, dieses Studium zu beginnen, rein zufällig mit der Behandlung zusammengefallen sein. Es sind jedoch schon genügend von diesen „Zufällen" während der homöopathischen Behandlung vorgekommen, um die Fähigkeit des Mittels, das Potential von *Calcium*-Menschen zu wecken und kreativ zu lenken, zu bestätigen.

Auch ohne daß das homöopathische Mittel als störendes Sandkorn fungiert, kann sich *Calcium*, wenn er das Bedürfnis nach mehr formaler Ausbildung verspürt, bewußt einer strikten, systematischen Disziplin unterwerfen. Eine Frau mittleren Alters litt häufig an Herzklopfen und Blutandrang zur Brust; die Symptome waren erschwerte Atmung und ein schleppender, trockener, stoßweiser Husten in der Nacht. Viele ihrer physischen Symptome wiesen auf *Calcium carbonicum* hin, aber scheinbar keine ihrer geistigen. Sie war motiviert, geschäftstüchtig und voller Kraft und Energie. Schließlich wurde sie gefragt, ob sie ihr Studium abgebrochen oder von der Schule abgegangen war. Sie muß den Arzt für einen Hellseher gehalten haben, denn sie hatte tatsächlich das College nach dem ersten Semester verlassen und war sechzehn Jahre lang in untergeordneter Stellung tätig gewesen, während ihre beträchtlichen Gaben brach lagen. Schließlich verlangte sie nach mehr intellektuellem Anreiz („Nachdem ich fünfunddreißig Jahre lang ziellos vor mich hin gelebt hatte, wurde mir plötzlich klar, daß ich von nichts eine Ahnung hatte") und ging wieder auf die Universität. Sie fand zu ihrer wahren Begabung und legte in Rekordzeit ihre Prüfungen und den Magister artium ab. Mit diesem für die langsame Entwicklung von *Calcium carbonicum* typischen Hintergrund konnte der Arzt ihr das Mittel als Konstitutionsmittel verschreiben.

Dieses plötzliche Verlangen nach rigoroser Disziplin und die Fähigkeit, sich selbst einer Struktur zu unterwerfen, findet sich selbst bei jungen Menschen. Ein Zehnjähriger pflegte, wenn er für etwas, das er angestellt hatte, nicht bestraft wurde, seinen Eltern feierlich eine Haarbürste zu überreichen und zu sagen: „Verhaut mich – *und zwar hart* – ich weiß, daß ich böse war und nicht so davon kommen sollte.“ Ein anderer, etwas älterer *Calcium*-Junge, der gewöhnlich riesige Mengen Nachtisch und Süßigkeiten aß, entschied sich, dies während der Fastenzeit sein zu lassen, nur um zu sehen, ob er das konnte. Ein Teil in ihm sehnte sich offenbar nach einer Herausforderung, denn als die Fastenzeit vorüber war, erklärte er, daß ihm dieser Entzug Spaß gemacht habe, und daß er die Absicht habe, im nächsten Jahr das gleiche noch einmal zu tun. Und ein vierzehnjähriges Mädchen, dessen äußere Erscheinung und Benehmen entweder auf *Pulsatilla* oder auf *Calcium carbonicum* hinwiesen und das wieder angefangen hatte, das Bett einzunässen, was ihre Eltern ihren nächtlichen Studien zuschrieben, erklärte, daß sie diese Zeit damit verbrachte, Sonnette, Sestinen, Rondeaus und nachempfundene Epen in heroischen Reimpaaren für den Englischunterricht zu verfassen. Als man sie fragte, ob sie denn die *Anweisung* habe, in so schwierigen Versformen zu schreiben, und ob alle ihre Klassenkameraden dasselbe zu tun hätten, antwortete sie, daß sie die Form nach Belieben wählen konnten: „Die meisten aus meiner Klasse schreiben moderne Gedichte ohne Reim. Das habe ich zuerst auch gemacht, aber es war mir zu einfach. Ich schreibe in diesen komplizierten Strukturen, um es *schwieriger* zu machen.“ Dann bemerkte sie scharfsichtig: „Wenn ich versuche, den Rhythmus zu finden und ihm zu folgen, dann suche ich nach neuen Ideen und neuen Worten, und so entdecke ich Gedanken bei mir, von denen ich vorher *keine Ahnung* hatte!“ *Pulsatilla* wäre nicht gewillt gewesen, sich freiwillig einer solchen strikten und schwierigen Disziplin zu unterwerfen, *Calcium carbonicum* gehört zu den wenigen, die sie aktiv suchen (ebenfalls *Natrium muriaticum*, während *Arsenicum* eine angeborene Selbstdisziplin besitzt), und die Lösung des Problems mit dem Bettnässen bescheinigte der Wahl des Arztes die Richtigkeit.

Calcium carbonicum wird gewöhnlich – und mit Recht – als ein Mittel „von langer Wirkungs-Dauer“ (*Hahnemann*) angesehen; der Arzt wird mindestens zwei Monate warten, bevor er eine andere Verschreibung in Betracht zieht. Der folgende Fall einer sechzigjährigen Frau, die wegen eines Hypophysentumors homöopathisch behandelt wurde, ist hierfür ein Beispiel. Der Tumor verursachte, weil er einen

Druck auf das Gehirn ausübte, anhaltende und heftige Kopfschmerzen, verschiedene Ohrgeräusche und eine allmählich zunehmende Sehtrübung, die von der Patientin mit einem Schleier vor ihren Augen verglichen wurde. Zum Glück war sie nicht allopathisch behandelt worden, weil der Tumor als inoperabel und sogar für eine Bestrahlung ungeeignet diagnostiziert worden war. Obwohl ihre Geistessymptome insgesamt nicht ausgesprochen für *Calcium* sprachen, trat in ihren Träumen eine spezifische Angst vor Schlangen zutage. Sobald sie einschlief, hatte sie schreckliche Träume, sogar Halluzinationen, von großen, fetten, aggressiven Schlangen, die über ihr Bett krochen. Wenn sie dann aufstehen wollte, sah sie noch mehr Schlangen auf dem Boden, die sich dort wanden und sie angreifen wollten. Natürlich dachte der Arzt bei solchen Träumen zuerst an *Lachesis* (*Boger*) und *Lac caninum* (*Kent*), aber keines dieser Mittel paßte zu ihren anderen Symptomen. Eines der nächsten Mittel, die in Betracht gezogen werden mußten, war *Calcium carbonicum* (vgl. im Repertorium von *Kent* unter „Wahnideen"). Dieses Mittel paßte besser auf ihre physischen Symptome: Bettnässen von Kind an bis ins Erwachsenenalter; des weiteren Dysmenorrhö mit zu frühen und profusen Blutungen, bis man wegen ihrer Fibrome schließlich eine Hysterektomie vorgenommen hatte; drittens ein verlangsamter Stoffwechsel, weshalb sie während der letzten zwanzig Jahre Schilddrüsenhormone nehmen mußte; und der Schleier vor ihren Augen („Undeutliches Sehen; mit federartigen Erscheinungen vor den Augen; als ob sie durch Gaze sehen würde": *Hering*). Eine Dosis *Calcium carbonicum* 200 verminderte die Ohrgeräusche und brachte eine deutliche Besserung der Kopfschmerzen und ihres Allgemeinbefindens. Keine Veränderung ergab sich bei der Sehtrübung, wohl aber bei den Schlangenhalluzinationen. „Nun bleiben die großen Schlangen auf dem Boden," informierte sie uns. „Sie kriechen nicht länger auf meinem Bett herum." Weil die Besserung immer noch anhielt, erhielt sie beim zweiten Mal Placebo, und als sie vier Wochen später wiederkam, erzählte sie, daß die Schlangen zwar immer noch auf dem Boden neben ihrem Bett waren, daß sie jetzt aber kleiner waren, und sie nicht mehr ängstigten. Die Kopfschmerzen waren verschwunden, der „Schleier" vor ihren Augen aber unverändert. Wieder bekam sie Placebo.

Beim nächsten Besuch sagte sie, daß keine Schlangen mehr um ihr Bett herumkriechen würden. „Und auch, wenn ich ihnen in meinen

Träumen begegne, huschen sie weg, wenn sie mich sehen. Jetzt haben *sie* Angst vor *mir*!“ Zum dritten Mal erhielt sie Placebo, und nach einem weiteren Intervall von sechs Wochen berichtete sie: „Wenn ich überhaupt noch von Schlangen träume, sind sie nicht größer als Schnecken, und absolut nicht mehr gefährlich. Sie beunruhigen mich nicht mehr im geringsten.“ Ihre Sehkraft hatte sich, obwohl stabilisiert, nicht gebessert. Da sie keine Kopfschmerzen mehr hatte, vermutete der Arzt, daß der Tumor nicht mehr weiterwuchs und möglicherweise sogar kleiner geworden war. Der Augennerv schien jedoch irreparabel geschädigt worden zu sein, und auch die weitere Behandlung mit *Calcium carbonicum* und anderen Mitteln brachte keine Besserung mehr. Als wir sie ein paar Jahre später wieder sahen, war sie immer noch bei guter und stabiler Gesundheit. Wahrscheinlich hatte die erste, lang wirkende Dosis von *Calcium carbonicum* das meiste, das erreicht werden konnte, bewirkt.

Es ist interessant, daß die schrecklichen Schlangen-Träume einige Monate vor den Kopfschmerzen und dem Verschwimmen der Sehkraft begonnen hatten. Möglicherweise hätte das Mittel, wenn es schon zu diesem Zeitpunkt gegeben worden wäre, das Wachstum des Tumors gestoppt, und der Augennerv wäre vielleicht nicht geschädigt worden.

Calcium carbonicum wird gewöhnlich auch ein langsam wirkendes Mittel genannt. Die Wirkung der homöopathischen Polychreste geht jedoch über die Eigenschaften, die man ihnen zuschreibt, hinaus, und auch *Calcium carbonicum* kann – sogar auf chronischer oder konstitutioneller Ebene – gelegentlich erstaunlich schnell wirken. Der oben erwähnte Bankangestellte, der jahrelang am gleichen Schalter gesessen hatte und unter Atemnot, hohem Blutdruck, chronischer Verstopfung und verschiedenen Schmerzen in Rücken und Beinen litt, bekam fünfzehn Minuten, nachdem er das Mittel bekommen hatte, und noch während er sich in der Praxis aufhielt, plötzlich Durchfall. Zur gleichen Zeit fingen seine Finger und Zehen an, unangenehm zu kribbeln – ein Symptom, das er vor Jahren gehabt hatte. Danach fühlte er sich in jeglicher Hinsicht besser, was noch monatelang anhielt.

Das leise *Calcium*-Bild kann bei einem Patienten leicht durch eines der „lauteren“ Mittelbilder überspielt werden. Genaueres Nachfragen jedoch enthüllt das stille *Calcium carbonicum* unter der Oberfläche, das ein Gegengewicht für die Aggressivität von *Sulfur*, die nervöse

Reizbarkeit von *Nux vomica*, die Angespanntheit von *Arsenicum*, die Überreiztheit von *Lachesis* und die Unbeständigkeit von *Phosphor* bildet.

Auch ein dünner, drahtiger, dunkler, aufgeweckter und energischer Mensch kann das Mittel durchaus benötigen. Manchmal liegt es in einer äußerst interessierten und effizienten Person verborgen, die auf der körperlichen Ebene typische *Calcium*-Symptome aufweist, ohne die dazugehörigen geistigen. Wie erklärt sich das? Zunächst ist *Calcium* (wie *Sulfur*) dafür bekannt, daß es tiefer wirken kann als die anderen Polychreste und zur Heilung anderer Konstitutionstypen mit beitragen kann. Es kann bis zum Beginn der Beschwerden des Patienten zurückreichen – zu ungelösten Kindheitsängsten und Problemen des Heranwachsenden – und verborgene Geistessymptome auf eine Weise herausbringen, zu der *Sulfur* nicht in der Lage ist (die Wirkung von letzterem beschränkt sich häufig darauf, lediglich die physischen Symptome des Patienten herauszubringen). Befragt man den Patienten nach seiner Kindheit, findet man in der Tat manchmal heraus, daß unter dem jetzigen *Sulfur*- oder *Lycopodium*-Bild (beim Mann) oder unter *Phosphor* oder *Natrium muriaticum* (bei der Frau) eine eindeutige *Calcium*-Schicht liegt. Wenn man genau nachfragt, zeigt sich womöglich tatsächlich, daß der Patient von der Schule oder der Universität abgegangen ist; daß er irgendwann das Bedürfnis hatte, wieder zu studieren oder sich einer rigorosen Selbstdisziplin zu unterwerfen. Und schließlich macht *Constantin Hering* (der selbst tschechischer Abstammung war) geltend, daß die meisten Slawen dieses Mittel brauchen*.

---

* Prinz Myschkin, der Held von *Dostojewskis Der Idiot* und ein typischer Russe, verkörpert viele der Charakteristika, die in diesem Kapitel diskutiert werden. Es spricht für *Dostojewskis* Beobachtungsgabe, daß der Epileptiker Myschkin so ausgeprägte *Calcium*- Eigenschaften aufweist. Obwohl intelligent und sensitiv, ist er zu naiv und gutmütig, zu unkonventionell und zu exzentrisch (in der Anfangsszene fängt er eine philosophische Unterhaltung mit einem erstaunten Diener an und spricht zu ihm wie zu einem Gleichgestellten). Er ist sanft, angenehm und charmant, wie es typisch für *Calcium* ist, aber unklar und ungeformt. Niemand kann etwas mit seiner Einfalt anfangen, die kombiniert ist mit einem unleugbaren Wahrnehmungsvermögen. Er ist kindlich, und sein Arzt sagt ihm, daß er seelisch und charakterlich immer ein Kind bleiben wird, obwohl er aussieht wie ein Mann. Auch in seiner Unschuld ist er kindlich, und besonders in seinem Mangel an Verständnis dafür, daß sexuelle Leidenschaft ein wichtiger Faktor in menschlichen Beziehungen ist. Denn Myschkin ist, wie so manche *Calcium*-Spätentwickler, im wesentlichen leidenschaftslos und unfähig zu tiefer sexueller Erfahrung, was für die beiden Frauen, die er liebt, eine Tragödie nach sich zieht.

Der Arzt sollte daher sorgfältig auf ein verborgenes *Calcium*-Bild achten. Ansonsten ist es nicht schwierig, es bei einem schüchternen, etwas trägen, langsamen, leicht erschöpften, manchmal geistig passiven und gelegentlich exzentrischen Menschen zu identifizieren. Und wenn der Eindruck, den ein Patient hinterläßt, unbestimmt ist, weil seine Persönlichkeit entweder nebulös oder ungeformt ist; wenn Wahrnehmungsvermögen oder Sensibilität mit ausgesprochener Naivität kombiniert ist; wenn sein Charakter unentwickelt ist und er hinter seinen Möglichkeiten zurückbleibt; wenn sein ganzes Wesen nach Anleitung, Struktur und Disziplin verlangt, um weniger lethargisch, mehr ausgeformt und erfüllt zu werden, sollte man *Calcium carbonicum* in seine Überlegungen miteinbeziehen. Bei richtigem Gebrauch, nach den Anweisungen von *Hahnemann* und anderer Meister der Homöopathie, kann die unauffällige graue Schale der bescheidenen Auster eine der größten homöopathischen Gaben sein, die die Natur dem Menschen geschenkt hat.

Es paßt auch zu seiner *Calcium*-Natur, daß sich sein künstlerisches Feingefühl auf die Schönheiten einer Disziplin von untergeordneter Bedeutung richtet, die Kalligraphie. Beispielsweise hält er einen langen Diskurs über „Schnörkel“:

> Ein Schnörkel ist eine höchst gefährliche Sache. Ein Schnörkel verlangt außerordentlichen Geschmack; aber wenn man Erfolg haben sollte, wenn die rechten Proportionen gefunden werden sollten, die ihn unvergleichlich machen, wie sehr kann man sich in ihn verlieben!

Natürlich ist die Empfänglichkeit für die Verführungskräfte der Schönheit nicht nur *Calcium* eigen, aber die Unverhältnismäßigkeit der Reaktion Myschkins – die Schnörkel zu Beginn und am Ende von Briefen zum Objekt seiner Liebe zu machen – zeugt von seinen *Calcium*-Anteilen (auch von *Silicea*).

Lycopodium

Lycopodium ist der Bärlapp, ein Moos, dessen Sporen wie Wolfspfoten aussehen; daher der griechische Name *lyco* (Wolf) und *podos* (Fuß). Moose gehören zu den ältesten pflanzlichen Lebensformen der Erde, es gibt sie seit der Silurzeit vor etwa 350 Millionen Jahren. Trotz aller geologischen Umwälzungen und klimatischen Umbrüche sind sie im wesentlichen unverändert geblieben. Assoziationen, die durch Moos hervorgerufen werden, sind Gelassenheit und Stabilität. Sein wunderschönes Grün ist erholsam für das Auge und wohltuend für den Geist; es ist federnd weich und faßt sich angenehm kühl an; sein zähes Wachsen durch die Jahrtausende hindurch läßt es unzerstörbar erscheinen.

Wenn wir nach Entsprechungen zwischen Pflanze und Mensch suchen (und sei es nur als Gedächtnisstütze), dann finden wir, daß auch die Persönlichkeit von *Lycopodium* angenehm und unabhängig ist, wohltuend ruhig und reserviert, und, zumindest nach außen hin, kühl und beherrscht. Sie steht damit im Gegensatz zu *Sulfur, Lachesis* und anderen, hitzigeren Arzneimitteltypen. *Lycopodium* ist außerdem vital und hat die Fähigkeit, sich an wechselnde Schauplätze und unterschiedliche Umstände anzupassen, ohne sich selbst dabei zu verändern.

Sein Wesen ist komplex und nicht immer einfach zu erkennen oder zu definieren; häufig hat der Anschein wenig mit dem gemeinsam, was darunter passiert. Dies wird deutlich werden, wenn wir versuchen, die ständige Spannung zwischen Stärken und Schwächen, zwischen Bild und Wirklichkeit dieses Konstitutionstyps zu erfassen.

Die folgende Untersuchung wird sich auf vier auffallende Merkmale von *Lycopodium* konzentrieren: seine unverwüstliche Selbstachtung, seine unerschütterliche Vitalität, seine gelassene innere Distanz und die Achillesferse dieses höchst leistungsfähigen Typs: seine Neigung, sich selbst etwas vorzumachen. Abschließend wird geprüft, wie diese Eigenschaften zusammenwirken und sich in seiner Haltung zu Gesundheit und Krankheit spiegeln.

Eine Variante des klassischen Lycopodium-Typs

In der klassischen homöopathischen Literatur wird *Lycopodium* folgendermaßen beschrieben: der Patient ist mager, seine Muskeln sind schwach und es mangelt ihm an Lebenswärme; das Haar wird vorzeitig grau oder fällt aus; tiefe Denk- oder Sorgenfalten zerfurchen seine Stirn; sein Gesicht ist eingesunken, fahl oder erdfarben und früh runzelig; der sorgenvolle Ausdruck kann ihn älter aussehen lassen, als er ist. Als Kind gleicht er einem weisen alten Mann, als junger Mann kann er hervorragend, aber irgendwie verlebt aussehen; der Intellekt entwickelt sich auf Kosten seines Körpers. Es findet sich jedoch auch das Gegenteil: geistiger Abbau, frühe Senilität, fehlende Intelligenz, schlechtes Gedächtnis. *Lycopodium* wird außerdem noch als melancholisch, mürrisch, verzweifelt, trotzig, mißtrauisch bezeichnet, als übelnehmend, ungeheuer reizbar, menschenscheu, hinterhältig, und so weiter. All diese Charakterzüge finden sich bei *Lycopodium* und müssen als solche erkannt werden, wenn sie da sind.

Auf die *Lycopodium*-Menschen, die für die heutige homöopathische Praxis typisch sind, paßt dieses Bild jedoch häufig nicht, sei es beim ersten Eindruck oder bei näherem Hinsehen. Dieses Kapitel konzentriert sich daher (besonders beim Mann) auf den, wie man ihn vielleicht nennen könnte, „abweichenden *Lycopodium*-Typ“ und weist auf neue Aspekte des Mittels hin.

Man hat *Lycopodium* bei einer großen Anzahl von Patienten erkannt – und erfolgreich verschrieben –, die physisch stark, attraktiv, gut gebaut und von müheloser Spannkraft sind. Beide Geschlechter können einen klaren Teint und auch in hohem Alter eine glatte Haut haben. Frauen sind oft schön und von aufrechter Haltung, Männer haben markante und klar umrissene Gesichtszüge. „Gutaussehend“ und „elegant“ sind passende Worte für die Erscheinung von *Lycopodium*, so wie *Pulsatilla* hübsch, *Phosphor* attraktiv und *Arsenicum* vornehm ist*.

Häufig bleiben diese Männer ihr ganzes Leben schmächtig, aber von einer Magerkeit, die eher zäh wirkt als zerbrechlich (*Phosphor* und *Arsenicum* sind letzteres). Wenn *Lycopodium* im Alter zunimmt, tut er das auf elegante Art und Weise: er wird stattlich, und sein Gewicht scheint ihn lediglich würdevoller und stabiler zu machen. Auffällige Augenbrauen verraten seinen häufig stark entwickelten Intellekt. Dies ist für *Lycopodium* charakteristisch; das Mittel sollte bei allen Patien-

* Der Leser wird in diesem Bild von *Lycopodium* unter anderem den typisch amerikanischen „WASP“ (white, Anglo-Saxon, protestant) erkennen.

ten mit in Betracht gezogen werden, die eine hochgewölbte Stirn mit oder ohne Furchen bzw. starke oder gutaussehende Augenbrauen haben, oder die „häufig die Stirne runzeln" (Kent) – ein oft bestätigtes Symptom.

Auf der geistig-emotionalen Ebene ist *Lycopodium* gewöhnlich stabil und ausgeglichen, er hat eine robuste, dem Leben zugewandte Haltung und gesunde Vorlieben. Er tendiert zu Mäßigung und einem im wesentlichen gesetzten Lebensstil, selten verzeiht er sich ein neurotisches oder hypochondrisches Sich-Gehenlassen. Sein Verhalten ist in fast jeder Hinsicht gemäßigt. Emotional übernimmt er sich selten, gewöhnlich hält er noch etwas in Reserve. Bei *Lycopodium* spürt man häufig eine darunterliegende, ruhige Stärke.

Ein Grund für die scheinbare Diskrepanz zwischen dem traditionellen und dem davon abweichenden Konstitutionstyp könnte sein, daß *Lycopodium* als Teil der bekannten Triade von *Kent, Sulfur – Calcium carbonicum – Lycopodium*, mit den beiden ihm nahe stehenden Mitteln bestimmte, charakteristische Züge gemeinsam hat. Variationen des *Lycopodium*-Typs treten auf, weil sich die Betonung innerhalb der Triade verschiebt. Manche tendieren eher zu *Sulfur* und vermitteln Selbstvertrauen, Sicherheit, Verstand, Energie, Unerschrockenheit und Lebenskraft. Andere neigen eher zu *Calcium carbonicum* und sind empfindlich und langsamer; unter der Oberfläche liegt eine Schicht von nicht verarbeiteten Unsicherheiten aus der Kindheit.

Zusätzlich spielt auch das Alter eine Rolle. Der im Grunde vitale Mensch bleibt gesund bis ins mittlere Lebensalter oder auch länger, und sucht bis zu diesem Zeitpunkt daher auch keinen Arzt auf. Erst wenn er seine Konstitution zu sehr strapaziert hat und zusammengebrochen ist, zeigt sich das körperlich und geistig geschwächte Bild. Den Mann, der vierzig oder fünfzig Jahre ohne Rücksicht auf seine Gesundheit gelebt hat, überfällt jetzt die Furcht, und er zeigt alle klassischen Ängste und Unsicherheiten. Bis zu diesem Zeitpunkt hat er gewöhnlich jeden Arzt sorgfältig gemieden.

Bezüglich der Homöopathie ist *Lycopodium* in der Tat so etwas wie der Dienstwaggon eines Zuges. Gewöhnlich ist es seine eifrige, frisch bekehrte Frau, die wie eine Lokomotive zur Homöopathie dampft und energisch die Eisenbahnwaggons hinter sich herzieht: Kinder, Eltern, Freunde und Verwandte. Ganz am Schluß, zwanzig Waggons dahinter, kommt der Dienstwaggon – ihr nur widerwillig hinterherzockelnder Gatte. Dank des Einsatzes ihrer äußerst hartnäckigen *Arsenicum*-Ehefrauen, der nachdrücklichen Begeisterung von *Natrium muriaticum* oder dem inständigen Flehen der *Pulsatilla*-Frauen, die ihre skeptischen, widerwilligen, doch eigentlich gesunden *Lycopodium*-Ehemänner zum Arzt schleppen, konnten Homöopathen sie vor ihrem Zusammenbruch beobachten und sie vorbeugend behandeln.

Selbstwertgefühl

Das erste, was an *Lycopodium* auffällt, ist sein Selbstwertgefühl. Er macht den Eindruck von einem, der beherrscht und offenbar von sich selbst sehr überzeugt ist. Er vertraut auf sein eigenes Urteil und glaubt, daß er es immer am besten weiß. Er ist zwar zurückhaltend und sagt es nicht immer laut, aber er denkt es jedenfalls. Die halb ernstgemeinte Klage eines Patienten – „Oh, was ist das nur für ein schreckliches Los, immer recht zu haben, wenn andere im Unrecht sind!" – enthüllt die wahre Geisteshaltung von *Lycopodium*.

Er findet, daß er selbst ein Beispiel an Mäßigung und Vernunft ist, dem andere nacheifern sollten. Er ist davon überzeugt, daß diese Welt viel, viel besser wäre, wenn es nur mehr so aufrechte und rechtschaffene Menschen gäbe wie ihn. *Sulfur* kann ähnlich selbstbewußt sein, ist jedoch weniger selbstgerecht. *Lycopodium* legt moralisches Gewicht auf sein „Rechthaben", während das „Ich habe immer recht" von *Arsenicum* einen aggressiven Beigeschmack hat, der nicht charakteristisch für *Lycopodium* ist.

Natürlich ist sein Selbstwertgefühl manchmal auch nur Fassade (*Gutman* nennt das „Überkompensation nach außen") und verdeckt ein *Calcium* ähnliches Gefühl der Unzulänglichkeit. Unter dem starken Äußeren liegt die Angst, unfähig zu sein („Mangel an Vertrauen auf seine Kräfte": *Hahnemann*), die manchmal berechtigt, und manchmal unbegründet ist. Doch auch seine Unsicherheit unterscheidet sich von der von *Calcium carbonicum*, da sie von einer Schicht Selbstsicherheit überlagert wird, die psychologisch manchmal sogar einschüchternd wirkt, während *Calcium carbonicum* bescheiden und ohne Selbstvertrauen ist. Beim abweichenden *Lycopodium*-Typ jedoch ist dieses aufrichtige Selbstwertgefühl keine Fassade. Die *Calcium*-Unsicherheiten seiner Kindheit sind aufgelöst, und er macht einen selbstbewußten und starken Eindruck, weil er ein Mensch ist, der sich selbst achtet und intellektuell und emotional gut integriert ist.

Tatsächlich rührt ein Großteil der Stärke von *Lycopodium* von seinem Selbstwertgefühl, mit dem er auch die Achtung anderer gewinnt. Sein Wesen, sein Verhalten und seine Selbstsicherheit flößen Respekt ein, und er besitzt genügend psychologischen Scharfsinn, um sich im selben Maße beliebt zu machen, wie er sich Respekt verschafft. Er ist angenehm und höflich, besitzt einen zurückhaltenden Charme (im Gegensatz zum eher expansiven Charme von *Phosphor* oder *Sulfur*), und unterwirft so andere fast unmerklich seinem Willen.

Sein Selbstwertgefühl ist tief verankert und zeigt sich schon früh, vor allem bei Jungen, wie folgender Vorfall zeigt. Ein künstlerisch begabter Zehnjähriger wurde mit *Lycopodium* wegen eines nässenden Ekzems, das vor allem auf den Händen ausgeprägt war, behandelt. Er war der Sohn eines ziemlich bekannten Regierungsbeamten und selbst recht ehrgeizig. Eines Tages sagte sein Vater im Scherz zu ihm: „Wenn du so weiter malst, wirst du eines Tages noch berühmt, als der begabte Sohn von Joseph N."

„Nein, Papa, das siehst du völlig verkehrt," antwortete der Junge gelassen. „*Du* bist derjenige, der bald als der begabte Vater des berühmten Künstlers Henry N. bekannt werden wird. " Die Ernsthaftigkeit und Selbstsicherheit hinter dem Scherz waren offensichtlich.

In seinem Selbstvertrauen und seiner Fähigkeit, mit Situationen umzugehen, kann das heranwachsende *Lycopodium*-Kind für sein Alter sehr reif sein und seine Selbstbeherrschung auch unter Belastung aufrechterhalten. Dieser Charakterzug zeigte sich bei einem jungen Patienten, dessen Englischlehrer sein Notizbuch verlegt hatte und glaubte, die Schüler hätten es gestohlen. Er kündigte der Klasse an, daß er die Noten willkürlich verteilen werde, wenn das Notizbuch nicht wieder auftauche. Es blieb jedoch verschwunden, und der Junge bekam eine Drei ins Zeugnis. Überrascht brachte er dem Lehrer seine Hefte und Arbeiten, um ihm zu zeigen, daß er nur Einsen und Zweien geschrieben hatte, der Lehrer aber blieb, aus Gründen, die er für sich behielt, bei der Note.

Es ist leicht nachzuvollziehen, daß der Junge zunächst wütend und enttäuscht war. Dies dauerte jedoch, so erzählten seine Eltern, lediglich ein paar Minuten, dann zuckte er mit den Achseln und sagte

„Was soll's!", und die Sache war erledigt. Dem Arzt erklärte er später: „*Ich* weiß doch, daß ich nur Einsen und Zweien hatte und daß ich gut war, was kümmert's mich, wenn der Lehrer mir eine Drei gegeben hat? Vermutlich ist das seine Art, mir eins auszuwischen. Ich war dieses Jahr sicher kein Engel in der Schule." Er besaß genügend Selbstvertrauen und Sicherheit, um sich nicht über das unfaire Verhalten eines anderen oder die Mißachtung seiner Leistung zu ärgern. Eine so erwachsene Reaktion ist das genaue Gegenteil der Wut von *Natrium muriaticum* über eine solche Behandlung, der sich noch Monate oder sogar Jahre später mit Leidenschaft und Entrüstung an die Ungerechtigkeit erinnert, die ihm damals widerfahren ist.

Dieser Schüler wurde, nebenbei gesagt, wegen seiner schlechten Verdauung behandelt. Sie äußerte sich vor allem in schrecklich unangenehmen Blähungen, die er von den stärkehaltigen Mehlspeisen bekam, die er so gerne aß. Es sei an dieser Stelle daran erinnert, daß eine der größten konstitutionellen Schwachpunkte von *Lycopodium* die Leber ist, zusammen mit einer fehlerhaften Verdauung. Er leidet an Blähungen, die nach den Mahlzeiten auftreten und recht schmerzhaft sein können, sein Magen knurrt laut, die Eingeweide gluckern und er neigt zu unangenehmen, manchmal schmerzhaften Blähungen; weitere Symptome sind eine Unfähigkeit, Winde zu lassen, Sodbrennen, Sättigungsgefühl nach ein paar Bissen, oder Völlegefühl, das durch Aufstoßen nicht gelindert wird (vgl. die Auflistung von etwa 300 Verdauungssymptomen bei *Hahnemann*). Trotz dieser Beschwerden kann er mit *Sulfur* das Charakteristikum gemeinsam haben, ein herzhafter, wenn nicht gar exzessiver Esser zu sein („Essen steigert seinen Appetit": *Kent*), oder er wacht mitten in der Nacht hungrig auf und muß eine Kleinigkeit essen, um wieder schlafen zu können. Heißes Essen tut ihm gut, manchmal besteht er darauf, angewärmte Teller zu bekommen. Er verträgt sehr heiße Getränke und trinkt seinen Tee oder Kaffee kochend heiß, ohne sich den Mund zu verbrennen. Manchmal hat er großes Verlangen nach Süßem; ein dreijähriger Patient bestand darauf, daß auf jeden Bissen, den er aß, Zucker gestreut wurde. Er ließ sich dies erst abgewöhnen, nachdem er das Mittel verschrieben bekommen hatte.

Das Selbstwertgefühl von *Lycopodium* wird verstärkt durch das Gefühl, daß er „unter einem glücklichen Stern geboren" ist. Das Leben scheint ihn in diesem Gefühl zu ermutigen. Er hat mühelos

Erfolg in akademischen Bestrebungen und persönlichen Beziehungen, eigentlich in allem, was er tut. Er vertraut auf sein Glück, hofft stets das Beste, und mit seinen angeborenen Fähigkeiten und seinem Optimismus gelingen seine Vorhaben im allgemeinen. Wenn sie dies nicht tun, ist es auch nicht schlimm. Anpassungsfähig und robust, wie er ist, erhebt er sich wie ein Phönix aus der Asche und wendet sich etwas anderem zu (*Sulfur*). Dies alles steigert den Anschein seiner physischen und psychischen Unzerstörbarkeit und seine ohnehin schon hohe Meinung von sich selbst; es legt auch den Grundstein für die typische Arroganz von *Lycopodium*, die er in jungen Jahren vielleicht verbirgt, die aber später offensichtlich wird.

Ein etwas anderer Ausdruck seines Selbstwertgefühls ist seine Weigerung, sich zu streiten oder zu verhandeln. Er kann zwar kampflustig sein und, wie *Sulfur*, intellektuelle Kontroversen genießen, die sich von einem würdelosen Streit auf der persönlichen Ebene unterscheiden. *Lycopodium* fühlt sich jedoch so offensichtlich im Recht, daß er sich häufig sogar weigert, eine Sache auch nur zu diskutieren. Mitten in einer Auseinandersetzung, und besonders dann, wenn der andere gerade ein schlagendes Argument gebracht hat, steht er auf und geht. Wie ein würdevoller Diplomat ignoriert er die Herausforderung durch den Feind, er kennt den Augenblick, an dem man sich aus einer unproduktiven Situation entfernt und den ehrenvollen Rückzug antritt. Im Gegensatz dazu besteht *Natrium muriaticum* darauf, schon verlorene Schlachten bis zum bitteren Ende durchzukämpfen.

Wenn *Lycopodium* sich einmal zu einer Auseinandersetzung herabläßt, ist er meist nur schwer zu fassen. Klug vermeidet er die direkte Konfrontation auf feindlichem Territorium und verzieht sich geschickt vom gegnerischen Gebiet, indem er das eigentliche Ziel verschleiert, den Einwand abbiegt oder das Thema wechselt. So zieht er den Gegner immer weiter auf sein eigenes Terrain, wo er ihn leichter schlagen kann (wie bei *Napoleons* katastrophalem Rußlandfeldzug 1812). Bei den seltenen Gelegenheiten, wo er zugibt, daß er sich mit seinen Einwänden irrt, meint er es nicht wirklich so. Sein Tonfall vermittelt ein ritterliches „Nun gut, wie du meinst, wenn du wirklich darauf bestehst," und beinhaltet stillschweigend, daß er großzügig kapituliert, weil die andere Seite so unvernünftig ist.

Ein männlicher Patient – angenehm, intelligent, gutaussehend und scheinbar der ideale Ehegatte – wurde wegen Gicht behandelt. Nach einer Reihe von *Lycopodium*-Gaben rief seine Frau an, um sich zu bedanken – nicht für die Behandlung, sondern für die erste konstruktive Auseinandersetzung, die sie mir ihrem Mann seit Jahren gehabt hatte. „Ich beginne zu verstehen, welch ein Privileg es für Ehepaare ist, streiten zu können," war ihr Kommentar. Offenbar war dieser energische Gentleman in der Vergangenheit unwillens gewesen, über irgendetwas zu diskutieren, das ihn in ein unvorteilhaftes Licht hätte setzen können oder ihn daran gehindert hätte, zu tun, was er wollte. „Wir hätten diese Unterhaltung schon vor zehn Sätzen abbrechen sollen, ich will jetzt nichts mehr darüber hören," pflegte er zu sagen, indem er die klassische *Lycopodium*-Taktik anwandte, den Feind nicht direkt anzugreifen; und jedes überzeugende Argument seitens seiner Frau hatte sonst ein würdevolles Schweigen zur Antwort. Nun war er von seiner stolzen und unangreifbaren Position herabgestiegen und gewillt, Differenzen auszutragen, während sie nicht mehr so frustriert war, weil sie nicht mit ihm streiten konnte oder ihn nicht zu fassen bekam.

Genau wie *Lycopodium* versucht, Auseinandersetzungen zu umgehen, so vermeidet er es auch, Beziehungen abzubrechen. Streit oder mit anderen zu brechen, ist unter seiner Würde und Selbstachtung. So etwas trübt sein Selbstbild, daß er in der Lage ist, mit allen zurechtzukommen, jeden zu verstehen und von allen respektiert zu werden. Er unternimmt die größten Anstrengungen, um sich nicht seiner Familie, seinen Partnern, Freunden und Untergebenen zu entfremden. Sogar nach einer schmerzhaften Scheidung ist es äußerst wichtig für sein Selbstwertgefühl, ein freundschaftliches Verhältnis zu seiner Ex-Frau und den Schwiegereltern zu behalten. Im Gegensatz zu dem, was man erwarten würde, widerstrebt es dem erfolgreichen Unternehmer, unfähige Angestellte zu entlassen; er würde sie lieber behalten, als eine Beziehung lösen und Unbehagen hervorzurufen. Auch beruflich versucht er, nach jeder Unstimmigkeit die Beziehungen zu Gegnern oder Konkurrenten wieder zu kitten, indem er mit ihnen einen trinken geht und versucht, die Dinge auf taktvolle, versöhnliche Weise zu besprechen. Keiner kann persönliche Gefühle besser von Beruflichem trennen. Er kann sich mit seinem Gegenspieler vor Gericht, im Sitzungssaal oder in den verräucherten Hinterzimmern, in denen sich das politische Leben abspielt, heftig streiten, um eine Stunde später mit ihm zusammen zu lachen und Witze zu reißen. Während der Waffenruhe legt er berufliche Rivalitäten beiseite und pflegt aufrichtig gerne den Umgang mit seinem Gegner.

Dies ist eine anziehende Seite von *Lycopodium*. Er ist bereit, über vergangenen Streit hinwegzusehen und nicht so nachtragend wie *Natrium muriaticum*. Seine Grundhaltung ist ein gesundes „Was vorbei ist, ist vorbei"; er schaut nach vorne und beginnt von Neuem. Bewußt oder unbewußt meint er, daß man durch Reparieren mehr erreicht als durch Zerbrechen, mehr durch Versöhnung als durch Streit. Er glaubt, daß zu vergeben weise, und zu vergessen großzügig ist, und so achtet er darauf, die soziale Harmonie aufrechtzuerhalten, indem er selbst vergibt und vergißt.

Manchmal bringt sein versöhnlicher Impuls den selbstgerechten *Lycopodium* sogar dazu, sich zu entschuldigen – was er dann auch großzügig tut. *Pulsatilla*, in ihrem Bestreben, Unstimmigkeiten zu vermeiden, entschuldigt sich ebenfalls. Der Unterschied zwischen den beiden ist, daß *Lycopodium* teils nicht ganz ohne Absicht versöhnlich ist und auf seinem Standpunkt beharrt, während *Pulsatilla*, die geborene Friedensstifterin, von Herzen nachgiebig ist und freundlich sagt: „Entschuldige. Wie du willst. Mach, wie du denkst. Ich bin mit allem einverstanden."

Pulsatilla und *Lycopodium* stehen den Konstitutionstypen gegenüber, die sich überhaupt nicht entschuldigen können: vor allem *Sepia* und *Natrium muriaticum*. Es ist eine wahre Qual für ihren empfindlichen Stolz. Eher ziehen sie sich von anderen zurück oder riskieren den Bruch einer Beziehung, als die Erniedrigung durch eine Entschuldigung zuzulassen. Für *Lycopodium* ist dies leichter, weil seine Entschuldigung weniger ein Zugestehen von Fehlern, als ein Ausdruck seines eigenen Selbstwertgefühls ist. Er entschuldigt sich vor allem, um Streit zu beenden und die Harmonie aufrechtzuerhalten, aber nicht notwendigerweise deshalb, weil er sich im Unrecht glaubt. So entpersonalisiert (oder sublimiert) er wirksam seine Entschuldigung in ein edles Opfer zugunsten des Friedens. Er kann sich auch aus Klugheit entschuldigen, um zukünftige oder ernstere Kritik abzuwenden, wenn er weiß, daß er nicht ganz recht hat.

Lycopodium liebt es, gelobt zu werden und Komplimente zu bekommen, weil es seine eigene Wertschätzung bestätigt. Er wird nicht rot oder verlegen, sondern nimmt die Huldigung würdevoll als etwas an, das ihm rechtmäßig zusteht. Er selbst macht verbindliche und wohlwollende Komplimente und kann sehr schmeichlerisch sein, wenn er will. Umgekehrt will auch er geschmeichelt sein; Komplimente saugt er geradezu auf, egal wie aufdringlich sie sind (jeder Partner eines *Lycopodium*-Menschen sollte wissen, daß Schmeicheln eine Möglichkeit ist, um ihn oder sie glücklich zu machen).

Auch wenn man ihn lobt, wenn er es nicht verdient, ist *Lycopodium* gewillt, es anzunehmen. Er weiß, daß die Anerkennung unverdient ist (schließlich ist er kein Dummkopf), aber er weist sie auch nicht zurück. Er denkt etwa folgendes: „Wenn es anderen Spaß macht, mich für besser zu halten, als ich bin – warum sollte ich ihnen die Illusion nehmen? Laß sie doch so denken. Ihnen tut's nicht weh, mir auch nicht, und alle sind glücklich.“ So rationalisiert er sein Annehmen von unverdienter Anerkennung als Nettigkeit anderen gegenüber. Viele dementieren, wenn sie zu Unrecht gelobt werden, und ziehen die Wahrheit der Anerkennung vor. *Lycopodium* zieht im allgemeinen die Anerkennung der Wahrheit vor.

Wenn man ihm z. B. wegen einer Reparatur im Haushalt Komplimente macht, erwidert er mit einem einnehmenden, sich selbst entschuldigenden: „Ich tu' halt, was ich kann,“ oder „Es war gar nicht schwierig, aber ich scheine wirklich Talent im Umgang mit Werkzeugen zu haben.“ Dies sind ausgezeichnete Antworten; *Lycopodium* weiß gewöhnlich ganz genau, was er sagen muß und was nicht, um ein gutes Bild von sich abzugeben. Natürlich kann es passieren, daß er nicht erzählt, daß die Reparatur nicht gehalten hat und die Handwerker kommen mußten. Er lügt nicht, aber er sieht keine Notwendigkeit, die ganze Wahrheit zu erzählen.

Eine bezaubernde Frau wurde wegen Unregelmäßigkeiten bei der Menstruation und anderen unbestimmten Beschwerden behandelt. Ihre körperlichen und geistigen Symptome waren entweder *Natrium muriaticum* oder *Lycopodium* zuzuordnen. Um entscheiden zu können, welches Mittel gerade vorherrschte, fragte der Arzt nach dem musikalischen Werdegang ihrer Kinder (er wußte, daß sie immer vielversprechende Ansätze gezeigt hatten): „Sie sind doch so ein künstlerisch veranlagter Mensch (sie war Grafikerin), das ganze musikalische Talent muß aus Ihrer Familie kommen.“ Er wußte sehr wohl, daß ihr Mann der Musikalische war, sie jedoch lächelte ihr schönstes Lächeln, ließ durchblicken, daß er völlig recht habe, aber daß sie zu bescheiden sei, ihm zuzustimmen, und bemerkte: „Nun, ich spiele ein bißchen“

(in der Tat spielte sie „ein bißchen", aber nicht mehr). Unter den gleichen Umständen hätte *Natrium muriaticum* aller Wahrscheinlichkeit nach das Kompliment zurückgewiesen und hätte darauf bestanden, daß die musikalische Begabung aus der Familie ihres Mannes komme. Die Antwort der Patientin wies klar auf das Mittel hin, und die darauf folgende Besserung ihrer Periodenbeschwerden war Beweis für die richtige Wahl.

Im Umgang mit der Welt scheint *Lycopodium* im großen und ganzen voll Vertrauen in die Menschheit zu sein, aber hinter seiner offenen und angenehmen Art verbirgt sich häufig Vorsicht und Mißtrauen; er glaubt nur an sich, weniger an andere („Misstrauisch, verdachtsam": *Hahnemann*). In seinem Herzen ist er ein Zweifler, der wenig von den schwachen und irrenden Sterblichen erwartet. Dieses Mißtrauen mag teilweise die natürliche Folge seiner Selbstschätzung sein. Er ist davon überzeugt, daß andere die Dinge nicht annähernd so gut können wie er, und er verläßt sich stets darauf, daß er es besser weiß oder kann. Tatsächlich spiegeln die bekannten Vorahnungen von *Lycopodium* („fürchtet, unter Streß zusammenzubrechen; Angst, in der Öffentlichkeit aufzutreten; vorausahnende Befürchtungen vor einer Vorstellung": *Kent*) häufig eher sein bedrohtes Selbstwertgefühl als mangelndes Selbstvertrauen. Er weiß, daß er die Leistung bringen kann, daß er es gut kann und vorbereitet ist, aber er fürchtet, daß sein Gedächtnis versagt oder daß er irgendwie das Gesicht verliert (das Gesicht zu wahren ist immer eine seiner ersten Überlegungen). Die echte Überzeugung, *unfähig* zu sein, ist eher charakteristisch für *Silicea* oder *Calcium carbonicum*. Obgleich der *Lycopodium* schließlich eine wunderbare Leistung erbringt („er rafft sich auf, freundet sich mit seiner Arbeit an und wirkt schließlich glücklich und selbstvergessen dahin": *Tyler*), hegt er doch das nächste Mal genau die gleichen Befürchtungen, sein „Image" könnte leiden.

Vorsicht und Skepsis machen ihn jedoch nicht zu einem unfähigen Pessimisten. Sie lassen ihn im Gegenteil pragmatisch denken. Im Umgang mit Menschen hegt er keine allzu hohen Erwartungen, sondern schätzt ihre Grenzen höchst realistisch ein (*Bismarck*, ein gutes Beispiel für dieses skeptische und pragmatische Verständnis der Grenzen seiner Mitmenschen, sagte einmal: „Man kann gar nicht genau genug überprüfen, wie Gesetze und Würstchen gemacht sind"). *Lycopodium* versucht, mit dem, was er in der Hand hat, zu arbeiten und wünscht sich auch nichts anderes, da er unbewußt der Philosophie anhängt, daß „der Spatz in der Hand besser ist als die Taube auf dem Dach". Dies unterscheidet sich deutlich von *Arsenicum* und *Natrium muriaticum*, die in ihrer Beziehung zu anderen Absolutes suchen und hohe Erwartungen haben; sie jagen der Taube nach und haben zum Schluß möglicherweise gar nichts.

Er akzeptiert die Menschen wie sie sind, ohne ungebührlich kritisch zu sein, was ihn sozial sehr anpassungsfähig macht. Er ist nicht leicht enttäuscht oder verletzt (*Natrium muriaticum*), noch mißt er die Menschen an unrealistischen Maßstäben (*Arsenicum*). Mittelmäßigkeit, ja sogar Unfähigkeit in seiner Umgebung kann er ertragen. Im Gegensatz zu *Arsenicum* versucht er selten, andere dazu zu bringen, besser zu sein oder sich selbst zu übertreffen, und außerhalb seiner unmittelbaren Familie versucht er nicht, sie (wie *Natrium muriaticum*) zu ändern. Deshalb fühlen sich andere in Gegenwart von *Lycopodium* wohl, sie spüren, daß er nicht mehr von ihnen erwartet, als sie ihm geben wollen. Seine niedrigeren und realistischeren Erwartungen ermöglichen ihm ruhige und einfache Beziehungen.

Auf der negativen Seite kann seine Skepsis und sein Mißtrauen ihn auch die Fähigkeiten und den Verstand anderer unterschätzen lassen. Dies ist ein Grund, weshalb dieser höfliche, angenehme Typ „Arroganz" und ein „anmaßendes" Verhalten (*Hering*) an den Tag legen kann. Er weiß es nicht nur am besten, er will auch, daß andere sich seinen Ansichten beugen; gelegentlich vermittelt er den Eindruck, daß Andersdenkende entweder Schurken oder Dummköpfe sind. Wiederholt unterschätzt er seine Mitbewerber, Altersgenossen, die Familie, Freunde, während er den eigenen Einfluß oder seine Fähigkeiten größer macht, als sie sind. Dies ist eine seiner intellektuellen Schwächen. Gewöhnlich kommt seine Arroganz lediglich zum Vorschein, wenn man ihn besser kennt. Zuerst zeigt er ein gutes Benehmen, das sie charmant abmildert und mit Jovialität verschleiert. Dennoch ist es *Lycopodium*, der am ehesten unter dem Fluch der Helden griechischer Tragödien zu leiden hat, an *Hybris*, dieser kurzsichtigen Einbildung, die den Verstand trübt.

Schließlich zeigt sich sein Selbstwertgefühl auch in seiner nachsichtigen Haltung gegenüber sich selbst. Er akzeptiert seine eigenen Grenzen genauso wie die der anderen – und erwartet, daß sie ihn mit der gleichen Nachsicht behandeln. Er weiß, daß er zwar nicht perfekt ist,

ist aber dennoch davon überzeugt, daß er ein anständiger Kerl ist. Er sagt sich, „Was soll's? Wer ist schon vollkommen?" und macht sich über seine Schwächen keine Gedanken oder Sorgen. Der Gott von *Lycopodium* ist der vergebende *Christus*, der die menschlichen Schwächen verzeiht – nicht der strenge, strafende, biblische *Jehova*. Auch wenn er nicht an Gott glaubt, fühlt er, daß ihn irgend eine „Macht" da oben wohlwollend beobachtet und ihm ohne zu urteilen zugeneigt ist. Dies macht ihn zuversichtlich und entschlossen, das Leben voll auszuleben. Dennoch nützt *Lycopodium* andere dabei nicht unbedingt aus. Obwohl er kompetitiv sein kann und eifersüchtig auf seine Stellung bedacht, besitzt er doch einen ausgeprägten Sinn für das Nützliche und möchte in seinem Leben etwas zustandebringen. Er ist stolz auf seine Arbeit, wenn sie gut gemacht und der Menschheit zu etwas nütze ist, und häufig widmet er sich diesem Ziel ohne Rückhalt. In der Tat kann sich seine größte Sicherheit und tiefste Zufriedenheit – sogar seine Identität – daraus ableiten. Doch die Arbeit muß nach seinen Bedingungen geleistet werden, und möglichst mit ihm in einer mächtigen, ehrenvollen Stellung.

Lebensfähigkeit

Genau wie sich das federnde Moos an die Struktur der Landschaft und an wechselnde Umgebungen anpaßt, während es unbeirrt weiterwächst, rührt die Lebensfähigkeit von *Lycopodium* („zäher Überlebenswille": *Gutman*) von seinem entschlossenen, aber dennoch angepaßten Wesen, das es ihm erlaubt, sich wechselnden Zeiten und Umständen entsprechend zu verhalten und gleichwohl seine eigenen Ziele zu verfolgen. Er besitzt in der Tat alle erforderlichen Voraussetzungen, um einen guten Politiker oder Diplomaten abzugeben. Er ist *Realpolitiker* aus Instinkt, übt gerne Macht aus, und obwohl er jedem gefallen will, möchte er doch stets respektiert oder als Anführer anerkannt werden („spricht im Befehlston": Hering)*. Dieses Bedürfnis ist gelegentlich verdeckt durch seine reservierte, höfliche Haltung (die eiserne Hand verbirgt sich gut in ihrem Samthandschuh), ist aber dennoch da. Überdies weiß *Lycopodium* instinktiv, wie er erreicht, was er

---

* Unter „Machtliebend" führt *Kent* in seinem *Repertorium* nur *Lycopodium* auf. *Arsenicum, Nux vomica, Lachesis* und *Sulfur* könnten jedoch ebenfalls in dieser Rubrik stehen.

sich vorgenommen hat, indem er Zugeständnisse macht. Er ist zurückhaltend, diskret, sogar verschwiegen (er läßt sich nicht in seine Karten schauen) und vorsichtig skeptisch.

Seine geschmeidige Art erlaubt ihm außerdem, sich wechselnden Umständen entsprechend zu verhalten, ohne daß sein Selbstbewußtsein erschüttert wird. Wenn er seine Meinung ändern muß, rechtfertigt er das mit einem „Was ich gestern gesagt habe, war gestern. Heute ist ein anderer Tag." Er kann es heute mit der einen, morgen mit der anderen Seite halten, weil er am ehesten sich selbst die Treue hält. Auf diese Weise bleibt er voller Kraft: wenn die Umstände sich verändern, wird er nicht konfus wie *Phosphor*, läßt sich zerreißen wie *Lachesis*, oder findet sich nicht mehr zurecht wie *Natrium muriaticum*.

Talleyrand, der französische Diplomat und Staatsmann, erscheint als der Inbegriff des lebenstüchtigen *Lycopodium*-Menschen. Unter den Bourbonen war er Bischof, unter den Girondins Botschafter, Großkämmerer unter Napoleon, und Außenminister, nachdem die Bourbonen wieder regierten. Dies zeugt weniger von Geradlinigkeit als von einer außergewöhnlichen psychischen Anpassungsfähigkeit, ganz zu schweigen von den diplomatischen Fähigkeiten und dem Takt, die es erforderte, unter vier verschiedenen französischen Regimes eine führende Position innezuhaben, ohne seine Glaubwürdigkeit zu verlieren. Auf dem Wiener Kongress, nach den napoleonischen Kriegen, brachte *Talleyrand* seine unvergleichliche *Lycopodium*-Begabung, ein kluger und gemäßigter Staatsmann zu sein, jedoch am besten zur Geltung. Obwohl es viel Widerstand schon gegen seine bloße Anwesenheit gab, verstand der französische Gesandte es geschickt, das Wohlwollen der teilnehmenden Länder, die miteinander um Macht und Vorherrschaft kämpften, zu erringen, indem er sie davon überzeugte, daß ein unversehrtes und blühendes Frankreich zu ihrem eigenen politischen Vorteil war. So schaffte er es, daß sein Land auf dem Wiener Kongress weder an Gebieten noch an Ansehen verlor. Später erwiderte *Talleyrand* stets, wenn er wegen der offensichtlichen Anpassungsfähigkeit seiner Prinzipien kritisiert wurde, daß er noch keine Regierung im Stich gelassen habe, bevor sie sich nicht selbst aufgegeben habe; er habe es lediglich ein bißchen früher getan als andere.

Die Anpassungsfähigkeit von *Lycopodium* erstreckt sich sogar auf seinen Stil. Er ist sich des Eindrucks, den er macht, in höchstem Maße bewußt, und ist in der Lage, sein Benehmen und seine Sprache der Gelegenheit anzupassen. Da er weiß, wie wichtig eine gute äußere Erscheinung ist, legt er Wert auf Freundlichkeit, feine Lebensart, und leichte Fühlungnahme, die beeinflußt, ohne Widerstände zu wecken. Was immer man ihm auch ankreiden mag, nur wenige werden sich an seinem Stil oder seiner Erscheinung stören.

In den meisten Berufen macht *Lycopodium* Karriere und erreicht sozial oder intellektuell eine hohe Stellung. Er hat offen Freude daran, der Politik seinen Stempel aufzudrücken und an vorderster Front verantwortlich und einflußreich zu wirken. Man findet *Lycopodium* daher in Führungspositionen, an der Spitze von Verwaltung, Schulen, Universitäten und anderen politischen und sozialen Institutionen. Dies überrascht nicht. *Lycopodium* wirkt vertrauenerweckend und besitzt offenbar die Fähigkeiten, Charakterstärke, soziale Gewandtheit, Verläßlichkeit und Anpassungsfähigkeit, die so angesehene Stellungen erfordern; und er verhält sich so anziehend, daß er von allen anerkannt wird. Im allgemeinen haben andere Menschen nichts dagegen, von *Lycopodium* angeführt zu werden.

Dieser Typ kann nicht nur ein gutes Image von sich aufzubauen, sondern es auch behalten – wenn nötig, auch in schwierigen Zeiten. Ein gutes Beispiel dafür war *Robert E. Lee*, der triumphierend und von allen geachtet sogar aus der Niederlage hervorging. Die Geschichte hätte ihm nicht mehr Ehre erweisen können, wenn er den Sezessionskrieg gewonnen hätte. Dies verdankte er nicht nur seinen unbestrittenen Fähigkeiten als General und charismatischer Soldatenführer, sondern auch seiner noblen Haltung in der Niederlage. In wahrhaft aristokratischer Würde blickte er nicht mit Zorn und Groll zurück, oder mit dem Gefühl, versagt zu haben, das entsteht, wenn frühere Ideale sich zerschlagen (wie so manche seiner Kameraden aus der Konföderation es taten), sondern machte sich daran, sich den veränderten Umständen anzupassen. Sein mäßigender Einfluß und seine diplomatischen Fähigkeiten halfen dem Süden, sich auf die Neuordnung der politischen Verhältnisse nach dem Krieg einzustellen und wieder auf die Füße zu kommen (ironischerweise war es der siegreiche *Grant*, dessen Leben skandalös und schändlich endete). *Lee* bewahrte sich den Respekt aller und lebte glücklich bis ans Ende seiner Tage.

Lycopodium ist auch lebensfähig in dem Sinne, daß er Veränderungen unternimmt und gut auf sie reagiert; er besitzt, wie das Moos, eine gewisse *Unzerstörbarkeit*, die ihm erlaubt, auch unter widrigen Umständen gut zu funktionieren. Erfahrungen und Ereignisse, die für andere vernichtend wären, sind es für ihn nicht. Bei Patienten mit traumatischen Erlebnissen in der Kindheit, wenn z.B. beide Eltern sterben, dem Kind gegenüber sich ablehnend verhalten oder Alkoholiker sind, wenn das Kind Opfer einer häßlichen Scheidung wird oder im Krieg aufwächst, zeigt sich diese Fähigkeit, zu überleben, wo andere scheitern. Andere tragen ihr Leben lang an den Folgen der emotionalen Wunden, die eine solche Vergangenheit hinterläßt, *Lycopodium* jedoch scheinen solche frühen Geschehnisse nicht zu traumatisieren. Sie können ihn sogar stark und den Anforderungen des Lebens besser gewachsen machen (vgl. das Beispiel im Kapitel *Natrium muriaticum*).

Die Lebenskraft eines Menschen wird jedoch häufig auf Kosten anderer erreicht und gelebt. Der Starke nimmt dem Schwachen seinen Lebensraum und läßt ihn so leiden. *Lycopodium* kann, auf unauffällige Art, schwächere Menschen in seiner Nähe unterdrücken, besonders Ehepartner und Kinder. Möglicherweise sucht er sich unbewußt einen Lebensgefährten, der schwächer ist als er selbst, sei es bezüglich des Charakters, der Begabung oder der Gesundheit. Er meidet Stärkere, die er nicht dominieren kann und sucht sich z.B. eine sanfte, sich selbst in den Hintergrund stellende oder kranke Frau – die sich damit zufrieden gibt, ihrem Mann alle Entscheidungen zu überlassen und bereit ist, die Rolle „seiner Frau“ zu spielen. So fühlt er sich am meisten geschmeichelt; seine Frau lebt fast gänzlich für seine Bedürfnisse, und beide Partner sind zufrieden. Die Frau, die gefragt wurde, weshalb ihre Ehe so lange gehalten habe und darauf antwortete: „Weil wir beide 35 Jahre lang denselben Mann geliebt haben“, war sicher mit einem *Lycopodium*-Mann verheiratet. Ärger gibt es erst, wenn die Frau es müde ist, die zweite Geige zu spielen, und selbst anerkannt werden will.

Es sind sich anpassende, nicht widersprechende *Pulsatilla*-, häufiger noch pflichtgetreue, lange leidende *Natrium muriaticum*- Frauen. Man darf diejenigen jedoch nicht übersehen, die auf ihre allzu selbstsicheren Ehemänner oder die häusliche Belastung so reagieren, daß sie die Kehrseite des *Lycopodium*-Bildes produzieren: „Unsicherheit, Abhängigkeit, Traurigkeit mit Hang zum Weinen, Unschlüssigkeit und Schüchternheit“ (*Hahnemann* und *Hering*) oder „abwechselnd Weinen und Lachen; Lachen über ernste Angelegenheiten...

unfreiwillig... mit Unruhe" (*Kent*) und die, obwohl sie scheinbar *Pulsatilla* oder *Natrium muriaticum* gleichen, natürlich das gleiche Mittel benötigen wie ihr Mann.

Lycopodium bemüht sich in der Tat überall um Unterlegene und umgibt sich mit ihnen. Fähigen Menschen gegenüber kann er äußerst kritisch und sogar ungerecht sein, während weniger fähige ihn großzügig sein lassen, was ihm erlaubt, die Rolle des Retters zu spielen. Er liebt das Gefühl, irrenden oder schwächeren Sterblichen gegenüber großzügig, verständnisvoll, vergebend und tolerant zu sein. Und natürlich sind Unterlegene auch nicht so bedrohlich. Sie werden weder angreifen, wenn er Unsicherheiten zeigt, noch werden sie ihn bei Schwächen oder Fehlern ertappen (bewußt oder unbewußt schützt *Lycopodium* stets seinen Nimbus von Stärke und Unbesiegbarkeit). Er muß nicht mit ihnen konkurrieren, und sie tun seinem Selbstbild keinen Abbruch. Dummheit oder Unfähigkeit bei anderen erlauben ihm, um so heller zu strahlen.

Als ein Patient gefragt wurde, weshalb er den Unfähigen in seiner Umgebung alles nachsah, nicht aber den Fähigen, antwortete er: „Mir ist klar, daß ich erstere nicht beeinflussen kann, und ich bemühe mich auch nicht, sie zu ändern. Letztere kann ich jedoch verbessern, deshalb kritisiere ich sie." In gewisser Hinsicht war dies eine genaue Einschätzung, sie ließ aber die weniger lobenswerten Motive außer acht – seine Abneigung dagegen, sich mit anderen zu messen, und sein Bedürfnis, anderen gegenüber eine Position der Überlegenheit einzunehmen.

Obwohl er klug ist und politisch sehr geschickt, ist *Lycopodium* auch gutgläubig. Er läßt sich durch den Augenschein täuschen und kann erstaunlich wenig Menschenkenntnis aufweisen. Er fällt darauf herein, wenn jemand angeblich viele Prominente kennt, angibt, schmeichelt und sich selbst anpreist, und er ist beeindruckt durch „berühmte" Persönlichkeiten an sich. Auf der anderen Seite kann er den wahren Wert eines bescheidenen Menschen übersehen. Seine geringe Menschenkenntnis kann jedoch letztlich zu seinem Vorteil sein: die Person, die nur „glänzt", kann zwar weniger sein, als *Lycopodium* meint, ihm aber mehr nützen als jemand, der „reines Gold" ist.

Es gibt noch einen anderen Aspekt der Unterdrückung anderer durch *Lycopodium*. Ziemlich unbewußt kann er Unterlegenheit in anderen ermutigen, ja sogar hervorrufen. Seine bloße Kompetenz und

Stärke nach außen hin kann die entgegengesetzten Eigenschaften bei denen in seiner Umgebung erzeugen. Und natürlich ist es schwierig, mit jemandem zu leben, der stets selbstbeherrscht ist, immer den Ton angibt, in der Öffentlichkeit liebenswürdig und zuvorkommend ist, von sich selbst überzeugt ist und immer recht hat. Man kann schon verstehen, wenn manche den Kampf aufgeben, wenn sie mit einem so lebenstüchtigen Menschen konfrontiert sind.

Deshalb kann von ihm, obwohl es so scheint, als sei er der ideale Vater oder Ehemann – zuverlässig, verantwortungsvoll, ausgeglichen, nur selten ein Trinker oder Spieler – manchmal ein undefinierbarer Druck ausgehen, gegen den besonders schwer anzukommen ist. Häufig sind *Lycopodium*-Männer mit chronisch kränkelnden Frauen verheiratet. Oder eine vorher tüchtige und selbstbewußte Frau wird nach der Heirat hilflos und unentschlossen, ist unfähig, eine Sicherung zu wechseln oder die Haushaltsabrechnung zu machen. Wenn ihr Mann in der Nähe ist, kann sie kaum für die Kinder sorgen oder die Einkäufe erledigen, da er ihr ständig zu verstehen gibt, oder ihr zeigt, wie er das alles viel besser kann. Noch gravierender ist es, wenn die Kinder nicht ihren Fähigkeiten entsprechen und ohne Schwung oder mittelmäßig sind, trotz einer guten Erziehung und aller „Vorteile". Im Gegensatz dazu haben negative *Sepia*-, sprunghafte *Lachesis*- oder neurotische *Natrium muriaticum*-Menschen produktive, interessante und glückliche Kinder, weil diese sich durch das Bild ihrer Eltern nicht erdrückt fühlen.

Diese Widersprüchlichkeit ist meist unbewußt und bleibt Außenstehenden häufig verborgen; für gewöhnlich wird sie lange Zeit auch nicht von den Hauptbeteiligten erkannt. *Lycopodium* selbst ist sich seines Einflusses ganz sicher nicht bewußt, und die engere Familie fühlt oft nur vage, daß irgend etwas sie davon abhält, die Initiative zu ergreifen. Die psychologische Unterdrückung kann so unmerklich sein, wie ein weicher Moosteppich, daß die Familienmitglieder nicht ahnen, was sie da erdrückt. Die Romane von *Henry James*, dessen elegante Prosa, äußerst scharfsinniger Intellekt und reservierte Haltung einen hohen *Lycopodium*-Anteil vermuten lassen, handeln häufig davon, wie ein Mensch durch das willentliche oder unbewußte Opfer von anderen wächst und gedeiht.

Auf der offensichtlichen und bewußten Ebene kann *Lycopodium*, der als Kollege so aufmerksam, als Freund so angenehm und als

Bekannter so charmant ist, zuhause der schlimmste Despot sein; ein auffallender Zug an *Lycopodium* ist seine Tendenz, Außenstehende eher zu schützen als seine Angehörigen. Er hat eine zänkische Seite („Leichte Erregbarkeit zu Aerger und Zorn“: *Hahnemann*; „sucht Streit“: *Hering; Allen* führt über 50 Symptome auf, die sich auf seine verschiedenen Arten von „schlecht gelaunt, verärgert oder gereizt sein“ beziehen), die sich häufig gegen die richtet, die von ihm abhängig sind, und die, die sich nicht zur Wehr setzen wollen oder können. Wie ein Patient beschämt zugab: „Der einzige Mensch auf der Welt, gegen den ich je gemein bin, ist meine Frau.“ Und wenn er seine Frau nicht tyrannisieren kann, tyrannisiert er seine Kinder. *Lycopodium* braucht ihren völligen Gehorsam und ihren unmißverständlichen Beifall, um sein Selbstwertgefühl zu stärken und sein darunterliegendes Gefühl der Unsicherheit zu beschwichtigen. Als Politiker, der er ist, begreift *Lycopodium* auch das Familienleben in politischen Termini. Wenn er sich sicher fühlt, sieht er Ehe und Elternschaft als Machtgleichgewicht und als Schauplatz ständiger diplomatischer Verhandlungen an. Wenn seine Autorität nicht so fest steht, versucht er auf weniger feine Art, sich einen besseren Stand zu verschaffen*.

Ein *Lycopodium*-Patient, der wegen einer schweren Nierenkolik mit Blut und Gries im Urin homöopathisch behandelt wurde, schien anziehend und gefällig in jeder Hinsicht zu sein. Später jedoch erfuhr der Arzt, daß er zuhause ganz anders war. Er war wohlwollend und herzlich, solange alles so lief, wie er wollte und man ihm blind gehorchte, aber er konnte außer sich geraten, wenn man ihm widersprach. Von seiner Familie erwartete er, daß sie seine Ansichten teilte, ohne sie zu hinterfragen. Er vertrug keine Abweichungen in irgend einer Hinsicht, seien sie groß oder klein. Er bestand darauf, zu entscheiden, welches Familienmitglied welche Pflichten erledigen sollte, und zu welchen Zeiten, was seine Frau anziehen, und was gekocht werden sollte. Alles, was nicht genau so gemacht wurde, wie er es vor-

---

* In *Der Widerspenstigen Zähmung* von *Shakespeare* besteht Petruccio in *Lycopodium*-Manier darauf, daß Katharina, als Teil ihrer weiblichen Pflichten, ohne zu fragen allem beipflichtet, was immer er sagt oder wünscht. Wenn er behauptet, daß die Sonne am Himmel der Mond ist, hat sie dem zuzustimmen. Wenn er ihr dann ihre Dummheit vorwirft und darauf besteht, daß es doch die Sonne ist, muß sie diese Richtigstellung in vollkommener Ergebenheit akzeptieren. Dies ist, überzeichnet, die unterschwellige Erwartung von *Lycopodium* bezüglich des Verhaltens derjenigen, die zuhause von ihm abhängig sind.

schrieb, gab Anlaß zu Streit und Mißstimmung (*Nux vomica*). Unter der Behandlung veränderte sich das Verhalten des Patienten zu seiner Familie, in gleichem Maße wie seine Beschwerden sich verbesserten. Er frönte weniger seinen taktischen Manövern und zwang seiner Familie nicht mehr so seinen Geschmack auf. Seine Frau erzählte dem Arzt dankbar, daß die Familie in der Umgebung des Vaters wieder atmen könne, während sie und die Kinder vorher stets das Gefühl hatten, keine Luft mehr zu bekommen. Der Patient hatte jedoch diese Seite seines Wesens während der Befragung nicht offengelegt, und so waren diese Eigenschaften nicht zur Mittelwahl herangezogen worden. Dies ist lediglich ein weiterer Beleg dafür, wie das Konstitutionsmittel sich auf allen Ebenen günstig auswirken kann.

Im Zusammenhang mit diesem Fall sollte noch erwähnt werden, daß *Lycopodium* in der Lage ist, selbst künstlerischen, kulinarischen oder anderen Geschmacksrichtungen eine moralische Bedeutung zuzuweisen. Wenn er Romane ablehnt (was er häufig tut), wird er in denjenigen, die sie mögen, Schuldgefühle erzeugen: „Warum liest du schon wieder so ein frivoles Buch?“ fragt er. „Du könntest dich in dieser Zeit im Haushalt nützlich machen – oder wenigstens könntest du etwas Nützliches lesen, die Zeitung zum Beispiel!“ Wenn seine Frau sich die Haare schneiden läßt oder sich so anzieht, wie sie, und nicht wie er es mag, ist sie unweiblich, aufsässig und unnachgiebig. Wenn er Bohnen und Linsen mag (wie es häufig der Fall ist – und wovon er sich unverschämt mehr auftut, als ihm zusteht) sieht er die, die sie nicht gerne essen, an, als fehle ihnen irgend eine wesentliche Tugend.

Natürlich ist es auch möglich, daß *Lycopodium* mit seiner Familie so aufmerksam und liebevoll umgeht wie mit Außenstehenden. Die Oberfläche dieses Menschen entspricht dann der darunterliegenden Wirklichkeit. Aber häufig genug sind auch diese positiven Eigenschaften noch gemischt mit Spuren seines „herrischen Wesens“ (*Hering*) und einer leisen Andeutung von Überlegenheit. Sie sind diesem Konstitutionstyp einfach angeboren.

Teilweise spiegelt die anmaßende Art von *Lycopodium* eine tief sitzende, stark konservative Geisteshaltung: „Kann keine Veränderungen ertragen, Abneigung, etwas Neues zu unternehmen; Abneigung, in einer neuen Rolle zu erscheinen“ (*Kent*). Er weigert sich, seinen Arbeitsplatz oder seine Wohnung zu wechseln, auch wenn das eine Verbesserung bedeuten würde. Er zieht es vor, da zu leben, wo er immer gelebt hat, trotz aller Wechsel der Mode Kleider zu tragen, die er immer schon getragen hat, und weiter zu tun, was er immer getan hat (im Gegensatz zum ruhelosen *Tuberkulinum,* der ständig die Veränderung sucht). Diese Eigenschaft ist vor allem seiner Vorsicht zu verdanken – sie ist nicht etwa Trägheit, wie es bei *Calcium carbonicum* der Fall ist. Er bewegt sich meist vorsichtig. „Was ist, wenn die Sache schlimmer ist, als sie jetzt aussieht?" fragt er sich. „Zumindest hier weiß ich, was mich erwartet." Manche haben diesen Typ als „feige" (*Kent*) oder „kleinmütig" (*Hering*) bezeichnet. Diese Züge trifft man zwar an, *Lycopodium* ist jedoch eher vorsichtig, konservativ, behutsam oder bedacht.

Häufig beschreibt das bekannte Symptom „kleine Dinge ärgern" (*Boericke*) präzise seine übermäßige Reizbarkeit durch leichte Abweichungen von der Routine. Bei größeren Umwälzungen kann *Lycopodium* bemerkenswerten Gleichmut zeigen. Ruhig akzeptiert er große Veränderungen. In einer Krise ist er großartig: ruhig, hilfreich, verläßlich. Es sind die kleinen Veränderungen, die ihn völlig aus der Bahn werfen: „He, verstell' diesen Tisch nicht! Er stand genau richtig an seinem Platz. Es ist mir gleich, ob er an der neuen Stelle mehr Licht bekommt." Er ist einer der wenigen Konstitutionstypen, die auf's Äußerste empört sind, wenn ein altes Geschirrtuch weggeworfen wurde, das abgenutzt und voller Löcher war. *Sulfur* kann aus Sparsamkeitsgründen an dem Geschirrtuch hängen, während der Beweggrund von *Lycopodium* anders ist: obwohl er es ebenfalls haßt, wenn etwas verschwendet wird, ist es eher seine angeborene konservative Grundhaltung und Hartnäckigkeit, die sich an dem Verlust von etwas stören, an das er sich gewöhnt hat. „Ich mochte das alte Geschirrtuch. Ich wußte, wo die Löcher waren und arbeitete drumherum. In meinem Alter will ich keine Veränderung in der Küche mehr. Warum," wendet er sich an den Missetäter, der den Ärger verursacht hat, „warum hast du es nur weggeworfen? Und warum arbeitet jeder immer nur gegen mich?"

All dies scheint der vorher getroffenen Aussage über die Lebens- und Anpassungsfähigkeit von *Lycopodium* zu widersprechen. Das ist Teil seiner Komplexität. Er ist in der Tat anpassungsfähig an intellektuelle oder abstrakte Pläne; seine Psyche stellt sich leicht auf wechselnde Ideen und Umstände in der Welt insgesamt ein. Er ist jedoch unbeugsam festgelegt auf seinem Weg und hartnäckig konservativ bei allem, was ihn persönlich betrifft (Gewohnheiten, Essen, Gesundheit, Familie usw.).

Was weiter dazu beiträgt, das Zusammenleben mit ihm zu erschweren, trotz aller seiner guten Eigenschaften, ist sein vorsichtiger, häufig unnötig ängstlicher Umgang mit Geld. Er ist unnötig sparsam („knausrig, geizig“: *Hering*), auch wenn sein Einkommen angemessen und sicher ist, und gelegentlich hat er auch etwas Knickeriges an sich. Nach einer langen Reise kann er Stunden damit zubringen, beschwerlich mit öffentlichen Verkehrsmitteln vom Bahnhof nach Hause zu fahren und müde und gereizt ankommen, anstatt die paar Mark für ein Taxi zu zahlen. Auch wenn er wohlhabend ist, haßt er es, Geld für einen Babysitter auszugeben, um seiner Frau mehr Freiraum zu geben. Sulfur und *Arsenicum* machen es genauso, aber *Lycopodium* neigt eher dazu, darauf zu bestehen, oder implizit durch einen vorwurfsvollen Blick verstehen zu geben, daß dies nichts mit Geldausgeben zu tun hat, sondern daß es die *moralische* Pflicht einer Mutter ist, die ganze Zeit bei ihrem Kind zu bleiben. Er kann auch ärmlich essen, nicht aus Notwendigkeit, sondern weil er nicht gerne Geld für Nahrungsmittel ausgibt. Während der Wintermonate kauft er keine frischen Früchte oder Gemüse, oder er verbietet seiner Frau, die Familie damit zu verwöhnen; und wenn er alleine lebt oder für sich selbst kocht, kann er monatelang von Körnern oder Bohnen leben, die er in Großhandelsmengen billig erstanden hat. Er legt sich im Keller einen Vorrat an, der mit der Zeit schimmlig oder von Getreidekäfern befallen wird. Dann versucht er, von den befallenen Nahrungsmitteln sorgfältig und gewissenhaft zu retten, was er kann. Oder er verbringt Stunden damit, mit einer alten, krummen Säge etwas zu reparieren (was eigentlich nur ein paar Minuten dauerte), weil er sich keine neue kaufen will. So ist er ein Mann (seltener eine Frau), der im Kleinen sparsam, im Großen verschwenderisch ist. Ein Hauptunterschied zwischen dem geldbewußten *Lycopodium* und seinem *Arsen-* oder *Sulfur*-Gegenstück ist, daß er es nicht liebt, so über Geld zu *reden* wie letzterer. Auch ist er gewöhnlich weniger daran interessiert, materiellen Besitz anzuhäufen.

Wir haben uns auf den *Lycopodium*-Mann konzentriert (weil das Mittel vor allem auf Männer paßt), aber vieles von dem, was wir gesagt haben, trifft in gleichem Maße auch auf Frauen zu. Obwohl sie hilfreich und liebenswert zu Außenstehenden ist, kann auch sie ein „Diktator“ (*Kent*) sein oder ihre Umgebung subtil beeinflussen. Auch sie

„kann nicht die mindeste Widerrede vertragen und kommt gleich ausser sich vor Aergerlichkeit" (*Hahnemann*). Um also sicher zu gehen mit seiner Diagnose, sollte sich der Arzt auch die Familie des Patienten ansehen. Wenn die Mitglieder Zeichen der Unterdrückung aufweisen, oder wenn die Kinder irgendwie nicht vom Kaliber ihrer Eltern sind, wenn die Frau chronisch krank ist, während der Mann stark und gesund ist, oder wenn der Mann ohne greifbaren Grund unterdrückt und unausgefüllt erscheint, sollte man Lycopodium in Betracht ziehen. Mit diesem Mittel kann der Homöopath nicht nur dem dominierenden Familienmitglied helfen, sondern indirekt auch den anderen.

Innere Distanz

Lycopodium hat fast stets und fast zu jedem Preis ein Bedürfnis nach Abstand. Er liebt es, fern vom Getümmel der Erde über der sich abkämpfenden Menschheit zu schweben, und sie gelassen und unberührt von seiner hohen Warte aus zu betrachten. Er ist interessiert und bereit, zu raten oder zu helfen, aber er weigert sich, sich emotional auf etwas einzulassen. Er weiß, daß seine Lebenskraft von einem gewissen Maß an Losgelöstheit und von seiner emotionalen Zurückhaltung abhängt.

Er legt so viel Abstand zwischen sich und die kleinen, weltlichen Belange, daß er, wenn ein Problem auftaucht (ein menschliches, häusliches, geschäftliches, soziales oder gesundheitliches), es nicht direkt angeht. Er kann sich sogar weigern, seine Existenz zuzugeben und weist alles von sich, was sein Unbeteiligtsein stören könnte. Er steckt den Kopf in den Sand, ignoriert, was er nicht sehen will und erwartet, daß das Problem von alleine verschwindet.

Eine Methode, sich nicht berühren zu lassen, ist Witze zu machen. Geistreiche Sprüche sind ein bekannter Ersatz für Gefühle, und der Rückgriff auf den Humor ein klassischer Weg, um intellektuellen und emotionalen Abstand zu wahren. Wenn Patienten von *Lycopodium*-Freunden oder -Partnern sprechen, sagen sie: „Mit seinen Späßen hält er mich auf Distanz," oder „Er ist durchaus angenehm, aber er hält durch seine Witze ständig einen Abstand, der allem, was ich sage oder tue, die Bedeutung abspricht," oder „Er macht ständig Witze über Gefühle oder Probleme, die mir wichtig sind, und tut sie damit ab, damit er sich nicht ernsthaft damit auseinandersetzen muß." „Alles erscheint ihm lächerlich" (*Kent*), weil es ihn nicht wirklich kümmert.

Zu anderen Menschen pflegt er gerne Beziehungen auf einer leichten, scherzhaften Basis; häufig ist oberflächliche Unterhaltung und geistreicher Smalltalk seine Stärke. Kent beschreibt *Lycopodium* als jemanden, der nur mit denen zusammen sein will, die ihn ständig umgeben („fürchtet sich vor neuen Bekanntschaften"). Wir finden jedoch auch, daß er, wie *Sulfur*, große Menschenansammlungen liebt, wo man sich sieht und trifft und wo er witzige Bemerkungen mit „wichtigen" Leuten tauscht, oder mit welchen, die möglicherweise einmal nützlich für seine Karriere sein könnten, während die emotionalen Bedürfnisse vernachlässigt bleiben. Dies unterscheidet sich sehr von den kleinen, vertraulichen Zusammenkünften, nur für enge Freunde und die Familie, wie *Natrium muriaticum* sie liebt, und wo jeder sich in eingehende, „bedeutungsvolle" Unterhaltungen vertiefen kann*.

Sein Humor kann „sarkastisch" oder „trocken" genannt werden; er spiegelt die ihm eigene Weltklugheit, seine Gewandtheit und seinen leidenschaftslosen Intellekt. Der sarkastische Humor und die beißende Ironie von *Stendhals Rot und Schwarz* und *Die Kartause von Parma* sind Beispiele aus der Literatur. Gelegentlich hat er den irritierenden Tonfall von jemandem, der, losgelöst von sich selbst, sich selbst kennt und durchschaut, aber von anderen nicht erwartet, daß sie das gleiche tun. Er macht gerne geringschätzige Bemerkungen über sich selbst, aber er erlaubt nicht, daß andere auf seine Kosten lachen. Er hat einen starken Sinn für Macht, und da er genau weiß, daß Witze machen auch Macht ausüben heißt, zieht er es vor, diese Waffe selbst zu gebrauchen. Auf die Witze eines anderen hin wird er widerstrebend lachen, mit dem für *Lycopodium* typischen zurückhaltenden oder halben Lächeln, oder er wird eine schlagfertige Antwort geben bzw. selbst einen anderen Witz erzählen, und *dann* erst lachen.

„Sticks and stones may break my bones but names will never hurt me**", wie ein Sprichwort sagt, aber natürlich sind es Schimpfnamen,

---

* Es ist interessant, daß *Boenninghausen Lycopodium* im höchsten Grad in der Rubrik „Verlangen nach Gesellschaft" aufführt, er unterscheidet jedoch nicht weiter, ob von Nahestehenden oder von Fremden.

** etwa: „Stöcke und Steine können zwar meine Knochen brechen, aber Schimpfnamen können mich nicht verletzen" (d.Ü.).

die am meisten verletzen – besonders wenn sie ins Lächerliche ziehen – und *Lycopodium* ist vorsichtig genug, sich nicht zur Zielscheibe des Humors anderer zu machen. Dies ist ein Grund für seine Vorsicht und Reserviertheit, für seine konservative, zurückhaltende Art. Möglicherweise erklärt es auch, weshalb er manchmal ausweicht und nur unwillig Fragen direkt oder vollständig beantwortet. Dies hat weniger mit Heimlichtuerei zu tun, sondern mit einer vorsichtigen Abneigung, etwas von sich selbst oder seinem Tun preiszugeben, das vielleicht lächerlich erscheinen könnte.

Auf der anderen Seite nimmt er Kritik nicht übel. Aufgrund seines inneren Unbeteiligtseins ist er nicht leicht verletzt. Sticheleien und sogar Beleidigungen, die andere verletzen würden, laufen an ihm ab wie Wasser am Gefieder einer Ente. Dies ist ein wesentlicher Bestandteil seiner augenscheinlichen Unverletzbarkeit. Solange die Kritik nicht von jemandem aus seiner unmittelbaren Umgebung kommt und von ihm keine Veränderung verlangt, so lange die Oberfläche nicht ernsthaft angekratzt wird, läßt er es mit einem Schulterzucken dabei bewenden oder betrachtet die Kritik als erfrischende Erfahrung (*Sulfur*). Sie mag ihm sogar willkommen sein, als eine Art Aufmerksamkeit („Mir ist egal, was Sie über mich sagen, solange Sie meinen Namen richtig schreiben").

Dies alles trägt dazu bei, daß man ihn für freundlich und umgänglich hält. Wenn man ihm nicht ernsthaft in die Quere kommt, und er überall seinen Kopf durchsetzen kann, ist er das auch. Aber ein wirklich kooperativer, gelassener, entgegenkommender *Lycopodium*-Mensch ist eine Seltenheit.

Er kann launisch sein, abwechselnd „fröhlich, lacht über jede Kleinigkeit" und „melancholisch oder niedergeschlagen" (*Hering*). Besonders Männer haben häufig schlechte Laune, auch wenn sie kontrollierter sind als *Sulfur* und weniger häufig Wutausbrüche haben. Auch hier ist dieser Typus irgendwo zwischen seinen beiden Nachbarn in der *Kent*'schen Triade angesiedelt: zwischen dem schnell aufbrausenden *Sulfur* und dem ausgeglichenen, nur schwer aus der Reserve zu bringenden *Calcium carbonicum. Lycopodium* hat von beiden etwas: er ist beherrschter als Sulfur und hat sich mehr in der Gewalt, zeigt eher „zurückhaltende schlechte Laune" (*Boenninghausen*); wenn man ihn fragt, was los ist, wird er es nur selten sagen und sich noch weniger beklagen, aber seine gequälte Reaktion zeigt an, daß die Frage nicht willkommen ist. Oder er mäßigt seine Wut oder die von anderen dadurch, daß er einen Witz darüber macht und so die Situation entspannt. Doch wenn dieser nur schwer aus der Ruhe zu bringende Mensch einmal in Rage ist, kann er wie eine Feuerwerksrakete losgehen („Zornige Wuth“: *Hahnemann*). Er kann dann überraschend unvernünftig sein oder sich lautstark wehren, möglicherweise wird er sogar paranoid und unflätiger als *Sulfur*. Seine „Gehässigkeit“ (*Hering*) beschränkt sich jedoch auf Worte. *Lycopodium* ist eher mit Worten gemein als physisch gewalttätig. Und gewöhnlich ist er so gut kontrolliert, daß Außenstehende diese Seite seines Wesens nicht zu Gesicht bekommen.

Ein gefälliges Betragen und gute Manieren können auch eine Form von Unbeteiligtsein und ein Ersatz für starke Gefühle sein. Wenn jemand ein angemessen betroffenes Gesicht macht, muß er sich emotional nicht so betreffen lassen. Diesbezüglich ist *Lycopodium* höchst geschickt. Er kann aufmerksam und intelligent den Problemen anderer zuhören, ohne sich innerlich allzu sehr zu beteiligen oder sich die Dinge zu sehr zu Herzen zu nehmen. Seine Zurückhaltung ist als solche beruhigend; hinter seiner beherrschten und maßvollen Art spürt man, daß er mehr geben könnte, wenn er das wollte, während *Phosphor* und *Natrium muriaticum* von Anfang an alles geben, was sie haben und sich auf diese Weise verausgaben.

Daß *Lycopodium* letztlich unberührt bleibt, daß sein ernsthaftes Interesse nur so lange dauert, wie die andere Person zugegen ist, wird offensichtlich, wenn er ein paar Tage später vollkommen vergessen hat, was er gehört hat. Wenn sich die gleiche Unterhaltung mit der gleichen Person wiederholt, ist es für ihn wieder neu. Er mag sich zwar daran erinnern und bei sich denken, „Hm – komisch! Wie interessant! Das erinnert mich an irgend etwas... wo *habe* ich das bloß schon einmal gehört?“, aber er wird dennoch aufrichtig überrascht sein.

Dieser emotionale Abstand zwischen ihm und anderen, den er unwillkürlich einhält, könnte erklären, weshalb er, wenn sein Gedächtnis nachzulassen beginnt, zu allererst die Namen anderer Menschen vergißt (*Sulfur*). Auch kann er (ebenfalls wie *Sulfur*) „über höhere, selbst abstrakte Dinge, ordentlich sprechen, verwirrt sich aber in den alltäglichen“ (*Hahnemann*). Er vergißt Unterhaltungen, die er keine drei Tage früher geführt hat. Ein vergleichsweise junger und intellektuell noch lebhafter Mann kann sich wie ein alter Mann wiederholen. Im Gegensatz zu *Sulfur* jedoch wird er sich nicht *wörtlich* wiederholen; der Redestil von *Lycopodium* bleibt immer flexibel und abwechslungsreich.

In seiner distanzierten Haltung und fehlenden emotionalen Wärme gleicht *Lycopodium* dem Mond, der zwar leuchtet, aber selbst keine Wärme ausstrahlt. Dieser Charakterzug fällt vor allem in der Ehe auf, wo er sich häufig auf korrekte Weise liebevoll und zugeneigt verhält, ohne allzu starke Gefühle zu hegen. Wenn Patienten sich über die grundlegende Kühle ihrer *Lycopodium*-Partner beklagen, kommen Sätze wie „Er gibt vor, sich Sorgen zu machen, aber er macht sie sich nicht wirklich," „Er ist nie da, wenn ich ihn emotional brauche," „Es steckt nicht viel hinter seinen schönen Worten," oder „Er hat keine starken Gefühle für mich – oder für irgend jemand anderen, wie es aussieht, und manchmal frage ich mich, ob er weiß, was Liebe ist." Letzteres ist nicht unbedingt wahr, aber die Art von *Lycopodium*, stets etwas in Reserve zu halten und sich nicht ganz zu verausgaben, vermittelt verständlicherweise diesen Eindruck.

O. Henry beschreibt einmal in einer seiner Skizzen über die Arbeiterklasse, *A Harlem Tragedy*, humorvoll die Enttäuschung einer Hausfrau über die Kühle ihres *Lycopodium*-Ehemannes. Zwei Frauen reden über ihre Männer, und die eine präsentiert stolz ihr blaues Auge und ihre neue Bluse, beides von ihrem Mann (das zweite als Versöhnungsgeschenk für das erste). Dann empfiehlt sie ihrer Freundin, ihren Mann in Wut zu bringen, um ihn dazu zu verleiten, gleichfalls etwas Aufregendes zu tun. Die andere geht nach Hause und fängt an, während sie am Waschtrog steht, ihren erstaunten und überraschten Ehemann, der ruhig die Zeitung liest, zu beschimpfen und sich über ihre endlose, trübselige Hausarbeit zu beklagen. Schließlich schlägt sie mit physischer Gewalt auf ihn ein. Als sie heulend zu ihrer Freundin kommt, fragt diese begierig: „Was ist passiert? Hat er zurückgeschlagen?" „Oh Gott," schluchzt sie, „er hat mich noch nicht einmal angerührt – er – er – macht die Wäsche!"

Ihr Mann fand den Tadel gerechtfertigt, reagierte wohlwollend wie ein Gentleman, und kam nicht im Traum darauf, daß sie in Wirklichkeit etwas Sympathie, etwas Verständnis und vor allem einen kleinen Beweis für seine Leidenschaft wollte.

Lycopodium-Männer finden sich selbst gute Ehegatten und sind häufig überrascht über die Unzufriedenheit ihrer Frauen. „Was ist bloß in sie gefahren? Ich bin ein treusorgender Ehemann und ein vernünftiger Mensch, und außerdem glaube ich an die Ehe. Was will sie denn noch mehr?" In der Tat ist er häufig ein stabilisierender Faktor in der Ehe. „Vielleicht bin ich nicht alles, was sie sich vorgestellt hat, aber ich bin immer noch ihr Anker im Sturm," antwortete ein *Lycopodium*-Patient auf die Klagen seiner gefühlsbetonten, reizbaren Frau. Er traf den Nagel auf den Kopf. Seine Losgelöstheit und Ferne war der Ballast, der ihr Eheschiff vor dem Kentern bewahrte.

Andererseits können ihm auch starke Gefühle fehlen. Diese Unnahbarkeit erlaubt einem Mann (oder einer Frau), ohne weiteres seine (oder ihre) Familie zu verlassen („flieht ihre eigenen Kinder": *Hahnemann*), ohne einen Blick zurückzuwerfen. Im Repertorium von Kent findet sich diese Eigenschaft von *Lycopodium* unter „Geist und Gemüt" in den drei Rubriken „Versucht zu entfliehen vor ihrer Familie, Kindern," „Verläßt die eigenen Kinder" und „Teilnahmslosigkeit gegen die eigenen Kinder". *Lycopodium* scheint nicht dieselben Schuldgefühle zu haben, wie sie andere Arzneimitteltypen unter ähnlichen Umständen hätten. „Was vorbei ist, ist vorbei", denkt er oder sie. „Ich fange noch einmal von vorne an und beginne ein neues Leben." Das Verhalten der liebenswerten, charmanten, herzlichen Hausfrau Joanie Caucus aus den *Doonesbury*-Satiren (die Rechtsanwältin werden will) wäre nicht in sich so kongruent, als sie ihre Kinder so ohne weiteres verläßt, wenn sie nicht im Grunde ein *Lycopodium*-Typ wäre.

Möglicherweise verhält *Lycopodium* sich deshalb so, weil er sich von Anfang an nicht allzusehr eingelassen hat. Beispielsweise kann ein Mann während einer Scheidung behaupten – und seine Frau damit sehr verletzen und überraschen – daß die Ehe niemals gut war, daß er jedenfalls sie nie wirklich geliebt habe. Was er damit meint, ist, daß er nach einer anfänglichen Phase der Leidenschaft niemals in der Lage war, Liebe auf einer vertieften Ebene zu empfinden.

Am häufigsten hört man jedoch die Klage: „Oh, er ist wirklich ein guter Ehemann, zuverlässig, meist angenehm, jedenfalls solange ich mich nach ihm richte, und die meisten würden sagen, daß ich keinen Grund habe, unzufrieden zu sein. Aber er scheint alle gleich zu mögen, mich eingeschlossen, und ich würde mir wünschen, für ihn etwas Besonderes zu sein." *Lycopodium* macht tatsächlich nicht gerne Unterschiede zwischen den Menschen und sieht Vergleiche unwillkürlich als etwas „Abscheuliches" an. Alle haben gute und schlechte Eigenschaften und sind deshalb mehr oder weniger als gleich anzusehen. Er betrachtet die Menschen in ihrer Gesamtheit, ohne Leidenschaft und ohne sich bestimmte Leute auszuwählen, um sie besonders zu mögen oder nicht zu mögen. Dies ähnelt Situationen, die jeder kennt, wenn z.B. zwei Kinder ihre Zeichnungen zur Mutter bringen und sie darum bitten, zu entscheiden, welches besser ist; natürlich antwortet sie, daß sie alle beide wunderschön sind, auch wenn eines besser ist. In seiner Weigerung, Unterschiede zu machen, überträgt *Lycopodium* diese taktvolle, aber etwas gönnerhafte Haltung in die Welt der Erwachsenen.

Ein Mann kann auch in seiner Bewunderung für Frauen recht kritiklos sein. Wenn ein Mitglied des anderen Geschlechtes hübsch ist, denkt er sofort, daß sie auch einen guten Charakter hat und intelligent ist; wenn sie ihm ein bißchen schmeichelt, findet er sie unweigerlich brillant. Er hegt einen unbestimmten Respekt für das „schwache Geschlecht" insgesamt und verhält sich häufig einnehmend fürsorglich. Gleichzeitig jedoch ist er von der Überlegenheit des Mannes überzeugt. Das zuvorkommende Verhalten von *Lycopodium* verhüllt in der Tat häufig einen nicht auszurottenden „male chauvinism", nämlich die Überzeugung, daß Frauen ihren festen Platz auf dieser Welt haben und nicht mit Männern konkurrieren können, weil sie die nötigen Fähigkeiten nicht besitzen. In der Familie kann sich diese Eigenschaft in einer krassen Bevorzugung der Söhne, oder zumindest in einer größeren Rücksichtnahme auf ihre Wünsche als auf die seiner Töchter zeigen.

Vielleicht ist diese Haltung der Grund, weshalb eine andere häufige Klage von *Lycopodium*-Frauen ist, daß ihre Partner sie nicht „respektieren". Dies kann jedoch weniger auf einem Mangel an Respekt beruhen, sondern darauf, daß er offensichtlich sich selbst, bzw. sein eigenes Geschlecht, noch mehr respektiert.

Dasselbe kann für *Lycopodium*-Frauen zutreffen, die instinktiv die gleiche Rolle spielen wie ihre männlichen Gegenstücke. Unter einer liebenswürdigen Haltung zu Männern hegen sie die tiefsitzende Überzeugung, daß man Männern schmeicheln, sich ihnen anpassen und sie äußerlich respektieren muß, daß Frauen aber die wahren Gefühle, eine bessere Intuition und mehr Verständnis für andere besitzen.

Wahrscheinlich denkt *Lycopodium* deshalb, daß alle Menschen gleich sind, weil er von seiner Arbeit voll in Anspruch genommen wird und von Grund auf mit sich selbst zufrieden ist, und daher nur wenig Zeit oder Neigung dazu hat, sich eingehend für andere als Individuen zu interessieren. Dies gilt besonders für die Mitglieder seiner Familie. Er liebt sie, weil sie seine Frau und seine Kinder sind, und hat mit ihnen weniger wegen ihres Charakters oder ihrer Vorzüge eine Beziehung, sondern weil sie mit ihm verwandt sind. Ihre Liebe, Fürsorge und Aufmerksamkeit betrachtet er als etwas Selbstverständliches, und sie wiederum spüren, daß er seine Familie genauso lieben würde, wenn sie aus völlig anderen Menschen bestehen würde.

Ohne daß er es beabsichtigt, bringt sein Abstand zu anderen Menschen *Lycopodium* dazu, daß er die individuellen oder spezifischen Bedürfnisse anderer nicht sieht, auch bei den Menschen, die er liebt – was auf einen Mangel an Wärme oder an Feingefühl hinweist. Wenn sich sein kleiner Sohn vor der Dunkelheit fürchtet, sagt er beispielsweise: „Als ich in Sam's Alter war, habe *ich* nachts auch kein Licht im Gang gebraucht, weshalb sollte er es dann brauchen? Wenn er sich fürchtet, dann ist das Blödsinn und ein Zeichen dafür, daß er verwöhnt ist." Oder über seine Tochter: „Was, Nancy fühlt sich nicht wohl in ihrer Schule? Was ist denn bloß los mit ihr? Wenn diese Schule gut genug für mich war, dann sollte sie es auch für sie sein. Nein, ich denke nicht daran, sie die Schule wechseln zu lassen."

Geht es um Liebesaffären außerhalb der Ehe, tritt das Bild des Mondes in den Hintergrund und weicht dem Bild, mit dem die *Lycopodium*-Liebe üblicherweise beschrieben wird und das sich auf die Ursprünge des Mittels bezieht. Die Sporen des Mooses wurden früher als Blitzpulver verwendet: wenn man es anzündete, leuchtete es hell auf, um schnell wieder zu erlöschen. Ähnlich kann die Leidenschaft von *Lycopodium* stürmisch („Außerordentlicher Geschlechtstrieb": *Hahnemann*), aber kurzlebig sein und nur aufflackern, um sich gleich wieder zu legen. Sein Bedürfnis nach Losgelöstheit und emotionalem Abstand, sowie seine grundlegende Kühle lassen ihn nur schwer eine sexuelle Leidenschaft über eine gewisse Zeitspanne hinaus aufrechterhalten. Wenn er also fremdzugehen beginnt, nachdem er jahrelang ein verantwortungsvoller Ehemann gewesen ist, dann deshalb, weil kurze Affären seine physischen Bedürfnisse befriedigen, ohne ihn emotionalen Forderungen auszusetzen.

Dazu kommt, daß *Lycopodium* es liebt, zu bezaubern, zu beeindrucken und selbst geschmeichelt zu werden, und daß er mehr Bewunderung braucht, als eine Frau allein ihm geben kann. Diese zusätzliche Bewunderung, die er sucht, muß jedoch nicht unbedingt aus einer sexuellen Beziehung kommen. Auch Kollegen, Studenten, Anhänger, Gemeindeglieder, Patienten oder die große Öffentlichkeit können dazu beitragen, sein starkes Bedürfnis nach Bewunderung zu befriedigen.

Lycopodium hat verschiedene sexuelle Beschwerden, angefangen von Impotenz und sexuellen Krisen in der Lebensmitte („Weniger Geschlechtstrieb": *Hahnemann*) durch starkes Verlangen, aber geringes Vermögen (Unzulänglichkeitsgefühle können es für ihn besonders schwierig machen, mit einer Frau zu schlafen, die er wirklich liebt), bis hin zu mangelhaften Erektionen, vorzeitiger Ejakulation oder Kälte der Genitalien. In vielerlei Hinsicht ist *Lycopodium* für das männliche Sexualleben das, was *Sepia* für das weibliche ist. Beide Mittel decken ein breites Spektrum funktioneller und psychischer Störungen ab.

Die Losgelöstheit von *Lycopodium* erstreckt sich nicht nur auf eheliche oder sexuelle Beziehungen, sondern auch auf Beziehungen zu Verwandten, Kollegen, ja sogar Freunden. Ein einfühlsames Portrait der Freundschaft eines Heranwachsenden mit seinem *Lycopodium*-Klassenkameraden findet sich in *A Separate Peace* von *John Knowles*. Er beschreibt den siebzehnjährigen Phineas, wie er, mit dem ganzen gefühlsmäßigen Gleichmut und der gelassenen Losgelöstheit von *Lycopodium*, Lehrer und Mitschüler gleichermaßen bezaubert.

Die Feindseligkeit, die er fast unmerklich in seinem besten Freund (dem Protagonisten der Erzählung) erzeugt, der mit ihm um die Führungsposition konkurriert, entspringt einer komplexen Mischung von Gefühlen, die *Lycopodium* nicht selten in anderen hervorruft, z.B. Neid auf seine natürliche Begabung und seinen angeborenen Stil, auf seinen Großmut und seine offensichtliche Losgelöstheit von kleinlichen Rivalitätsgefühlen, und auf die relative Mühelosigkeit, mit der er Erfolg hat, was immer er auch tut, während andere hart dafür kämpfen müssen. Oder Unmut über seine ruhige Selbstsicherheit und die Leichtigkeit, mit der er seine Beziehungen pflegt und andere weniger braucht als sie ihn.

Diese Eigenschaften sind es, die *Lycopodium* psychisch unverwundbar erscheinen lassen. Es ist nicht so, daß er nicht gibt oder es ohne Gefühle tut: er läßt sich von seinen Empfindungen durchaus bewegen, wenn er z.B. ein Geschenk bekommt, er kann „zu Tränen gerührt [sein], wenn man ihm dankt" (*Hering*), und selbst Dankbarkeit empfinden. Er ist ein guter, zuverlässiger Freund, und wenn man mit ihm privat oder beruflich zu tun hat, spürt man, wie er Rücksicht nimmt und aufmerksam, ja häufig richtig liebenswürdig ist. Unterbewußt strahlt er jedoch aus: „Nicht zu nahe, und nicht zu viele emotionale Forderungen. Ich mag Dich, aber bitte auf Abstand." Er läßt niemanden in das Innerste seines reservierten Wesens eindringen und bleibt so letztlich unzugänglich.

Tatsächlich narrt er die, die versuchen, sich ihm zu nähern. Obwohl er rein äußerlich andere dazu einlädt, ihm nahe zu sein, hält er einen frustrierenden Abstand aufrecht, den sie nicht überbrücken können. Er entzieht sich ihnen, indem er sich stets gerade außerhalb ihrer Reichweite aufhält. Das Schlüsselsymptom, das *Kent* beschreibt, ist ein Symbol für sein geselliges, aber letztlich unnahbares Wesen: er möchte jemanden um sich haben, aber möglichst nicht im selben Raum, und ohne, daß dieser von ihm etwas will: „Er möchte nicht angesprochen oder dazu gebracht werden, etwas zu tun, vermeidet jede Anstrengung". *Lycopodium* kann zu große Nähe tatsächlich nicht ertragen, auch nicht von denen, die er liebt, und wenn seine innere Distanz bedroht ist, wird er reizbar, kritisch, sarkastisch, ätzend oder wortkarg.

Es ist auch nicht so, daß er keine ernsthaften Gefühlsregungen verspüren würde. Seine Gefühle äußern sich jedoch eher in intellektuellem Engagement als in persönlichem. Ein *Lycopodium*-Patient ließ z.B. zu, daß ihm die Tränen jedesmal dann kamen, wenn er *Lincolns* Antrittsrede zu seiner zweiten Präsidentschaft wiederlas. Die Gefühle sind zwar da, aber eher auf Gebieten, die ihm persönlich nicht zu nahegehen.

Manchmal hat *Lycopodium* nur eine ziemlich dürftige Vorstellung von den Gefühlen anderer. Da er sich weigert, ihre wahren Beweggründe oder Wünsche wahrzunehmen, gibt er sich damit zufrieden, nur die Oberfläche zu sehen, und er kann völlig blind sein, was persönliche Beziehungen betrifft. Anstatt zu versuchen, die grundlegenden Strukturen zu verstehen, die die Basis jeder tieferen Beziehung bilden, oder auf ihnen aufzubauen, ist er immer bemüht, an der Oberflächliche zu „flicken". Wenn er zwar intuitiv verstehen mag, wie man mit Menschen umgeht, tut er das nicht aufgrund einer tieferen Einsicht in ihr Wesen. Die Gefühle der anderen sind ihre Angelegenheit, genau wie seine auch nur ihn angehen. Er erwartet von ihnen, daß sie sie genauso beherrschen wie er. Wie so mancher *Sulfur*-Mensch, ist er wenig introspektiv oder dazu geneigt, sein Inneres zu erforschen bzw. sich selbst zu analysieren. Wenn der Arzt ihn dazu auffordert, in sich zu gehen und herauszufinden, was in ihm vorgeht, dann tut er das bereitwillig für etwa zwei Minuten. Dann wird es ihm langweilig oder er wechselt, um die ruhige Oberfläche nicht aufzuwühlen, geschickt das Thema.

Das Bedürfnis nach innerer Distanz bestimmt auch grundlegend den beruflichen Werdegang, den er wählt, und die Rolle, die er dabei spielt.

Er funktioniert gut im Gefüge großer Institutionen, nicht nur weil Autorität und Macht ihn anziehen, sondern aufgrund des ihm eigenen Respektes vor Institutionen als solchen. Dies ist ein wichtiger Schlüssel zu seinem Wesen. Intellektuell und instinktiv erkennt er das Bedürfnis des Menschen nach Institutionen an, die hart erkämpfte Errungenschaften und Ideale schützen. Anders *Lachesis* mit seinen anarchischen Wesenszügen, der die Korrumpierbarkeit von Institutionen spürt und ihre Neigung, gerade die Werte zu zerstören, zu deren Schutz sie geschaffen wurden. *Lycopodium* hingegen empfindet sie als Inbegriff der höchsten Werte unserer Zivilisation.

Nur außergewöhnliche Unterdrückung kann in die Reihen von Anarchisten, Revolutionären, Dissidenten, Protestlern oder flammenden Fanatikern treiben. Auch wenn er sich für unkonventionelle Ideen einsetzt, respektiert er doch stets auch orthodoxe, da er zu zutiefst die Notwendigkeit von Recht und Ordnung verspürt. Eher als mit der Tradition zu brechen oder Institutionen umzustürzen, versucht er instinktiv, zu reformieren, indem er *innerhalb* des bestehenden Rahmens arbeitet, Verbesserungen verwaltungstechnischer oder gesetzgeberischer Prozeduren anstrebt oder die Gesetze dieser Gesellschaft auf ordnungsgemäße Weise verändert.

Lycopodium funktioniert auch deshalb so gut innerhalb von Institutionen, weil sie dafür sorgen, daß Gefühle und Impulse in kontrollierte, beherrschbare und geregelte Bahnen gelenkt werden. Über sie kann er anderen helfen und doch im großen und ganzen unberührt bleiben.

Jede Institution bremst starke Emotionen und nützliche Regungen ab, um sie zu bewahren. Die Intensität und Spontaneität der Liebe wird durch die Institution der Ehe verändert und gebremst, um dieses jähe und verzehrende Gefühl länger anhalten zu lassen. Religiöse Institutionen schwächen Extase und schwer aufrechtzuerhaltende mystische Erfahrungen zu Ritualen und Gottesdiensten ab und verwandeln brennenden Glauben in ein Dogma. Die seltenen Spitzen künstlerischer Kreativität oder wissenschaftlicher Inspiration werden durch Schulen und Universitäten systematischer und dauerhafter gemacht. Staatliche Institutionen regeln und ordnen die sonst möglicherweise zu Anarchie führende persönliche Freiheit, Gesetze verwandeln Mitgefühl in Gerechtigkeit.

Dies alles paßt gut zu *Lycopodium.* Auf sexuellem wie auf beruflichem Gebiet läßt ihn sein kühles Wesen unwillig oder unfähig sein, in einem Zustand von emotionaler Leidenschaft und Verwicklung zu leben (im Gegensatz zu *Lachesis*). Institutionen geben ihm einen achtbaren, würdigen und vernünftigen Ersatz für die Gefühle, die er scheut. Gleichzeitig stellen sie eine Struktur zur Verfügung, um die Werte zu bewahren, die er so hoch achtet und von deren Notwendigkeit dieser konservative und praktische Mensch zutiefst überzeugt ist.

Wie schon erwähnt, ist *Lycopodium* ein guter Diplomat oder Politiker. Hier kommen ihm seine praktischen Neigungen und seine irgendwie skeptische Art sehr zugute. Wie vorherzusehen, ist er auch für die Rechtswissenschaften gut geeignet. Hier bleibt genügend Spielraum für seinen beweglichen Geist, um intellektuelle Wagnisse einzugehen und gleichzeitig einen gewissen Abstand zu wahren. Rechtsanwälte und Richter müssen können, was *Lycopodium* instinktiv tut: abwägen, ausgleichen, Kompromisse schließen, die Interessen gegnerischer Gruppen und Grüppchen berücksichtigen, oder Fakten zurechtbiegen und neu interpretieren, um gangbare Lösungen zu finden.

Oliver Wendell Holmes, der große Richter am Obersten Gerichtshof [der USA], ist ein ausgezeichnetes Beispiel für den Konstitutionstyp und seine innere Haltung. Er hatte die klargeschnittenen Gesichtszüge von *Lycopodium*, die mit dem Alter immer würdiger und ansehnlicher werden, die typische bezaubernde Art, den scharfen Verstand und anspruchsvollen Stil. Gleichzeitig sprachen selbst seine engsten

Freunde (wie die Brüder *James**) von der ihm eigenen Kühle und seiner Gefühllosigkeit in persönlichen Beziehungen.

Wie *Lycopodium* liebte es *Holmes*, in den eleganten Salons der alteingesessenen Bostoner Familien oder Washingtoner Größen zu verkehren und sich dort feiern zu lassen. Er konnte sich fast unermüdlich geistreichem Geplauder widmen und dabei besonders seine eigenen schlagfertigen Antworten und witzigen Bemerkungen genießen. Einmal wurde er von einem Schwarm Bewunderinnen gefragt, was er von *Emile Zola* halte, dessen gewagte Novellen damals das puritanische Neuengland schockten. *Holmes* entgegnete lakonisch: „Er wird besser, ist aber immer noch recht langweilig." Und als er im Alter von achtzig Jahren auf der Straße eine attraktive Frau sah, sagte er seufzend zu seinem Begleiter, „Oh, man sollte noch einmal siebzig sein!" Diese Bonmots erzählte er dann seiner Frau, die sie unweigerlich zu würdigen wußte. Diese blieb gewöhnlich zuhause, weil sie mit seinen sozialen Aktivitäten weder Schritt halten konnte noch wollte.

Auch was sein Werben und schließlich seine Heirat betraf, verhielt sich *Holmes* genau wie *Lycopodium*. Zwölf Jahre lang nahm er die warme und unerschütterliche Freundschaft von *Fanny Dixwell* als selbstverständliche Tatsache hin und dachte mit keinem Gedanken daran, daß sie ihn vielleicht lieben könnte. Er bewunderte ihren Charakter und mochte sie wie einen sehr lieben, alten Freund, ließ sie aber in einigem Abstand hängen und warten. Als man ihn schließlich darauf aufmerksam machte, wie wenig einfühlsam und abweisend sein Verhalten war, meldete sich sein Sinn für Fairness.

Er machte sich unverzüglich daran, seine Nachlässigkeit wieder gutzumachen, indem er ihr einen Heiratsantrag machte und sie zur Frau nahm.

Nach allem, was bekannt ist, war die Ehe, die fünfzig Jahre lang dauerte, glücklich. Es gab auch wenig Grund zu Reibereien: die kinderlose und stets kränkelnde Fanny ließ es zu, daß ihre eigene Bedeutung ständig von der ihres Gatten überschattet wurde und widmete ihre ungeteilte Aufmerksamkeit seinen Wünschen und Bedürfnissen.

Die Vitalität von *Lycopodium* zeigte *Holmes* in seiner erstaunlich produktiven und langen Laufbahn als Richter. Fast dreißig Jahre lang

---

* Hiermit sind der Schriftsteller *Henry James* (1843-1916) und sein Bruder *William* (1842-1910, Psychologe und Philosoph) gemeint (d.Ü.).

saß er im Obersten Gerichtshof und übte einen großen Einfluß aus, bis zu dem Tag, an dem er sich – einundneunzigjährig(!) – in den Ruhestand begab. Schließlich war auch das größte Paradoxon in *Holmes'* Leben typisch für *Lycopodium.* Seine wohlüberlegte und zurückhaltende Objektivität, seine richterliche Aufrichtigkeit und intellektuelle Ausgewogenheit veranlaßten ihn, einen großen Teil seiner Karriere der Aufrechterhaltung der Prinzipien der amerikanischen Massendemokratie zu widmen, die er persönlich, elitär von Natur und aufgrund seiner Erziehung, stark ablehnte.

In seiner Verbindung von Höflichkeit und Würde, seinem Pflicht- und Stilgefühl (sein Buch, *The Common Law,* ist eines der besten Beispiele für guten juristischen Stil), und seiner Mischung aus menschenfreundlichem Engagement und innerer Distanz ist *Holmes* ein glänzendes Beispiel für das großzügige Wesen von *Lycopodium.*

In der Kirche oder anderen spirituellen Institutionen will *Lycopodium* stets eine Führungsposition einnehmen und erreicht auch häufig eine bedeutende Stellung – als Bischof, Ältester oder Guru. Um effektiv zu sein, braucht jede institutionalisierte Religion in ihrer Hierarchie diese weltoffenen, unvoreingenommenen, sozial gesinnten und politisch klugen *Lycopodium*-Führer. Er ist jedoch nicht der einsame Kanzelprediger, der bei jedem Wetter hinausgeht, um an belebten Straßenecken das Wort Gottes von einer Seifenkiste aus zu verkünden. Diese unwürdige Pose überläßt er seinen *Natrium muriaticum*- oder *Sulfur*-Brüdern. Noch ist er im allgemeinen ein Heiliger Augustinus, der unermüdlich mit Gott und dem Teufel ringt (*Lachesis, Sulfur*). *Lycopodium* muß nicht um sein Heil kämpfen. Gott ist schon fest auf seiner Seite, und so macht ihm sein Gewissen nur wenig Probleme.

Im Alltagsleben ist er geradeheraus und nüchtern, was religiöse Dinge angeht. Er ist entweder gläubig oder nicht gläubig, ganz einfach. Ein Patient machte diese, in typischer Weise leidenschaftslose, Rechnung auf: „Ich wurde als Katholik erzogen. Als ich jedoch sechzehn Jahre alt war, begann ich, wollüstige Gedanken zu haben. Meine Religion lehrte, daß dies Sünde sei, und weil es mir damals nicht möglich war, die wollüstigen Gedanken nicht zu haben, trat ich aus der Kirche aus. An sich habe ich kein Problem mit der Kirche oder mit Religion an sich, es war eben einfacher, eine Religion aufzugeben, die schwierige Forderungen stellte. Aber wer weiß? Wenn ich einmal alt und schwach bin, ist es schon möglich, daß ich zum Glauben meiner Vorfahren zurückkehre. Wir werden sehen."

Wenn er religiös ist, ist er heiter und zufrieden damit, er akzeptiert den Glauben als zur menschlichen Natur gehörig und hegt wenige Zweifel oder stellt sich in Frage. Mit zunehmendem Alter entwickelt er jedoch manchmal einen Sulfur-ähnlichen Hang zu religiöser Melancholie, er „zweifelt an seiner Erlösung" (*Hering*) und beginnt, die traditionelleren *Lycopodium*-Symptome aufzuweisen: „Verzweiflung, Lebensüberdruß, sucht die Einsamkeit" (*Hahnemann, Hering*). Wenn er keinen Sinn für Frömmigkeit hat, hat er einfach keinerlei Interesse an Spiritualität und kann diese Dimension bei anderen auch nicht verstehen.

Schließlich, und nicht überraschend, rangiert *Lycopodium* auch unter Medizinern, besonders bei Allopathen, ganz oben. Alle Attribute, die man braucht, um praktizieren zu können, stehen ihm von Natur aus zu Verfügung: die korrekte Haltung, die fast greifbare Ausstrahlung von Selbstvertrauen und Kapazität, das würdige Verhalten und die kühle Gefaßtheit unter schwierigen Umständen. Seine Art, mit Kranken umzugehen und seine Fähigkeit, den Patienten Vertrauen einzuflößen, ist unübertrefflich. Auch seine innere Distanz ist ihm in seinem Beruf von Nutzen, weil sie ihn in die Lage versetzt, auch mit Patienten gut umgehen zu können, die andere Ärzte schwierig finden. Er weiß instinktiv, wie man mit seinen Energien haushaltet und seine Ressourcen schützt gegen die gefühlsmäßige Inanspruchnahme fordernder Patienten und derer, die nicht intelligent genug sind, sich selbst zu helfen. So verbraucht er sich weniger als andere Konstitutionstypen und wird nicht so leicht entmutigt durch die harte Arbeit, menschliches Leid zu lindern.

Selbsttäuschung

Der vierte auffallende Charakterzug von *Lycopodium*, seine Neigung, sich selbst zu täuschen, ist eine natürliche Folge seines Selbstwertgefühls, seiner Vitalität und seiner inneren Distanz. Um diese drei aufrechtzuerhalten, neigt *Lycopodium* dazu, sich selbst etwas vorzumachen. Nur wenige sind so geschickt darin, unerwünschte Realitäten auszublenden und vor sich selbst zu verbergen, was sie nicht sehen wollen („Keiner ist so blind wie der, der nicht sehen will!"). *Arsenicum* oder *Nux vomica* sagen sich, wenn sie einem Problem gegenüberstehen, „Hier ist ein Problem; wie kann ich es lösen?" *Lycopodium* sagt, „Hier ist ein Problem; wie kann ich es *vermeiden*?" Es ist also weniger so, daß *Lycopodium* nicht wahrnimmt, als daß er sich *weigert*, etwas zu sehen, das unangenehm oder unakzeptabel ist. Ein gutes Beispiel für diese Art von absichtlicher Blindheit ist das Verhalten von *Lord Horatio Nelson*, der als Kapitän von seinem Admiral während einer Schlacht auf der Ostsee das Signal erhielt, den Feind nicht anzugreifen. *Lord Nelson* hielt das Fernrohr vor sein blindes Auge und erklärte selbstzufrieden: „Ich sehe kein Signal." Dann ging er zum Angriff über und gewann die Schlacht.

Über dem Ignorieren von Tatsachen, die mit seinen Plänen nicht übereinstimmen, fängt *Lycopodium* an zu vergessen, was Realität ist und was nicht. Sein schlechtes, oder besser: sein *bequemes* Gedächtnis hilft ihm dabei: für alles, das seine gegenwärtige Taktik unterstützt, hat er ein gutes Gedächtnis, während er alles zu vergessen scheint, das dies nicht tut. Dieser Wesenszug, nur so viel Wirklichkeit zuzulassen, wie er vertragen kann, ohne seine Losgelöstheit oder seine Wünsche zu bedrohen, hilft ihm, heiter und vital zu bleiben.

Die Schwäche dieser Tugend ist jedoch offensichtlich. Oben haben wir erwähnt, wie *Lycopodium* Schwierigkeiten in seinen Beziehungen lediglich flickt, statt sie auf einem tieferen, strukturellen Niveau anzugehen; genauso ist er vielleicht weniger gewillt als irgend ein anderer Konstitutionstyp, inakzeptable Wahrheiten über seinen Charakter, seinen Lebensstil oder sein Verhalten anzuerkennen. Einer Familientherapie oder Psychotherapie wird er erst zustimmen, nur um sich genau dann zurückzuziehen, wenn er beginnt, etwas zu verstehen, das nicht zu seinem Selbstbild paßt – bisher verleugnete moralische, gefühlsmäßige oder intellektuelle Unzulänglichkeiten beispielsweise. „Ich brauche keine Therapie. Meine Frau vielleicht, aber ich nicht. Und ich bin nicht daran interessiert, noch länger über unsere Probleme zu diskutieren," protestiert er und weigert sich, tiefer zu graben. Dies muß man berücksichtigen und ihn äußerst feinfühlig und taktvoll behandeln, sonst kommt er möglicherweise nicht mehr zur nächsten Sitzung.

Es kommt vor, daß Patienten den Homöopathen inständig darum bitten, ihre Ehe zu retten, nur damit ihre *Lycopodium*-Ehegatten in echter oder vorgetäuschter Überraschung jegliche Schwierigkeiten leugnen: „Welches Problem? *Ich* habe kein Problem. Wir streiten nie und führen eine völlig intakte Ehe." Und doch hat die Frau gesagt, daß ihr Mann seit Monaten impotent ist, ständig fremdgeht oder dauernd herumkritisiert; oder der Mann, daß seine Frau diktatorisch ist oder unmerklich die Familie unterjocht und ihn zum Trottel erklärt.

Lycopodium gibt nicht zu, wenn er sich geirrt hat, auch wenn er offensichtlich im Unrecht ist. Oder sein Wunsch, noch besser dazustehen, ist größer als seine Wahrheitsliebe, und er fängt an, seine Leistungen zu übertreiben. Er gibt sich nicht damit zufrieden, auf seinem Gebiet erfolgreich zu sein und weigert sich anzuerkennen, daß auch seinen Fähigkeiten Grenzen gesetzt sind, oder einen Rat von anderen anzunehmen. Typisch dafür wäre der Intellektuelle, der sich mit seinen Fähigkeiten als Automechaniker brüstet; wenn er sich daran macht, dies am Familienauto zu beweisen, muß es hinterher in die Werkstatt, um von einem Fachmann repariert zu werden. Eigenartigerweise ist er eher auf diese unbedeutenderen und ernstlich mangelhaften Fertigkeiten stolz als auf die, in denen sich seine wahren Fähigkeiten zeigen. Häufig ist es schwierig, zwischen *Sulfur* und *Lycopodium* in ihrer Tendenz, Unzulänglichkeiten zu verbergen oder überzukompensieren, zu unterscheiden. Wahrscheinlich ist letzterer diskreter als der lautere und offenkundiger prahlende *Sulfur*, aber er neigt eher dazu, sich etwas vorzumachen, während er andere beeindrucken will. Dies gilt vor allem für Männer. *Lycopodium*-Frauen haben meist zu viel Würde, um ihre Leistungen zu übertreiben (wie *Phosphor* oder *Lachesis*) oder mit ihnen offen anzugeben (wie *Arsenicum*).

Seine Selbsttäuschung macht sich noch auf andere Weise bemerkbar. Während er von sich denkt, ein Ausbund an Vernunft und Mäßigung in jeder Hinsicht zu sein, hat er darin zwar Erfolg, aber nicht vollkommen. In Dingen, die ihn persönlich angehen, kann er so subjektiv und irrational sein („unvernünftig": *Hering*) wie alle anderen auch. Z.B. kann er blind jemanden verteidigen, den er mag, auch wenn dessen Missetaten oder Unfähigkeit offensichtlich sind. Tatsächlich ist seine Loyalität denen gegenüber, die er beschlossen hat zu unterstützen, häufig löblicher als seine Urteilsfähigkeit.

Lycopodium kann als Vater oder Mutter das schlechte Benehmen eines Lieblingskindes verteidigen und sich dabei selbst einiges vormachen (*Sulfur*). Beispielsweise sagte eine Mutter, deren Sohn man schon in vier Privatschulen nahegelegt hatte zu gehen, und der nun anfing, auch auf der staatlichen Schule Probleme zu machen: „Das liegt bloß daran, daß es in dieser Stadt *absolut keine* Schule gibt, wo man Verständnis für kleine Buben hat. Sie wissen einfach nicht, wie man mit ihnen umgeht.“ Es kam ihr noch nicht einmal ansatzweise in den Sinn, daß das Problem bei ihrem Sohn liegen könnte. Diese Frau wurde behandelt, weil sie zu Nierensteinen neigte: ein Stein war schon abgegangen, und sie hatte Schmerzen in der Nierengegend. Weil sie nach jedem Bissen Blähungen hatte, sowie einige andere typische Verdauungssymptome, bekam sie *Lycopodium* 10 M als ihr Konstitutionsmittel (abwechselnd mit *Berberis* C 30 wegen spezifischer Nierensymptome)*. Während der Behandlung zeigten sich einmal mehr die günstigen „Nebenwirkungen“ homöopathischer Arzneimittel. In dem Maße, wie sich ihr Gesundheitszustand verbesserte, begann sie zu verstehen. Sie zog ihren bis dahin nicht informierten Mann zu Rate und begann, ihren Sohn zum ersten Mal in vernünftigem Maße zu unterstützen. Bis zu dem Zeitpunkt, an dem sich ihre Tendenz zur Selbsttäuschung offenbarte, schien die Patientin übrigens völlig im Gleichgewicht und äußerst vernünftig in jeglicher Hinsicht zu sein.

Auch dies ist typisch für *Lycopodium*. Die Neigung zur Selbsttäuschung bei *Phosphor* oder *Sulfur* ist für jeden offensichtlich, der etwas Menschenkenntnis besitzt. Bei *Lycopodium* jedoch verbirgt sie sich unter einer Schicht von Zurückhaltung und Ausgewogenheit und kommt nur unter bestimmten Bedingungen zum Vorschein. So kann *Lycopodium* für Außenstehende trotz größerer Verständnislücken vollkommen scharfsichtig und von außergewöhnlich gesunder und fairer Urteilskraft sein. Er setzt seine Gedanken und Taten stets in das bestmögliche Licht – ohne Rücksicht auf seine wahre Motivation – und er macht den Eindruck zu wissen, wovon er spricht, auch wenn er das nicht tut.

---

* Wenn die Behandlung auf die Geistessymptome abzielt oder man ein sogenanntes Konstitutionsmittel verwendet, benutzt man im allgemeinen Hochpotenzen; niedrigere Potenzen eines verwandten Mittels oder eines Mittels, das sich auf bestimmte physische Symptome bezieht, können dazwischen gegeben werden. Es hat sich gezeigt, daß die Methode, das Konstitutionsmittel nur hin und wieder, ergänzende Mittel dagegen in niedrigen Potenzen häufiger und zu geben, auch in bestimmten, hartnäckigen Fällen oder unter schwierigen Bedingungen sehr effektiv ist. Eine ausgezeichnete Diskussion des Themas, welche Potenz in der homöopathischen Behandlung zu wählen ist und wie man sie gebraucht, findet sich bei *Blackie, The Patient, not the Cure*, S. 97-101.

Der folgende Fall ist typisch für die Neigung zur Selbsttäuschung von *Lycopodium* und ereignete sich während einer Essenseinladung (Soziale Ereignisse – wenn er versucht, andere zu beeindrucken – enthüllen häufig sein wahres Gesicht, und der Arzt sieht charakteristische Zeichen, die er während der Sprechstunde unmöglich feststellen kann, weil er da durch seine Fassade von Aufrichtigkeit und anziehendem Understatement fehlgeleitet wird). Einer der Gäste erklärte einer Gruppe bewundernder Zuhörer bescheiden, wie er sich, um sich selbst spirituell weiter zu entwickeln, verschiedenen Übungen unterzog: täglich zu meditieren, das Rauchen aufzugeben und den Alkohol- und Fleischkonsum kräftig zu reduzieren. „Zum Beispiel esse ich niemals schwerverdauliches Fleisch," schloß er.

Diese Bemerkung hörte die Gastgeberin zufällig mit und rief: „Ach, wie schade! Heute abend gibt es Roastbeef, das mir diesmal besonders gut gelungen ist. Wenn ich das nur gewußt hätte, dann hätte ich..."

„Aber nicht doch," beeilte sich *Lycopodium* zu sagen, „wenn ich zum Essen eingeladen bin, esse ich *alles*, was auf den Tisch kommt. Das letzte, das ich wollte, ist, meinen Gastgebern zur Last zu fallen oder meine Diät anderen aufzuzwingen." Er sagte dies mit solchem Takt und Feingefühl, daß jeder bei sich dachte: „Nun, das ist *echte* Rücksichtnahme. Er ist doch ein wahrer Gentleman."

Als *Lycopodium* sagte, daß er alles esse, was auf den Tisch komme, so meinte er das wirklich, denn er nahm sich einige Male vom Roastbeef und vertilgte es mit offensichtlichem Genuß. Man konnte nur vermuten, daß er bescheiden seine spirituelle Entwicklung opferte, um seiner Gastgeberin gefällig zu sein. Das einzige Problem bei dieser Interpretation war lediglich (wie später offensichtlich wurde), daß er die gleiche Vorstellung bei anderen Einladungen gab: Zuerst von Selbst-Disziplinierung und „schwer verdaulichem Fleisch" zu reden, um sich dann mehrfach vom Schweine-, Lamm- oder Rindfleisch zu bedienen. Ob dieser *Lycopodium*-Gast Elefant, Giraffe oder Nilpferd meinte, wenn er von „schwer verdaulichem Fleisch" sprach?

Noch überraschender jedoch war die Reaktion seiner Freunde. Sie hegten kaum Zweifel daran, daß er auch in Wirklichkeit so abstinent lebte wie er verkündete; sie fuhren fort, seinen Worten mehr Glauben zu schenken als seinen Taten und sprachen bewundernd von seinen restriktiven Eßgewohnheiten. Wenn man sie daran erinnerte, daß er doch Fleisch gegessen hatte, ja sich sogar mehrmals davon aufgetan hatte, rechtfertigten sie es als Bescheidenheit oder Höflichkeit. So geschickt nutzt *Lycopodium* zuweilen sein Charisma, um ein Bild von sich zu schaffen und es anderen zu zeigen, so daß niemand merkt, daß der Kaiser eigentlich keine Kleider anhat. Diese Art von Selbsttäuschung ist komplexer als bloßes Lügen oder Heucheln. Weil es ein tiefes Bedürfnis in ihm erfüllt und ihm mehr Stärke verleiht, glaubt Lycopodium ernsthaft daran, daß alles, was für ihn von Vorteil ist, gut und wahr, während Lästiges oder Unangenehmes nur schlecht und falsch ist.

Häufig bleibt er bei seiner Selbsttäuschung, aus dem einfachen Grund, weil er nichts ändern will; und vielleicht gibt es auch keinen Grund, etwas zu verändern. Er ist mit sich selbst zufrieden, nach weltlichen Maßstäben erfolgreich und möchte der bleiben, der er ist: einer, der sich über bestimmte Dinge hinwegtäuscht, aber ein erfolgreiches und vitales Mitglied der Gesellschaft ist. Und schließlich bedeutet ein gefälliges Sich-selbst-Täuschen weit weniger Leiden und letztlich größere Produktivität als das manchmal selbstzerstörerische Sich-Hinterfragen von *Lachesis* oder *Natrium muriaticum.* Die Unverwüstlichkeit von *Lycopodium* spiegelt tatsächlich sein In-sich-Geschlossensein, die ihn für seine Lebensaufgabe vollkommen tauglich sein läßt. Wie der Bärlapp braucht er sich kaum zu ändern, um zu überleben.

Manchmal zeigt er jedoch den ernsthaften Wunsch nach mehr Einsicht, besonders in mittleren Jahren, wenn sein inneres Mit-sich-Eins-Sein die ersten Risse bekommt. Dann verliert er das Vertrauen in seine eigene Kraft und Vitalität, oder er spürt die Diskrepanz zwischen seinem Image in der Öffentlichkeit und der Privatperson, die dahintersteckt, und fängt an, an allem zu zweifeln. „Ich habe das Gefühl, daß mir der Boden, auf dem ich mein ganzes Leben so sicher gestanden bin, plötzlich unter den Füßen weggezogen worden ist," „Offenbar war das Fundament, auf dem ich meinen Ruf aufgebaut habe, nie fest genug," „Das gesamte Gebäude meines Lebens ist plötzlich zusammengebrochen," „Ich weiß nicht, was passiert ist, aber mein Selbstvertrauen ist auf einmal vollkommen erschüttert," „Ist mein Beruf wirklich alles für mich?" „Ich frage mich, ob ich ‚hohl' bin – ich nehme die äußere Erscheinung viel zu wichtig, mir fehlt die emotionale Substanz," sind typische Sätze. Diesen Patienten kann man mit homöopathischen Mitteln helfen, weil *Lycopodium* viel guten Willen besitzt.

Die Schwierigkeit ist nur die, ihn so weit zu bringen, daß er seine Schwachstellen vor sich selbst *einräumt.* Wenn *Lycopodium* einmal eine Schwäche erkannt hat, wird er gewissenhaft und intelligent daran gehen, sie zu beheben.

Der Hang zur Selbsttäuschung bei *Lycopodium* sollte nicht mit seinem besonderen Wahrheitsverständnis durcheinandergebracht werden, obwohl es davon beeinflußt wird. Er ist ein Mensch, der mit *Pontius Pilatus* fragt: „Was ist Wahrheit?“ und zugleich zu verstehen gibt, daß es auf diese Frage keine Antwort gibt. Er ist Skeptiker und Relativist: Wahrheit ist eine variable Größe; und die Wahrheit von heute beinhaltet schon den Irrtum von morgen.

Daraus folgt jedoch nicht automatisch, daß er zynisch ist oder nur seinen eigenen Vorteil kennt. Er definiert Wahrheit lediglich so, wie sie Diplomaten, Politiker oder Richter verstehen. Nach seinem Gefühl gilt Wahrheit nur immer für eine bestimmte Situation, für einen bestimmten Menschen, für einen bestimmten Moment. In kontroversen Fragen kann er mühelos die Seiten wechseln, „des Teufels Advokat“ spielen und genau das Gegenteil von dem behaupten, was er letzte Woche gesagt hat, und sei es nur um der intellektuellen Ausgeglichenheit willen. Instinktiv fühlt er, daß die Wahrheit nie ganz auf einer Seite, in einem Extrem liegt, sondern irgendwo dazwischen, und daß Fortschritt und Verständnis nur möglich sind, wenn man sich an einen Mittelweg hält.

So mißtraut *Lycopodium* allen Extremen: intellektuellen, ideologischen, emotionalen oder solchen in Fragen des Geschmacks oder der Persönlichkeit. Er selbst ist zurückhaltend und gefaßt, und er erwartet von anderen, genauso zu sein. Die Verschrobenheiten von *Calcium carbonicum* berühren ihn peinlich, das sprunghafte Verhalten von *Lachesis* irritiert ihn, die unbeherrschten Gefühle von *Phosphor* findet er lästig und die zahlreichen Eigenheiten von *Natrium muriaticum* unerträglich. Er möchte, daß andere sich einigermaßen gut benehmen, in der Öffentlichkeit und privat. Als *Talleyrand* seine Kollegen vor den Verhandlungen auf dem Wiener Kongreß instruierte, drückte er diese unwillkürliche Abneigung von *Lycopodium* so aus: „Surtout pas trop de zèle!“ („Vor allem nicht zu viel Begeisterung!“).

Lycopodium meint auch, daß die Wahrheit flexibel sein muß, um zu überleben. Um seinen Einfluß zu behalten, muß ein Mann sein Verständnis von der Wahrheit dem Zeitgeist anpassen. Jeder muß einmal etwas Unwahres sagen, um schließlich sein Ziel zu erreichen. Daher versucht *Lycopodium* nicht immer, die „objektive Wahrheit" zu sagen. Er zieht es vor, den Leuten das zu erzählen, was sie hören wollen, was sie erwarten, oder was er für sie geeignet hält; und die Frage, ob er die Wahrheit liebt oder nicht, ist eigentlich falsch gestellt. Er liebt sie, und er liebt sie nicht. Er ist offen der Überzeugung, daß der Zweck die Mittel heiligt. Wenn man ihn in Frage stellt, gibt er freimütig zu, eine flexible Gesinnung zu haben und erklärt, daß die Zeiten und die Umstände wechseln und daß er daher gezwungen ist, seine Meinung anzupassen. Bis zu einem gewissen Ausmaß handelt jeder, der eine Machtposition innehat, nach diesem Prinzip und lernt, es zu respektieren. Bei *Lycopodium* jedoch ist diese Überzeugung instinktiv und spiegelt sich in allem, was er tut, in seinen Beweggründen, und in persönlichen und beruflicher Beziehungen.

Manchmal ist das, was wie bewußte Täuschung aussieht, auch lediglich extreme Vorsicht oder Diskretion. Er lügt nicht, sondern spart mit Worten und gibt nicht mehr Informationen, als absolut notwendig.

Lycopodium als Patient

Schließlich kommen wir zu dem, was jeden Homöopathen besonders interessieren muß: die Haltung von Lycopodium zu und das Verhalten während einer Krankheit*.

In der Regel hat er „wenig Vertrauen zu Ärzten und ihren Arzneien" (*Hering*). Er neigt dazu, physische Schwäche zu ignorieren. Krankheit stellt sein Bild von sich in Frage und stört ihn in seiner Bemühung um Distanz. Er ist irritiert, wenn er selbst oder ein Mitglied seiner Familie schwach ist, und es macht ihn ungeduldig, wenn er gesundheitlich angeschlagen ist. Er kann sich weigern, Symptome oder Krankheiten auch nur zu sehen, einfach weil er sich jetzt nicht auch noch damit abgeben kann. Er kann die Zeit oder die Mühe dafür nicht aufwenden. Er erwartet, daß sein Körper gut funktioniert, so wie er es in der Vergangenheit immer getan hat. Typischerweise denkt er, daß ein Mensch wie er keine medizinische Hilfe braucht, und daß eine starke

* Was im folgenden beschrieben wird, findet sich bei Männern zwar ausgeprägter, ist jedoch auch bei Frauen vorhanden.

Persönlichkeit Krankheit durch Willenskraft überwindet. Gewöhnlich benutzt er Sätze wie: „Das ist doch alles Einbildung... Vergiß es einfach, es wird schon vorbeigehen... Ärzten kann man nicht glauben. Wenn sie nicht wären, wäre ich vollkommen gesund... Meine robuste Gesundheit wird das Problem schon lösen."

Er gehört auch zu den Patienten, denen man nur schwer Symptome entlocken kann. Außer seiner Hauptbeschwerde hat er nichts. Er ist der aktive junge Mann, der sich nicht daran erinnern kann, wann er das letzte Mal krank war, der aber einen chronischen Katarrh mit hartnäckigem Auswurf hat; oder der energische Alte, der jünger aussieht und handelt als er ist, und der gelegentlich Schmerzen im rechten Schultergelenk hat. Oder das kräftige, gesunde Kind, das aus irgend einem Grund schreit, bevor es Wasser läßt. *Lycopodium* ist auch die außergewöhnlich gesunde Frau, die Krampfadern hat, vor allem am rechten Bein, oder eine große Zyste am rechten Ovar (die meisten *Lycopodium*-Beschwerden sind rechts oder gehen von der rechten Körperseite auf die linke über. Dies ist sehr charakteristisch für das Mittel – genau wie die Beschwerden bei *Sepia* oder *Lachesis* links sind). Aber sonst plagt *Lycopodium* nichts – absolut nichts! Er nimmt überhaupt keine Modalitäten wahr und weiß nicht, was er sagen soll, wenn man ihn fragt, wann die Beschwerden besser oder schlechter sind, was er mag und was nicht. Er ißt alles und trinkt alles. Wetterwechsel oder die verschiedenen Jahreszeiten machen ihm nichts aus, heiße Sommer und kalte Winter mag er gleich gern. Er empfindet keine Stimmungsschwankungen, bei sich selbst nicht, und nicht bei anderen, und nur wenige Dinge ärgern oder empören ihn (wenigstens sagt er so). Die einzige Modalität, die ihm auffällt ist der (für *Lycopodium* typische) Energieabfall am späten Nachmittag: die Verschlimmerung der Symptome zwischen 16 und 20 Uhr, geringere Spannkraft oder unüberwindliche Schläfrigkeit. Manchmal ist dies neben der Hauptbeschwerde der einzige körperliche Hinweis, den der Arzt aus dem Patienten herausholt. Sonst stört diesen Menschen in seiner Umgebung nur wenig, wie das Moos, von dem das Mittel stammt.

Es ist daher nur konsequent, daß er über den allgemeinen Regeln des Lebens zu stehen meint. Er kann tatsächlich grundlegende Vorsichtsmaßnahmen bezüglich Essen oder seiner Gesundheit ignorieren und trotzdem fit und gesund sein, wie z.B. der *Lycopodium*-Junggeselle, der aus Sparsamkeitsgründen beinahe zwei Jahrzehnte lang von

Keksen und Mineralwasser lebt, nur alle paar Jahre einmal wegen einer Grippe den Arzt holen muß und ansonsten völlig gesund ist.

Es ist aber auch möglich, daß *Lycopodium* seine Gesundheit zu sehr strapaziert und in mittlerem Alter plötzlich physisch oder psychisch zusammenbricht. Er kann seine sexuelle oder intellektuelle Spannkraft relativ früh verlieren („kann nicht lesen, was er geschrieben hat; macht Schreibfehler; läßt Worte, Buchstaben oder Silben aus; die Gedanken schwinden, kann keinen einzigen Gedanken fassen; Unfähigkeit, die richtigen Worte zu finden, benutzt die falschen Wörter, um etwas Richtiges auszudrücken – sagt Pflaumen, wenn er Pfirsiche meint; das Gedächtnis ist geschwächt": *Hahnemann, Hering*). Oder es kann sein, daß er scheinbar „völlig gesund" ist und ohne Vorwarnungen an einem Herzanfall, einem schweren Schlaganfall oder ähnlichem stirbt. Der Grund kann ein miasmatischer sein – eine konstitutionelle Schwäche, die mit zunehmendem Alter zum Vorschein kommt; häufig aber hat er seine Kräfte erschöpft, indem er achtlos von ihnen zehrte.

Auch bei *Sulfur*, besonders beim Mann, findet sich manchmal eine ähnlich geringe Zahl von Symptomen, was echt sein kann oder seine Unfähigkeit, sich selbst zu beobachten, spiegelt. Diese beiden robusten Typen scheinen kaum zu wissen, was Krankheit, oder auch nur Schmerz, bedeutet, und manchmal haben sie in ihrem ganzen Leben noch nie Kopfschmerzen gehabt. Ein etwa siebzigjähriger *Lycopodium*-Patient versicherte, daß er nur einmal in seinem Leben Schmerzen gehabt habe – als er im II. Weltkrieg in den Arm geschossen wurde. Wenn man jedoch diese sehr typische Symptomlosigkeit einmal erkannt hat, kann auch sie ein guter Hinweis auf das Mittel sein.

Ein Mann Mitte Vierzig suchte homöopathische Hilfe wegen einer eigenartigen Taubheit oder Lähmung in der unteren Körperhälfte. Sie hatte vor ein paar Jahren im rechten Großzeh begonnen, war das Bein bis zur Leiste hochgestiegen und hatte nun Nabelhöhe erreicht. Er konnte seine Gliedmaßen bewegen, aber das Gehen war sehr anstrengend, weil er sich auf jeden Schritt konzentrieren mußte. Darüberhinaus war jetzt auch seine sexuelle Leistungsfähigkeit beeinträchtigt. Er bekam *Phosphor*, dann *Conium* aufgrund der aufsteigenden Richtung des Symptoms, aber ohne Erfolg. Andere Symptome fanden sich nicht. Die Taubheit wurde weder durch Gehen, noch durch Sitzen oder Liegen verschlimmert, nicht morgens, und nicht am Abend. Sie wurde weder durch Hitze oder Kälte gebessert, noch durch starken Druck oder behutsames Reiben. Und er hatte keine anderen Beschwerden. „Ansonsten fühle ich mich wirklich gut," beharrte er. Dies war der Schlüssel, und eine Gabe *Lycopodium* in hoher Potenz bewirkte, daß die Taubheit sich zurückzog und wieder auf den rechten Großzeh beschränkte, von dem sie ausgegangen war. Eine weitere Gabe drei Monate später nahm die Empfindung im Zeh, und der Fall war beendet.

Es gibt noch eine erheiternde Spielart des *Lycopodium*-Patienten ohne Symptome. Das erste, was er sagt, wenn er in die Praxis kommt, ist, daß er vollkommen gesund ist. „Aber warum sind Sie dann hier?" ist die naheliegende Frage. „Wegen meiner Frau. Sie hat mir gesagt, daß ich kommen soll." „Nun, dann können Sie sich ja glücklich schätzen mit ihrer Konstitution" (der Patient nickt und stimmt dieser unstrittigen Tatsache bescheiden zu). „Aber lassen Sie uns trotzdem mal schauen, ob wir nicht ein paar Symptome oder Schwachpunkte entdecken..."

„Aber ich habe keine Symptome. Ich sage Ihnen, ich bin *vollkommen* gesund." „Sie haben recht. Vielleicht haben Sie keine *Symptome*, aber jeder Mensch hat zumindest einige physische *Besonderheiten*, die Bestandteil seiner Konstitution sind. Lassen Sie uns versuchen, ein paar von ihnen herauszuarbeiten..."

Wenn man ihn so besänftigt, entspannt sich *Lycopodium* und fängt an, nach sehr genauem Nachfragen, zuzugeben: „Ja, ich hatte jahrelang Fußpilz, aber den habe ich mir bei der Army zugelegt. Vorher hatte ich so etwas nie." Außerdem hustet er im Winter regelmäßig, „aber nie schlimm – nicht, daß es mich beeinträchtigen würde oder so etwas. Als Kind hatte ich einmal eine Lungenentzündung, vielleicht kommt es daher." Eine Stunde nach dem Essen hat er Blähungen, „aber das habe ich von meinem Vater geerbt – bei dem ist es noch viel schlimmer." Seine Frau findet zwar, daß er morgens mürrisch und schlecht gelaunt ist, „aber das ist doch ganz normal angesichts der Tatsache, daß ich morgens um vier Uhr aufwache und dann Schwierigkeiten habe, wieder einzuschlafen." Oder er hat manchmal ein bißchen Schmerzen im Kreuz oder zwischen den Schulterblättern. „Aber nichts von Bedeutung, noch nicht einmal regelmäßig, ich würde das kein echtes Symptom nennen."

So geht die Anamnese weiter. Für jedes Symptom hat er eine Erklärung oder eine Rechtfertigung, und überzeugt sich damit selbst, daß seine Symptome irgendwie nichts mit ihm zu tun haben, und daß er letztlich nichts kann für irgendwelche konstitutionellen Schwächen.

Woher kommt dieses Nicht-wahrhaben-Wollen und Verleugnen der Symptome? Weshalb hat *Lycopodium* es nötig, sich ständig seiner tadellosen Gesundheit und physischen Unbezwingbarkeit zu versichern? Sicher spielt die Angst vor Krankheit eine Rolle, aber auch solche Faktoren wie seine verletzte Würde und Selbstachtung oder das Verlangen nach emotionaler Distanz.

Jeder, der schon einmal mit *Lycopodium* während einer Krankheit zu tun gehabt hat, weiß, was für ein unkooperativer Patient er sein kann („Starrköpfig und arrogant, wenn er krank ist": *Boericke*). Er vergißt, seine Medizin wie angegeben zu nehmen und sagt nichts, wenn neue Symptome auftreten oder wie es ihm insgesamt geht. „Fragen Sie mich doch nicht dauernd, wie es mir geht, Doktor. Das ist Ihre Sache. Sie sind doch schließlich der Arzt!" Und wenn man ihn nachdrücklich nach Symptomen befragt, reagiert er gereizt: „Sie wissen, daß ich auf so etwas nie achte. Meine Symptome interessieren mich nicht."

„Nun, dann fangen Sie an, darauf zu achten. Interessieren Sie sich dafür," beharrt der Arzt. „Um damit zu beginnen, bin ich jetzt schon zu alt. Machen Sie das," antwortet er unbeeindruckt.

Auch wenn er schließlich homöopathische Hilfe akzeptiert, kann er sich strikt weigern, auch nur das kleinste Zugeständnis zu machen, um den Heilungsprozeß zu unterstützen. Ein Patient litt unter chronischen Schlafstörungen in den frühen Morgenstunden. Deshalb und wegen anderer Symptome bekam er *Lycopodium* und wurde angewiesen, keinen Kaffee mehr zu trinken. Eine Woche lang schlief er viel besser, dann begann er wieder Kaffee zu trinken. Seine Schlaflosigkeit kam zurück, und er verlangte nach mehr Medizin. Man bedeutete ihm, daß er eher das Kaffeetrinken einstellen solle als noch einmal ein Konstitutionsmittel zu nehmen. Darauf antwortete er: „Was für ein Unsinn! Sie sollten mir eine Medizin geben, die es mir erlaubt, abends Kaffee zu trinken und *trotzdem* zu schlafen; was sollen Ihre Mittel denn sonst? Mit dem Kaffeetrinken aufhören kann ich auch alleine. Dafür brauche ich keinen Arzt!"

„Lassen Sie uns noch eine Weile abwarten, und wenn Sie Ihre Gesundheit damit ruinieren, hören Sie vielleicht..." „Das ist mir der

Kaffee wert. Ich weigere mich, auf ihn zu verzichten!“ war die eiserne Antwort.

Dieser Konstitutionstyp setzt physische Schwäche sogar mit moralischer Unzulänglichkeit gleich. Er meint, daß ein Mensch, der „richtig“ lebt, nicht krank wird. „Schaut mich an“, denkt er unwillkürlich, wenn er hört, daß jemand krank ist. „Ich lebe richtig und bin völlig gesund. Wenn andere mehr wären wie ich, wären sie auch gesund.“ Das kann unausgesprochen sein oder gar unbewußt, aber die Überzeugung: „Ich bin gesund, weil ich ein rechtschaffenes Leben führe“ ist eine Form der Selbstgerechtigkeit, die für *Lycopodium* typisch ist.

Es kommt jedoch der Zeitpunkt, wo er seine Augen nicht mehr vor unliebsamen Wahrheiten über seinen physischen oder geistigen Zustand schließen kann, wo er seine Vogel-Strauß-Politik aufgeben muß. Dann kommen seine Furcht und die darunterliegende Unsicherheit an's Licht, die in der Literatur beschrieben wird. Wenn die dünne Schicht von Unbesiegbarkeit einmal anfängt, Risse zu bekommen, kann *Lycopodium* in Panik geraten und sich ernsthaft in seine Krankheit hineinsteigern.

Jetzt fängt er an, aus jeder kleinen Erkrankung eine lebensbedrohliche Situation zu machen. Wenn er eine kleine Wunde im Mund hat, dann ist das ein Frühstadium eines Krebsgeschwüres; wenn er Atembeschwerden hat, muß das gleich mit einer organischen Herzerkrankung zusammenhängen; Nackensteifigkeit mit etwas Kopfweh wird zu „chronischer Meningitis“ (so sagte einmal ein Patient) und Benommenheit und Schwindel während einer Grippe sieht er als Ausdruck einer Herzinsuffizienz. Einiges von dieser panischen Reaktion spiegelt seine Sicht von Krankheit als „Krise“, die (seiner Ansicht nach) drastische Maßnahmen verlangt*.

Diese Neigung, seine Krankheit schlimmer zu machen, als sie ist, hat aber noch andere Wurzeln. Er hält es für unter seiner Würde, wie gewöhnliche Sterbliche an kleinen Beschwerden zu leiden. Seine

---

* Übrigens können *Lycopodium*-Patienten (abgesehen von denen, die in medizinischen Berufen arbeiten oder eine lange Geschichte mit Krankheiten haben) manchmal bemerkenswert wenig über Anatomie und Physiologie wissen. Anders als die medizinisch informierten *Arsenicum-*, *Natrium muriaticum-* oder *Sulfur*-Patienten hat *Lycopodium* gewöhnlich keine Vorstellung davon, wo die Leber liegt (da zeigt er auf den Magen), oder der Magen (irgendwo im Bauch) oder wo gar die Nieren lokalisiert sind (die, so stellt er sich vor, müssen in der Nähe der Blase sein).

Krankheit muß seiner Selbsteinschätzung angemessen sein. Er weiß, daß hin und wieder auch Menschen von untadeliger Rechtschaffenheit, wie Hiob, von verheerendem Elend heimgesucht werden.

Unbewußt, manchmal auch bewußt, ist er eher dafür, daß ein Organ entfernt wird („Raus damit, dann ist ein für allemal Ruhe!") oder für irgend einen anderen energischen Eingriff, als daß er sich für Vorsorgemaßnahmen oder für langwierige Rehabilitation und allmähliches Kräftigen seines Körpers interessieren würde. Eine konstitutionelle Behandlung mit *Lycopodium* kann die Haltung des Patienten trotzdem verändern. Sonst wird er stets eine Situation schaffen, in der der Homöopath nur verlieren kann. Wenn die Heilung langsam vonstatten geht, besteht er darauf, daß die Mittel unwirksam sind und weigert sich, die Behandlung fortzusetzen; wenn es unerwartet schnell geht, findet er, daß er dann nicht wirklich behandlungsbedürftig war, sondern daß seine starke Konstitution das Problem gelöst hat. Wenn die Dauer der Behandlung irgendwo in der Mitte liegt, wünscht er sich leidenschaftlich, daß die Heilmittel sich „endlich in irgend eine Richtung entscheiden sollen, und daß sie entweder *funktionieren* oder *nicht funktionieren*!"*

Angesichts seines generellen Mißtrauens Arzneimitteln gegenüber ist dies nicht überraschend, aber es spielen noch mehr Faktoren eine Rolle. In der Homöopathie, wie auch in einigen wenigen anderen medizinischen Disziplinen, wird verlangt, daß der Patient sein Unbeteiligtsein aufgibt, beginnt, sich physisch und emotional zu beobachten und seinen Teil zum Heilungsprozeß beizutragen, indem er sich Symptome notiert und sie mitteilt. Während *Arsenicum* es genießt, Hand

* Dieses persönliche Mißtrauen gegenüber jeglicher Medizin findet sich kurioserweise auch beim *Lycopodium*-Homöopathen selbst. Eigentlich respektiert er die Heilmittel. Er kennt den Wert einer regelmäßigen konstitutionellen Behandlung und praktiziert sie mit großem Erfolg bei seinen Patienten. Für sich selbst jedoch hat er diesbezüglich keinen Gedanken übrig. Er verschiebt die Einnahme auf später, auf morgen... Dann bewirkt seine unterschwellige Abneigung, daß er ständig vergißt, das Mittel zu nehmen. Ein solcher Arzt, der bekannt dafür war, seine eigene Gesundheit zu vernachlässigen, wurde gefragt, warum er nicht einem Kollegen erlauben wolle, ihm etwas zu verschreiben. „Arzneimittel sind etwas für Kranke und Schwache," antworte er, „und davon gibt es doch schon genug. Eine starke Persönlichkeit wie ich braucht doch keine konstitutionelle Behandlung." Dies war eine typische, nicht ganz ernst gemeinte *Lycopodium*-Ausflucht, um einer ernsthaften Frage auszuweichen, wobei die schnoddrig-arrogante Antwort mehr als nur ein Körnchen von dem enthielt, was er in Wahrheit empfand.

in Hand mit dem Arzt zu arbeiten und mit seinem absoluten Autoritätsanspruch sogar versucht, den Fall selbst zu übernehmen, geht der Autoritätsanspruch von *Lycopodium* in die entgegengesetzte Richtung. Es paßt ihm nicht, daß er als Patient sich so viel Mühe geben soll, wie es bei einer homöopathischen Behandlung verlangt wird. An einer gleichberechtigten Zusammenarbeit mit seinem Arzt ist er nicht im mindesten interessiert, sondern möchte alles dessen fachkundigem Urteil überlassen. Er bezahlt den Arzt für sein Spezialwissen und erwartet von ihm, daß er alle Entscheidungen trifft – genau wie er, wenn der Arzt ihn um einen rechtlichen oder sonstigen beruflichen Rat bittet, erwartet, daß er ihm die volle Verantwortung überläßt und sich als Klient nicht einmischt. Die Do-it-Yourself-Auffassung von Medizin, mit der sich heutzutage alles auf dilettantische Weise in einer Art ganzheitlichem Mischmasch mit „Heilen" beschäftigt, ist nichts für *Lycopodium.*

Schließlich macht es diesen konservativen Menschen nervös, daß Homöopathie eine unorthodoxe Methode ist. „Weshalb willst Du denn unbedingt, daß ich zu einem homöopathischen Arzt gehe?" fragt er seine Frau unwirsch. „Warum soll ich denn nicht bei dem Arzt bleiben, bei dem ich immer war? – Und überhaupt, was *ist* denn schon ein Homöopath?" (Letzteres hat sie ihm schon mindestens ein Dutzend Mal erklärt). Wie das Moos, das ein paar Jahre braucht, um seine Sporen zu bilden, und fünfzehn Jahre, um sich voll zu entwickeln, braucht *Lycopodium* lange, um etwas Neues wirklich zu akzeptieren. Er ist halsstarrig, „trotzig" (*Hering*) und unzugänglich für Vorschläge; auch offensichtliche Tatsachen überzeugen ihn nicht. Manchmal jedoch läßt sich dieses sich nur langsam verändernde Wesen überzeugen, wenn es ihm gerade paßt. Und wenn er einmal bereit ist, eine neue Idee zu akzeptieren, bleibt er dann genauso starrköpfig dabei.

Das unvergeßliche Verhalten eines *Lycopodium*-Patienten, dem bei einer ernsthaften Krankheit mit homöopathischen Mitteln geholfen werden konnte, mag als Beispiel dienen, um noch einmal auf einige herausragende Eigenschaften dieses Persönlichkeitstyps hinzuweisen.

Als der Patient einen ziehenden Schmerz in der Nähe der Leber verspürte, eilte er zu einem Spezialisten und kehrte in vollem Bewußtsein seiner eigenen Wichtigkeit zurück. „Der Internist sagt, daß ich Gallensteine habe und daß die *ganze* Gallenblase heraus muß – je eher, desto besser. Und möglicherweise auch die Bauchspeicheldrüse – sie ist offenbar in einem ganz schlechten Zustand." Sein Verhalten zeigte eindeutig, daß ihn schon allein die Idee solch radikaler Maßnahmen ungeheuer beeindruckt hatte und daß er sie angemessen fand für einen starken Mann mit einer ernsthaften Krankheit.

Er hatte schon einen Termin für die Operation, aber mittlerweile war eine Infektion hinzugekommen, und der Chirurg hütete sich, den schwachen und fiebernden Patienten zu operieren. An diesem Punkt beschloß seine Frau, einen Homöopathen zu Hilfe zu rufen. Der Patient (obwohl er diesen „kleinen weißen Kügelchen" noch nie getraut hatte) bekam für die akuten Symptome *Chelidonium* 200, zusammen mit einer Tinktur aus *Chelidonium, Chionanthus* und *Hydrastis*, die er in regelmäßigen Abständen in Wasser einnehmen sollte.

Nach 24 Stunden war die Temperatur gesunken und die Beschwerden gelindert – obwohl der Patient selbst darauf bestand, daß die Medizin „nicht funktioniere". Für *Lycopodium* heißt dies allerdings häufig, daß er noch nicht *völlig* gesund ist.

„Nehmen sie es noch einmal *24* Stunden, bevor wir das Mittel wechseln," schlug der Arzt vor. „Wieso? Vielleicht funktioniert die Homöopathie bei anderen, bei mir jedoch nicht (eine weitere typische Bemerkung von *Lycopodium*). Ich glaube, ich gehe wieder zu meinem alten Arzt. Und wie lange soll ich diese scheußlichen Tropfen noch nehmen? Sie schmecken einfach grauenhaft" (sollte heißen: ein wenig bitter).

Am nächsten Tag waren die Schmerzen und das Fieber verschwunden, und der Patient erklärte triumphierend dem behandelnden Homöopathen: „Jetzt bin ich soweit, daß die Gallenblase herausgenommen werden kann."

„Aber warum wollen Sie sich denn jetzt noch operieren lassen, wenn Sie keine Beschwerden mehr haben?"

„Das muß sowieso eines Tages gemacht werden. Und Sie meinen doch nicht im Ernst, daß ich noch einmal einen solchen Anfall durchmache, oder? Jedenfalls kann ich Ihnen eines sagen: diese widerliche Tinktur nehme ich nicht mehr."

Er wollte unbedingt operiert werden, damit er keine Sorge vor einem erneuten Anfall mehr haben, ja sich über seine Gallenblase keinen einzigen Gedanken mehr zu machen brauchte. Mit Hilfe seiner hingebungsvollen Frau überstand er auch diese Krise irgendwie, und seine Genesung machte gute Fortschritte. Hätte es aber auch nur den kleinsten Rückfall gegeben, hätte ihn nichts vom Skalpell abhalten können.

Nach einer wenig ereignisreichen Rekonvaleszenz erklärte er dem Homöopathen: „Recht schönen Dank für Ihre Hilfe, aber die Nebenwirkungen ihrer Mittel finde ich recht unangenehm."

„Von welchen Nebenwirkungen sprechen Sie denn?"

„Ihre Medizin hat meinen Charakter verändert und mich dazu gezwungen, meinen Lebensstil zu ändern, lange bevor ich selbst dazu bereit war. Wenn ich müde bin, bewirken sie, daß ich mich ausruhe – während ich früher fähig war, ohne Schlaf auszukommen. Wenn ich Hunger habe, muß ich essen, statt zwischendurch einen kleinen Drink zu nehmen wie früher. Ich liebe Kaffee und konnte 10 Tassen pro Tag trinken; jetzt reicht mir eine. Früher habe ich mich zuhause durchgesetzt; aber jetzt stelle ich fest, daß ich mache, was meine Frau und meine Töchter sagen, wenn ich nicht aufpasse – wie ein richtiges Lämmchen. Und das mir, als Mann, der etwas auf sich hält! Was haben Sie bloß mit meiner früher so starken Konstitution und meinem Charakter gemacht?"

Homöopathische Mittel wirken auf dreifache Weise, indem sie sich auf Vergangenheit, Gegenwart und Zukunft des Patienten auswirken. *Lycopodium* kann zurückreichen bis in die Zeit, bevor der Patient seine Spannkraft und sein Selbstvertrauen verloren hat, und hilft ihm, diese wiederzuerlangen; es kann ihn darin bestärken, sich seinen gegenwärtigen Unsicherheiten und Unzulänglichkeiten zu stellen und sie zu überwinden, indem es ausfüllt, was hohl ist an seiner starken und kompetenten Fassade; und schließlich kann das Mittel für die Zukunft bewirken, daß seine Intelligenz und seine geistigen Fähigkeiten nicht mit dem Alter abbauen. Potenzierter Bärlapp ermöglicht so dem *Lycopodium*-Patienten, seine vitale Erscheinung, seine intellektuelle Stärke, sein Zuvertrauen und seine heitere Gelassenheit Realität werden oder bleiben zu lassen.

Sepia

Das Arzneimittel *Sepia* teilt sich wichtige Eigenschaften mit verschiedenen anderen Polychresten – *Phosphor, Pulsatilla, Sulfur, Lachesis, Arsenicum* und besonders *Natrium muriaticum*, mit dem es häufig verglichen wird. Dies ändert jedoch nichts daran, daß es eines der großen Konstitutionsmittel ist, selbständig und mit einer eigenen, deutlich abgrenzbaren Persönlichkeit.

Zur Herstellung von *Sepia* nimmt man die frische Tinte des Tintenfisches – eines unabhängigen Einzelgängers, der in der kühlen Tiefe des Meeres in den Spalten von Felsen lebt. Wenn er in Gefahr ist, stößt er eine Wolke von Tinte aus, um zu verbergen, wohin er sich zurückzieht, und wenn er auf Beutefang geht, stößt er die Tinte zur Tarnung aus. So dient die schwarz-braune Flüssigkeit sowohl zur Verteidigung als auch zum Angriff.

Sepia ist vor allem ein Frauenmittel. Das klassische Bild ist das einer Frau, die sich aus ihrer traditionell passiven und allzu begrenzten Rolle als Hausfrau und Mutter befreien will. Das homöopathische Mittelbild beinhaltet jedoch mehr. Um Sepia besser zu verstehen, müssen wir daher drei verschiedene Gesichter unterscheiden: die erschöpfte, überlastete Hausfrau, bzw. die emotional ausgelaugte Frau; die zufriedene Karrierefrau; und schließlich die unzufriedene, nörgelnde Frau.

Die überlastete Hausfrau

Margaret Tyler beschreibt sehr anschaulich den ersten Aspekt, indem sie eine erschöpfte Hausfrau mit fahlem, aufgedunsenem Gesicht schildert, die viel schwitzt und weder stickige Räume noch frische Luft verträgt, ständig Rückenschmerzen oder Kopfweh hat, an Verstopfung leidet und sich insgesamt „zermürbt" fühlt. Mit der Hausarbeit und den Kindern ist sie so überlastet, daß sie sich nur noch hinlegen und ausruhen möchte; selbst ihre Augenlider hängen aus Schwäche müde herab (*Gelsemium, Causticum*). In ihrem abgespannten Zustand fühlt sie sich benommen, dumpf und vergeßlich; wenn sie überreizt ist, meint sie, sich an irgend etwas festhalten zu müssen, um nicht zu schreien. Gelegentlich ist sie so außergewöhnlich gereizt, daß sie auf ihre Kinder und besonders ihren Mann einschlägt. So entsteht das Bild einer widerspenstigen, unzufriedenen Frau, die Mann und Kinder verläßt („Abneigung gegen Familienmitglieder“: *Kent*) und sich von allem lösen will. Oder sie ist einfach „gleichgültig ihren Angehörigen gegenüber“ (*Hering*) geworden. Das Arzneimittelbild von *Sepia* ist jedoch vielschichtiger, und die Begriffe „Abneigung“ oder „Gleichgültigkeit“ müssen näher definiert werden.

In bestimmten Fällen kann *Sepia* der mütterliche Instinkt tatsächlich fehlen, wie die erfolgreiche Anwendung des Mittels bei Tieren beweist, die ihre Jungen nicht annehmen oder für sie sorgen (und die manchmal ihre Nachkommen tätlich angreifen: *Tyler*). Dies heißt jedoch nicht, daß sie gefühllos ist. Die Emotionen dieses Typs sind stark und tief. Sie liebt ihren Mann und ihre Kinder von ganzem Herzen, ist aber zu erschöpft, um *irgendetwas* anderes als die Notwendigkeit zu verspüren, den Tag durchzustehen und bis morgen zu überleben. Sie hat für die Liebe schlicht keine Kraft mehr übrig.

Jede liebevolle Zuwendung, sei es in der Ehe, zu den Kindern, zu Vater und Mutter, sogar in engen Freundschaften, ist eine Belastung für ihre Energiereserven und behindert sie in ihrem Bedürfnis nach einer gewissen Privatsphäre und nach Unabhängigkeit („Verschlimmerung in Gegenwart anderer, Besserung, wenn sie alleine ist“: *Kent*). Der Tintenfisch ist schließlich ein Einzelgänger. Die unmittelbare Familie von *Sepia* wird, weil sie die größten emotionalen Anforderungen stellt, natürlich auch zur größten Bedrohung. Möglicherweise sieht sie ihre Kinder in direktem Konflikt mit ihrem Bedürfnis nach Selbstverwirklichung, daher bekämpft sie die emotionalen Bindungen, die ihr individuelles Wachstum behindern. Wo andere Frauen in ihren Kindern eher eine Bereicherung ihrer Entwicklung sehen, empfindet *Sepia* sie als ein Hindernis.

Für *Sepia* ist die Liebe nicht aufregend oder vergnüglich (*Phosphor*), oder eine Wohltat, so natürlich und notwendig wie die Sonne (*Pulsatilla*), sie ist weder ein seltenes und schönes Geschenk bzw. ein unerreichbares Ideal (*Natrium muriaticum*), noch etwas, was jedem Menschen von Natur aus einfach zusteht (*Sulfur, Lycopodium*), sondern eher eine Verantwortung – oder sogar eine Last. Für sie heißt Liebe etwa folgendes: „Diese Menschen lieben mich. Sie erwarten etwas von mir. Ich muß ihren Erwartungen entsprechen und darf sie nicht enttäuschen. Ich muß meine Sache als Ehefrau, Mutter, Schwester oder

Tochter gut machen." Wie drückt sich Liebe beispielsweise zu Kindern aus? *Phosphor* und *Pulsatilla* überschütten sie förmlich mit Zuneigung und Zärtlichkeiten; *Natrium muriaticum* leitet sie an und übernimmt instinktiv die Rolle des Lehrers, *Calcium carbonicum* verwöhnt sie und erfreut sich an ihnen mit mühelosem Einfühlungsvermögen; *Arsenicum* übernimmt gerne die Führung und organisiert das Leben der ihr Anvertrauten. Für *Sepia* ist die Liebe keine einfache und natürliche Angelegenheit. Kent beschreibt dies folgendermaßen: „Der Liebe (...) fehlt (...) die Möglichkeit des gefühlsmäßigen Ausdrucks". Es ist nicht so, daß *Sepia* nicht liebt, sie kann es jedoch nur schwer oder gar nicht ausdrücken.

Die Liebe wird für sie zur Pflicht, und ihr Pflichtbewußtsein läßt sie weitermachen, auch wenn sie am Ende ihrer Kräfte ist. Bis sie allmählich anfängt, gegen das, was sie einengt, zu rebellieren und gegen die Bindungen, die sie festhalten, anzukämpfen. Sie läßt es sich schlecht gehen und hüllt, wie der Tintenfisch, alles in eine schwarze Wolke. Kein Mensch kann so schwarz sehen wie eine unzufriedene *Sepia*. Dann denkt sie daran, von zuhause wegzugehen, um der Last der Liebe, die man ihr auferlegt hat, zu entkommen.

Um dies auch wirklich zu *tun* – Heim und Familie zu verlassen – muß die Persönlichkeit dieser Frau gewöhnlich noch *Lycopodium*-Anteile besitzen. *Lycopodium* hegt nämlich keine Schuldgefühle, kein Bedauern, keine Selbstvorwürfe wie andere Konstitutionstypen. Eine Frau, die vor allem durch *Sepia* geprägt ist, kann sich zwar losmachen wollen, läßt sich aber von ihrem Pflichtbewußtsein und ihren Schuldgefühlen davon abhalten. So bleibt sie, aber sie beklagt sich und nörgelt, und manchmal macht die Belastung sie auch krank.

Sepia ist genauso pflichtbewußt wie stolz, und zwar im wahrsten Sinne des Wortes. Obwohl sie die Unabhängigkeit braucht und möglicherweise im Beruf die Erfüllung ihrer emotionalen Bedürfnisse sucht, wird sie dennoch viel Energie auf Arbeiten verwenden, die ihr nicht liegen. Sie gibt sich große Mühe, es „recht" zu machen. Aber genau das ist so schwierig für *Sepia*! Sie ist wie ein junger Hund, der zusammen mit kleinen Katzen aufgezogen wird und versucht, auf Bäume zu klettern und über Tisch und Bänke zu springen, und nicht merkt, daß sie ein Hund und keine Katze ist. Ähnlich ist die „Hausfrauenkrankheit" das Resultat der körperlichen Überbelastung durch eine Rolle, die nicht zu ihr paßt.

Whitmont, der die *Jung*'sche Analytische Psychologie auf die Homöopathie anwendet, interpretiert diesen Aspekt der *Sepia*-Psyche als Ergebnis eines inneren Konfliktes mit dem anderen Geschlecht. Jeder Mensch hat männliche und weibliche Anlagen. Der Teil der Persönlichkeit, der bewußt ist, ist Träger der Eigenschaften des vorherrschenden Geschlechtes, während das Unbewußte vom entgegengesetzten Geschlecht geprägt ist und ergänzend und ausgleichend wirkt. Bei einem gesunden Individuum arbeiten diese beiden Kräfte (Yin und Yang) harmonisch zusammen, während sie bei der *Sepia*-Frau im Ungleichgewicht sind. Die unbewußten männlichen Anteile finden in ihr kein gesundes oder befriedigendes Betätigungsfeld und machen sich auf eine Weise bemerkbar, die sie weder verstehen noch kontrollieren kann, während ihre unterdrückte Weiblichkeit (die aufgrund dieser Unterdrückung eine düstere Färbung annimmt) in Form von charakteristischen aggressiven Eigenschaften oder als neurasthenische Schwäche zurückschlägt. Auf der körperlichen Ebene manifestiert sich dieser Kampf erwartungsgemäß als Fehlfunktion der weiblichen Geschlechtsorgane.

Sepia sollte daher bei allen Arten sexueller Probleme und Menstruationsschwierigkeiten in Betracht gezogen werden, einschließlich Frigidität und Beschwerden des Klimakteriums; desgleichen während der Schwangerschaft bei Neigung zum Abort und bei Morgenübelkeit, außerdem bei schweren Depressionen direkt nach der Geburt („baby-blues") und anderen Beschwerden während des Wochenbetts und der Stillzeit. Das Mittel ist ebenfalls hilfreich bei Fehlstellungen und Störungen der Gebärmutter, wie Prolaps, „bearing-down"-Gefühl*, Fibromen und heftigem Stechen von der Vagina nach oben. Bei Hering finden sich sechs Seiten über die häufiger anzutreffenden „weiblichen" Symptome. Vielleicht am beeindruckendsten ist die Wirkung von *Sepia* bei weiblicher Sterilität. So manche Mutter verdankt ihr „*Sepia*-Baby" diesem homöopathischen Mittel. *Calcium carbonicum* und *Natrium muriaticum* sind die anderen beiden Mittel, die häufig wirken, und *Natrium carbonicum* hilft manchmal, wenn diese klassischen Mittel versagen (*Kent*).

Auch wenn der mütterliche Instinkt ihr nicht fehlt, fällt *Sepia* das Muttersein nicht leicht. Es engt sie zu sehr ein, laugt sie psychologisch

---

* Gefühl, als würden die Unterleibsorgane nach unten drängen und herausfallen (d.Ü.).

aus und erschöpft sie körperlich, zumal sie auch oft an Schilddrüsen-Unterfunktion, niedrigem Blutdruck oder Adrenalin-Mangel leidet*. Daher ist das Geistessymptom „Gleichgültigkeit gegenüber denjenigen, die sie am meisten liebt" zweifellos eher die Folge ihrer Probleme, als der Grund dafür.

Dieser Unterschied ist wichtig, da er erklärt, weshalb *Sepia* im Gegensatz zu dem, was man erwarten würde, häufig eine gute oder gar ausgezeichnete Mutter ist. Obwohl sie eine verbitterte oder trübselige Einstellung zum Leben besitzt, kann sie dennoch ihre Kinder zu selbständigen, zufriedenen, kreativen Menschen erziehen, die in gesunder Weise auf ihre Mutter reagieren und liebenswert, anziehend und angenehm im Umgang sind. Teilweise kommt das daher, weil sie nicht überfürsorglich oder sentimental ist, und weil sie sich nicht aufdrängt. Häufig ist sie nüchtern und verträgt keinen Unfug. Sie unterdrückt ihre Kinder jedoch nicht (wie *Lycopodium* es häufig tut) und versucht nicht, sie nach einem vorgegebenen Bild zu formen (*Arsenicum*). Es ist schwierig genug für sie, mit einem *Sepia*-Menschen zu leben (mit sich selbst) – noch schwieriger wäre es für sie, ihren Nachwuchs in dieselbe Richtung zu lenken. Sie respektiert die Persönlichkeit des Kindes und läßt es es selbst sein, ohne jedoch allzu nachsichtig zu sein.

Sepia kann ungesellig sein bzw. eine „Abneigung gegen Gesellschaft" (*Hering*) hegen. Sie geht nicht gerne aus, vor allem wegen der körperlichen Anstrengung, die dies erfordert (eine Patientin sagte: „Ich habe noch nicht einmal die Kraft, um meine Haare zu kämmen, bevor ich aus dem Haus gehe, die Gabel zu heben, um etwas zu essen, oder die Muskulatur meines Gesichts zu einem Lächeln zu verziehen"). Sie ist zu erschöpft, um Musik, einen Museumsbesuch, einen Spaziergang oder die Gesellschaft von Freunden genießen zu können. Sie interessiert sich nicht für das, was andere sagen, weigert sich, selbst etwas beizutragen, ist zu erschöpft, um der Unterhaltung auch nur zu folgen („Konzentration fällt schwer": *Kent*) und antwortet meist einsilbig: „Schwerer Gedankenfluß", „Wie dumm im Kopfe" (*Hahnemann*); „Unfähig zu geistiger Anstrengung" (*Boenninghausen*); „spricht

* Das gesamte Bild der Störung des Adrenalinhaushaltes und seiner Beziehung zu den physiologischen und psychopathologischen Mechanismen von *Sepia* wird bei *Whitmont* und *Gutman* ausführlich diskutiert.

langsam; wenn sie etwas ausdrücken will, muß sie die Worte mühsam aus sich herausziehen und vergißt die Hauptpunkte" (*Hering*). All dies trägt zu einem allgemeinen Eindruck von „Gleichgültigkeit" bei.

Wenn sie jedoch einmal die ungeheure Anstrengung auf sich nimmt und zu einer Einladung geht, wenn ihr Adrenalinhaushalt einmal angeregt ist und ihre Schwerfälligkeit und „Ptose" ausgleicht, wird sie lebendig, unterhaltsam und amüsiert sich großartig*. In der Tat kann sie „äußerst lebhaft in Gesellschaft anderer" (*Boenninghausen*) sein. Ein Leitsymptom für *Sepia* ist die Besserung körperlicher und geistiger Symptome durch große Anstrengung, wohingegen leichte eher verschlimmert (*Boger*). Ansonsten verkriecht sie sich am liebsten und will *in Ruhe gelassen* werden, sie möchte nicht, daß man sie berührt, sich ihr nähert oder sie stört, alles, was sie will, ist schlafen: „vermeidet, andere zu sehen" (*Kent*); „wünscht allein zu seyn und zu liegen mit geschlossenen Augen" (*Hahnemann*). Viele ihrer Symptome werden deutlich besser durch Schlaf, auch wenn er nur kurz ist. Anders als *Lachesis*, deren Symptome sich durch Schlafen verschlimmern, oder *Natrium muriaticum*, die lange und tief schlafen muß, um sich wieder besser zu fühlen, kann sich *Sepia* verzweifelt und depressiv hinlegen, um kurze Zeit später wieder aufzuwachen und vorübergehend in einer besseren Stimmung zu sein.

Gelegentlich ähnelt sie in ihrer Ungeselligkeit dem Einzelgänger *Natrium muriaticum*; und wie *Natrium muriaticum* kann es ihr „in Gesellschaft schlechter (gehen), aber sie fürchtet sich, allein zu sein" (*Kent*). Ihre Einsamkeit entspringt jedoch einem anderen Bedürfnis. *Natrium muriaticum* braucht die Liebe, die sie scheinbar zurückweist, und leidet unter ihrem Fehlen. *Sepia* dagegen versucht ernsthaft, sich aus emotionalen Bindungen und den Verpflichtungen, die sie mit sich bringen, zu lösen, und ist auch ohne sie zufrieden.

In manchen Fällen kann ihre emotionale Unempfänglichkeit zu dem werden, was *Tyler* „steinerne" oder „gefrorene" Gleichgültigkeit nennt. Diese emotionale Teilnahmslosigkeit kann sich aus einem tiefen Kummer oder einer Enttäuschung entwickeln. In ihrer Reserviertheit erlaubt sie sich nicht, zu fühlen, weil sie es nicht ertragen kann.

---

* Die Erschöpfung und das „Durchhängen" von *Sepia* findet ihr körperliches Gegenstück in der Ptose: der Empfindung, daß etwas „herabhängt" oder „herabdrängt" oder dem Prolaps von Organen (bei *Sepia* besonders der Gebärmutter).

Folgender Fall ist hierfür beispielhaft: eine 26jährige Frau mit Amenorrhö hatte drei Jahre zuvor schwer unter einer unglücklichen Liebe gelitten (Bei *Sepia* kann, wie auch bei *Natrium muriaticum* und *Ignatia*, tiefer Kummer dazu führen, daß die Menses ausbleiben). Seit dieser Zeit war sie kalt und unempfänglich gegenüber ihrer Familie, ihren Freunden und der Welt im allgemeinen. Sie hatte sich innerlich offenbar in frostige, arktische Regionen zurückgezogen, wo sie unerreichbar und unansprechbar war. Niemand konnte ihr in irgend einer Weise nahekommen. Sie war höflich und zuverlässig, aber vollkommen indifferent: „der Tod eines nahen Verwandten oder irgendwelche glücklichen Ereignisse lassen sie völlig unberührt; keine Spur von ihrer früheren Zuneigung zu Freunden, noch nicht einmal zu ihrem eigenen Kind" (*Hering*).

Für einen älteren Menschen, der schwere Schicksalsschläge hinnehmen mußte, kann das Erlangen einer gewissen Gelassenheit wünschenswert erscheinen, sogar wenn sie auf Kosten seiner emotionalen Empfänglichkeit geht. Bei einer jungen Frau zu Beginn ihres Lebens ist eine solche Zurückhaltung gegenüber dem Reichtum und der Mannigfaltigkeit emotionaler Erfahrung dagegen eher tragisch. Die Patientin erhielt daher *Sepia* 50 M.

Anfangs war die Veränderung nicht dramatisch. Die Wirkung von *Sepia* kann manchmal erst langsam einsetzen. Bei einem Besuch zwei Monate später war sie jedoch ein ganz anderer Mensch geworden – nicht sorglos oder gar glücklich, aber fürsorglicher und empfänglicher, und ihre Menses hatten wieder eingesetzt. Sie bekam kein neues Mittel, weil die eine Gabe offensichtlich eine tiefe Wirkung auf ihre emotionale Disharmonie ausübte, und die Heilung einzusetzen begann. Stattdessen ließen wir das Mittel weiter auf ihr „abgestorbenes Gemütsleben" (*Kent*) und ihre unterdrückten Gefühle wirken, während sie zu einem warmen, liebenswerten und nun glücklichen Menschen erblühte.

Nach *Pierre Schmidt, Hubbard* und anderen Autoritäten kann *Sepia* (wie *Sulfur*) bei Patienten mit Erfolg gegeben werden, die auf andere Mittel, die eindeutig indiziert sind, nicht reagieren – gerade so, wie sie gefühlsmäßig auf das Leben nicht reagieren.

Außer als eigenständiges Konstitutionsmittel kann *Sepia* auch in *bestimmten Phasen* im Leben einer Frau indiziert sein. Es hat sich als unendlich wertvoll erwiesen bei Anpassungsschwierigkeiten an die gesteigerten sexuellen Forderungen in der Ehe; wenn eine Frau versucht, den Konflikt zwischen Familie und Beruf zu lösen; für Frauen, die nach der Geburt ihres Kindes, nach einer Abtreibung oder Fehlgeburt „nie wieder die gleiche" geworden sind; bei einer Veränderung der Lebensumstände usw. Unter der Behandlung finden diese Frauen häufig wieder zu ihrem *Phosphor-*, *Calcium carbonicum-* oder *Pulsatilla*-Wesen zurück. Der Behandler sollte also *Sepia*-Episoden ebenso wie chronische *Sepia*-Zustände erkennen können.

Insgesamt ist der erste Eindruck von *Sepia* also weniger durch ein Fehlen von Emotionen gekennzeichnet, als durch den Versuch, ihnen auszuweichen. Entweder braucht sie eine gewisse Unabhängigkeit oder sie versucht, sich nach einer Verletzung ihrer Gefühle emotional abzugrenzen – im Gegensatz zu *Lycopodium*, dessen emotionale Distanziertheit eher eingefleischt oder angeboren zu sein scheint. Insbesondere wenn sie Hausfrau ist, bedeutet die Liebe für Sepia Einengung und Last, auch wenn sie dies durch ihr Pflichtgefühl auszugleichen versucht.

Die Karrierefrau

Sepia will sich von der Last, die ihr die Liebe bedeutet, emanzipieren und begibt sich daher in eine Welt, in der persönliche Gefühle eine vergleichsweise geringe Rolle spielen: in die Berufswelt. Dies bringt uns zum zweiten Gesicht von *Sepia* – zu der Frau, die im Beruf erfolgreich ist oder die neben ihren Haushaltspflichten einer Arbeit nachgeht, die sie interessiert. Weil sie intellektuell gefordert und in ihrem eigentlichen Element ist, sucht sie den Arzt eher wegen bestimmter physischer Beschwerden auf, als wegen der allgemeinen Erschöpfung und Depression, die für die Hausfrau typisch sind. Sie kommt wegen unregelmäßiger Menses und Uterusbeschwerden, übermäßigem Harndrang oder Harninkontinenz beim Lachen oder Husten (*Causticum*), Anämie, Rückenschmerzen (vor allem im Sakralbereich), Kopfweh oder Arthritis, wegen starken Haarausfalls oder vorzeitigem Ergrauen, Verstopfung oder Hautproblemen. *Sepia* ist eines der Mittel, die man in Betracht ziehen muß bei verschiedenen Ekzemen, bei Akne im Erwachsenenalter (*Natrium muriaticum*), Seborrhö, bräunlichen bzw. gelblichen Flecken oder Verfärbungen im Gesicht sowie bei Hautproblemen, die in mittlerem Alter beginnen, wie kleine, fleischfarbene oder braune Warzen im Nacken oder in den Achselhöhlen, wenn die Haut fleckig wird oder das Gesicht fahl mit braunen Ringen um Augen oder Mund, bei Leberflecken an Gesicht und Händen und bei einer Unmenge von Verdauungsbeschwerden, die an *Sulfur* erinnern. Diese Symptome sind in der homöopathischen Literatur eingehend beschrieben. Ein Leitsymptom ist das „Verlangen nach Essig, Saurem und sauer Eingelegtem" (Boericke), als wollte sie damit ihre schwache oder träge Verdauung anregen. Auch das bekannte Verlangen nach Saurem während der Schwangerschaft ist ein Zeichen für *Sepia*.

Diese intellektuell und emotional ausgefüllte Frau ist gewöhnlich zwischen 25 und 55. Sie besitzt einen starken Willen und einen scharfen Verstand, und ihr Lebensstil ist geprägt von ihrem Wunsch nach Selbstverwirklichung. Häufig findet sich das Mittel bei prominenten Frauenrechtlerinnen. Was immer sie beruflich unternimmt, sie zeichnet sich durch Effizienz, Organisationstalent und Intelligenz aus. Ihr klarer Verstand steht so im Gegensatz zu bekannteren Sepia-Symptomen wie: „Schwer von Begriff, Denken erschöpft, langsamer Gedankenfluß, langsames Sprechen," usw.

Häufig kleidet sie sich in schwarz, braun (wie die Tinte des Tintenfischs) und in dunklen Rottönen. Ihre äußere Erscheinung kann etwas Künstlerisches an sich haben, ist aber eher elegant als bohemienhaft. Wendet sie sich der bildenden Kunst zu, so wählt sie oft Zeichnen oder Malen, bei der darstellenden Kunst zieht sie das Tanzen vor. Ein Schlüsselsymptom für das Mittel ist die Modalität „Besserung durch Tanzen" (*H.C. Allen*). Selbst Kopfschmerzen verschwinden, sobald sie anfängt zu tanzen. Tanzen ist in der Tat häufig eine ihrer Leidenschaften, möglicherweise, weil sie sich dann frei und ungezwungen fühlt. So sublimiert sie, zumindest zeitweise, alle aufkommenden Gefühle, die sie belasten und die sie versucht hat zu unterdrücken. Zweifellos hatte das Genie von *Isadora Duncan* und *Martha Graham*, die im Tanz neue Wege suchten, um durch den Körper die innersten Emotionen auszudrücken, viel mit *Sepia* zu tun.

Sepia-Frauen sagen, daß sie sich nach „heftiger Bewegung" (*Boericke*) wie: Jogging, Tennis, Fußball, Schwimmen in kaltem Wasser (*Boericke*; frische Luft mögen sie jedoch nicht), und allem, was stärkt und erfrischt, besser fühlen. Diese Aktivitäten ziehen sie einem ruhigen

Krocket-Spiel, einem Spaziergang im Park oder Unkrautjäten im Garten vor. Eine Patientin faßte es kurz und bündig zusammen: „Wenn ich mir Bewegung verschaffe, dann am liebsten etwas, das mich fertig macht." Wie der Tintenfisch, dessen Arme oder Tentakel ständig in Bewegung sind und im Wasser tanzen, geht es ihnen besser, wenn sie sich bewegen, und schlechter, wenn sie stillhalten müssen oder „eingesperrt" sind, wie z.B. in der Kirche knien, eine Weile stehen, sich vorneüber beugen, um zu waschen (*Sepia* ist daher bekannt als das „Waschfrauen-Mittel"), und sogar sitzen. Wenn sie sitzen, schlagen sie die Beine übereinander, weil sie das Gefühl haben, daß alles nach unten „in die Vagina" (*Hering*) drückt und zieht. Vielleicht sind sie deshalb so anfällig für Reiseübelkeit; ihre Symptome (wie Kopfschmerzen oder Verstopfung) verschlimmern sich, wenn sie im Sitzen reisen. Wenn sie sich lange nicht bewegen können, verschlechtert sich ihre Durchblutung und die für sie typische Stase (ein Ausdruck, der von *Farrington* stammt)*. Aus dem gleichen Grund, d.h. Besserung durch Stimulation, läßt sie ein Gewitter aufleben (*Kent; Sepia* ist das einzige Mittel, das unter der Rubrik „Frohsinn bei Gewitter" aufgeführt ist).

Sepia kann lebhaft, kreativ und anziehend sein, aber auch wenn sie aus sich herausgeht, kann ihr die warme Sympathie von *Phosphor*, die natürliche Sanftheit von *Pulsatilla*, die starke menschenfreundliche Dimension von *Natrium muriaticum* oder das großzügige Sich-Aufopfern von bestimmten *Lachesis*-Menschen fehlen. So lange sie vor allem ein *Sepia*-Typ ist und noch nicht von einer homöopatischen Behandlung mit *Sepia* profitiert hat, scheint es ihr an weiblicher Empfänglichkeit und den feineren Schattierungen emotionaler Reaktion zu mangeln. Vielleicht hat sie während des Prozesses ihrer sozialen und psychischen Emanzipation eine gewisse Unempfindlichkeit erworben.

Sie ist gescheit, objektiv und meist im Recht, wobei sie sich nicht scheut, anderen ihre Fehler auf den Kopf zuzusagen und sie auf ihre Unzulänglichkeiten hinzuweisen. Bei einem Homöopathiekursus kam nach einer etwas langatmigen Darstellung eine Studentin auf den

* „Stase" wird definiert als „Stauung in Organen oder Blutgefäßen: Stocken des Blutdurchflusses wie bei der passiven Kongestion; ungenügende Bewegung der Eingeweide mit Verstopfung" (*Webster*).

Vortragenden zu und fragte ihn: „Haben Sie eigentlich schon einmal *Sulfur* genommen?“ Ein wenig verblüfft antwortete er: „Ja, ich habe *Sulfur* früher einmal genommen. Warum?“ „Eigenartig,“ antwortete sie, und schüttelte den Kopf, „bei Ihnen scheint das Mittel nicht gewirkt zu haben.“ Sie wandte sich zu den anderen Studenten um und sagte: „Das verstehe ich einfach nicht; es scheint bei ihm überhaupt nicht gewirkt zu haben. Ich frage mich, weshalb?“ Sie hatte vollkommen recht mit ihrem Urteil. Seine Kleidung war ebenso abgerissen, wie seine Vortragsweise erschöpfend. Nur eine *Sepia* konnte ihn jedoch so „taktvoll“ darauf hinweisen.

Sie ist recht direkt oder sachlich-nüchtern in ihrer Sprache und ihrem Verhalten (*Natrium muriaticum*). Wenn sie zu Gast ist, kann sie sich zum Abschied bei ihrer Gastgeberin folgendermaßen bedanken: „Vielen Dank für den netten Abend. Ich habe mich gefreut, Sie und ihren Gatten wiederzusehen, obwohl diese Einladung nicht so gelungen war wie die letztjährige. Ihre Freunde sind nicht so interessant wie sonst.“ Nicht alle Leute würden sich so verabschieden, aber sie kann recht gehabt haben: eventuell war die Party wirklich nicht eine der besten, und die Genauigkeit ihrer Bemerkungen kann eine solche Offenheit akzeptabel, wenn auch nicht notwendigerweise wünschenswert erscheinen lassen.

Gelegentlich fühlt sich *Sepia* allzu ausgesprochen im Recht (*Arsenicum*; die *Lycopodium*-Frau verstellt sich besser). Sie kann in der Tat kompetent sein und gut beobachten können, und sie kann ein scharfsinniges, wenn auch gelegentlich begrenztes Urteil über Menschen und Umstände besitzen. Andere wollen sich jedoch nicht dauernd daran erinnern lassen, daß sie im Recht ist. Besonders Männer wünschten sich häufig, daß sie nicht so oft recht hätte mit ihren Bemerkungen; ihnen wäre es lieber, wenn sie ein bißchen beschränkter und sanfter wäre.

Auch wenn sie mit jemandem befreundet ist, kann sie zu direkt sein, und ihre unsentimentale Einstellung kann an Härte grenzen. Sie begrüßt einen alten Freund mit einem herzlichen: „Mann, du *hast* aber auch zugenommen!“ oder „Na, Ellie, wie geht's, was machst du so? Nichts, wie üblich? Hängst du immer noch herum und vergeudest deine Zeit?“ Oder eine Frau kann anfangen, mit ihren Stiefkindern auszukommen, sich an ihnen zu freuen und sie in den Arm nehmen, um dann mit schonungsloser Offenheit hinzuzufügen: „Oh, ihr

Süßen, ich hätte mir nicht träumen lassen, daß ich Euch *jemals* einen Kuß geben würde!“ Dies ist natürlich aufrichtig, aber es gibt zartfühlendere Wege, um solche Gefühle mitzuteilen.

Die direkten Bemerkungen von *Sepia* können zwar bewirken, daß man sich unbehaglich fühlt, irgendwie ist man jedoch gewöhnlich nicht verletzt, weil sie eher offen und aufrichtig als gehässig ist. An Tatsachen, über die man nicht streiten kann, kann man kaum Anstoß nehmen, besonders, wenn sie in demselben leidenschaftslosen, objektiven Tonfall mitgeteilt werden, mit dem ein Nachrichtensprecher die Wettervorhersage liest und ankündigt, daß die Temperaturen um 18°C liegen werden und es mit einer Wahrscheinlichkeit von zwanzig Prozent regnen wird.

Bisher haben wir lediglich von *Sepias* Unempfindlichkeit anderen gegenüber gesprochen. Bezüglich sich selbst ist sie dagegen recht empfindlich, und zwar in jeglicher Hinsicht. Sie ist nicht nur gegenüber Gerüchen, Geräuschen, Licht physisch überempfindlich – all dies kann sie reizbar und aggressiv machen – sondern sie ist auch extrem empfindlich in Bezug auf Kritik, und fühlt sich leicht durch sie gekränkt. Ihre Härte und Kälte kann auch lediglich ein Schutz ihres äußerst verletzlichen (*Natrium muriaticum, Calcium carbonicum*), auf andere angewiesenen (*Pulsatilla*) und hilflosen (*Phosphor*) Wesens sein. Dies gilt um so mehr, da sie sich selbst sehr genau kennt. Sie beurteilt sich selbst genauso offen und objektiv, wie sie es bei anderen tut. Im Sprechzimmer ist sie geradeheraus und täuscht sich nicht über sich selbst, sie weiß um ihre Schwächen genau so gut wie um ihre Stärken (bezeichnenderweise führt *Kent* dieses Mittel *nicht* unter der Rubrik „Mangel an Selbstbewußtsein“ auf). Und wenn man sie besser kennt, werden ihre guten Eigenschaften offensichtlich: Fairness und Aufrichtigkeit (*Sepia* heuchelt nur selten), Verantwortungsbewußtsein, Zuverlässigkeit und, vielleicht am wichtigsten, persönliche Integrität. Man weiß stets, woran man bei ihr ist.

Wenn sie verheiratet ist, aber keine Kinder hat, sagt sie vielleicht: „Ich bin mir ziemlich sicher, daß ich keine Kinder haben möchte. Mein Mutterinstinkt ist nicht so ausgeprägt. Ich bin völlig zufrieden mit meinem Mann.“ Und das ist sie auch. *Sepia* ist von Natur aus monogam, in der Liebe sucht sie nicht den Nervenkitzel, sondern neigt zu dauerhaften sexuellen Beziehungen. Wenn sie mit dem richtigen Mann verheiratet ist, und das ist sie oft, weil sie genau unterscheidet und gut wählt, bleibt sie ihr Leben lang treu und sexuell befriedigt.

Wenn sie unverheiratet ist und gefragt wird, ob sie es vermißt, antwortet sie etwa: „Nein, was ich vermisse, ist eine starke, dauerhafte Beziehung zu einem Mann, aber ich möchte nicht heiraten. Ich will mich nicht anbinden lassen. Daher bleibe ich lieber allein." Variationen dieses Grundthemas sind: „Als ich verheiratet war, fühlte ich mich verpflichtet, hinter meinem Mann herzuräumen und für ihn zu kochen; dadurch kam ich nicht mehr zum Malen. Wenn er zuhause war, ging es mir nicht gut, und ich ärgerte mich, daß ich für ihn sorgen mußte. Jetzt bin ich glücklicher in einer Beziehung, die mir mehr Freiheit läßt," oder: „Wenn mein Mann zu viel um mich herum ist, werde ich gereizt. Ich liebe ihn, aber ich brauche Platz, um mich zu bewegen, und er engt mich ein."

Sie lehnt also nicht unbedingt sexuelle Beziehungen per se ab, wie das traditionelle Bild von *Sepia* es nahelegt. Wahrscheinlich ist dieses Bild deshalb entstanden, weil bis vor kurzem Sex für Frauen mit einer Ehe, mit Hausarbeit und Kinderkriegen verbunden war. Sie ist auch nicht unweiblich und ohne sexuelle Ausstrahlung. Bei ihrer häufig geschmeidigen, anmutigen, schlanken Figur kann das genaue Gegenteil der Fall sein. Manchmal ist sie, besonders, wenn *Sepia* mit *Arsenicum* zusammentrifft, die „dunkle, stolze Schönheit", eine Frau mit starkem und dominantem Wesen, die Kompetenz ausstrahlt und äußerst attraktiv ist für das andere Geschlecht. Eine solche Frau hat häufig einen ruhigen, bescheidenen und zuvorkommenden Mann*. Um ihr gerecht zu werden, muß man sagen, daß sie ihn auch in hohem Maße unterstützt. Sie interessiert sich für seine Arbeit, hilft ihm mit guten Ratschlägen und ihrem scharfen Verstand und hält bewundernswert zu ihrem friedfertigen Partner.

---

* *P.G. Wodehouse* bezieht sich häufig auf den klassischen Aufbau von Komödien, in denen sich gutmütige, sanfte, schwache, nachgiebige *Pulsatilla*-Helden eigenartig und unerklärlich zu energischen, intelligenten *Sepia*-Frauen hingezogen fühlen, die sich unverzüglich daran machen, sie zu schikanieren, sie ändern oder durch ernste Literatur „bilden" zu wollen. In einem solchen Stück sagt der Diener Jeeves, in seinem Versuch, seinen milden und geistlosen Herrn Bertie Wooster über den Bruch seiner Verlobung mit einer *Sepia/Arsenicum*-Frau hinwegzutrösten: „Ich glaube, Sie hätten mit der Zeit ihre Erziehungsmethoden ein bißchen anstrengend gefunden, Sir... Sie wollte Sie dazu bringen, *Nietzsche* zu lesen. *Nietzsche* hätte Ihnen nicht gefallen, Sir. Er ist von Grund auf verdorben."

Das Mittel paßt jedoch auch auf Frauen, die maskuline Tendenzen sowohl im Aussehen (enges Becken, Neigung zum Oberlippenbart) als auch im Verhalten aufweisen; die sexuell gleichgültig sind, ihr sexuelles Verlangen vollkommen verloren haben, oder eine „Abneigung gegen ihren Ehemann" (*Kent*) oder im Extrem Abneigung gegen Männer überhaupt entwickelt haben. Es findet sich auch Reizbarkeit nach dem Geschlechtsverkehr („entmutigt," „ängstlich nach dem Koitus": *Kent*) und/oder eine Verschlimmerung von Symptomen. Dies heißt nicht notwendigerweise, daß sie das eigene Geschlecht vorzieht, obwohl auch Homosexualität im Bild von *Sepia* vorkommt, wie dies bis zu einem gewissen Grad bei allen Polychresten, die in diesem Buch diskutiert werden, der Fall ist. *Sepia* hat einfach insgesamt wenig sexuelles Interesse oder Energie. Dies findet sich häufig bei Frauen, die sich nicht entscheiden können zu heiraten, weil sie fürchten, daß sie dann zu großen sexuellen Forderungen ausgesetzt sind. Sie sind zufrieden, wenn sie gelegentlich mit dem Mann, den sie lieben, zusammen sind, aber nicht mehr: „Ich bin mir nicht so sicher... häufige sexuelle Beziehungen lassen mich mein Gleichgewicht verlieren... vielleicht ist die Ehe nichts für mich..." Das Mittel kann dazu beitragen, ihre Ambivalenz aufzulösen – in welcher Richtung auch immer.

Das zweite Gesicht von *Sepia* kann selbstbewußt und unabhängig sein. Sie hat es immer alleine geschafft und will das auch weiterhin tun. *Scarlett O'Hara* in *Vom Winde verweht* mit ihrer Tanzleidenschaft, ihrer stolzen Unahängigkeit, ihrem ausgezeichneten Geschäftssinn und ihrem ständigen Streben nach Selbstverwirklichung hat viel von diesem Aspekt von *Sepia*. Charakteristisch sind auch ihre bewundernswerte Loyalität und ihr Verantwortungsbewußtsein gegenüber ihrer Familie – die lange und schwer auf ihr lasten –, die ihr eigene Ehrlichkeit sich selbst gegenüber und ihre Direktheit in Kombination mit geringer Sensibilität anderen gegenüber. Die andere Seite von ihr, mit ihrer Dynamik und ihrer manchmal skrupellosen Entschlossenheit, ist eher *Arsenicum*.

Der Stolz von *Sepia* kann die Form einer überlegenen Zurückhaltung annehmen. Sie ist häufig ein Mensch, der viel allein sein will („ruhig, introspektiv": *Hering*), behält ihre Gefühle für sich und mag nicht, wenn man in sie dringt. Es ist nicht einfach, sie kennenzulernen oder zu verstehen; sie kann in sich gekehrt oder teilnahmslos erscheinen. In der Tat zeigt sie nicht leicht ihre Gefühle und ist häufiger zurückhaltend bzw. introvertiert veranlagt. Dies hat teils damit zu tun, daß sie, wie ein Künstler, visuell, also nonverbal, auf die Welt und auf ihre Probleme reagiert. In jedem Fall aber versucht sie (einmal mehr) eher ihren Gefühlen auszuweichen, als daß sie keine hätte. Wenn sie ihre Schutzmechanismen jedoch aufgibt und sich mit ihren Schwierigkeiten sehen läßt, kommt häufig ein sanfteres und wärmeres Gesicht zum Vorschein. Im Sprechzimmer weint sie ungehindert, wenn sie ihre Symptome schildert, und wie *Pulsatilla*, aber im Gegensatz zu *Natrium muriaticum*, tut ihr das Erleichtern der aufgestauten Emotionen gut („Weinen bessert die Symptome": *Kent*).

Sie hat auch ein Gerechtigkeitsempfinden, das geprägt ist von ihrem Sinn für Verpflichtung und für das, was sich schickt. Bei jeder gemeinsamen Unternehmung z.B. kann sie zunächst das Gefühl haben, zu viel tun zu müssen. Auch die pflichtbewußteste *Sepia* hat kein Gespür dafür, daß, wenn ein solches Unternehmen Erfolg haben soll, jede/r mehr dazu beitragen muß als seinen oder ihren Anteil – sie muß es erst lernen. Wenn sie jedoch einmal verstanden hat, treibt ihr Stolz sie dazu, ihren Verpflichtungen gewissenhaft nachzukommen („Ich bin so gut wie jede andere"). Dann ist es sehr leicht, mit ihr auf direkte, sachliche Art zusammenzuarbeiten*. Manchmal setzt sie sich

---

* Nur wenige Situationen zeigen das wahre Wesen eines Menschen deutlicher als langfristige Verpflichtungen, wie z.B., die Kinder zur Schule zu fahren und sie wieder abzuholen. Mit niemandem kann man besser zusammenarbeiten, als mit der „wohlwollenden" *Sulfur*-Frau, die von sich aus anbietet, mehr als ihren Anteil zu tun, in Notfällen gerne aushilft und auf die man sich vollkommen verlassen kann, während keine so schwierig ist wie die faule, selbstsüchtige *Sulfur*-Frau, die die Situation um jeden Preis ausnützt. Auf *Lycopodium* kann man immer zählen, weil sie mit ihrem Sinn für das, was korrekt ist und mit ihrer selbstverständlichen Zuverlässigkeit ihren Anteil gerne und ohne Aufhebens erledigt, aber in der Regel wird sie sich nicht groß anstrengen, etwas darüberhinaus zu tun. *Natrium muriaticum* wird im Gegensatz dazu mehr als ihren Teil beitragen, aus Angst, nicht genug zu tun oder weil sie nicht gerne anderen verpflichtet ist. Irgendwann wird sie jedoch bitter und selbstgerecht, will abspringen und kann das ganze Arrangement umwerfen. *Calcium carbonicum* ist zuverlässig und hilfreich, kommt aber gerne zu spät, weil sie sich über irgend eine kleine Sache zuhause aufgeregt

durch ihr Verhalten ins Unrecht, aber sie hat das Herz auf dem rechten Fleck. Denn im Grunde ist sie rücksichtsvoll und gutwillig. Und wenn jemand wirklich in Not ist, wird sie ihre Hilfe von selbst anbieten, weniger begeistert als *Phosphor* vielleicht, dafür aber verläßlicher.

Die unzufriedene Frau

Das dritte Gesicht von *Sepia*, die unzufriedene, nörgelnde Frau, ist eigentlich nur das Negativbild der gewissenhaften Hausfrau (typisch hierfür ist die ursprünglich ruhige, gefügige, häufig künstlerisch begabte Frau, die in einer unbefriedigenden oder belastenden Ehe herrschsüchtig und zänkisch wird), der zufriedenen, unahängigen Karrierefrau oder der zurückhaltenden Frau. Weil sie es jedoch ist, die häufig als Patientin in die Praxis kommt, wird sie dennoch noch einmal gesondert besprochen.

Traditionell beschreibt man sie mit Worten wie: „kritisch, ärgert sich über jede Kleinigkeit, zänkisch, nörglerisch, unzufrieden mit allem, leicht verletzt, gereizt, streitlustig, große Reizbarkeit durch den geringsten Grund, unliebenswürdig, stets schlecht gelaunt," usw. (*Hahnemann, Hering, Kent* und andere). Dies trifft alles zu und ist nicht schwer herauszufinden, da sie in ihrer Offenheit ihre negative Sichtweise ohne weiteres zu erkennen gibt, und sie hat auch tatsächlich eine solche Austrahlung. Sie konzentriert sich auf die Schattenseite der Dinge („Alle ihre Uebel stellen sich ihrem Gemüthe in sehr traurigem Lichte dar, so dass sie zagt": *Hahnemann*), sie ist davon überzeugt, daß

---

hat und sich so hat aufhalten lassen. Wie zu erwarten ist, bietet *Phosphor* spontan an, mehr zu tun; mit ihren Absichten und Worten ist sie höchst großzügig, wenn es aber darangeht, etwas zu tun, schafft sie es, nicht zusätzlich fahren, ja sogar, noch nicht einmal ihren Anteil leisten zu müssen. Und wenn andere ihren Teil übernehmen, vergißt sie manchmal, sich zu revanchieren. *Pulsatilla* möchte mit den anderen zusammenarbeiten und macht das auch wunderbar, und wenn sie anfängt, nachlässig zu werden und den anderen erlaubt, zu übernehmen, reagiert sie angemessen, wenn man sie darauf hinweist. *Arsenicum* wird ihren Anteil an dem Handel äußerst gewissenhaft ausführen; wenn man sie läßt, organisiert sie das gesamte Unternehmen und führt es an. Sie entscheidet, was jede zu tun hat, verteilt die Last gleichmäßig und weiß um die Vorteile, wenn alle voll partizipieren und kooperieren. Sie ist vollkommen zuverlässig, wenn sie auch wütend werden kann, wenn irgendjemand (z.B. *Natrium muriaticum*) nicht genauso seinen Anteil beiträgt.

sie ausgenutzt wird und daß niemand sie liebt. Da sie selbst nicht gerade hochherzig ist, kann sie hinter allem, was andere sagen und tun, das Schlimmste vermuten. Während der Behandlung kann sie sich weigern, eine Besserung zuzugeben, und manchmal redet sie, als ob ihrer Ansicht nach noch nicht einmal die Möglichkeit einer Heilung gegeben sei, wie folgende, charakteristische Unterhaltung zeigt:

„Oh, der Schmerz in meinem Rücken ist nicht besser geworden. Überhaupt nicht! Ich weiß sowieso nicht, weshalb ich überhaupt noch herkomme. Es kommt ja doch nichts dabei raus." „Aber ihre Periode kommt doch jetzt nur einmal im Monat statt alle drei Wochen, und Sie haben dabei weniger Kopfschmerzen." „Das ist wahr," gibt sie mürrisch und widerstrebend zu, „aber ach... ich weiß, daß sie mir niemals helfen können mit meinem Rücken." „Geben Sie uns etwas Zeit, und wir werden Ihnen helfen." „Ich weiß nicht. Schauen wir erst einmal, ob meine Periode überhaupt so regelmäßig bleibt. Seit ich zehn Jahre alt bin, ist es mir nicht mehr richtig gut gegangen, und noch nie hat eine Besserung angehalten..." und so weiter.

Eine so unverhohlene Negativität unterscheidet *Sepia* von anderen Konstitutionstypen, ob sie das nun ausstrahlt aufgrund einer Unfähigkeit, ihr Wesen zu verbergen, oder eines Bedürfnisses, sich abgelehnt zu fühlen, ob aus übertriebener Offenheit oder einfach aus einem völligen Desinteresse, einen guten Eindruck zu hinterlassen.

Gelegentlich ist jedoch ihre Negativität nicht so leicht sichtbar. Eine höchst attraktive, fröhliche, aufgeschlossene junge Frau, die seit ihrer Kindheit die körperlichen Symptome des Mittels aufwies, wurde wegen ihrer Verstopfung behandelt, die sie schon ihr ganzes Leben lang begleitet hatte. Ihre Geistes- und Gemütssymptome paßten jedoch nicht auf Sepia. Erst gegen Ende der Befragung, als der Arzt schließlich darauf kam zu fragen, was sie an sich selbst nicht so gerne mögen würde, und was sie ändern würde, sagte sie: „Ich zerstöre stets die Liebe derjenigen, die mir nahe sind. Das habe ich bei meinen Eltern getan, und nun mache ich dasselbe bei meinem Freund, als er anfing, mit mir über Heirat zu sprechen. Anstatt liebevoll zu sein, beklage ich mich dauernd bei ihm, daß er mich nicht wirklich liebt, oder daß er es nicht tun würde, wenn er mich nur besser kennen würde. Ich weiß nicht, warum ich das mache. Jetzt habe ich schon so viel an ihm herumgenörgelt, daß er alle Gedanken an eine Heirat fallengelassen hat. Ich weiß, daß ich diese Tendenz habe, enge Beziehungen zu zerstören, und nicht nur Liebesbeziehungen – obwohl ich mit Bekannten und Freunden, die mir nicht so nahestehen, glücklich und ausgelassen sein kann." Da war sie, unsere Sepia!

Sepia kann der Überzeugung sein, daß sie ein hartes Los hat, und daß das Schicksal es nicht so gut mit ihr meint wie mit anderen. Sinnloser „Neid" (*Sepia* sollte in der entsprechenden *Kent*-Rubrik einen höheren Grad erhalten) liegt häufig an der Wurzel ihrer Unzufriedenheit. Sie kann anderen rein theoretisch ihr Glück oder ihren Erfolg neiden: den Reichen ihr Geld, bekannten Persönlichkeiten ihren Ruhm, Frauen in der Politik ihre Macht, und Künstlern ihr Genie. Ein einprägsames Beispiel hierfür war die Tänzerin, die wegen eines Ischias-Schmerzes behandelt wurde und klagte: „Wie kommt es, daß das Publikum es schön und innovativ fand, als *Isadora Duncan* Modern dance zu symphonischer Musik tanzte, und wenn ich zum Gesang von Buckelwalen [Wimmern, Ächzen, schaurig-gellendes Schreien und Pfeifen] tanze, die Kritik es grotesk nennt?" (Ja, warum wohl!).

Sie kann auch konkret einer Freundin ihren Job neiden, einer anderen ihr schöneres Zuhause, einer dritten ihren interessanteren Ehemann, einer vierten ihr scheinbar problemloses Leben. Sie ist sogar auf die Zufriedenheit ihres eigenen Mannes mit seiner Arbeit neidisch. Sie spürt, daß er vorwärtskommt und sich entwickelt, während sie an das Haus gebunden ist, ihr Lebensbereich sich immer mehr einengt, ihre geistige Entwicklung stillsteht und ihr Leben unerfüllt ist.

Es besteht jedoch ein prinzipieller Unterschied zwischen ihrem Neid und der bekannten Eifersucht von *Lachesis*, die eher eine quälende, leidenschaftliche Besessenheit von einem geliebten Menschen oder einer alles in Anspruch nehmenden Tätigkeit oder Idee ist. *Sepia* begehrt etwas, für das sie nicht begabt oder auf das sie keinen Anspruch hat. Es plagt sie ständig, daß andere etwas haben, das sie nicht hat, und sie neigt übermäßig dazu, die Weiden auf der anderen Seite des Zauns saftiger zu finden als ihre eigenen. Wenn sie Hausfrau ist, will sie unabhängig sein und einen Beruf haben; wenn sie eine Teilzeitarbeit hat, ärgert sie sich heftig über die Hausarbeit und nimmt ihren Job wichtiger als das Familienleben. Wenn die Kinder jedoch groß sind, oder sie sich von ihrem Mann trennt und die Möglichkeit hat, ihre Karriere zu verfolgen, wechseln ihre Prioritäten plötzlich: sie bekommt auf einmal eine unüberwindliche Abneigung gegen ihre Arbeit, und in klassischer Umkehrung von allem, für das sie vorher gekämpft hat, will sie ihren Mann, die Kinder und ihr häusliches Leben wieder zurückhaben.

Sie kann überdies eine Patientin sein, der nichts recht zu gehen scheint, die anfängt zu grübeln und sich zurückzuziehen („Niedergeschlagen, traurig“: *Hahnemann*) und die in ihrem Elend nicht in der Lage ist, zu reagieren oder Gefühle zu zeigen. Es gibt keine Freude in ihrem Leben, und selbst wenn es welche gäbe, wäre sie nicht in der Lage, sie wertzuschätzen. Ihr wird übel, wenn sie Essen – eine der grundlegenden Freuden des Lebens – auch nur riecht, manchmal sogar dann, wenn sie an ihr Lieblingsessen nur denkt. Und statt ihr Energie zu verleihen, macht sie das Essen müde und erschöpft. Sie wirkt ungeheuer gelangweilt. Beruflich oder privat scheint sie nichts zu interessieren oder glücklich zu machen. Andere Menschen findet sie langweilig oder dumm: „Abneigung gegen den Umgang mit anderen, gleichbedeutend mit Geringschätzung“ (*Hering*).

In der Sprechstunde sitzt sie da, fühlt sich leer und sieht auch so aus, ziellos, ohne Schwung und ohne jede Gemütsbewegung („große Gleichgültigkeit gegen alles; das Leben ist sinnlos… «Gefühl,» als ob das, was passiert, sie nichts angeht“: *Allen*). Gelegentlich wünscht sie sich insgeheim, daß irgendetwas passiert, das Abwechslung in ihre gleichgültige und gelangweilte Stimmung bringt: „Ich scheine vom Leben einfach nicht das zu bekommen, was ich will. Ist das schon alles gewesen? Habe ich nicht das *Recht* auf ein erfülltes Leben? Warum kann ich nicht so glücklich sein, wie andere es sind? Ich wüßte gerne, wie sich ein normales, glückliches Leben anfühlt. Diese Leere in mir macht mir Angst.“ Sätze wie diese gehören gewöhnlich zu den Klagen von *Sepia*-Frauen, die schon lange unglücklich oder gleichgültig sind. In diesem Zustand können sie unerklärliche Anfälle von Traurigkeit haben und „ohne Veranlassung“ (*Hahnemann*) unfreiwillig weinen und schluchzen, oder plötzlich irrational, unvernünftig und unkontrolliert werden und in einen hysterischen Zustand geraten, der an *Ignatia* erinnert.

All diese Gefühle, ihre Traurigkeit und Depression, sowie zahlreiche Ängste, haben eine auffallende Zeitmodalität: wie bei *Pulsatilla* verschlechtern sie sich morgens und/oder abends.

Eine andere auffallende Modalität ist die Linksseitigkeit vieler Beschwerden (*Lachesis, Phosphor*). In den okkulten Wissenschaften wird die linke Seite traditionell als die Seite der Gefühle, des Irrationalen und des Unbewußten angesehen, während die rechte den Intellekt, die Vernunft und das Bewußtsein repräsentiert. So läßt auch die Linksseitigkeit ihrer Symptome eher auf ein Ungleichgewicht im emotionalen als im intellektuellen Bereich schließen.

Diese *Sepia* kann auf zwei Arten reagieren, wenn sie in wirklich düsterer Stimmung ist. Wie die Tintenwolke des Tintenfischs dazu dient, ihn zu verbergen, kann sich die *Sepia*-Frau in ihre schlechte Stimmung zurückziehen und sich vorsätzlich von anderen abkapseln. Auch wenn man sie nötigt, zu sprechen und ihre Gefühle mitzuteilen, bleibt sie kalt und stumm. Sie weigert sich, die Tür aufzumachen oder das Telefon abzunehmen, weil sie nicht will, daß ihr jemand Sympathie entgegenbringt oder sie in ihrem Unglück stört, und wohl auch deshalb, weil sich ihre Symptome durch „Geselligkeit" verschlechtern (*Kent*). In diesem Moment ist sie anderen gegenüber wirklich gleichgültig und möchte alleine gelassen werden, während *Natrium muriaticum,* die sich genauso verhält, hartnäckig zurückweist, wonach sie in Wahrheit verlangt.

So wie die Tintenwolke jedoch gleichzeitig auch als Angriffswaffe dienen kann, kann *Sepia* auch lautstark ihre Unzufriedenheit zeigen und dabei höchst reizbar, „streitsüchtig" (*Kent*) und gelegentlich „heftig" (*Hering*) sein. In ihren verbalen Attacken kann sie dann gehässig sein, und in gelegentlichen aggressiven Ausbrüchen diejenigen verletzen, die ihr am nächsten stehen, wobei sie auf ihre scharfe Zunge dann auch noch stolz ist (*Arsenicum, Lachesis*). Zu solchen Zeiten muß alles um sie herum wie auf Eiern gehen, um ihre zornigen Ausbrüche – die schwarze Wolke von Tinte – nicht zu provozieren. In ihr ist so viel „unterdrückter Ärger... über frühere Verletzungen und vergangene Ereignisse" (*Kent*), der nur darauf wartet, hervorzubrechen; ebenso „können heftige Gefühlsausbrüche, mit Zittern (vor allem der Hände) durch bloße Kleinigkeiten hervorgerufen werden" (*Allen*).

Whitmont bringt diese Dualität im Verhalten unter Streß mit Physiologie und Anatomie des Tintenfisches in Verbindung. Er schreibt etwa: *Sepia* gehört zur Familie der Mollusken (also zu den Tieren, die sich durch einen weichen, gallertartigen Körper auszeichnen, der durch eine Schicht aus Kalk geschützt wird), ist aber von allen Mollusken am besten für die Bewegung ausgerüstet, weil die Tentakel, die etwa die Hälfte des Körpers ausmachen, sich ständig außerhalb der Schale befinden. So ist ein Teil von *Sepia* (der weibliche) passiv, zurückgezogen, unbeweglich, unzugänglich und durch schützende Härte von der Umgebung abgeschnitten. Dies ist der Teil, der sich unter Streß in Gleichgültigkeit zurückzieht. Der andere Teil ist nicht nur frei und aktiv, sondern kann sich im Wasser schnell bewegen und beim Beutefang mit unerwarteter Genauigkeit die Tentakel vorschießen. Dieses Angreifen, schließt *Whitmont*, ist ihre aggressive (männliche) Art, unter Streß zu reagieren.

Der Tintenfisch ist jedoch nicht eigentlich ein aggressives Tier, und wenn sich *Sepia* wirklichem Widerstand oder einer Bedrohung gegenüber sieht, neigt sie dazu, zusammenzubrechen und ihren Stachel zu verlieren. Diese sanftere, nachgiebige, unentschlossene Seite von *Sepia* darf nicht übersehen werden. Wie *Pulsatilla* kann sie unfähig sein, Entscheidungen zu treffen, sie kann voll Tränen und Selbstmitleid sein und sogar Trost suchen. In dieser Hinsicht unterscheidet sie sich von *Lachesis*, die wie eine Schlange unter Bedrohung rigider wird und zum Angriff auf alles bereit ist, das ihr gefährlich wird.

Die negative *Sepia* kann recht unhöflich oder anmaßend verächtlich gegenüber denjenigen sein, die ihr helfen wollen. Sie möchte sich niemandem verpflichtet fühlen und ist ärgerlich, wenn sie Hilfe benötigt oder krank ist. Gelegentlich *will* sie auch den Märtyrer spielen und leistet Widerstand, wenn ihr jemand diese Rolle wegnehmen will. Sie setzt den freundlichen Nachbarn oder Verwandten an den Küchentisch, schüttet all ihre Klagen über ihm aus und erzählt unermüdlich von ihrem Kummer (*Kent*). Sie muß anderen, wie auch sich selbst, beweisen, daß das Leben es nicht gut mit ihr meint, und breitet klagend ihr Martyrium aus. Ein Beispiel hierfür ist die alte Mrs. Gummidge in *David Copperfield*, die immer stöhnt, daß sie „mehr als andere" zu leiden hat, wie etwa unter einem feuchten, naßkalten Tag, einem qualmenden Kaminfeuer oder unter den angebrannten Kartoffeln zum Abendessen, und die den schmerzlichen Verlust ihres Mannes, der vor langer Zeit gestorben ist, als Anlaß für pausenloses Jammern nimmt: „Ich bin so einsam und verlassen ... nichts ist so, wie ich es haben will ..." Kent führt *Sepia* unter der Rubrik „Beklagt sich" im ersten Grad auf; unserer Meinung nach sollte es in den dritten Grad erhöht werden.

Jeder Konstitutionstyp verhält sich zuhause auf seine Weise negativ: *Pulsatilla* wird weinerlich, *Arsenicum* schimpft und wird aggressiv anmaßend, *Lachesis* unberechenbar gewalttätig, *Phosphor* übermäßig fordernd, *Sulfur* rüde und grob und *Natrium muriaticum* selbstgerecht. *Sepia* hingegen nörgelt und beklagt ihr Schicksal, und „ist nicht glücklich, wenn sie nicht jemanden ärgern kann“ (*Kent*).

Ihre Unzufriedenheit zeigt sich auch darin, daß sie überhaupt keinen Widerspruch ertragen kann. Wenn man ihr in die Quere kommt oder sie kritisiert, fängt sie an, sich heftig zu verteidigen (*Natrium muriaticum*), oder sie wird gehässig (*Lycopodium*). Dies kann der Grund dafür sein, weshalb in einer Ehe ihre negativen Züge stärker herauskommen. Zum Verheiratetsein gehört, daß man dem Partner Zugeständnisse macht und auch einmal nachgibt, während *Sepia* „keinen Widerspruch verträgt“ (*Kent*). Wenn sie sich mit ihrem Mann streitet, kann sie beispielsweise vor Wut schreien und zittern; danach kann sie, um ganz sicher das letzte Wort zu behalten, aus dem Zimmer stürmen und die Tür hinter sich zuschlagen. Wenn sie auch später vor sich selbst zugeben kann, daß sie im Unrecht war, macht ihr Stolz es ihr nahezu unmöglich, sich zu entschuldigen (wie *Natrium muriaticum*, und im Gegensatz zu *Pulsatilla*).

Wie *Arsenicum* und *Lycopodium* kann sie „geizig“ (*Hering*) werden, wenn sie als Hausfrau z.B. nur ungern für ihre Familie einkauft. Auch wenn sie es finanziell gar nicht nötig hätte, kann sie stolz darauf sein, wie *wenig* Geld sie für Lebensmittel ausgibt. Es wäre zu einfach, dies einer unbewußten Abneigung ihrer Familie gegenüber zuzuschreiben, weil sich dieser Zug auch bei Frauen findet, die ihren Mann und die Kinder wirklich lieben. Es ist für sie in ihrem eingeschränkten und geistig ausgehungerten Dasein als Hausfrau eher ein Ersatz für eine intellektuelle Herausforderung. Sobald sie aus dem Haus kommt und ihre Gedanken auf interessantere Dinge richtet, hört sie auf, so viel über Sparmöglichkeiten nachzudenken (obgleich sie niemals verschwenderisch sein wird). Ihr Geiz kann auch von einer unterschwelligen „Angst vor Armut“ (*Kent*) kommen, kein Dach über dem Kopf, kein Essen („Angst vor dem Verhungern“: *Hering*) und keine Kleider zu haben. Es ist, als hätte sie ähnliches bereits in irgend einer früheren Inkarnation erlebt und könnte die Furcht davor nie mehr verlieren, wie immer sie finanziell auch gestellt sein mag. In *Kents* Repertorium hat *Sepia* in der Rubrik „Wahnideen, glaubt er sei arm“ unter allen Mitteln, die dort aufgeführt sind, den höchsten Grad.

Manchmal offenbart sie einen leichten, aber stets vorhandenen Egoismus, der sich darin äußert, daß sie ständig auf ihren eigenen Bedürfnissen beharrt: „Ich möchte... ich brauche... warum habe ich nicht..." Dieser Charakterzug kann eine akute Form annehmen, wo sie mehr und mehr von anderen verlangt („gierig": *Hering*), bis niemand ihr mehr helfen will*. Dann beklagt sie sich, daß alle gegen sie sind, daß niemand etwas für sie tut und daß man ihr aus dem Weg geht. Vielleicht stimmt das, aber aller Wahrscheinlichkeit nach hat sie sich das selbst zuzuschreiben. Denn „wie man in den Wald hineinruft, so schallt es wieder heraus", wobei sich die Wahrheit dieses Sprichwortes nirgendwo besser zeigt als bei der negativen *Sepia*.

Jeder Konstitutionstyp hat auch eine für ihn typische Art, Beziehungen abzubrechen oder sie aufrechtzuerhalten. Kurz gesagt, macht *Pulsatilla* jedes Zugeständnis, um einen Bruch zu vermeiden, während *Lycopodium* einfach klug genug ist, um sich zu versöhnen: wie *Pulsatilla* kann sie den ersten Schritt tun, aber ohne deren Freundlichkeit. *Phosphor* kann, wie schon erwähnt, Feindschaft nicht ertragen und versucht, einen Streit zu vermeiden, gerät jedoch mitunter in Auseinandersetzungen, die aufgrund von Verwirrung und Mißverständnissen

---

* Sie erinnert dann an die Frau des Fischers in dem Märchen *Vom Fischer und seiner Frau.*

Eines Tages fing ein armer Fischer einen Butt. Der sprach zu ihm: „Lieber Fischer, laß mich leben, ich bin kein Fisch, sondern ein verzauberter Prinz. Dafür werde ich dir auch jeden Wunsch erfüllen. Du brauchst mich nur zu rufen, und ich werde kommen." Der Fischer setzte ihn wieder in die blanke See. Als er zu seiner Frau zurückkehrte, die zuhause vor dem Pißpott saß, erzählte er ihr von dem Butt. „Wie bist du doch dumm," schalt sie ihn, „hast du dir denn nichts gewünscht? Ich will nicht mehr länger in diesem stinkenden Pißpott wohnen – geh und wünsche uns eine kleine Hütte." Der alte Mann gehorchte, ging ans Meer, das jetzt grün und nicht mehr so blank war. Er rief den Butt, der versprach, seine Bitte zu erfüllen, und verschwand.

Als er zurückkam, saß seine Frau schon vor der Hütte auf einer Bank. Nach einer Weile begann sie jedoch, wieder unzufrieden zu nörgeln, und fragte: „Warum hast du ihn nur um eine Hütte gebeten? Ein Haus aus Stein wäre doch viel schöner gewesen. Geh zum Butt und wünsche uns ein Haus." Der Fischer ging wieder ans Wasser, das jetzt dunkelblau und grau war, und rief den Butt... Dasselbe wiederholte sich einige Male, bis die Frau des Fischers wie eine Königin in ihrem Palast lebte.

Sie war jedoch immer noch nicht zufrieden und wollte Macht über See und Land, und schließlich wollte sie werden wie Gott. Der arme, eingeschüchterte Fischer mußte zum Meer gehen und den Butt rufen. Als der die letzte Forderung der Frau vernahm, sagte er nichts, sondern verschwand mit einem Schwanzschlag in der Tiefe. Als der Fischer zurückkam, fand er seine Frau wieder vor dem alten Pißpott sitzen.

entstanden ist. Bei *Lachesis* hat sich etwas in ihr selbst verändert; sie ist nicht verwirrt, sondern das ursprüngliche Gefühl von Freundschaft hat sich plötzlich ins Gegenteil verkehrt; bei beiden Konstitutionstypen kann der Bruch jedoch wieder repariert werden. *Sulfur* streitet sich schnell, vergibt jedoch genauso schnell wieder und begräbt den Streit; nach einer anfänglichen Explosion vergißt sie, worum es sich überhaupt handelte, weshalb sie sich eigentlich nicht ernsthaft streitet. *Arsenicum* kann in ihrer urteilenden Haltung Beziehungen mit anderen abbrechen, die ihren Maßstäben nicht gerecht werden oder die es wagen, sie zurechtzuweisen; denn während sie andere gerne kritisiert, schätzt sie es überhaupt nicht, selbst kritisiert zu werden. *Natrium muriaticum* nimmt eine ungerechte Behandlung auf sich, um eine Beziehung nicht zu gefährden, kann dann aber, aus einer Verletzung ihrer Gefühle heraus (die manchmal gerechtfertigt ist, und manchmal nicht), die Beziehung von sich aus abbrechen; sie wieder herzustellen, ist schwierig, wenn nicht gar unmöglich. *Calcium carbonicum* läßt sich nicht leicht provozieren, wenn man sie jedoch verletzt, zieht sie sich zurück, um ihre Wunden zu pflegen, aber ohne den fast krankhaften Groll, den *Natrium muriaticum* hegen kann, und selten mit deren Endgültigkeit. Die unzufriedene *Sepia* braucht nicht mit anderen zu brechen, weil andere eher den Kontakt zu ihr abbrechen. Die beiden anderen Varianten sind in Beziehungen jedoch maßvoll, vernünftig und häufig reif; sie erlauben sich prinzipiell nicht zu zanken (*Lycopodium*).

Viele der negativen Merkmale von *Sepia* können durch das Mittel merklich verändert werden. Sie kann nach einer Hochpotenzgabe ein zufriedenerer und angenehmerer Mensch werden. Die Frau, die vorher beklagte, was ihr fehlte, freut sich nun an dem, was sie hat. Eine Patientin, die sich vorher beklagt hat, kann nun sagen: „Ja, mein Leben ist immer noch eintönig, aber wenigstens sind meine Kinder wohlgeraten, und ich bin dankbar dafür," oder „Ich habe mein Studium in Radcliffe mit magna cum laude abgeschlossen, und das nur, um Geschirr zu spülen, das Haus zu putzen und Windeln zu wechseln, aber wenigstens ist mein Mann ein guter Mensch, und ich habe insoweit Glück gehabt," oder „Schließlich *schuldet* mir das Leben nicht mehr, als ich bekommen habe, und ich merke, daß es auf mich selbst ankommt, das beste daraus zu machen." Auch wenn ihr Tonfall noch klagend ist, verändert sich doch die näselnde Aussprache, in der sich so oft die Unzufriedenheit von *Sepia* wiederspiegelt.

Andere wiederum bemerken unaufgefordert, daß sie erkannt haben, wie sinnlos Neid ist: „Ich werde immer jemanden finden, der etwas hat, das ich nicht habe." Und manche Patienten entschuldigen sich großzügig für ihr früheres Betragen: „Ich war wirklich fast davon überzeugt, daß Sie mir nicht helfen können und daß ich hier meine Zeit und mein Geld vergeude. Ich möchte mich entschuldigen, wenn ich das in meinem Verhalten gezeigt habe." So hat das homöopathische Mittel *Sepia* eine zweifache Wirkung, nämlich manche der der Patientin eigenen negativen Tendenzen abzumildern und sie außerdem bewußter für andere zu machen, so daß sie diese Tendenzen zumindest kontrollieren kann.

Eine Europäerin mittleren Alters kam in die Klinik mit einem komplizierten Krankheitsbild: Dysmenorrhö, Kopfschmerzen, Arthritis, brennende Schmerzen im Magen nach dem Essen und anderen Symptomen. Sie machte keinen angenehmen Eindruck, weil sie sich aufregte, daß der Arzt ein bißchen zu spät kam, und weil auch die (für sie) ungewohnte Art, die homöopathische Befragung durchzuführen, ihr Mißfallen erregte („Die Homöopathen in Europa verschwenden nicht ihre Zeit damit, mich mein Lieblingsessen beschreiben zu lassen, sie halten sich strenger an die krankhaften Symptome"). Sie hatte auch kein gutes Wort für Amerika übrig („Ein viel zu großes Land, dessen Einwohner alles zu unternehmen scheinen, um seine Naturschönheiten zu zerstören"), oder gar für die Amerikaner, („die immer nach schnellen, einfachen Lösungen für alles suchen"). Daher bekam sie ohne weitere Umstände *Sepia* in hoher Potenz verschrieben. In sechs Wochen sollte sie wiederkommen.

Nach weniger als der halben Zeit rief sie an, um zu sagen, daß ihre letzte Periode leichter gewesen sei, und daß sich ihre Kopfschmerzen gebessert hätten, daß aber die Gelenkschmerzen in ihren Armen und Fingern schlimmer seien als je zuvor, und daß sich um einen Fingernagel herum ein schmerzender Abszeß bilde. Was sie tun solle? „Nichts," war die Antwort, „baden Sie ihren Finger in *Calendula*, und lassen Sie uns wissen, wie Sie zurechtkommen." Zwei Tage später rief sie wieder an, um zu berichten, daß die arthritischen Schmerzen nachgelassen hätten, der Finger aber noch mehr entzündet sei und ziemlich schmerze. Daraufhin baten wir sie, sofort in die Sprechstunde zu kommen.

Es war einer dieser hektischen Tage, mit mehreren Noteinsätzen und akuten Fällen, die eingeliefert wurden, und mit auswärtigen

Patienten, die sich beeilen mußten, um ihr Flugzeug noch zu bekommen, so daß es eine gute Weile dauerte, bis der Arzt zu ihr kommen konnte (er verschrieb ihr *Myristica sebifera* 200, dieses wunderbare „Spezifikum" für Panaritien). Sie beklagte sich jedoch nicht über die Verspätung, und als er schließlich kam, war sie voller Verständnis. Niemand hätte in einer solchen Situation freundlicher sein können. *Sepia* hatte offenbar schon Wirkung gezeigt und schien über das Panaritium nicht nur ihre physischen Beschwerden, sondern genauso auch die weniger liebenswürdigen Anteile ihrer Persönlichkeit auszutreiben.

Dies ist vielleicht auch der Grund, weshalb, um einen der drastischen Sätze von *Hubbard* zu benutzen, „die zweite Gabe *Sepia immer* ein Fehler" ist, und weshalb in chronischen Fällen viele Monate vergehen sollten, bevor es wiederholt wird. Falls die körperlichen Symptome bestehen bleiben, wie es manchmal der Fall ist, ist es besser, die Behandlung mit anderen Arzneimitteln fortzusetzen. Wenn die Arznei gut gewählt ist, verändert sich die innere Haltung der Patientin so sehr, daß eine zweite Gabe unnötig wird. Das Mittel bewirkt, daß sie nicht mehr so trübsinnig und unzufrieden ist und bringt eine lebhaftere, positive Geisteshaltung heraus; es kann eine Frau von ihrer drückenden Schwermut befreien, für die es häufig keinen faßbaren Grund gibt, und ihr zeigen, daß die Sonne auch für sie scheint.

Der Sepia-Mann

Obgleich dieses Mittel weit weniger häufig bei Männern angezeigt ist, hat *Hahnemann* es bei einem männlichen Patienten entdeckt: bei einem Maler, der ungewöhnliche Symptome zeigte und den *Hahnemann* dabei beobachtete, wie er ständig die Spitze seines Pinsels ableckte, während er mit *Sepia*-Tinte malte (also eine „Arzneimittelprüfung" durchmachte).

Die körperlichen Symptome, die man am häufigsten bei Männern findet, die *Sepia* brauchen, sind: Spannungskopfschmerz, Übelkeit beim Geruch von Essen (*Arsenicum*), chronische Nasennebenhöhleninfekte, chronischer Schnupfen, Rheumatismus oder Arthritis in den Beinen, Erschöpfung, Neigung zu Allergien und starke Verstopfung mit oder ohne Drang (*Sepia* verhält, wie *Natrium muriaticum*, häufig

Zorn oder Ärger symbolisch über den Stuhl), gelegentlich mit der Empfindung, als ob ein Klumpen im Mastdarm zurückbliebe, oder einem schneidenden Schmerz, der vom Rektum nach oben schießt. Seine sexuelle Energie ist schwach (er weigert sich oder ist zu erschöpft, um die notwendige Anstrengung zu erbringen), und er kann eine „Abneigung gegen das andere Geschlecht“ hegen (*Kent*); manchmal zeigt er das volle Bild einer freiwilligen, langfristigen Unterdrückung des Geschlechtstriebes.

Die Geistes- und Gemütssymptome ergeben sich zum Teil genau folgerichtig aus denen der weiblichen *Sepia*. Bei beiden findet sich eine Umkehrung der traditionellen Geschlechterrolle, worin sich einmal mehr die Neigung von *Sepia* spiegelt, die Weiden auf der anderen Seite des Zaunes saftiger zu finden. Auf einer tieferen Ebene spiegelt sich darin das Phänomen, das *Jung* mit „Anima“ bezeichnet (den weiblichen Anteil im Mann)*.

Die Frau will sich von der passiven, empfänglichen weiblichen Rolle, von der häuslichen Welt, der Welt der Gefühle emanzipieren und will ein aktives Leben führen. Umgekehrt möchte der Mann sich aus der aktiven Welt, aus Politik und Wirtschaft zurückziehen und ein eher ruhiges und besinnliches Leben führen. Der vorher so energische, hart arbeitende Mann wird nun, da er in mittleren Jahren ist, „träge“ (*Hahnemann*), unzufrieden mit seiner Arbeit, er leidet unter Müdigkeit und emotionaler Erschöpfung. Er möchte nur noch zuhause bleiben und sich irgend einer ruhigen Beschäftigung oder einem Hobby widmen, oder einfach in Ruhe gelassen werden („Sehr gleichgültig gegen Alles, theilnahmslos und apathisch“: *Hahnemann*).

Auch der *Sepia*-Mann kann reizbar („wütend über jede Kleinigkeit“: *Allen*), mürrisch oder „verdriesslich“ (*Hahnemann*) sein. An seinen Kindern mag er nur wenig Interesse zeigen – gelegentlich kann er sogar feindselig ihnen gegenüber eingestellt sein („Abneigung gegen Familienmitglieder“: *Kent*). Er ist zu erschöpft, um sich mit irgendetwas zu beschäftigen („Keine Lust zu arbeiten“: *Hahnemann*), sogar „Denken bedeutet Anstrengung“ (*Allen*); wie *Natrium muriaticum* ist er „mit vergangenen Unannehmlichkeiten... und traurigen Erinnerungen beschäftigt“ (*Hahnemann*). Seine Symptome bessern sich jedoch

* Diese These wird, auf *Sepia* bezogen, von *Whitmont* ausführlich diskutiert.

durch anstrengende Tätigkeiten wie Holzhacken, den Garten umgraben, einen Waldlauf. In der Tat braucht er einen starken Stimulus, um in Gang zu kommen oder irgendetwas zu fühlen. Er macht sich Sorgen über die Zukunft und über seine geistige Trägheit („Begriffsstutzigkeit; Unfähigkeit, die Gedanken zu sammeln oder auszudrücken": *Allen*). *Sepia*-Menschen beiderlei Geschlechts haben zahlreiche Symptome, die sich auf „geistige Verwirrung" beziehen: „nach dem Essen, nach dem Geschlechtsverkehr, von geistiger Erschöpfung, wenn angesprochen, im Gehen, bei heißem Wetter, vor den Menses" (*Kent*). Er kann langsam und vergeßlich sein, wenn er zu sehr unter Druck steht („unbesinnlich und gedankenlos": *Hahnemann*), wie die Frau macht auch er jedoch selten den Eindruck, dumm zu sein. Man kann sagen, daß *Sepia* sich in der Regel nicht offenkundig dumm verhält oder albern daherredet. Vor allem kann er seine Fähigkeiten recht genau einschätzen. Er ist fähig, nüchtern zu urteilen und nicht so grundlos und übermäßig von sich eingenommen wie *Phosphor* oder *Sulfur*.

Sonst läßt sich über den *Sepia*-Mann nicht viel sagen, das nicht schon oben über die *Sepia*-Frau gesagt wurde. Im folgenden Fall wurde das Mittel jedoch ausschließlich aufgrund der Geistes- und Gemütssymptome verschrieben: Eine Patientin beklagte sich darüber, daß sich ihr sonst so vernunftbetonter Gatte seit neuestem anders verhielt als sonst: „Er ist sonst immer geistig sehr interessiert gewesen, aber statt sich mit irgendetwas Wichtigem zu beschäftigen, ist seit neuestem alles, woran er interessiert ist und worüber er spricht, mein Haushaltsbudget und die hohen Preise für Lebensmittel; er beklagt sich auch, wenn auch nur ein kleines bißchen Essen im Kühlschrank liegen bleibt. Wenn er von der Arbeit nachhause kommt, kann er noch an der Haustür förmlich riechen, daß irgendetwas hinten im Kühlschrank vergammelt, und macht sich auf die Suche nach dem Schuldigen. Oder er nörgelt herum, wenn ich beim Kochen nicht die richtigen Küchengeräte benutze. Dauernd steht er mir im Weg herum und mäkelt kleinlich wegen allem und jedem. Ich wünschte, Sie könnten etwas für ihn tun."

Der Arzt wollte noch mehr Symptome wissen. „Keine Ahnung! Gesundheitlich geht es ihm ausgezeichnet, und selbst wenn er andere Symptome hätte, würde er nicht darüber reden. Und er würde auch nie in diese Klinik kommen, weil er Ärzte nicht ausstehen kann (*Sepia* ist nicht so sehr darauf erpicht, zum Arzt zu gehen, wie *Arsenicum*,

Pulsatilla und andere Konstitutionstypen – obwohl *Kent* das Mittel in der Rubrik „Angst um die eigene Gesundheit" im zweiten Grad aufführt). Aber wenn Sie mir ein Mittel geben, werde ich dafür sorgen, daß er es nimmt."

Sie erinnerte sich jedoch an einen Vorfall, der das ungehobelte Verhalten ihres Mannes deutlich machte. Nach einer Lesung, an der sie teilgenommen hatten, kam er auf den Autor zu und fragte: „Sind Sie sicher, daß Sie dieselbe Person sind, deren Bild auf dem Buchrücken aufgedruckt ist? Ich hätte Sie nie erkannt! Sie sind inzwischen sicher ein paar Jahre älter als auf dieser Fotografie! Und die Haare scheinen Ihnen inzwischen auch ausgegangen zu sein!" (Tatsächlich war das Bild vor zwölf Jahren aufgenommen worden.)

Wenn er *Natrium muriaticum* gewesen wäre, der gleichfalls dazu neigt, in's Fettnäpfchen zu treten, hätte er eine solche Bemerkung vielleicht gemacht, hätte dann aber bemerkt, wie taktlos sie war und sofort versucht, alles wieder gutzumachen: „Ich bitte *vielmals* um Entschuldigung. Ich meine, *natürlich* sieht ihnen das Bild ähnlich – ja, jetzt sehe ich, daß Sie sich *überhaupt* nicht verändert haben..." So hätte er versucht, die peinliche Situation zu retten. Dieser Mann jedoch machte seine Bemerkung halb im Ernst und halb im Spaß, und ließ so dem Betroffenen keine andere Wahl, als zu lachen und die Angelegenheit zu vergessen. Dies war zwar nicht viel, aber genug, um ihm *Sepia 1 M* zu verschreiben.

Beim nächsten Besuch erzählte die Patientin, daß ihr Mann direkt nach der Einnahme des Mittels ernsthafte Beschwerden an den Knien bekam, die eine Woche oder zwei anhielten (in der Vergangenheit hatte er gelegentlich ein Stechen in den Knien verspürt – möglicherweise die ersten Anzeichen einer beginnenden Arthritis, die nun durch das Mittel abheilen konnte). Inzwischen war er auch nicht mehr so über Reste im Kühlschrank empört; er sprach nicht mehr über die Lebensmittelpreise und war wieder so sarkastisch, aber geistig anspruchsvoll wie früher.

Sepia bei Kindern

Sepia ist zwar vor allem ein Mittel für Erwachsene, darf aber auch bei Kindern – bei Mädchen *und* bei Jungen – nicht übersehen werden.

Auf der körperlichen Ebene haben diese Kinder Symptome wie Verstopfung, Ekzeme und andere Hauterscheinungen, Kopfschorf, Unverträglichkeit von Milch (mit Verdauungsbeschwerden oder verstopfter Nase als Folgeerscheinung), chronische Appetitlosigkeit, Neigung zu Erkältungen bei jedem Wetterwechsel, oder Bettnässen (besonders zu Beginn der Nacht, so daß sie, wenn man es rechtzeitig merkt und sie vor 10 Uhr abends noch einmal auf den Topf setzt, bis zum Morgen trocken bleiben).

Aber auch hier ist die Negativität am häufigsten der Schlüssel zum Mittel. *Sepia*-Kinder können verstimmt sein, ihre Eltern, Lehrer und Freunde kritisieren, sich weder für ihre Schularbeiten noch für das Spielen interessieren, zänkisch und unkooperativ sein, und unzufrieden nörgeln. Wenn sie jedoch einmal aktiv sind, sei es auf dem Spielplatz oder auf einer Party, und ihre „gallige" Laune durch die Bewegung verschwindet, sind sie so glücklich wie andere Kinder. Im allgemeinen sind sie eher ernst und zurückhaltend als lustig, und sie freunden sich auch nicht leicht mit anderen Kindern an. Wenn sie auch oft zu müde sind, um ins Freie zu gehen und zu spielen, sind diese Kinder doch übersensibel, höchst „reizbar" (Borland) und haben natürlich immer noch genug Energie, um sich zu beklagen. Lucy van Pelt aus dem Comic-Strip *Die Peanuts* ist eine echte kleine *Sepia*. Sie ist intelligent, ständig unzufrieden, stolz auf ihre schlechte Laune und darauf, daß sie andere Kinder ärgert und sie psychologisch unter Druck setzt, und sie spielt auch gerne den Märtyrer*.

Wenn es Zuneigung zurückweist, dann verhält es sich so, daß man denken könnte, daß das Kind sogar die Liebe seiner Eltern als Last empfindet. Das Mittel ist jedoch gleichfalls wichtig für Kinder, die als Waisen oder im Kinderheim aufwachsen, deren Eltern sich scheiden ließen, oder die häufig verreisen und es zuhause bei den Großeltern lassen, also für Kinder, die sich, bewußt oder unbewußt, abgelehnt fühlen (*Natrium muriaticum*).

---

* Typisch hierfür ist die Szene, in der Lucy mit ihrem kleinen Bruder am Fenster steht und in den Regen hinausschaut, der gegen die Scheiben schlägt. Sie beklagt sich, daß es *immer* sonntags regnet, wie um absichtlich ihren Spieltag zu verderben. Linus entgegnet: „Aber es regnet doch gar nicht jeden Sonntag. Letzte Woche war es schön ..." Lucy wendet sich zu ihm um, schaut ihn finster an und ballt ihre Fäuste. Hastig verbessert er sich: „Du hast recht, es regnet *immer* sonntags. Du bist wirklich arm dran." Und Lucy ist besänftigt.

Zwei kleine Jungen sollen einen Stall ausmisten. Der Pessimist grummelt bei der Arbeit eine Weile vor sich hin, dann hält er inne und klagt: „Was soll's? Wir werden ja doch nicht mit der Arbeit fertig. Es ist noch so viel zu tun, und die Arbeit ist so schrecklich langweilig!" Der Optimist jedoch schaufelt schneller als zuvor und antwortet: „Bei dem ganzen Mist *muß* doch irgendwo in dem Haufen ein Pony stecken!"

Sulfur

Dieses Kapitel behandelt das Konstitutionsmittel, das von allen wahrscheinlich das nützlichste und am meisten gebrauchte ist – *Sulfur*. Genau so, wie elementarer Schwefel in der Erdkruste unter der Oberflächenvegetation weit verbreitet ist, liegt eine *Sulfur*-Schicht unter der Oberfläche der verschiedenen Konstitutionstypen. *Sulfur* ist sozusagen der homöopathische gemeinsame Nenner der Menschheit.

Vielseitigkeit

Hahnemann erkannte von Anfang an die besondere Bedeutung von *Sulfur* für die Homöopathie, als er ihn als das führende antipsorische Mittel in seiner Theorie der chronischen Krankheiten einführte*. Da seiner Ansicht nach die Psora das ursächliche Miasma an der Wurzel der meisten chronischen Leiden ist, wird sich bei einem hohen Prozentsatz aller Patienten die sulfurische Diathese an irgendeinem Punkt während der Behandlung zeigen, und zwar auch bei denen, die sich vom Konstitutionstyp her unterscheiden.

Es gibt also ganz bestimmte *Krankheitsstadien*, in denen das Mittel angebracht ist. Aufgrund seiner gut belegten Fähigkeit, latent vorhan-

---

* Nach fast zwei Jahrzehnten Praxis beobachtete *Hahnemann*, daß viele seiner Patienten mit akuten Krankheiten nur eine Zeit lang auf das Simile reagierten und dann Rückfälle erlitten. Das führte ihn zu dem Schluß, daß unter diesen akuten Krankheiten eine Schicht chronischer „Miasmen" oder Krankheiten liege, die beseitigt werden müsse, bevor die noch hinzukommende akute Krankheit geheilt werden könne. Im Jahre 1828 veröffentlichte er seine „Chronischen Krankheiten", worin er die Hypothese aufstellte, daß es drei grundlegende chronische Krankheiten gebe: Psora, Syphilis und Sycosis (Gonorrhoe). Sie nähmen die unterschiedlichsten Formen an (*Hahnemann* schrieb zwei dicke Bücher über ihre Symptome) und sollten durch *Sulfur, Mercurius,* beziehungsweise *Thuja* (Arbor vitae, Lebensbaum) geheilt werden. Über die Psora schrieb *Hahnemann*: „Die Psora ist es, jene älteste, allgemeinste, verderblichste und dennoch am meisten verkannte, chronisch-miasmatische Krankheit, welche seit vielen Jahrtausenden die Völker verunstaltete und peinigte, seit den letzten Jahrhunderten aber die Mutter aller der Tausenden unglaublich verschiedener (akuter und) chronischer (unvenerischer) Uebel geworden ist, von denen jetzt das cultivirte Menschengeschlecht auf der ganzen bewohnten Erde mehr und mehr heimgesucht wird." (Chronische Krankheiten, Bd. I).

dene Symptome an die Oberfläche zu bringen („bei geringer Zahl von Symptomen für die Verschreibung": *Hahnemann*) und den Organismus von den Nachwirkungen vorangegangener allopathischer Medikamente zu reinigen, ist *Sulfur* oft das erste Mittel, das in einem längeren chronischen Fall zur Anwendung kommt. *Sulfur* hat jedoch viele Gesichter und ist auch mitten in einer Behandlung wirksam, wenn andere Mittel nicht wirken. Er besitzt die einzigartige Fähigkeit, eine Reaktion hervorzurufen und bei stagnierenden Fällen einen Fortschrift zu bewirken: „*Sulfur* dient häufig dazu, die Reaktionskraft des Systems zu heben, wenn sorgfältig gewählte Mittel keine günstige Wirkung hatten" (*Hering/Boericke*). Er wird den Fall nicht selbst zu Ende bringen, sondern den Patienten in die Lage versetzen, auf das vorangegangene Simillimum zu reagieren, das nicht gewirkt hatte.

Dieses tiefgehende Mittel ist auch unendlich wertvoll bei Beschwerden, die zu Rückfällen neigen („Scheint schon fast gesund zu sein, als die Krankheit wiederkommt": *Hering*) oder für Leiden, die auch unter homöopathischer Behandlung ständig wiederkehren. Und schließlich steht *Sulfur* häufig sowohl am Ende als auch am Anfang einer akuten oder chronischen Krankheit. Bei Kinderkrankheiten und auch so langwierigen Krankheiten bei Erwachsenen wie Pneumonie, Herzleiden, rheumatoider Arthritis, Influenza und Mononukleose kann er die Krankheiten beenden oder zumindest Genesung und Heilung beschleunigen.

In bestimmten Lebensabschnitten ist er auch für andere Konstitutionstypen hilfreich. Im Säuglingsalter und der frühen Kindheit hilft *Sulfur* bei Windeldermatitis, Hautausschlägen durch Lebensmittel, Fieberbläschen, Milchschorf, Ekzemen und Verdauungsproblemen. Er ist auch höchst wirksam in den pickligen und schwierigen Jahren des Heranwachsens. Später ist er indiziert in der Midlife-crisis von Männern und der weiblichen Menopause. Obwohl andere „Frauen"-mittel (*Lachesis, Sepia, Pulsatilla*) eher für die Hitzewallungen und die anderen Symptome dieser Phase bekannt sein mögen, ist *Sulfur* manchmal notwendig – besonders um dem Auftreten von bösartigen wie gutartigen Wucherungen entgegenzuwirken (*H.C. Allen*). Und schließlich hat sich das Mittel auch bei vielen Krankheiten im Alter als unschätzbar wertvoll erwiesen.

Sulfur hat eine solche Kraft, daß es den Platz von anderen Mitteln einnehmen kann, wie das folgende Beispiel zeigt. Ein dreißig Jahre alter Mann kam wegen einer ziemlich unangenehmen Beschwerde in homöopathische Behandlung. Vor drei Jahren hatte er nach einer schweren und langdauernden Grippe seine normale Stimme verloren und hörte sich seither an wie eine Frau. Obwohl er inzwischen bei einer Anzahl von Hals-Nasen-Ohren-Spezialisten und Sprachtherapeuten gewesen war, war es ihm noch nicht gelungen, seine frühere, männliche Stimme zurückzugewinnen. Die physischen Symptome deuteten auf verschiedene kleinere Mittel hin, unter ihnen *Spongia* und *Rumex crispus*, aber die Geistessymptome waren eindeutig *Pulsatilla*. Alles war da: der wehleidige Tonfall, das gefühlsbetonte Verhalten und die auf andere angewiesene Art. Da er jedoch wegen seiner Influenza lange Zeit Antibiotika genommen hatte, begann der Arzt die Behandlung dieses Falls mit einer Dosis *Sulfur*, um die Nachwirkungen der allopathischen Medikamente zu neutralisieren. Außerdem sollte *Sulfur* das „Gelände erkunden", bis andere Mittel gefunden waren. Es traf sich jedoch, daß kein anderes Mittel jemals nötig war, da die eine Gabe *Sulfur* den gesamten Fall löste. Beim nächsten Besuch hatte der Patient schon wieder die normale Stimme eines Mannes.

Ein anderer typischer Fall war der eines älteren Mannes mit einem Herzleiden, dessen Symptome genau auf *Tarantula hispanica* paßten (Angst; extreme Unruhe; ein Bedürfnis, umherzugehen, obwohl Bewegung verschlechterte; das Gefühl, „als ob das Herz herumgedreht würde" [Boericke]). Er lebte jedoch weit draußen auf dem Land, und es gab keine Möglichkeit, ihm dieses seltene Mittel schnell zukommen zu lassen. Da er auch die Fenster geöffnet haben wollte und gelegentlich Blutwallungen zum Herzen hatte, wurde er, als überbrückende Maßnahme, angewiesen, *Sulfur* zu nehmen, das er zur Hand hatte. Am Abend hatte sich die Situation jedoch so weit beruhigt, daß ein Wechsel der Verschreibung nicht gerechtfertigt war. Es ist eine der Hauptregeln der homöopathischen Praxis, die Pferde nicht mitten im Lauf herumzureißen. Wenn ein Mittel wirkt, sollte der Arzt, auch wenn es anscheinend das zweitbeste ist, dabei bleiben, bis seine Wirkung nachläßt. *Sulfur* wurde kurz danach wiederholt, und der Patient blieb bei guter Gesundheit.

Welche Menschen benötigen nun *Sulfur*, wenn das Mittel in seinem eigenen, wohldefinierten Bereich wirkt und nicht seinen unbedeutenderen Geschwistern die Show stiehlt? Es ist nicht einfach, ein Mittel zu beschreiben, das so vielseitig wirkt. Und, was noch wichtiger ist: *Sulfur* ist extrem reich an Polaritäten, Varianten, Gegensätzen und „Schattenseiten", die das Kennzeichen aller Polychreste sind. Seine Persönlichkeit hat jedoch ganz bestimmte Züge, die in dieser Analyse unter folgenden Gesichtspunkten geordnet werden: 1. Die egoistische und materialistische Seite von *Sulfur*, zusammen mit ihrem Gegenpol: der Großzügigkeit und der Ablehnung alles Materiellen; 2. die physische und emotionale Explosivität und Hitze und ihre Folgen; 3. die Tendenz von *Sulfur* zum Intellektuellen und die dazugehörige Antithese Pseudo- und Antiintellektualismus.

Egoismus und Materialismus

Egoismus (*Kent*) ist ein hervorstechendes Merkmal von *Sulfur*, das Mittel hält jedoch ganz sicher kein Monopol an diesem allgemein menschlichen Zug. Jeder Konstitutionstyp hat seine eigene Variante der Selbstsucht. *Phosphor* ist davon überzeugt, daß sich die ganze Welt nur um ihn dreht; *Sepia* verlangt nach immer mehr; *Pulsatilla* möchte dauernd gehätschelt und beschützt werden; *Natrium muriaticum* besteht darauf, alles so zu machen, wie er es will; *Arsenicum* ist berechnend und unerbittlich, was seinen eigenen Vorteil angeht; *Calcium* und *Lycopodium* weigern sich hartnäckig, trotz der Bedürfnisse anderer auch nur einen Zentimeter ihrer eigenen Position preiszugeben, und *Lachesis* achtet, wenn er erregt ist, überhaupt nicht mehr auf die Bedürfnisse anderer Menschen, vergißt gar ihre Existenz.

Eine extreme Form der Selbstsucht von *Sulfur* findet sich bei offenkundigen Egoisten („ausgesprochene Ichsucht": *Kent*), meist bei mürrischen Männern, die in ihrer Gleichgültigkeit keinerlei Rücksicht auf andere nehmen. Solche Menschen sind sehr damit einverstanden, daß man sich gegenseitig hilft, vorausgesetzt, man erwartet es nicht von ihnen. Sie sind völlig von sich selbst in Anspruch genommen und renken sich für andere kein Bein aus, sie werden brummig oder „verdrießlich" (*Hahnemann*), wenn man sie auch nur um einen kleinen Gefallen bittet; von anderen erwarten sie jedoch, daß sie sich um ihre Bedürfnisse kümmern. *Kent* schildert diesen Zug recht drastisch: „Alles betrachtet er nur unter dem Gesichtspunkt des eigenen Nutzens... Dankbarkeit fehlt... Er pflegt herumzusitzen und nichts zu tun, während seine Frau sich abschuftet und sich um ihn sorgt, (weil er denkt, daß sie nur dafür da ist)... Jedes feinere Gefühl scheint ihm verlorengegangen zu sein."

Der Glaube, daß Frauen nur dazu da sind, um sich abzurackern, ist bei vielen *Sulfur*-Männern ein unterschwelliges, wenn nicht gar offensichtliches Dogma. Er kommt nach Hause zu seiner Frau, die mit Haushalt und kleinen Kindern voll ausgelastet ist, und fragt sie ruppig: „Wieso hat Du die Einfahrt nicht gerecht, wie ich es Dir gesagt habe? Was sagst Du, Du hast keine Zeit gehabt? Was hast Du denn bloß den ganzen Tag gemacht?" Er ist davon überzeugt, daß nur seine Tätigkeit schwierig, ermüdend oder wichtig ist, nicht die der anderen.

Das ist nicht nur zu Hause so. Der selbstsüchtige *Sulfur* „denkt nie an die Wünsche seiner Mitmenschen" (*Kent*) und weigert sich, auch nur eine Minute Zeit oder ein Quentchen seiner Energie für gemeinsame Unternehmungen zu verschwenden, und selbst dann, wenn er an seiner Partnerschaft ernsthaft interessiert ist, wird er kaum seinen Anteil an der Arbeit leisten. Er braucht mit anderen nicht zusammenzuarbeiten oder seine Dankbarkeit auszudrücken, weil sowieso alles ihm zu verdanken ist. Andere sollten glücklich sein, ihm helfen zu dürfen.

Manchmal kommt der aggressive Widerwille gegen eine Zusammenarbeit bei einem *Sulfur*-Kind eher von einer ausgeprägten Unabhängigkeit und einem Unmut über jede Einmischung von außen. „Ich möchte es so machen, wie ich will!" sagt es beharrlich. Oder es schreit wütend: „Ich will selber! Ich will selber!" und weist jede Hilfe zurück, wenn es mit seinen Schnürsenkeln kämpft oder sich an einer anderen schwierigen Aufgabe versucht. Von klein auf ist *Sulfur* davon überzeugt, daß er am besten weiß, wie es geht, und will allein gelassen werden, um es auszuprobieren. *Calcium*-Kinder können auch unabhängig sein, bestehen aber nicht so kämpferisch darauf.

Sulfur kann auch materialistisch sein. Dies zeigt sich sowohl in seiner Liebe zu Geld und/oder Besitz als auch in seiner Haltung: „Was mein ist, ist mein, und was dein ist, darüber läßt sich verhandeln." Diese Eigenschaft zeigt sich schon früh: Als Kind schafft er es meist, den anderen ihre Spielsachen wegzunehmen und dabei seine eigenen hartnäckig zu verteidigen. „Das ist meins!... Nicht anfassen!... Ich will *Deinen* Ball!" – diese Sätze gehören zu den ersten, die ein *Sulfur*-Kind lernt. Einmal wurde das Mittel aus diesem Grund erfolgreich einem achtzehn Monate alten Kind mit einer komplizierten Infektion der Atemwege verschrieben: Während es auf dem Schoß seiner Mutter saß, zerrte es an ihren Ohrringen und schrie mit einem wütenden und entschlossenen Gesichtsausdruck: „Mein... mein!"

Gelegentlich trifft man jedoch auch das Gegenteil. Statt danach zu greifen, drückt es dem anderen hartnäckig ein Spielzeug oder eine Kinderrassel in die Hand. Ein sechzehn Monate altes *Sulfur*-Mädchen wurde wegen eines unwahrscheinlich dicken Milchschorfes zur Behandlung gebracht: eine etwa 3 mm dicke Schicht, die man in dicken Scheiben abschälen konnte. Während der Anamnese versuchte sie, mit einem ergötzlich hartnäckigen Grunzen dem Arzt ihren Beißring aufzunötigen, und gab keine Ruhe, bis er ihn auch nahm. Wenn diese Kinder älter sind, nähern sie sich in ähnlich bestimmter Weise jedem, den sie ins Herz geschlossen haben und überlassen ihm großzügig ihr Buch oder ihr Plüschtier.

Wenn das *Sulfur*-Kind älter wird, fängt es an, Dinge zu sammeln: Steinchen, Muscheln, Briefmarken, Streichholzschachteln, Türschlösser und Schlüssel, oder Baseball-Sammelkärtchen. Selbst kaputtes Spielzeug aus Abfalleimern sammelt es – alles, was seine Aufmerksamkeit erregt, ohne Rücksicht auf seinen Wert. *Sulfur* ist ein Sammler von Natur aus und hamstert alles, was er kriegen kann. Mädchen sammeln Puppen, oder kleine Tierfiguren und Porzellangegenstände, mit denen sie ihre Bücherregale vollstellen, so daß man sie alle sehen kann. Sie können Stunden damit verbringen, diese hübschen Sachen zu sortieren und sie anders hinzustellen, während Jungs ihre Sammlung eher achtlos in eine Schublade stopfen oder sie auf dem Boden häufen.

Als Kind „findet *Sulfur* sehr großen Gefallen an seinen Besitztümern" (*Borland*). Er ist stolz auf sie, spricht über sie, zeigt sie her. Er ist noch nicht einmal neidisch auf die Besitztümer eines Rivalen, obwohl er seine eigene Sammlung gerne vergrößert. Wie unordentlich und durcheinander sein Zimmer auch sein mag, er weiß stets genau, wo alles ist und haßt es, wenn etwas verstellt oder weggeräumt wird. Er muß jederzeit alles in die Hand nehmen können und kann nicht leiden, wenn etwas nicht in Sicht- oder Reichweite ist. Die Taschen eines kleineren *Sulfur*-Buben sind vollgestopft mit seinen Lieblingssachen, während der ältere Junge wie ein Eichhörnchen das ganze Schreibmaterial des Haushaltes in seiner Schublade hortet, so daß die anderen Familienmitglieder immer wissen, wo sie die besten Bleistifte und

Radiergummis, das Klebeband oder die Heftklammern finden können.

Dieselbe Eigenart findet sich beim Erwachsenen. Sein Schreibtisch ist leicht an den vielen Blättern zu erkennen, die darauf gestapelt oder verstreut sind, so daß es unmöglich scheint, etwas zu finden. Doch er findet sofort die kleinste Notiz und ist außer sich, wenn seine Frau oder seine Sekretärin vorschlagen, seine Sachen einmal aufzuräumen. In der Tat findet er Unordnung und Durcheinander „gemütlich". Oder er hat vielleicht einen theoretischen Wunsch nach Sauberkeit und ist empört über Schmutz und Durcheinander in der Umgebung, aber er rafft sich nicht auf oder rührt einen Finger um aufzuräumen. Sowohl zu Hause als auch im Büro verlangt er von anderen, hinter ihm herzuräumen, und wird wütend, wenn sie das nicht tun. Wenn die Wohnung von *Sulfur* so aussieht, als sei sie aufgeräumt, ist sie es möglicherweise lediglich an der Oberfläche, und darunter herrscht Unordnung. Wenn man einen Schrank öffnet, fällt einem der Inhalt entgegen, der nur hastig hineingestopft wurde, um ihn außer Sichtweite zu bringen. Seine Schubladen sehen aus wie Rattenlöcher, Bindfäden, Schnur, Büroklammern und Papier haben sich zu einem unentwirrbaren Knäuel verheddert. (Die Schränke und Schubladen von *Arsenicum* sind ebenso tadellos wie die äußere Erscheinung des Raumes.)

Er hängt so stark an jedem Gegenstand, daß er seine Besitztümer nur ungern teilt; wenn er dazu genötigt wird, klammert er sich an sie, als ginge es um sein Leben. Er nimmt es sogar übel, wenn er eine unpersönliche, leicht wieder zu ersetzende Sache ausleihen soll, wie z.B. eine Schere: er ist nervös, wenn sie nicht auf seinem Schreibtisch ist, und bleibt so, bis sie zurückgegeben wird. Dieses Bedürfnis nach engem Kontakt mit seinem Besitz, den er immer bei sich oder in Reichweite hat, ist ein besonders charakteristischer Zug von *Sulfur*.

Eine lebhafte Illustration war der Dreijährige mit dem Ekzem, der in das Sprechzimmer kam, mit fünf – nicht einem, sondern fünf – Schnullern um den Hals: Einen hatte er im Mund, einen hielt er fest in jeder Faust, und die restlichen beiden hingen so, daß er sie sehen konnte. Wenn einer der fünf verloren ging, bekam er einen Wutanfall. Die Situation schrie geradezu nach *Sulfur*. Bald nachdem er das Mittel ein paar Mal erhalten hatte, wurde sein Ekzem besser, und nach kurzer Zeit kam er zu seinen Eltern und sagte, „Ich glaube, ich bin jetzt wirklich zu groß für meine Schnuller. Ich will sie alle dem Nikolaus geben. Glaubst Du, er kommt im Sommer (es war Juli) und holt sie ab?" Als Sulfuriker wollte er jedoch eine Spielzeugeisenbahn als Ersatz für seine zerkauten Schnuller haben.

Sulfur-Kinder lieben es, ihre Sachen zu tauschen und sind selten die Verlierer bei solchen Transaktionen. Aber auch hier trifft man das Gegenteil, z.B. ein Kind, das beglückt eine gute Kamera oder ein brandneues Luftgewehr gegen einen unwiderstehlichen Sack voll alter, wertloser Spielsachen eintauscht und ganz stolz darauf ist.

Sulfur trennt sich nur äußerst ungern von etwas, sogar von ganz wertlosen Dingen. Eine Dreizehnjährige, die einige von den Büchern und Spielsachen ausrangieren sollte, aus denen sie herausgewachsen war, klagte herzzerreißend: „Wie kannst du nur von mir erwarten, daß ich sie rauswerfe, wenn ich mich noch nicht einmal von meinen Mathematik- und Deutscharbeiten aus der 4. Klasse trennen kann?" Auch als Erwachsener ist er völlig unfähig, Sachen wegzuwerfen. Eine Frau kann sich nicht von den unleserlichen Briefen ihrer Großmutter losreißen, von den Schuhen, aus denen ihre Kinder schon längst herausgewachsenen sind oder von der Lampe, die schon lange aus der Mode ist. Ein Mann kann den Sperrmüll nicht aus dem Keller räumen: Teppichreste, Linoleumstücke, Maschinenteile, Stapel von Altpapier. All das kann *Sulfur* unmöglich wegwerfen, denn „Wer weiß? – Eines Tages kann man es vielleicht doch noch gebrauchen."

Als Kind kann er einen „erstaunlichen Sinn für Geld" (*Borland*) haben. Ein Vierjähriger bemerkt beispielsweise scharfsichtig zu einem Erwachsenen: „Das ist aber ein teurer Mantel, den Du da anhast." Das Kind kann auch ein scharfes Auge für Preisvorteile haben und darauf bestehen, daß seine Eltern entsprechend einkaufen: „Warum kauft Ihr die Filme im Fotogeschäft, wenn sie im Supermarkt doch billiger sind?" Wie vorauszusehen, weigern sich diese preisbewußten Kinder, Geld zu verleihen, sogar an ihre Eltern oder an Freunde, von denen sie wissen, daß sie es getreulich zurückzahlen würden.

Dieser angeborene Sinn für (materielle) Werte kann sich auch subtiler zeigen. Der Vater eines Zehnjährigen war gebeten worden, die Rede auf der Abschlußfeier eines staatlichen Lehrerkollegs zu halten. Als sie von dieser Ehre hörten, reagierten alle Kinder mit Begeisterung und Lob – außer dem jüngsten, der sich nicht dazu äußerte. Als der Vater nach dem Grund fragte, antwortete der Junge lakonisch: „Ein staatliches Lehrerkolleg ist schon mal ganz gut, aber Harvard wäre besser gewesen."

Wenn er älter wird, sammelt *Sulfur* nicht mehr so unkritisch, hält aber genauso zäh an seinem Besitz fest. Ein Kind, das gerne liest, wird nun darauf bestehen, seine Bücher zu *besitzen*. Es ist nicht mehr damit zufrieden, sie von der Bücherei auszuleihen und eignet sich vom häuslichen Bücherregal diejenigen an, die ihm gefallen. Es will seine Bücher bei sich haben, in seinem eigenen Bücherregal. Als Jugendlicher wird er, wenn er Musik mag, seine eigene Stereoanlage haben und all seine Lieblingsschallplatten in seinem Zimmer aufbewahren wollen. Auch als Erwachsener häuft er weiter Bücher und Platten an. Seine eindrucksvolle Sammlung kann verschiedene Ausgaben (oder Aufnahmen) von jedem einzelnen Buch (oder Musikstück) beinhalten.

Wenn er später finanziell erfolgreich ist, muß er seinen Sammeltrieb in noch großartigerem Maßstab befriedigen und fängt an, Kunstobjekte zu sammeln. Sein Haus sieht aus wie ein Museum, und nur das von *Arsenicum* kann sich mit seinem vergleichen. Die Räume von *Sulfur* sind jedoch vollgestopft mit Objekten, während der *Arsenicum*-Kunstkenner wählerischer ist. Beide Typen teilen eine besondere Form von Materialismus: sie wollen *besitzen*, was sie schätzen. Wenn es möglich wäre, hätte so manch ein *Sulfur*- oder *Arsenicum*-Mensch schon längst Versailles oder das Taj Mahal gekauft.

Ganz im Gegensatz zum eben Gesagten ist *Sulfur* jedoch auch das Kind, das sein wöchentliches Taschengeld dafür ausgibt, um Süßigkeiten und Comics für seine Freunde zu kaufen und großzügig seine Habe an alle und jeden verschenkt, oder seine Schulbücher und Hefte am Tag vor einer Klassenarbeit an einen Freund verleiht und gleichmütig in Kauf nimmt, daß es selbst schlechtere Noten bekommt. Ein Mädchen gibt ihren Schal jemandem, der ihn bewundert, und sagt, daß sie ihn selbst nicht braucht. Sie ärgert sich auch später nicht darüber, daß sie ihn hergegeben hat, wie *Phosphor* oder *Natrium muriaticum* es nach einer ähnlichen Geste tun können. So trifft man seltsamerweise beide Extreme, Selbstsucht und Großzügigkeit, in diesem Mittel.

Gelegentlich ist er all zu großzügig und tut sich selbst oder anderen damit nichts Gutes. Ein Bruder erledigt z.B. die häuslichen Pflichten eines jüngeren Geschwisters zusätzlich zu den eigenen. Oder er trägt ihm regelmäßig auf dem Nachhauseweg die Schulmappe und den Mantel. Er versteht nicht, daß ein solches Verhalten weder für ihn noch für seinen Bruder oder seine Schwester besonders zuträglich ist, sondern wird antworten, daß er nichts anderes zu tun hat und auch die Zeit dazu hat: „Mir macht das nichts aus. Johnny ist müde, warum sollte ich es denn nicht tun?", während Johnny seinem Bruder großzügig erlaubt, seinen Anteil an der Arbeit zu tun. In solchen Fällen würden wahrscheinlich beide von einer Gabe *Sulfur* profitieren.

Als Erwachsener übt er dieselbe falsch verstandene Großzügigkeit. Bereitwillig unterstützt er den Schwager oder andere Familienmitglieder, die Faulenzer und Kletten sind, bürgt für sie wiederholt finanziell oder anderweitig, und gelegentlich schadet er damit ihrem Charakter.

Manchem Sulfuriker fehlt überdies jegliches Interesse an materiellen Dingen oder finanziellen Angelegenheiten. Er kann in dieser Hinsicht fast einfältig und, ähnlich wie *Calcium carbonicum*, in praktischen Dingen recht wenig „auf Draht" sein. Er ist nicht „langsam", wie *Calcium*, aber so weit in den Wolken, so sehr in seinen Gedanken versunken, daß das „wirkliche Leben" um ihn herum unbeachtet bleibt.

Vollkommene Gleichgültigkeit gegenüber Besitz kann eine Entscheidung zu Askese widerspiegeln, einen bewußten Verzicht auf persönlichen Besitz, um sich spirituell oder intellektuell weiterzuentwickeln (*Natrium muriaticum*); oder sie steht einfach für eine natürliche Neigung von *Sulfur*: die Weigerung, sich mit weltlichen Gütern zu beladen. Wie *Thoreau* oder *Rousseau* will er zurück zur Einfachheit der Natur und ist damit zufrieden, lediglich das absolute Minimum zum Überleben zu besitzen. Er lebt in einer schmuddeligen Umgebung und weigert sich, irgendetwas Wertvolles zu besitzen. Der kleine Bub, der nichts anderes besitzt als einen alten Ball und ein zerbeultes Fahrrad, aber so zufrieden ist, daß er nicht weiß, was er sich zum Geburtstag oder Weihnachten wünschen soll, ist gewöhnlich *Sulfur*; aber auch das Kind, das seinen Eltern eine ellenlange Liste voller Dinge präsentiert, die es zu Weihnachten haben will und *braucht*, ist ebenfalls *Sulfur*.

Möglicherweise tut er auch nur so, als würde Besitz ihn überhaupt nicht interessieren, während es in Wirklichkeit genau umgekehrt ist. Derjenige, der am lautesten seinen Anti-Materialismus proklamiert, ist häufig der, der am stärksten von Geld und Besitz angezogen ist, was die Wahrheit der Behauptung, daß sich hinter jeder starken Ablehnung das genaue Gegenteil findet, wieder einmal bestätigt*.

Auch wenn *Sulfur* nach Reichtum strebt und gerne „hat", kann er eine aufrichtig anti-materialistische Haltung bezüglich seiner Kleidung haben: die persönliche Erscheinung ist für ihn „nebensächlich" (*Kent*).

Der Heranwachsende oder junge Erwachsene kleidet sich gerne in ein schlecht passendes Sweatshirt, zerrissene Turnschuhe und Jeans (die weltweite Verbreitung der letzteren ist ein Hinweis auf ein Überwiegen der sulfurischen Diathese), aber nicht, weil es ihm an Sinn für Ästhetik mangelt, sondern weil er an seinen Sachen *hängt*. Da er sie schon lange besitzt und viel trägt, sind seine Kleider ein Teil von ihm geworden, und wie kann einer einen Teil von sich selbst wegwerfen?

Aus dem selben Grund zieht *Sulfur* als Erwachsener am liebsten seine 20 Jahre alte Tweedjacke mit den durchgewetzten Ellbogen oder notdürftig angebrachten Flicken an, dazu ein Paar zerknitterte, schlecht passende Hosen, die aussehen, als hätte er sie von der Heilsarmee. Er fühlt sich wohl in diesen alten Sachen, diesen treuen und bewährten Kameraden (*Natrium muriaticum*). „Wenn sich seine Frau nicht um ihn kümmern würde, würde er sein Hemd tragen, bis es in Fetzen von ihm abfiele" (*Kent*).

Auch hier findet sich jedoch das Gegenteil. Er kann auf seine Kleidung großen Wert legen, sich elegant und teuer anziehen und versuchen, seine Umgebung damit zu beeindrucken. Aber auch wenn er gut angezogen ist, so ist doch immer irgendetwas an ihm schäbig: Die Schuhe sind an den Absätzen abgelaufen oder vorne angestoßen, der Kragen ist zerknittert oder die Krawatte sitzt schief. Am typischsten ist, wenn die Socken nicht zusammenpassen. Trotz des ganzen Aufwandes und des Bemühens um Eleganz der Kleider, übersieht er stets irgendeine Kleinigkeit („kann sehr elegant aussehen, aber es gibt

---

* Einer der *Doonesbury* Cartoons schildert den schmuddligen, unrasierten Mark Slackmeyer, der wie *Sulfur* aussieht und in Kleidung und Verhalten gegen seine aufwärtsstrebende Mittelstandsfamilie rebelliert. Seine Mutter sagt zu ihm: „Mark, mein Lieber, gerade habe ich mich gefragt, was du wohl über materiellen Besitz denkst?" Selbstgerecht antwortet er: „Aber ja doch, Mutter, du mußt wissen, daß Marx, Jesus, Gandhi und ich alle darin übereinstimmen, daß materieller Besitz die Geißel der Menschheit ist." „Da bin ich aber froh, daß du das sagst", antwortet sie heiter ihrem entsetzten Sohn, „ich habe soeben dein Mofa zu Schrott gefahren."

immer irgendetwas, das nicht stimmt“: *Blackie*), und der Gesamteindruck ist immer noch der von *Sulfur*.

Seine Liebe zu seinen alten, abgerissenen Kleidern führt zu einem anderen Aspekt des Stolzes von *Sulfur* auf seinen Besitz, der in der homöopathischen Literatur so beschrieben wird: „Glaubt sich im Besitz von schönen Dingen; selbst Lumpen scheinen ihr schön“ (*Hering*). Er liebt, was er besitzt, ohne Maßen, und sieht Tugend, wo keine Tugend ist. Dieses Gefühl geht noch über die Vorliebe des Kindes für eine abgeschabte Baseball-Sammelkarte oder die besondere Liebe des Erwachsenen zu einem abgerissenen Hemd hinaus. Es zeigt sich z.B. in Eltern, die stolz auf ihre mißratenen Kinder sind. Von seinem hinterlistigen, raffgierigen Sohn sagt er stolz: „Das wird mal ein guter Geschäftsmann“, und über seine Tochter, die lügt und schwindelt, äußert er mit echter Bewunderung in der Stimme: „Sie ist so geschickt - viel geschickter als alle unsere Kinder. Sicher wird sie viel Erfolg im Leben haben.“ Oder die Mutter sagt über dieselbe Tochter: „Sie ist wirklich etwas ganz besonderes! Andere Mädchen erscheinen neben ihr richtig langweilig.“

Natürlich ist jeder stolz auf seine eigenen Kinder, aber diese charakteristische Eigenart ist etwas anderes. Andere Konstitutionstypen mögen ebenfalls die Fehler ihrer Kinder übersehen und ihre Vorzüge herausstreichen, sind aber doch noch objektiver in ihrer Beurteilung. *Arsenicum* ist kritisch, auch wenn er stolz ist; *Sepia* ist nüchtern und ohne Illusionen, *Natrium muriaticum* und *Nux vomica* sind dies gewöhnlich auch; *Pulsatilla* ist gütig und versöhnlich, sieht aber klar; *Calcium* sieht seinen Kindern schlechtes Betragen zwar nach, verteidigt es jedoch nicht. Keiner von ihnen wird es verzeihen, wenn ein Kind selbstsüchtige oder abstoßende Charaktereigenschaften zeigt. Nur *Sulfur* kann (wie *Lycopodium*) kaum einmal einen Fehler an seinem Eigentum sehen und denkt unwillkürlich: „Wenn es mir gehört, muß es einfach bewundernswert sein.“ Gelegentlich brüstet er sich auch mit seinem eigenen, nicht eben löblichen Betragen und prahlt mit Taten, die andere lieber geheimhalten würden.

Seine Begabung für geschäftliche Angelegenheiten ist gleichfalls ein Ausdruck für seinen angeborenen Sinn für Praktisches und Materielles. Er hat auch oft ein gesundes Verhältnis zu Geld, ob er nun einen kleinen Lebensmittelladen betreibt oder ein großes Unternehmen leitet. Manche interessieren sich mehr für Ökonomie und Finanzen als dafür, persönlich Reichtum anzuhäufen; andere scheinen ihr einziges Lebensziel darin zu sehen, jeder günstigen oder auch widrigen Gelegenheit einen materiellen Vorteil abzuringen. Geld ist für sie der Maßstab für Erfolg, und sie schätzen die Fähigkeiten und Talente von anderen danach ein, wieviel diese verdienen. *Sulfur* geht gewöhnlich systematisch und sorgfältig mit seinem Vermögen um. Er lebt nicht über seine Verhältnisse oder verschwendet seinen Reichtum durch wilde Pläne oder riskante Investitionen (wie z.B. *Lachesis* oder *Phosphor*). Er hängt daran, weil es ihm ein Gefühl von Stolz und Macht gibt. Später vermacht er sein Vermögen gerne großen, renommierten Institutionen oder gründet seine eigene karitative Stiftung. So befriedigt er sowohl seine großzügigen, als auch seine auf Erwerb gerichteten Ambitionen, und es gelingt ihm, Gott und dem Mammon gleichzeitig zu dienen.

Manchmal ist *Sulfur* knickerig und verleiht nur ungern Geld oder gibt es für andere aus (*Arsenicum*). Oder er macht als Familienvater seiner Familie das Leben schwer, indem er auf unnötiger Sparsamkeit besteht (*Lycopodium*). Zu Hause stellt er den Thermostaten ungemütlich tief ein und weigert sich, einen Wasserkessel mit einer funktionierenden Pfeife zu kaufen, oder einen neuen Lampenschirm, der besser zur Tapete paßt. Er liebt das Sparen als solches, obwohl dabei jeder andere Eigenarten hat. Der eine fährt mit seinem großen Auto viele Kilometer, um für ein paar Pfennige billiger zu tanken als bei der Tankstelle nebenan. Berücksichtigt man die Zeit, die er dafür braucht, und die Abnutzung des Wagens, ist das nicht gerade ein besonders gutes Geschäft, aber es ist die Art von Sparsamkeit, der *Sulfur* nicht widerstehen kann. Der erfolgreiche Schriftsteller tippt seine Manuskripte auf der Rückseite von Briefen, Rechnungen und anderem Altpapier, das die meisten Menschen wegwerfen. Er regt sich sogar auf, wenn seine Familie nicht das gleiche tut. Nach einer Gabe des Mittels legen sich diese knausrigen Tendenzen, und der Familienfrieden ist wieder hergestellt. Der Patient kann z.B. seiner Familie ein wärmeres Haus oder den Luxus von neuem Papier erlauben, während er selbst weiter auf Altpapier schreibt.

Als Homöopath findet man häufig, daß man durch ein „Deblockieren" eines Familienmitgliedes mit Hilfe eines Konstitutionsmittels die Dynamik der gesamten Familie zum Besseren hin beeinflussen kann.

Ein Beispiel für ein solches Verhalten ist seine Abneigung dagegen, etwas zu verschwenden. *Sulfur* liebt nichts mehr, als ein „Resteessen" zu veranstalten oder ein „einwandfreies" Stück Draht aus einem zerlegten Geschirrspüler zu bergen, um damit die Elektrik seines Wagens zu reparieren. Er ist auch unwiderstehlich angezogen von „Sonderangeboten". Wenn er eine Melone oder Avocado zu einem herabgesetzten Preis auf seinem Nachhauseweg von der Arbeit erstehen kann, ist der Tag gerettet. Daß sie überreif und deshalb nur die Hälfte des Preises wert ist, tut nichts zur Sache; es ist das Prinzip daran, das ihn befriedigt.

Er kann seine Jagd nach Sonderangeboten so weit treiben, daß er schließlich einen Teil von dem, was er gekauft hat, verschenken muß, aber auch das tut er gerne, da sich Großzügigkeit und Sparsamkeit bei ihm gut vertragen. Freigiebig verköstigt und beherbergt er tagelang Freunde und Verwandte, und kann doch nicht widerstehen, ein paar Pfennige mit einer angefaulten Avocado zu sparen.

Wenn er Geld hat, gibt er es am liebsten so aus, daß man es auch sieht – teure Wagen, Stereoanlagen, überdimensionierte Villen und andere Statussymbole – oder er zeigt seine *Neureichen*-Mentalität auf andere Weise. Ein Patient beschrieb sich selbst als „süchtig nach Luxus". Ob gutsituiert oder nicht, immer ist er fasziniert durch den *Preis* der Dinge, und davon, wieviele andere verdienen. Dies ist das Hauptthema von vielen Unterhaltungen des nicht-intellektuellen *Sulfurs* (ebenso: *Arsenicum*). Manchmal kann er in der Tat nicht aufhören, von Geld zu sprechen! Jeder, der gerne mit besonderem Genuß und häufiger als üblich Sätze sagt wie: „Millionen von Dollars... Milliarden von Tonnen... Tausende von Anteilen..." hat ganz sicher irgendwo *Sulfur* in seinem Bild. Der gleiche, wohlhabende Mensch kann jedoch ebenso freudig über den hohen Preis von grünen Bohnen oder Mineralwasser reden.

Am Ende dieses Abschnittes sei noch an eine ganz andere Seite seiner Faszination von Materiellem erinnert: an die Vorliebe von *Sulfur*, mit den Händen und mit Erde zu arbeiten. Jungs sind häufig fasziniert von technischen Spielereien, ob sie nun mechanisch oder elektrisch sind. Sie lieben es, an Motoren, Tonbandgeräten, Radios, Taschenrechnern und Fahrrädern herumzubasteln. Sie können Stunden damit verbringen, sie auseinanderzunehmen und wieder zusammenzusetzen. Oft zeigen sie schon sehr früh ein großes Verständnis für ihr

Funktionieren. In jedem Alter liebt *Sulfur* es nicht nur, mit Werkzeugen zu arbeiten – Schreinern, Bauen, Klempnern, Reparieren und ähnliches – er braucht es geradezu. Jeder Erfinder hat starke *Sulfur*-Züge – ob er nun ein Genie ist, wie *Thomas Edison*, oder ein unbekannter Bastler in seinem Keller, der jahrelang an einem solarzellenbetriebenen Dosenöffner oder einem geräuschlosen Mixer herumwerkelt. („Wenn ihm eine Idee kommt, kann er sie nicht wieder loswerden. Er verfolgt sie immer weiter, bis er schließlich zufällig auf irgendetwas stößt, und auf diese Weise werden häufig Erfindungen gemacht": *Kent*).

Der hartnäckige Kleinbauer, der seinem Boden mühsam ein karges Leben abringt, der Industriearbeiter, der in seinem Garten oder Hof werkelt, der reiche Plantagenbesitzer mit seinen neuesten technischen Verbesserungen und dem teuren Maschinenpark oder der an seinen Schreibtisch gefesselte Geschäftsmann, der sich glücklich in seinem Gemüsegärtchen entspannt – sie alle folgen ihren sulfurischen Neigungen.

Ein Bankier Ende Fünzig suchte wegen seiner Prostatavergrößerung Hilfe beim Homöopathen. Die Symptome waren tröpfelnde Miktion und unangenehmer Druck beim Sitzen. Verschiedene Mittel wurden in Betracht gezogen. Dann fragte der Arzt nach seinen Hobbies. „Ich *liebe* meinen Gemüsegarten mit all seinen Zwiebeln und Kürbissen", antwortete er. „Nichts auf dieser Welt mag ich mehr als mir die Hände mit Erde *schmutzig* zu machen." Diese Bemerkung brachte den Arzt dazu, sich für *Sulfur* zu entscheiden, und obwohl andere hinzugezogene Ärzte empfohlen hatten, die Prostata zu entfernen oder sie zumindest operativ zu verkleinern, machten einige Gaben dieses Mittels in hoher Potenz (zusätzlich wurde ab und zu *Sabal serrulata* – ein spezifisches Mittel für Prostatabeschwerden – in niedriger Potenz gegeben) die Operation unnötig.

Die hitzige und explosive Persönlichkeit

Nachdem wir den weiten Bereich der materialistischen Charakterzüge, die *Sulfur* verkörpert, gestreift haben, kommen wir nun zu seinen „hitzigen" Eigenschaften. Früher nannte man den Schwefel im Englischen „brimstone", d.h. „brennender Stein". Er wurde lange zur

Herstellung von Zündhölzern, Schießpulver usw. benutzt, was auf die für den Typus charakteristische Hitze, das Brennen, die Explosivität und seine Wutausbrüche hinweist.

Die klassischen Texte berichten, daß *Sulfur* auf der physischen Ebene gewöhnlich warmblütig ist, sich in der Hitze nicht wohlfühlt und dazu neigt, viel zu schwitzen – am ganzen Körper und besonders im Gesicht. Er hat warme Hände, oft mit roten oder verschwitzten Handtellern, und rote Ohren, die vom Kopf abstehen können oder nicht. Wenn sein Gesicht nicht rot ist, dann errötet er jedenfalls leicht bei Hitze, Anstrengung oder Ärger. Alle mit Schleimhaut bedeckten Körperöffnungen – Lippen, Gehörgang, Anus, Nasenlöcher – können auffallend rot sein, auch wenn die übrige Haut blaß ist.

Auch die Hauterscheinungen sind rot, heiß und jucken: Ekzeme, Ausschläge, Pusteln oder Geschwüre (viele der tiefersitzenden Beschwerden des Patienten äußern sich über die Haut). Wenn sich ein Patient über brennende Schmerzen in irgendeinem Teil des Körpers beklagt, ist *Sulfur* eines der ersten Mittel, an die man denken sollte (ebenso *Phosphor* und *Arsenicum*). Ein Haupt-Leitsymptom ist z.B. das nächtliche Brennen der Fußsohlen, das so stark ist, daß der Patient die Füße aus dem Bett streckt. Sogar kleine Kinder „strampeln nachts die Bettdecke weg" (*Hering*) oder öffnen den Reißverschluß ihres Strampkers, um ihre brennend-heißen Füße herauszustrecken. Die Patienten können eine gestörte Wärmeverteilung haben, wie beispielsweise warme Hände und kalte Füße (oder umgekehrt), warmen Körper und kalte Hände, warmen Kopf und kalten Körper usw. Eine ungleichmäßige Verteilung der Körpertemperatur deutet stark auf *Sulfur* hin (auch auf *Lachesis*).

Obwohl Kälteempfindlichkeit eine Verschreibung von *Sulfur* nicht ausschließen sollte, liebt er es in der Regel kühl, er schläft sogar im Winter bei offenem Fenster. Wenn es draußen kalt ist, zieht er lediglich Pullover und Hosen an und ignoriert Hut, Handschuhe oder Jacke. Eltern führen einen steten Kampf mit diesen Kindern über das Tragen von Mänteln. Sie zappeln und leisten Widerstand. Ein Pullover ist für sie „etwas, das ein Kind anziehen muß, wenn seiner Mutter kalt ist." Verschlimmerung durch beheizte Räume, warmes Wetter, ein warmes Bett, durch warme Kleidung oder ein warmes Bad (besser durch kaltes Duschen) sind andere Modalitäten, die auf das Mittel hinweisen.

Er kann an „Verschlimmerung im Frühjahr" leiden (*Kent* – in seinem *Repertorium* sollte *Sulfur* in dieser Rubrik den 3. Grad erhalten). Wenn das Wetter wärmer wird, kommen eine Menge Symptome heraus (*Lachesis*) oder der Patient fühlt sich kraftlos (*Natrium muriaticum*). Genau wie die ganze Natur das alte abwirft und ein neues Leben anfängt, scheint er einen „Frühjahrsputz" durchzumachen (elementarer Schwefel ist natürlich auch ein kraftvolles Reinigungsmittel – daher der Gebrauch von Schwefel in Bädern, Seifen und Trinkwasser). Seine Tendenz, hartnäckig an alten Sachen festzuhalten, ist schon besprochen worden; in derselben Weise kann dieser Typus sich auch weigern, sein altes Selbst loszulassen, bis der Frühling eine konstitutionelle Umwälzung erzwingt, die auf geistige und körperliche Veränderungen und Wachstumsprozesse hindeutet.

Bei Kindern ist diese „hitzige" oder explosive Natur deutlich auf beiden Ebenen, der physischen und der psychischen, zu sehen. Das Kind ist aktiv, unruhig und neigt zu Koliken, gelegentlich ist es auch „unleidlich heftig und schwer zu beruhigen" (*Hahnemann*). Es ist immer hungrig und erschöpft seine Mutter, weil es ständig gierig nach der Brust verlangt, ist dauernd in Bewegung und regt sich über alles auf, was es behindert oder stillhält. Nachts kann es wachliegen und schreien, gefüttert und unterhalten werden wollen, um dann den ganzen Tag zu schlafen (*Psorinum*)*. Eines dieser kleinen Nachtlichter, ein fünf Monate alter Junge, wurde wegen eines schweren Falls von Windeldermatitis zu einem homöopathischen Arzt gebracht. Die Haut an Gesäß und Leiste war nicht nur roh, geschwollen, leuchtend rot, glänzend und prall wie ein Ballon, sondern auch rissig und so entzündet, daß man die Hitze 30 cm weiter weg spüren konnte. Wie das Baby das ertragen konnte, war ein Rätsel, aber er war ein tapferer kleiner Junge (was *Sulfur* häufig ist), mit einem fordernden, doch im Grunde sanguinischem Temperament. Er erhielt drei Gaben des Mittels in hoher Potenz in 12-Stunden-Intervallen. Die Dermatitis begann nicht nur sofort abzuklingen und verschwand in wenigen Tagen völlig, sondern auch seine innere Uhr stellte sich um. Danach fing er an, nachts zu schlafen und tagsüber zu spielen und zu essen.

---

* Umgekehrt können *Lycopodium*-Babies „den ganzen Tag schreien und die ganze Nacht schlafen" (*H.C. Allen*). Die körperlichen Symptome von *Calcium*-Babies können *Sulfur* ähneln, sie sind aber gewöhnlich kälteempfindlicher und ruhiger.

Zahllose *Sulfur*-Babies sind schon durch das Mittel dazu angehalten worden, sozialere und zivilisiertere Zeiten einzuhalten.

Ein ähnliches Bild findet sich auch bei Älteren. Der Erwachsene, der tagsüber „nur kurze Schläfchen" (*Hering*) macht, ist oft *Sulfur*. Er kann augenblicklich einnicken, überall, zu jeder Zeit, in jeder Stellung, wieviel Trubel auch immer um ihn herum sein mag. Umgekehrt kann er nachts kaum einschlafen, „weil so viele Gedanken auf ihn einströmen" (*Hering*), wenn er einmal eingeschlafen ist, „erwacht er häufig und ist sofort hellwach" (*Boericke*); morgens wacht er um 3, 4 oder 5 Uhr auf und kann manchmal nicht wieder einschlafen (*Hahnemann* führt etwa 50 Symptome auf, die sich auf „Schlaf" beziehen). Manchmal wird er spät abends noch einmal richtig munter, und dies ist dann auch die Zeit, wo er sich gerne unterhält und unter Menschen ist. Studenten geben an, daß sie nicht vor 9 Uhr abends anfangen können zu arbeiten (*Lachesis*). „Tagsüber unwiderstehlich schläfrig, nachts hellwach", faßt es *Hering* zusammen.

Der kleine Junge verläßt unzählige Male sein Bett, mit den unterschiedlichsten Ausreden, um den gefürchteten Moment des Schlafengehens hinauszuschieben. Er kann nicht langsamer treten, erträgt es nicht, bei etwas nicht dabeizusein, und weigert sich, den Tag zu beenden. Bei Mädchen ist es eher *Pulsatilla*, die nachts aufsteht, weil sie nicht alleine im dunklen Zimmer bleiben will, und auf der Suche nach Gesellschaft schüchtern die Treppe herunterkommt.

Sulfur haßt es, gewaschen zu werden („Kinder lassen sich nicht gerne baden": *Hering*), bzw. angezogen, ins Bett gebracht oder an den Tisch gesetzt zu werden*. Man muß diese Kinder buchstäblich am Stuhl festbinden, damit sie während der Mahlzeiten sitzen bleiben. Später können sie in der Schule nicht ruhig auf ihrem Platz bleiben, sie zappeln herum oder springen dauernd auf. Wenn der Junge Klavier übt, steht er ein halbes Dutzend Mal in einer halben Stunde auf, geht aufs Klo, holt sich etwas zu trinken, streckt sich aus oder was immer er auch an Ausreden hervorzaubern kann. Still sitzen, und besonders still *stehen*, ist unerträglich. Auch beim Erwachsenen ist Stehen eine „höchst unangenehme" Stellung (*Hering*), bei der sich eine Reihe von Symptomen verschlimmern.

---

* Obwohl sich das nun folgende Bild häufiger bei kleinen Jungen findet, paßt es natürlich auch auf Mädchen.

Wenn er älter wird, gehören Lärmen und Bewegung weiter zu seinem Wesen: Türen zuschlagen, Sachen hinknallen, die Treppe hinunterstürzen, laut schreien, herumzappeln und Krach machen um des Kraches willen. Die Erwachsenen sagen dauernd: „Sei ruhig! Bleib still! Setz dich!" oder „Hör auf – was immer du auch gerade machst, hör auf damit!" Aber *Sulfur* braucht die Bewegung. Er ist gerne draußen und spielt Ball, fährt Fahrrad und ist bei verschiedenen Aktivitäten eifrig dabei. Er hat nicht nur viel Energie, sondern ist auch erfinderisch, leitet verschiedene Projekte in die Wege und erlaubt sich selten Langeweile.

Manche Jungen müssen dauernd reden. Wenn sie nichts bestimmtes zu sagen haben, fangen sie an, irgendetwas zu plappern und Unsinn zu reden, um die unerträgliche Stille auszufüllen oder Aufmerksamkeit auf sich zu ziehen. Oft sind sie nur dann ruhig, wenn sie Musik hören. Auch hier muß die Musik jedoch anregend sein; der Jugendliche dreht sie zu einer solchen Lautstärke auf, daß andere schier taub werden, aber ihn stört das überhaupt nicht. Später wird er Mitglied der Schulband, des Orchesters, oder einer Jazz- bzw. Rockformation, weil er Spaß daran hat, zusammen mit anderen Musik zu machen – je lauter, desto besser. Er mag auch aufregende Bücher, Filme und Fernsehprogramme, in denen viel passiert und die aufregend sind. Lyrik, Poesie oder Selbstbeobachtung sind nicht seine Sache.

Diese Jungen können hitzig und streitsüchtig veranlagt sein. Wenn sie wütend sind, ähneln sie manchmal kleinen Kampfstieren: ihre Augen röten sich und werden klein, ihr Gesicht wird finster und sie „sehen rot". Das heißt nicht, daß sie unangenehm sind – nur eben unbändig, und sie wollen stets im Vordergrund stehen. In der Tat können sie bemerkenswert tapfer sein, so positiv und lebhaft wie die beiden unsterblichen *Sulfur*-Buben *Tom Sawyer* und *Dennis the Menace.* Sie strahlen Hitze aus, aber wie das Feuer verbreiten sie auch Heiterkeit. Wenn sie jedoch solche Rowdies werden wie der Junge in *O. Henry's The Ransom of Red Chief* (wo die Kidnapper schließlich gewillt sind, dem Vater Geld zu zahlen, damit er seinen Jungen zurücknimmt), dann ist es Zeit, *Sulfur* zu geben. Es hilft ihnen, wieder abzukühlen – zumindest bis zu dem Punkt, an dem Trommelfell und Nervenkostüm der übrigen Familienmitglieder einigermaßen heil bleiben.

Wenn dieser lebhafte Junge heranwächst, kann er seine kreativen Energien in Unruhestiften verkehren und einen höchst zerstörerischen Einfluß auf seine Schulklasse ausüben. Er ist nicht intrigant oder hinterhältig; gewöhnlich ist er offen und geradeheraus, auch in seinem negativen Verhalten. Er stört dadurch, daß er andere offen schikaniert und Unruhe stiftet, oder er zeigt die hartnäckige Aggressivität eines Angebers. Dies mag ein Grund dafür sein, weshalb Buben bekanntermaßen schwieriger zu unterrichten sind als Mädchen: bei ihnen gibt es immer einige Sulfuriker, die energisch darauf bestehen, daß man sie beachtet. *Sulfur* ist stets bestrebt, Eindruck zu machen, und schneidet daher penetrant auf oder erzählt offensichtliche Lügen über imaginäre Heldentaten. Vielleicht stiehlt er seinen Klassenkameraden auch Geld, Taschenmesser oder Drehbleistifte vom Schreibtisch oder aus dem Spind, um anschließend mit diesen „Macho"-Taten vor seinen Freunden zu prahlen.

Auf der anderen Seite ist auch der Junge, der das soziale Zentrum seiner Klasse ist, häufig *Sulfur*. Er schlägt zwar immer noch Wellen und steht gerne im Vordergrund, aber auf konstruktive Art und Weise, indem er seine Führungsqualitäten zeigt. Energisch organisiert er Gruppenaktivitäten, plant Klassenfeste, unternimmt große Anstrengungen, sie auch durchzuführen, und stellt großzügig sicher, daß alle Spaß haben und daran teilnehmen können. Er ist wohlwollend und macht keine Unterschiede zwischen den Mitgliedern seiner Gruppe. Obwohl er seine Präferenzen haben kann, behält er sie für sich. In seiner alles einschließenden und höchst sozialen Art sorgt er vor allem für das künftige Wohl der Gruppe.

Nach diesen Ausführungen über die hitzigen und Unruhe verursachenden Eigenschaften dieses Mittels verwundert es kaum, daß *Sulfur* das „Pik-As" der homöopathischen Mittel für Heranwachsende ist.

Vorher war er ein Frühaufsteher, aber nun möchte der Heranwachsende lange ausschlafen; er bleibt lange liegen, und wenn er dann aufsteht, ist er mißmutig, streitsüchtig und nicht sehr mitteilsam. Die Zeitmodalität weist eine charakteristische Polarität auf. Manche wachen nur langsam auf, sind morgens erschöpft, schwerfällig und reizbar, und würden am liebsten bis Mittag schlafen. Andere springen, wie *Arsenicum*, aus dem Bett in den frühen Morgen, „lebendig" (*Kent*), hellwach und „bereit, den Tag mit einem erfreuten Ausruf zu beginnen." Hierbei spielt das Alter gewöhnlich eine Rolle: Kinder und

Ältere sind Frühaufsteher, während Heranwachsende oder junge Erwachsene eher Langschläfer sind.

Früher frühstückte er gerne, aber jetzt mag er morgens nichts mehr essen und gleicht das dadurch aus, daß er den ganzen Tag ständig zwischendurch eine Kleinigkeit ißt oder spät nachts noch etwas zu sich nimmt. Jedesmal kommt er ausgehungert und am Verdursten aus der Schule und macht sich ein Sandwich oder knabbert Kekse und andere kohlehydratreiche Süßigkeiten, um schnell wieder Energie zu bekommen. Er ist gierig nach Eiskrem und *eisgekühlten* Sprudelgetränken (*Phosphor*). Er trinkt schnell und in großen Schlucken, als wollte er seinen überhitzten Geist und Körper abkühlen.

Sulfur hat in jedem Lebensalter viel Durst und leert ein Glas mit kalten Getränken nach dem anderen (*Arsenicum* ist ebenfalls durstig, trinkt aber in kleinen Schlucken). Das Kind verlangt endlos nach Milch (obwohl sie ihm vielleicht nicht bekommt) oder Saft; als Jugendlicher säuft er Mineralwasser und Milch zwischen den und während der Mahlzeiten; als erwachsener Mann trinkt er den ganzen Tag kaltes Wasser oder Bier. Manche schütten einige Highballs* vor einer Mahlzeit hinunter, gefolgt von großen Mengen Wein während der Mahlzeit selbst.

Häufig verträgt er viel Alkohol; wenn er betrunken ist, merkt man es ihm kaum an, außer daß er dann geselliger ist als üblich und leicht zu laut redet. Andererseits ist *Sulfur* ein Hauptmittel bei Alkoholismus (zusammen mit *Nux vomica* und *Lachesis*).

Er bevorzugt zwar kalte Getränke, sein Essen muß jedoch „hot" sein, d.h. scharf gewürzt und gepfeffert. Er hat einen anspruchsvollen Gaumen und liebt exotische oder ungewöhnliche Speisen. Man könnte es auch ein abgestumpftes Geschmacksempfinden nennen, das nur noch durch starke Reize stimuliert werden kann, im Gegensatz zu den etwas langweiligen Vorlieben von *Calcium*. Bei Männern und Frauen mit *Sulfur*-Anteilen findet man häufig ein starkes Interesse an gutem Essen, erlesenen Weinen und kulinarischen Genüssen. Sie kochen einfallsreich und mit Liebe zum Experiment. Sogar kleine Kinder würzen ihre Speisen mit dem Gespür eines Gourmet-Koches und stellen sich ihr Essen in außergewöhnlichen Kombinationen zusammen.

---

* Whisky-Cocktail (d.Ü.).

Ob jung oder alt, dick oder dünn, stark oder schwach – *Sulfur* kann enorme Mengen essen. Ihr Appetit ist wie ein Faß ohne Boden. Fragt man sie nach ihren Vorlieben, antworten sie, daß sie alles mögen („Ich bin ein Allesesser" ist eine charakteristische Aussage), obwohl Kinder meist sagen: „Pizza!" und dann hinzufügen, was *Sulfur* im klassischen Fall nicht mag: Leber und Brokkoli (oder Limabohnen, Rosenkohl und Spinat). *Sulfur* hat jedoch auch schon Fälle von völligem Appetitverlust (z.B. bei Depressionen) geheilt, worin sich getreulich die Polaritäten des Mittels widerspiegeln.

Seine Tischmanieren können den äußeren Schein völlig mißachten. Er ißt gierig, auch mit den Fingern, oder tut sich unbekümmert den Löwenanteil auf; die anderen können sich den Rest dann teilen. Ein neuer Patient, der wegen arthritischer Schmerzen und einem hartnäckigen Bronchialhusten, der ihn nachts aufweckte, Hilfe suchte, fühlte sich offensichtlich gleich ziemlich zuhause in der Praxis und bediente sich, ohne daß man ihm davon angeboten hätte, aus einer Schüssel reifer Pfirsiche, die ein Patient vor ihm dagelassen hatte. Der Saft rann ihm über Kinn und Hemd, als er mit lauter Stimme und unter viel Gelächter seine Symptome schilderte und dabei den Pfirsich schmatzend verspeiste. Diese übermäßige Ungezwungenheit, die jedoch durch seine überschwenglich gute Laune aufgewogen wurde, indizierte unverzüglich *Sulfur*. Einige Gaben innerhalb eines halben Jahres linderten dann auch seine physischen Probleme – obwohl das Mittel wenig gegen seine schlechten Manieren auszurichten vermochte.

Die andere Seite von *Sulfur* ist ein Gefühl von Schwerfälligkeit und Ermüdung, mit Schläfrigkeit nach den Mahlzeiten. Dies ist auf seine gestörte Verdauungstätigkeit zurückzuführen, die unter vielen seiner Probleme steckt. Er kann Schwierigkeiten damit haben, Nahrung umzusetzen („unzulängliche Assimilation": *Hering*) und zu einer Übersäuerung des Magens neigen. Daraus resultieren Symptome wie Sodbrennen, leeres oder saures Aufstoßen, zusammenschnürende Schmerzen, Magengeschwüre usw.* Auch die häufig anzutreffende

---

* *Hahnemann* zählt über 300 Symptome des Verdauungssystems auf, einige der häufigsten sind: „Nach dem Essen Kopfweh über dem Auge und Uebelkeit"; „Beim Essen, Schweiss im Gesichte . . . Nach Tische . . . Schweiss"; „Gleich nach dem Essen, Magendrücken"; „Nach wenig Essen gleich voll im Bauche, wie überladen, mit Athem-Beengung"; „Nach dem Essen immer sehr angegriffen und abgespannt"; „Aufwulken der Speisen, eine Stunde nach dem Genusse" und so weiter über mehrere Seiten.

Verschlimmerung um 11 Uhr morgens, bei der er eine leichte Benommenheit, einen spürbaren Energieabfall und ein „leeres, hinfälliges Gefühl“ (*Hering*) verspürt, ist typisch für *Sulfur.* In Extremfällen können Schwindel, Kopfschmerzen, Schwitzen und unbeherrschte Reizbarkeit dabei sein, was vermuten läßt, daß eine plötzliche Absenkung des Blutzuckerspiegels für die „Verschlimmerung vor den Mahlzeiten“ (*Boger*) oder die Modalität „Schwächegefühl und Hunger eine Stunde vor der gewohnten Essenszeit“ (*Kent*) verantwortlich sein könnte.

Der Heranwachsende kann ungewaschen und ungepflegt aussehen, mit pickliger Haut, Ohrenschmalz und schmutzigen Fingernägeln. Einige haben eine angeborene Abneigung gegen Seife oder sind nicht gewillt, die Zeit und Mühe aufzuwenden, um ein Bad zu nehmen („Abneigung, sich zu waschen“: *Hering*). Daher riecht er oft entsetzlich nach „Knoblauch“ oder „faulen Eiern“ (*Kent*), aber er scheint das nicht zu bemerken, zumindest stört es ihn nicht. Andere wieder haben einen widerwärtigen Geruch, *obwohl* sie sich waschen (*Psorinum*) und reagieren extrem empfindlich auf ihren eigenen Geruch („Ekel bis zur Uebelkeit über etwas von seinem eigenen Körper Ausströmendes“: *Hering*). Alle diese Symptome findet man natürlich auch bei Erwachsenen.

Die Fingernägel des Jungen sind wahrscheinlich bis zum Nagelbett abgekaut (*Natrium muriaticum*), oder er pflückt ständig daran herum, genau wie an seiner Nase, seinen Pickeln, am Kopf oder an der Haut. In diesem Stadium kann sich das Haar in seiner Beschaffenheit verändern und widerspenstig werden: drahtig oder kraus, oder es wächst in alle Richtungen und spiegelt so die rebellische Natur seines Besitzers. Häufig entwickelt der Heranwachsende die für *Sulfur* typische Schlacksigkeit und seine gebeugte Haltung: „Geht nicht aufrecht; läßt die Schultern hängen oder beugt sich nach vorne, wenn er geht oder sitzt“ (*Hering*).

Die Anwesenheit dieses Jugendlichen ist zu Hause viel mehr zu spüren als die der meisten anderen Typen. Er zappelt dauernd herum, lümmelt sich auf das Sofa oder hängt in einem Sessel, immer so richtig schön mittendrin. Er fühlt sich natürlich schwach und erschöpft, weil er so schnell wächst und sich verändert, aber auch dies zeigt sich auf eine unruhige, hitzige Art und Weise. Wenn ein *Sulfur*-Teenager ins Zimmer kommt, und sei es nur, um sich auf einen Stuhl fallenzulassen, wird es plötzlich zu heiß und zu klein.

Das geistige Ungestüm des *Sulfur*-Jugendlichen ist Eltern und Lehrern vertraut. Wenn er in seinem Element ist, ist er das klassische intellektuelle Energiebündel: wach, phantasiereich, skeptisch, mit einer Begabung zum Schauspielern, erpicht darauf, Fragen zu stellen, passende Einwände auf das, was ein Erwachsener sagt, darzulegen und Wortgefechte zu führen. Seine Lebhaftigkeit, intellektuelle Neugier und gewinnende Heiterkeit tragen viel zu den Diskussionen in der Schule bei. Aber seine Lehrer wünschen dennoch, er würde seine Schularbeiten fleißiger und sorgfältiger machen. Er ist an sich sehr begabt, aber erreicht oft nicht das Leistungsniveau, zu dem er eigentlich fähig wäre (die Antithese zu *Arsenicum*). Zu Hause und in der Schule bringt ihn sein angeborener Widerstand gegen jede Autorität dazu, Ausflüchte zu finden, um den Schul-(oder Haus-)arbeiten aus dem Weg zu gehen, und er verwendet darauf mehr Energie, als es kosten würde, sie einfach zu erledigen. Er kann jedoch, wenn ihn etwas interessiert – und das ist selten das, was man von ihm verlangt oder erwartet – einen überraschenden Eifer und peinliche Sorgfalt zeigen. Und wenn er sich einmal an seine Hausarbeiten macht, erledigt er in einer Stunde, wozu andere mehrere brauchen würden. Im Gegensatz zur umständlichen und unstrukturierten Arbeitsweise von *Calcium carbonicum*, hat der Zugang von *Sulfur* zu einer intellektuellen oder einer anders gearteten Herausforderung etwas Geradliniges und Konzentriertes. Er kommt sofort zum zentralen Punkt der Dinge, seine Fähigkeit zur Konzentration ist hervorragend, wenn auch kurzlebig, und er bleibt dabei stets schwungvoll. Statt sich darüber zu beklagen, wenn er mit Hausarbeiten oder anderen Verpflichtungen überhäuft ist, sieht er oft auch etwas Positives daran: „All das ist gut für mich. Zumindest werde ich mich nicht langweilen, und nichts ist schlimmer als Langeweile. Außerdem erspart es mir Unannehmlichkeiten – immer eine wichtige Überlegung!" Im allgemeinen braucht er aufgrund seiner rastlosen intellektuellen und physischen Energie viel Anregung; er ist leicht gelangweilt und sucht sich bewußt neue Aufgaben.

Im schlimmsten Fall ist der Heranwachsende reizbar, *nicht kooperativ*, kritisch und unzufrieden, auch wenn andere versuchen, ihm eine Freude zu bereiten. Laut und aggressiv erklärt er seine alles umfassende Unzufriedenheit: ungerechte Lehrer, verständnislose Eltern, zu viel Verantwortung, zu wenig Anerkennung. Er lungert zu Hause herum und sucht überall Streit, weigert sich, seinen häuslichen Pflichten nachzukommen und verschwindet, wenn man ihn am meisten braucht. Wenn man ihn zwingt, seinen Anteil an der Arbeit zu leisten, bringt er so viel Zeit damit zu, sich in unerfreulicher Art und Weise darum zu streiten, daß es einfacher ist, wenn man es für ihn mit erledigt („Ich bin halt gerne streitsüchtig und aggressiv", gibt er freimütig zu).

Alles in allem sind *Sulfur*-Jugendliche wahrscheinlich am ehesten der Grund für die Einrichtung von Internaten. Während *Calcium phosphoricum* und *Natrium muriaticum* schauen, daß sie den Erwachsenen aus dem Weg gehen (der heranwachsende *Phosphor*, wir erinnern uns, teilt weiterhin sein Leben mit Erwachsenen), sind es bei *Sulfur* die Erwachsenen, die ihm aus dem Weg gehen. Das Mittel kann jedoch all dies abmildern. *Sulfur* hat wiederholt diese aufreibenden und nervenzehrenden Jahre der Pubertät erträglicher und sie für Kind und Eltern interessant, konstruktiv und glücklich gemacht.

Die Kraft von *Sulfur* wurde auf dramatische Weise sichtbar bei der Behandlung eines Dreizehnjährigen, der seit 5 Jahren an einem Tourette-Syndrom – multiple Dyskinesie – litt. Trotz hoher Dosen das zentrale Nervensystem dämpfender Medikamente zeigte er über 100 verschiedene Arten von Tics, Grimassen und Grunzlauten, die Anlaß dazu gegeben hatten, ihn aus der Schule zu nehmen. Aber unter dieser verwirrenden Vielzahl von Chorea-Symptomen (die auf eine Anzahl von Mitteln hindeuteten) lag die offensichtliche *Sulfur*-Persönlichkeit des Jungen. Er war ungehobelt zu seinen Eltern, leicht eingeschnappt, weigerte sich, die Fragen des Arztes zu beantworten, war reizbar und kurz angebunden. Informationen über seine Symptome zu erhalten, bedeutete einen mühsamen Kampf. Außerdem schien er überhaupt nicht wahrzunehmen, wie sehr er seine Eltern durch sein asoziales Verhalten verletzte. Aus diesen Gründen schien *Sulfur* 50 M indiziert zu sein, was auch verordnet wurde. Der Fall war lang und kompliziert, und von Zeit zu Zeit benötigte er chorea-spezifischere Mittel, wie *Mygale* und *Agaricus*. Wiederholte Verschreibung von *Sulfur* bewirkte jedoch, daß der Fall sich vorwärts bewegte. Die Entscheidung, wann das Mittel wiederholt werden sollte, wurde durch die Tatsache erleichtert, daß sein Verhalten sich zum Besseren hin veränderte, wenn er eine Gabe erhielt, während seine Stimmung und sein Benehmen sich verschlechterte, wenn die Wirkung nachließ. Unter homöopathischer Behandlung konnte er wieder in die Schule gehen und das normale

Leben eines Heranwachsenden führen, fast völlig frei von Tics und anderen Chorea-Symptomen.

Das Bild des jungen *Sulfur*-Mädchens ist etwas gemäßigter. Sie ist sauberer und ordentlicher als der Junge und weniger dafür anfällig, sich unverstanden und unzufrieden zu fühlen. Ihr Zimmer ist jedoch gleichfalls unaufgeräumt und schaut aus, als wäre ein Wirbelsturm hindurchgefegt und hätte Trümmer und Verwüstung hinterlassen. Die Kleider, ob saubere oder schmutzige, liegen auf dem Boden, dazwischen Bücher, Papier und anderer Kram, und sie scheint nicht in der Lage zu sein, es aufzuheben („Ich liebe Ordnung, aber nicht in meinem Zimmer. Wenn ich das alles aufheben würde, würde ich überhaupt nichts mehr finden. Und überhaupt bräuchte ich dazu mindestens drei Wochen!"). Die Pubertät ist bekanntermaßen eine unordentliche Zeit, aber die von *Sulfur* ist besonders unordentlich. Einige junge Patientinnen erklärten, daß sie das „Chaos" in ihrem Zimmer und in ihrem Leben lieben, sie finden es aufregend und stimulierend (*Arsenicum* kann, im Gegensatz dazu, Unordnung noch nicht einmal in diesen Jahren ertragen).

Ein Kennzeichen des *Sulfur*-Mädchens, bzw. auch ein Hinweis auf alle Erwachsenen, die das Mittel benötigen, ist ihre umfassende, überreichliche Sammlung an Kosmetika und Shampoos; todsicher verrät sie ihr Umgang mit der Zahnpasta im Badezimmer. *Jedesmal* läßt sie den Deckel der Zahnpastatube offen und jedesmal tropft der Inhalt ins Waschbecken. Diese Unfähigkeit, den Deckel auf die Zahnpastatube zu schrauben, ist ein fast universeller Zug von heranwachsenden *Sulfur*-Mädchen. Ihre Eltern beklagen sich nahezu alle über Zahnpasta im Waschbecken.

Wenn das junge Mädchen hitziger wird als zuvor, streitsüchtig, egozentrisch und ungeduldig, braucht sie *Sulfur*. Wie beim Jungen, bewirkt ihre Anwesenheit in einem Raum, daß die Atmosphäre drückend wird. Das liegt aber eher an ihrer lauten Stimme, ihrem rauhen Lachen und ihrer unkontrollierten Lebhaftigkeit als an schlechtem Benehmen. Man kann einfacher mit ihr umgehen, als mit ihrem männlichen Gegenstück, vielleicht weil sie gewöhnlich weniger rein *Sulfur* ist und ihr Verhalten durch eine andere Konstitution modifiziert wird. Im allgemeinen ist es das *Natrium muriaticum*-Mädchen, das in der Pubertät am meisten leidet.

Nach der Pubertät ist *Sulfur* nicht mehr so „hitzig", obwohl er auch als Erwachsener durchaus lebhaft und bestimmt sein kann. *Sulfur* ist z.B. der chaotische, aber dennoch effektive leitende Angestellte oder Freiberufler, der von Plänen und Vorhaben überquillt und stets von Unordnung und Aufregung umgeben ist. In der Tat blüht er auf in einer Atmosphäre von „systematischer Unordnung" und scheint am besten in einer Überfülle von sensorischen Reizen arbeiten zu können. Das Kind erledigt seine Hausaufgaben inmitten der Familie, oder es schaut sich dabei eine Fernsehsendung an; dauernd unterbricht es seine Arbeit, um auf seiner Gitarre herumzuklimpern oder einen Ausflug in die Küche zu machen. Der Erwachsene liebt es, wenn sein Büro wie ein Bienenstock voller Aktivitäten ist; wenn er zu Hause arbeitet, hat er nichts dagegen, ständig von seinen Kinder oder durch Telefonanrufe gestört zu werden (im Gegensatz zu *Nux vomica* und *Natrium muriaticum*). Und er springt von seinem Schreibtisch auf, um mal eben den Toaster zu reparieren oder die Zündkerzen seines Autos zu wechseln. Um produktiv zu arbeiten, benötigt er keine langen Zeitspannen oder große Blöcke ununterbrochener Zeit. Ständige und abwechslungsreiche Sinnesreize regen seine Kreativität nur an.

Mit zunehmendem Alter wird er wieder hitziger. Besonders der Mann wird immer anspruchsvoller und aggressiver: „Höchst ärgerlich und missmuthig; es ist ihr Nichts recht" (*Hahnemann*). Zuhause regt er sich unsinnig über Kleinigkeiten auf (*Lycopodium, Nux vomica*) und schreit schon mal, wenn die Dinge nicht so laufen, wie er es will. Zu Kollegen und Untergebenen kann er schikanös und abweisend sein, und aufbrausend und hochtrabend zu Freunden und Bekannten. In hoher Potenz kann das Mittel jedoch dieses hoch Explosive „entschärfen" und den Patienten dazu bringen, sich von einem egozentrischen, anmaßenden Despoten zu einem vernünftigen, wenn auch immer noch aggressiven, Menschen zu wandeln. *Sulfur* hat auch eine offenherzige, gutmütige Seite, die das Mittel dann oft betont und herausbringt. Er bleibt zwar noch immer leicht erregbar, kann sich mit Hilfe des Mittels aber besser kontrollieren, was vorher nicht der Fall war. Außerdem macht der *Sulfur*-Typ dem Arzt die Freude, schnell auf das Mittel zu reagieren, im Gegensatz zum erwachsenen *Calcium* oder *Lycopodium*, die langsamer und schwieriger zu verändern sind.

Dies bringt uns zum Thema Temperament. In jedem Lebensalter explodiert er leicht. Seine Wutausbrüche sind stark, aber sie dauern nicht lange. „Leicht zu ärgern, leicht zu beruhigen“, wie Hering es ausdrückt – er ist wie ein Vulkan, der explodiert und Schwefel ausspuckt, dann aber wieder ruhig ist. Wenige Minuten nach seinem Ausbruch hat er ihn schon wieder vergessen.

Eine Patientin erklärte einmal, daß sie gezögert habe, als ihr zukünftiger *Sulfur*-Ehegatte um ihre Hand anhielt, und zwar aufgrund seines explosiven Temperaments. „Mach Dir da mal keine Sorgen, meine Liebe,“ versicherte er ihr, „der Vesuv spuckt auch nicht die ganze Zeit“. Dies ist sicher eine recht genaue (Selbst-)Charakterisierung.

Sulfur streitet gerne und findet in Wortgefechten ein Ventil für seine Kampflust. Es geht ihm dabei weniger um die Sache, er streitet gerne um des Streitens willen (wie der Ire in dem Witz, der zwei Männer in einer Bar aufeinander eindreschen sieht und fragt: „Ist das ein Privatkampf, oder kann da jeder mitmachen?“). So stürzt er sich Hals über Kopf in jeden Streit, während *Arsenicum, Natrium muriaticum, Nux vomica* oder *Lachesis*, die gleichfalls gerne debattieren, sich die Sache, um die es geht, eher aussuchen.

Er „schießt gerne zuerst“ und provoziert häufig Streit, ist danach aber selten bedrückt oder beleidigt (wie *Natrium muriaticum*). Und wer einen Streit mit ihm austrägt, sollte gleichfalls nicht nachtragend sein, nicht nur, weil es schwierig ist, die besseren Argumente zu finden, sondern auch deshalb, weil er selbst nicht böse ist – wenn der innere Druck gemindert und der Dampf draußen ist. („Reizbare Stimmung, ist leicht erzürnt, bereut es aber schnell“: *Hering*). Er freut sich in der Tat schon auf den nächsten Streit und denkt mit Vergnügen an die aufregendsten Diskussionen und Streitereien in seinem Leben. Der beste Freund eines *Sulfur*-Buben wird gleichfalls *Sulfur* sein, und er wird sich unendlich oft mit ihm streiten und wieder vertragen, gelegentlich liefert er sich mit ihm sogar kleine Raufereien. Im Teenager-Alter werden die „Busenfreunde“ endlose Diskussionen über die relativen Stärken und Schwächen ihrer Lieblingssportler führen, oder darüber, ob Fotografie eine bedeutende oder eine geringere Kunstform ist. Ältere Schüler diskutieren die ganze Nacht, ob *Freud* oder *Jung* unser Denken mehr beeinflußt hat, oder darüber, was großartiger ist – ein perfektes Gedicht oder eine unvollendete Symphonie. Für *Sulfur* ist das Debattieren eine grundlegende Form der Verständigung oder persönlicher Beziehungen, genau wie geistige Anregung.

Es ist möglich, daß er seine Auseinandersetzungen deshalb so gut übersteht, weil sie hauptsächlich auf einer intellektuellen Ebene bleiben. Er kann sich zwar momentan aufregen, aber seine Gefühle sind selten tief getroffen. Seine Liebe zum Streit – sowohl als geistiges Training als auch als Austausch von Ideen – siegt über jede Verletzung. Er jedenfalls zieht ein Höchstmaß an intellektuellem Training aus jedem Thema, genau wie *Phosphor* ein Maximum an Spaß aus jeder Situation holt, *Lycopodium* an Prestige – und *Natrium muriaticum* an Kränkung.

Diese von Grund auf eher intellektuelle als emotionale Art, das Leben anzupacken, macht *Sulfur* auch bei Rückschlägen unverwüstlich, im Gegensatz zu *Calcium* beispielsweise. Wenn eine Unternehmung fehlschlägt, verschwendet er keine Zeit darauf, der Sache nachzutrauern, sondern stürzt sich auf eine andere. Dasselbe gilt für Liebe oder Freundschaften. Seine Gefühle sind leidenschaftlich, wenn er jedoch einen Verlust oder eine Zurückweisung erleidet, wendet er sich leicht einem anderen Menschen zu und denkt sich: „Andere Mütter haben auch schöne Töchter."

Ein anderer Aspekt seiner hitzigen Persönlichkeit ist ein starkes *Bedürfnis nach persönlicher Anerkennung*, das Bedürfnis, stets im Mittelpunkt zu stehen. Wie *Teddy Roosevelt* besteht er darauf, „die Braut auf jeder Hochzeit und die Leiche bei jedem Begräbnis" zu sein. Er prahlt gerne laut und ausführlich mit seinen Zukunftsplänen, seinen vielschichtigen Vorhaben und seinen verschiedenen Leistungen. Den *Sulfur*-Homöopathen kann man z.B. daran erkennen, daß er sagt: „*Ich* habe den Schmerz auf der Stelle geheilt...", „*Ich* konnte die Hämorrhagie nach 10 Minuten anhalten..." – statt „*Arnica* heilte... *Belladonna* stoppte die Blutung...".

Er kann auch übertreiben. Mit *P.T. Barnum* glaubt er, daß die „nackte Wahrheit, das arme Ding, eine absolute Unschicklichkeit ist und angezogen werden muß wie eine schöne Frau," und daher kann er sich mitreißen lassen und seine Taten verherrlichen. Er behauptet z.B., physisch in Hochform zu sein, wenn er gerade eine Runde rennen kann, mit viel Geschnaufe und Geschwitze, oder gibt damit an, mit dem Rauchen aufgehört zu haben, wenn es eben ein paar Tage her ist. Dies wiederholt er, und läßt es immer und immer wieder fallen, und so glaubt man häufig an seine Willenskraft. Oder er prahlt mit all den wichtigen Leuten, die er kennt, wenn er gerade ein paar formelle Höflichkeiten mit ihnen ausgetauscht hat (wie *Lycopodium* ist er leicht beeindruckt durch berühmte Persönlichkeiten). Er brüstet sich mit richtigen politischen oder finanziellen Voraussagen – die vielleicht nur nachträgliche Einsichten waren. Oder er baut sich einen Namen mit dem auf, was er zu tun *beabsichtigt*, ohne das dann auch notwendigerweise weiterzuverfolgen.

Gewöhnlich denkt er gut über sich, aber auch das Gegenteil findet sich, was wenig überrascht. *Borland* behauptet, daß *Sulfur* nicht so gesund, herzlich und selbstbewußt ist, wie er erscheint, sich aber ärgert, wenn man ihn zwingt, Farbe zu bekennen. Er weigert sich eisern, auf guten Rat zu hören und hält eher eigensinnig an einer irrtümlichen Entscheidung fest, als einen Fehler zuzugeben (*Lycopodium*).

Seine Explosivität zeigt sich auch in seiner Ungeduld. Er akzeptiert weder Verzögerungen noch Dummheit. Er kann nicht ertragen, wenn sich seinen Projekten etwas in den Weg stellt („kann, was er begehrt, nicht schnell genug erlangen": *Hahnemann*) und ist ungeduldig mit denen, die nur langsam verstehen, was er meint oder das Neue an seinen Ideen nicht schnell genug würdigen können. Im Umgang mit anderen kann er barsch und gelegentlich sehr verletzend sein, da er von ihnen erwartet, daß sie ebenso tatkräftig und produktiv sind wie er. Wenn er große Ideen entwickelt, braucht er andere, um sie auszuführen. Er umgibt sich mit Menschen, die gewillt sind, vierzehn Stunden am Tag die niedrigen oder stumpfsinnigen Arbeiten zu erledigen (die Drecksarbeit) und seine großartigen Pläne durchzuführen, während er schon wieder einer neuen Idee nachjagt und darüber nachdenkt, andere an dieser arbeiten zu lassen. Er hat wenig Geduld, etwas zu wiederholen oder zu erklären, was man als Vorgesetzter häufig notwendigerweise tun muß. *Whitmont* drückt es so aus: „Die *Sulfur*-Persönlichkeit wirkt wie ein Katalysator, er hat ständig das Gefühl, daß er Dinge und Menschen in Bewegung halten muß; er muß immer die Initiative ergreifen, damit keine Stagnation eintritt." Sein starkes Ego kann so einschüchternd wirken und andere sich unsicher, langsam oder abhängig fühlen lassen. Dies findet man in Vater-Sohn-, Mann-Frau-, Lehrer-Schüler-, Meister-Jünger- und ähnlichen Beziehungen, wo der dominante Partner *Sulfur* ist. Er gibt sich auch nicht damit zufrieden, die „graue Eminenz" hinter dem Thron zu bleiben, wie *Natrium muriaticum* und oder auch *Arsenicum* es gelegentlich tun. Er sitzt gerne groß und unübersehbar *auf* dem Thron, und alle sollen das sehen.

Wenn seine Persönlichkeit nicht durch eines der sensibleren Arzneimittelbilder ausgeglichen wird, kann er eine sehr dicke Haut haben, fast wie ein Rhinozeros. Er trampelt heftig auf den Empfindlichkeiten anderer herum, manchmal aus Versehen und ein andermal ziemlich gleichgültig. Er ist sich häufig nicht bewußt, was andere von ihm denken, und teilweise (im Gegensatz zu *Lycopodium*, der sich stets bewußt ist, wie er wirkt, und zu *Natrium muriaticum*, der stets auf der Suche nach Zustimmung ist) ist es ihm auch egal. Er kann zwar recht scharfsinnig sein, was andere angeht, aber er ist auch bemerkenswert begriffsstutzig, was ihn selbst betrifft, und er gehört zu den homöopathischen Typen, die sich selbst am wenigsten beobachten. Er ist der energiegeladene Mann der Tat und der großen Ideen, der mit sich selbst zufrieden ist und der von kritischer Selbstanalyse nichts wissen will.

Um diesen Abschnitt zu beschließen, erscheinen noch ein paar Worte zum „wohlwollenden" *Sulfur* (dem Gegenpol zu dem hitzigen, aggressiven Wesen, das oben beschrieben wurde) angebracht. Manchmal paßt das Mittel auf Patienten, die überhaupt keine negativen Geistessymptome oder Charakteristika aufweisen: auf den wohlgesinnten, heiteren Mann ohne emotionale Schwierigkeiten oder Komplexe, oder die vergnügte, fröhliche Frau, die der ganzen Welt wohlgeneigt ist („außergewöhnliche Fröhlichkeit; lebhaft und gutgelaunt": *Allen*).

Sulfur kann z.B. außergewöhnlich gastfreundlich sein. Eine Party zu geben und grundverschiedene, eigentlich nicht zueinander passende Menschen in einem harmonischen, geglückten Ganzen zu vereinen, befriedigt ihn ungemein. Manchmal kann er aus seinem überaus großen Wohlwollen heraus zu viel tun oder zu wenig unterscheiden. Wie ein begeisterter, aber unerfahrener Koch wirft er hartnäckig Zutaten (Personen), die überhaupt nicht zueinander passen, in einen gemeinsamen Topf (das gesellschaftliche Ereignis) und ist zuversichtlich, daß zum Schluß ein wohlschmeckendes Essen dabei herauskommt (daß alle sich wohlfühlen). Obwohl die Chancen ziemlich schlecht für ihn zu stehen scheinen, gelingen seine Gerichte ziemlich häufig, da sie gewürzt sind mit seiner reichlich vorhandenen guten Laune. So ist der unbezähmbare bon vivant, der Falstaff, der unbedingt alle Register des Lebens erfahren und genießen, und andere mit sich ziehen will, häufig *Sulfur*.

Dieser lebhafte, optimistische Mensch verliert sich von Zeit zu Zeit in angenehmen Tagträumen von Größe, Bedeutung, Glück und Erfüllung. Dieselben Themen tauchen auch während des Schlafes wieder auf. Seine Träume sind „glücklich" (*Hering*) und gekennzeichnet durch lebhafte Handlung, Abenteuer, Farbe und vollbrachte Taten. Er fliegt durch die Luft, beobachtet aufregende Schlachten, reist zu unbekannten Orten und gerät in so lustige Situationen, daß er im Schlaf lacht (*Lycopodium*) und manchmal singend aufwacht (*Hering*). Er ist, was *Boger* einen „hoffnungsvollen Träumer" nennt, einer, der viele seiner Wünsche im Schlaf realisiert. In der Tat beklagen sich manche Patienten, daß die Heilung durch *Sulfur* sie auch um ihre spannenden Träume gebracht hat. Schreckliche, angstvolle und beunruhigende Träume sind natürlich auch häufig bei *Sulfur*, aber man findet sie auch bei anderen Konstitutionstypen, und so sind sie für den Arzt weniger nützlich als die abenteuerlichen und aufregenden.

Auch spontan großzügige Menschen, die jeder instinktiv um Hilfe angeht, sind *Sulfur*, ob es dabei um Geld für Flüchtlinge geht, um Unterkunft und Verpflegung über eine längere Zeit für irgendeinen armen Menschen oder darum, Zeit und Energie für eine wohltätige Sache zur Verfügung zu stellen. Sicher gibt es auch bei anderen Konstitutionstypen Einzelne, die ähnlich liebenswürdig sind, der stets optimistische Eindruck, den *Sulfur* macht, seine gesunde Herzlichkeit, Fröhlichkeit und unverwüstliche Freundlichkeit machen aus ihm jedoch eine auffallend wohlwollende Figur.

Ein Geschäftsmann mittleren Alters, der eine *Pulsatilla* ähnliche Freundlichkeit ausstrahlte, kam wegen einer Reihe schon lange bestehender Beschwerden in homöopathische Behandlung. Sein Verdauungssystem hatte erbärmlich unter längeren Aufenthalten im Orient gelitten. Auch Bauchspeicheldrüse, Gallenblase und Leber waren angegriffen, außerdem litt er an den Folgen der allopathischen Medikamente, die er für seine verschiedenen Beschwerden erhalten hatte. Er hatte brennende, juckende Hämorrhoiden, Bluthochdruck und verschiedene Herz-Symptome (periodisch auftretendes Herzklopfen, zeitweiliges Aussetzen der Schläge und gelegentliche Angina-pectoris-Anfälle). Alles wurde verschlimmert durch den Streß, den sein Hochleistungen erfordernder Beruf mit sich brachte, und durch seine Neigung zu exzessivem Essen, Trinken und Rauchen. Die Anamnese ergab eine traumatische Kindheit: der Verlust beider

Eltern, bevor er sechs Jahre alt war, darauf die Erfahrung, von einem Verwandten zum anderen und von Schule zu Schule gereicht zu werden. Seine körperlichen Symptome und ihre Entstehungsgeschichte wiesen auf verschiedene Mittel hin, unter ihnen *Sulfur*, aber der Arzt konnte keine negativen Geistessymptome entdecken, die ihn auf das richtige Mittel gebracht hätten – er fand lediglich eine heitere und wohlwollende Haltung allen Menschen gegenüber. Er hegte keinen Groll aufgrund seiner Kindheitserlebnisse (*Natrium muriaticum*) und war weder kritisch noch intolerant (*Nux vomica, Arsenicum*). Er war völlig zufrieden mit seiner Familie und konstatierte, er habe die beste Frau und die liebsten Kinder der Welt; auch an seiner Sekretärin und seiner Haushälterin gab es nichts auszusetzen. Sein Haus war voll von Kunstgegenständen, die er im Orient gesammelt hatte, und seiner Großzügigkeit angemessen war auch die Zahl seiner Freunde. Er war der Inbegriff des „wohlwollenden Sulfurs", und das Mittel, das er in regelmäßig ansteigenden Potenzen bekam, linderte denn auch, wie vorherzusehen, die meisten seiner Symptome und erhielt ihn lange Zeit einigermaßen gesund.

Betonung des Intellekts

Der dritte Gesichtspunkt, der bei *Sulfur* auffällt, ist die Betonung des Intellekts. Ob er nun Arbeiter oder leitender Angestellter, Künstler oder Arzt ist, stets neigt er dazu, wissenschaftlich oder philosophisch zu denken. Er liebt es, zu theoretisieren, zu rationalisieren, abstrakte oder hypothetische Systeme zu erdenken und angewandte oder statistische Daten zu sammeln. Eine Beschäftigung wie das Studium des *Talmud* – die unaufhörliche Interpretation und Ausarbeitung der *Torah* – ist typisch für *Sulfur* (obwohl die feineren Haarspaltereien, die zum *Talmud*-Studium dazugehören, auch für den *Arsenicum*-Verstand anziehend sind). Mit derselben beharrlichen Energie, die ein anderer *Sulfur*-Mensch auf einen Geschäftsabschluß oder auf seinen Grundbesitz verwendet, widmet er sich seinen intellektuellen Studien.

Diese intellektuelle Veranlagung kann man daran erkennen, daß kleine Kinder, besonders Jungen, sehr viel fragen. Schon früh beginnen sie, Zeitungen und Zeitschriften zu lesen, oder so lehrreichen Bücher wie Enzyklopädien, Wörterbücher, Militärgeschichtsbücher, und besonders das *Guinness Buch der Rekorde.* Sogar bei Romanen bevorzugen sie geschichtliche oder wissenschaftliche Themen; sie mögen es, wenn Bücher voller Fakten sind. Manchmal besitzen sie eine „erstaunliche Sprachbegabung" (*Borland*) und sind ganz fasziniert von Sprachen. Wenn ein Patient vier oder fünf Sprachen spricht (oder es behauptet), hat er immer einen starken *Sulfur*-Einschlag. In gewisser Hinsicht kann man diese intellektuellen Leistungen auch als Ausdruck seines „Sammeltriebes" ansehen. Er häuft Fakten und Informationen an, erwirbt Wissen und speichert Worte, in seiner Muttersprache als auch in Fremdsprachen, in derselben Weise, wie er Gegenstände sammelt: unersättlich und wahllos.

Manchmal hat er ein sagenhaftes Gedächtnis. Wenn eine Information einmal in seinem Gedächtnis haftengeblieben ist, bleibt sie da und trägt Zinsen, so gewiß und sicher wie Geld auf der Bank, um dann ausgegeben zu werden, wenn sie gebraucht wird. Wenn in einem Vortrag eine literarische oder historische Quelle falsch zitiert wird, ist es *Sulfur*, der es merkt und den Sprecher korrigiert (ebenso *Arsenicum*). Ein *Sulfur*-Homöopath hat häufig ein außergewöhnliches Gedächtnis für die Materia medica, auch Anfänger merken sich die Unterschiede zwischen den verschiedenen Kalium- und Natriumsalzen und rezitieren ganze Rubriken aus *Kents* Repertorium. Als guter Unterhalter hat *Sulfur* einen reichen Vorrat an Zitaten aus klassischen und beliebten, alten und modernen Gedichten, eines für jede Gelegenheit.

Ein fünf- oder sechsjähriger Junge rasselt vielleicht die Punktzahl und den Tabellenplatz der verschiedenen Fußball- oder Baseballmannschaften ebenso herunter wie die Statistiken einzelner Spieler. Auf skeptische Bemerkungen über die Genauigkeit seiner Informationen reagiert er mit Gelassenheit und mit einer genauen Quellenangabe. Er fügt auch nicht hinzu „So, da hast du's!", weil *Sulfur* nicht schadenfroh ist. Schon allein die Demonstration seines phänomenalen Gedächtnisses drückt jedoch implizit aus: „Und jetzt bezweifle das mal, wenn du kannst!" Der clevere junge Linus aus der Comicserie *Die Peanuts* ist typisch *Sulfur*, er zitiert auswendig aus der Bibel oder macht vollkommen nüchtern scharfsinnige Beobachtungen. *Sulfur* kann aber auch, ob als Erwachsener oder als Kind, intellektuell aggressiv und anmaßend sein – ein Alleswisser, der unbeirrt seine Sicht der

Dinge in einem unangenehmen Tonfall zum Ausdruck bringt, der keinen Widerspruch duldet.

Es mutet fast ironisch an, daß *Sulfur* eines der Hauptmittel bei schwachem oder mangelndem Gedächtnis ist: zunehmende Vergeßlichkeit, wiederholte Geistesabwesenheit, Verlust der Konzentrationsfähigkeit wie bei *Calcium*. Das Mittel kommt sofort für Patienten in Betracht, die die Namen von ihnen bekannten Straßen, von Freunden, Familienmitgliedern und ähnlichem vergessen („Auffallende Vergeßlichkeit, besonders der Eigennamen": *Hahnemann*). „Du, du, Tom, äh Tim – wie du auch heißt..." sagt er zu seinem Schwager Ted, der seit fünfzehn Jahren zur Familie gehört (*Lycopodium*). Und er kann sich nicht um alles in der Welt erinnern, was es gestern abend zum Abendessen gab („So vergesslich, dass selbst das nächst Geschehene ihm nur dunkel erinnerlich war": *Hahnemann*). Gleichzeitig erinnert er sich jedoch an komplizierte mathematische Formeln, wenig bekannte Geschichtsdaten und unbedeutende Literaturhinweise. Diese Stärken und Schwächen spiegeln die natürliche Neigung von *Sulfur* zum eher Abstrakten, Faktischen und Intellektuellen als zum rein Persönlichen wieder.

Ein älterer homöopathischer Arzt aus dem Bekanntenkreis der Autorin, der *Sulfur* war und begann, Namen und Gesichter selbst seiner besten und ältesten Freunde zu vergessen, konnte immer noch lang und breit über komplizierte Fälle dozieren, die er vor vielen Jahren behandelt hatte: „Oh ja, diese Frau, die *Sepia* 10 M wegen ihres Keratokonus (einer seltenen Augenerkrankung) bekommen hat, und dann zweimal *Tuberkulinum* 1 M und eine Dosis *Sulfur* 200 – wie *mag* es ihr bloß gehen?"

Das klassische *Sulfur*-Bild ist der „Philosoph in Lumpen" (*Hering*): der unpraktische, ungepflegte, schmuddelig angezogene, geistesabwesende Professor, der in seinen großen Gedanken versunken ist – bis hin zum völligen Ausschluß von allem und jedem anderen. Er lebt in seiner eigenen Ideenwelt, in der Lernen und Bücher wichtiger sind als menschliche Beziehungen und Gefühle.

Wenn er in einer Bücherei sitzt, verliert er jedes Zeitgefühl und kommt Stunden zu spät zum Abendessen. Wenn er selbst kocht, fängt er an, ein Buch dabei zu lesen, vergißt, den Herd auszuschalten, und läßt das Essen im Topf anbrennen. Er kann buchstäblich unfähig sein, allein zurechtzukommen. Er ist unpraktisch und ungeschickt mit den

Händen, besonders bei feinmotorischen Bewegungen (*Natrium muriaticum*). Er ist weit davon entfernt, manuell und mechanisch so geschickt zu sein wie der Typus, den wir oben diskutiert haben, und unfähig, ein Auto unfallfrei zu fahren oder sogar eine Schreibmaschine zu benutzen. Das Öffnen einer Suppendose, das Entwirren einer verknoteten Schnur, Flüssigkeit von einer Flasche in eine andere zu gießen oder gar eine Fahrradkette wieder zu befestigen, können zu traumatischen Erfahrungen werden.

Dieser weltfremde Mensch mit seiner philosophischen Neigung, für den wissenschaftliche Forschung und intellektuelle Betätigung so natürlich sind wie das Atmen („Literarisch begabt": *Allen*) scheint sich ziemlich vom materialistischen *Sulfur* zu unterscheiden, der energisch seine Interessen verteidigt. In Wirklichkeit sieht der Gegensatz jedoch größer aus als er ist. Beide Typen sind *Sammler*: der eine sammelt Wissen, Gelehrsamkeit und Theorien, d.h. intellektuellen Reichtum, während der andere Geld, Grundstücke, Besitz anhäuft, also weltliche oder materielle Güter, und manchen gelingt es auch, beides zu erwerben.

Der *Sulfur*-Gelehrte ist an seiner Art zu denken zu erkennen. Jede Ansicht stützt er auf philosophische Überlegungen, und jede einfache Handlung rechtfertigt er mit einem ganzen Theoriegebäude. Er weiß über jedes Thema Bescheid, seine Ausführungen darüber sind jedoch zu erschöpfend; oder er ist von einer zufälligen Beobachtung oder Bemerkung so begeistert, daß er deshalb einen ganzen philosophischen Monolog hält.

Ein Mensch, der manchmal brillant, ab und zu aber auch ziemlich ermüdend ist, ist wahrscheinlich *Sulfur* (der von beidem etwas hat). Er weiß so viel – aber trotz der vielen wertvollen, geistig bereichernden Informationen, die er von sich gibt, macht sein unpersönlicher Stil das Zuhören schwierig. Er selbst ist sich natürlich nicht bewußt, daß er auf den Zuhörer einen Eindruck macht wie *Gladstone* auf Königin *Victoria*, die gereizt in einem seltenen Anflug von Mutterwitz über ihn bemerkte: „Er spricht zu mir, als sei ich eine öffentliche Versammlung." Wenn Patienten, die eigentlich anderen Konstitutionstypen zuzuordnen sind, anfangen, sich pedantisch, langweilig oder umständlich auszudrücken, kann das in der Tat bedeuten, daß jetzt *Sulfur* angezeigt ist.

Typisch für seinen Schreibstil ist das wissenschaftliche Monumentalwerk, bei dem jede Seite mit Informationen nur so gespickt ist, jeder

Satz mit einer langen Fußnote versehen ist (die oft das „Fleisch", also die konkrete Ausgestaltung, seiner abstrakten oder theoretischen Abhandlung enthält) und jede Wendung schwerwiegende Erkenntnisse beinhaltet – es sind die Bücher, von denen jeder gebildete Mensch das Gefühl hat, sie zumindest einmal in seinem Leben wenigstens in der Hand gehabt haben zu müssen (weiter unten werden einige Beispiele vorgestellt). Das übliche Schicksal dieser hochspezialisierten Bücher ist, daß sie mit dem stillen Versprechen, sie irgendwann einmal zu lesen, an auffälliger Stelle ins Bücherregal kommen. Und doch haben *Sulfur*-Gelehrte viel zur intellektuellen Entwicklung der Menschheit durch die Jahrhunderte beigetragen.

Ein Redner, der nur wenig systematisch ist, dem aber ein enormes Faktenwissen zur Verfügung steht, ist häufig *Sulfur*. Im Extremfall schreibt er seine Ideen auf Zettel oder die Rückseite von Briefumschlägen, die aus seiner Mappe oder seinem Notizbuch herausfallen oder die er während der Vorlesung aus seinen Taschen fischt („Ah, ja, noch ein Punkt, der zu erwähnen ist..."). Er kennt sich gut aus mit seinem Thema, aber er überwältigt seine Hörer und realisiert nicht, daß diese Unmengen von Informationen, die ihn so faszinieren, für andere weniger interessant sein könnten (mit Ausnahme vielleicht für andere Sulfuriker). Jeder Student kennt solche Professoren und fragt sich, wie sie jemals einen Lehrstuhl bekommen haben oder überhaupt erst Professoren werden konnten und jetzt Jahr für Jahr den unglücklichen Studenten zur Plage werden.

Aber es gibt einen Grund dafür. *Sulfur* ist ein wirklicher Gelehrter, und dafür muß man ihn respektieren, wenn auch seine Vorlesungen nicht sehr inspiriert sind. Diejenigen, die ihm aufmerksam folgen können, werden immer etwas von ihm lernen. Seine Schwäche ist das Bedürfnis, *alles*, was er weiß, mitzuteilen, und er ist so gründlich, daß es einfach zu überladen wirkt. Seine Zuhörer bekommen glasige Augen, während sie darauf warten, daß er zum Ende kommt.

Sulfur ist nicht der einzige Konstitutionstyp, der sich selbst allzu gerne reden hört. *Lachesis* ist ein würdiger Rivale, und überhaupt spricht jeder gerne über das, was ihn interessiert. Es ist der Stil, der *Sulfur* unterscheidet. In einer Menschenmenge findet man *Sulfur* inmitten einer ganzen Schar von Zuhörern, wie er sich über irgendetwas ausläßt. Und der Mann, der zuerst von seinen Weltreisen im typischen aufzählenden oder quantitativen Stil berichtet („Stellt euch vor! Gerade letzte Woche aß ich in Paris im ‚tour d'argent' zu Abend, was mich soundsoviel Dollar kostete... dann lief ich drei Stunden im Louvre herum und besichtigte mindestens 500 Bilder... Das Wochenende habe ich dann in Rom verbracht und die meisten Bauwerke und Ruinen vom 2. Jahrhundert vor bis zum 5. Jahrhundert nach Christus besichtigt... Und erst vor drei Tagen war ich in Istanbul, wo ich den berühmten Porphyr-Palast gesehen habe, das schönste Beispiel ziviler byzantinischer Baukunst der Stadt..." usw.), der dann auf seinen Kopf zeigt und hinzufügt: „Meine interessantesten Reisen haben jedoch immer hier stattgefunden", um danach seine neuesten Theorien zu den verschiedensten Themen vom Stapel zu lassen – ein solcher Mensch ist kaum eine Karikatur von *Sulfur*.

Sogar in ganz alltäglichen Unterhaltungen neigt er ständig dazu, zu theoretisieren und gelegentlich zu dozieren, und zwar über völlig prosaische Themen, die dadurch ganz andere Dimensionen annehmen. Mit großer Eloquenz läßt er sich genauso über die Vor- und Nachteile von Kugelschreibern im Vergleich zu Füllfederhaltern, wie über den Unterschied zwischen Positivismus und Strukturalismus in der modernen Philosophie aus. Manche führen Gespräche, ohne den anderen zur Kenntnis zu nehmen. Ein Beispiel für diese Egozentrik im Gespräch ist folgende Anekdote: Zwei Männer unterhalten sich. Nachdem der erste einen langen Monolog gehalten hat, wendet er sich seinem Gesprächspartner zu und sagt: „Genug von mir. Sprechen wir jetzt von Ihnen. Sagen Sie, was halten Sie von meinem neuen Buch?"

Schon in der Pubertät beginnt er, das Gespräch zu dominieren. Bei den Mahlzeiten und anderen Familienzusammenkünften redet der Junge nur von dem, was ihn interessiert: über den Unterschied zwischen seinem Cassettenrekorder und dem teureren seines Freundes, oder über Probleme mit dem Vergaser seines Motorrads. So tönt er fort und fort, spielt den Pädagogen und bringt den anderen kenntnisreich, ob sie wollen oder nicht, bei, wie ein Cassettenrekorder oder ein Motorrad funktioniert.

Wie zu erwarten, ist *Sulfur* jedoch auch das genaue Gegenteil: der Heranwachsende, dem man jedes Wort aus der Nase ziehen muß. Er beantwortet Fragen nur einsilbig oder mit zustimmendem bzw. verneinendem Grunzen und benimmt sich, als würde jede Äußerung ihn viel Geld kosten. Möglicherweise fürchtet er sich unbewußt davor, etwas umsonst herzugeben, wenn er spricht.

Die Neigung von *Sulfur*, die Unterhaltung alleine zu bestreiten, findet häufig ihren Ausdruck darin, daß er sich sogar weigert, anderen zuzuhören. Wenn er keine Monologe halten kann und nicht im Mittelpunkt der Diskussion steht, nickt er ein, während die anderen sprechen. Dann wacht er mit einem Ruck auf, verkündet: „Ich glaube, es ist Zeit, daß ich gehe," steht auf und verläßt den Raum. Wenn er einmal seine Rede gehalten hat, gibt es keinen Grund für ihn, noch zu bleiben.

Wenn er jedoch versucht, sich für andere zu interessieren, setzt er ihnen ziemlich massiv mit Fragen zu. Manchmal trägt er die in Erfahrung gebrachten Informationen in ein kleines Notizbuch ein, das er speziell dazu führt, um Wissen für den künftigen Gebrauch zu speichern. Er hat nur wenig Talent für Smalltalk und ist gesellschaftlich wenig gewandt; im Gegensatz zu *Lycopodium* sind seine Versuche, galant zu sein oder sich oberflächlich zu unterhalten, häufig ziemlich mühsam. Ein Mann, der offensichtlich *Sulfur* war, sagte auf einer Cocktailparty zu einer großen, recht handfesten Dame: „Ich bewundere immer die Art, wie Sie sich bewegen, meine Liebe, wie ein Schwan, der über das Wasser gleitet." Er machte eine Pause. Sie strahlte ihn an. Er fügte hinzu: „Wenn man bedenkt, daß Sie schätzungsweise an die 200 Pfund wiegen, ist es wirklich überraschend, wie graziös Ihr Gang ist." Dann ging er weiter, überzeugt davon, daß er soeben ein willkommenes und angenehmes Kompliment gemacht hatte.

Sulfur ist nicht dafür bekannt, besonders spritzig oder schlagfertig zu sein, im Gegensatz zu *Arsenicum, Lachesis* oder *Nux vomica*. Das heißt jedoch nicht, daß er uninteressant wäre. Wenn er seine Tendenz, vor seinem Publikum flammende Reden zu halten, überwindet, kann er ein faszinierender Unterhalter sein, auch wenn er noch dominiert. Sein stets kreativer und alles hinterfragender Verstand ist einfallsreich und originell, voller Einsichten und Theorien über alles, das man erkennen oder nicht erkennen kann, wie ein Vulkan, der in alle Richtungen spuckt.

In der Sprechstunde berichtet dieser Patient seine Symptome auf umfassende und kenntnisreiche Art und versucht, das zu liefern, was er einen „kompletten und methodischen Bericht" nennt (und was dieser in der Tat auch ist). Ein Patient mit einer abgetragenen, übervollen Aktentasche (oft das Kennzeichen für *Sulfur*, der sich häufig von keinem Stück Papier trennen kann) kam wegen seiner schon lange bestehenden Verdauungsprobleme: er litt an Trägheit und Lethargie nach den Mahlzeiten, die besser waren, wenn er sich bewegte; außerdem hatte er harte, knotige oder brennende Stühle abwechselnd mit Durchfall, und brennende, juckende Hämorrhoiden. Die charakteristischen körperlichen Symptome und die Eselsohren an seiner Aktentasche genügten bereits, um anzuzeigen, daß er *Sulfur* benötigte. Als wolle er jedoch auch noch die letzten Zweifel daran ausräumen, fuhr er fort, die Wahl durch Geistessymptome zu bestätigen. In einer gesetzten, monotonen, gelehrte Worte benutzenden Sprache begann er, das Wesen seines Problems erschöpfend darzustellen: „Ich vermute, genau wie mein Internist, daß es sich um einen Mangel an Enzymen handelt. Wenn ich mich unpäßlich fühle – nein, lassen Sie mich es anders ausdrücken: auf dem Höhepunkt meiner Unpäßlichkeit – spüre ich, daß die Verdauungssäfte aufgrund eines mäßig schweren enzymatischen Ungleichgewichtes nicht richtig funktionieren. Die Ärzte stimmen alle darin überein, daß die chemische Umsetzung nicht in ausreichendem Maße stattfindet. Möglicherweise ist hier von einer angeborenen Stoffwechselstörung zu sprechen, die nach den Erkenntnissen der modernen medizinischen Forschung noch nicht heilbar ist..." usw. (*Sulfur*-Patienten lieben es, großartige wissenschaftliche Ausdrücke zu benutzen).

Gewöhnlich ist das, was er sagt, medizinisch gebildet und wissenschaftlich exakt, aber nach einer Weile beginnt die Aufmerksamkeit des Arztes zu erlahmen. Es ist wenig unterhaltsam, wenn *Sulfur* eine zwecklose hypothetische Diagnose seiner Leber, Nieren oder Enzyme stellt: Seine Darstellung fesselt die Aufmerksamkeit des Zuhörers einfach nicht (und natürlich ist das meiste von dem, was er sagt, auch irrelevant für die homöopathische Verschreibung). Was auch immer der Grund für einen angeblichen Mangel an Enzymen, wie immer das Ungleichgewicht eines enzymatischen Systems oder die chemischen Umsetzungen auch sein mögen oder nicht sein mögen, nach zwei Minuten derartiger Ausführungen erkennt der Arzt unmittelbar das *Sulfur*-Bild – und *das* ist es schließlich, was zählt!

Deshalb sollte der Arzt, wann immer er den Patienten am liebsten anschreien würde: „Hören Sie um Himmels willen auf, mir so viele Dinge zu erzählen, die ich gar nicht wissen will!" oder „Ersparen Sie mir doch bitte diese gelehrten Erklärungen!", in Erwägung ziehen, ihm *Sulfur* zu verschreiben.

Häufig kommt der Patient verändert wieder und hört sich weniger wie ein medizinisches Lehrbuch an. Er gestattet, daß der Arzt auf seine Art Fragen stellt, und zeigt mehr Feinheit im Gespräch. Wiederholt haben Homöopathen nach dem zweiten Besuch eines solchen Patienten schon bemerkt: „Ich hätte es nie geglaubt! Als er das letzte Mal von seinen Symptomen berichtete, klang es wie der wöchentliche Fahrplan der Flüge zwischen Washington und New York – da war kein Leben drin, nur Fakten. Und was er jetzt sagt, ist voller Gefühle und menschlichem Interesse!" Ganz generell kann bei *Sulfur* in der Unterhaltung die menschliche Dimension fehlen, worin sich eine übermäßige Entwicklung des Intellekts auf Kosten der Gefühle zeigt*.

Auch *Arsenicum* stellt, wenn er die Gelegenheit dazu hat, seinen Fall lang und breit dar und erzählt dessen Geschichte und Wesen genauso minutiös und mit so vielen wissenschaftlichen Details wie *Sulfur*. In ihrer Art, über Gesundheit und Krankheit zu sprechen, sind sich beide Mittel häufig ähnlich, besonders wenn es Männer sind. Beide lieben es, im Detail alles zu beschreiben, was sie über ihr besonderes Leiden gelesen haben (und normalerweise haben sie eine Menge gelesen), was die Ärzte ihnen gesagt haben oder was sie versäumt haben, ihnen zu sagen, und welche Behandlungen und Medikamente sie erhalten haben. *Sulfur* kann, wenn man so will, „pedantischer als *Arsenicum*" und *Arsenicum* „heftiger als *Sulfur*" sein. Und auch auf der physischen Ebene ergänzen sich *Sulfur* und *Arsenicum* wunderbar, bei vielen Erkrankungen sind beide Mittel austauschbar (siehe *Kents Arzneimittelbilder* und *Borland*).

Obwohl Pedanterie, Gewichtigkeit und Vollständigkeit die Darstellung seiner Ideen kennzeichnet, haben die Visionen von *Sulfur* durchaus Größe. Einige der tiefsten und vielseitigsten Denker der Weltgeschichte waren Sulfuriker, und sie haben gelehrte Werke von universeller Bedeutung geschrieben. Ausgehend von der Prämisse, daß eine umfassende Idee oder Vision alle menschliche Erfahrung definieren und letztendlich kontrollieren kann, hat sein scharfer Verstand einen

* Das fehlende Feingefühl von *Sulfur* wird in einer der Kurzgeschichten von Snoopy karikiert: „Meine Liebe zu dir," sagt der Held zu seiner Angebeteten, „ist höher als der Mount Everest, der 8900 m hoch ist. Meine Liebe zu dir ist tiefer als der Marianengraben, der 3500 m tief ist. Meine Liebe ist weiter als die Sibirische Steppe, die sich über 5000 km erstreckt..." Das letzte Bild zeigt Snoopy, der mit einem kläglichen Blick kommentiert: „Eigentlich ist mein Held ganz schön langweilig."

enzyklopädischen Zugang zu Erkenntnissystemen; er meistert ausgedehnte theoretische Konzepte und breite technische oder abstrakte Kenntnisse und baut sie in allumfassende Systeme ein, und zwar auf eine Art und Weise, wie es nur wenige andere Konstitutionstypen auch nur versuchen.

Wuchtige Kompendien und ausführliche Kommentare, wie der *Talmud*, sind *Sulfur*, sowohl in ihrer Konzeption, als auch, wie schon gesagt, im Stil. *Thomas von Aquin*, dessen *Summa theologica* intellektuelle Ordnung und moralische Orientierung in das vorher chaotische Gebiet theologischer Spekulation einführte, verkörpert diesen Geist in seinem Werk. Seine methodische, intellektuelle Behandlung von moralischen und emotionalen Fragen, wie Glaube und Erlösung, und die Einteilung, wer wo steht in den Augen Gottes, sowie die Ordnung des Universums ist die klassische Antithese der *Lachesis*-Ausführungen von *Augustinus* über die Offenbarungsnatur von Gnade und Glaube (in seinen *Bekenntnissen*). *Das Kapital* von *Karl Marx*, das den Lauf der Geschichte so entscheidend beeinflußt hat und das doch so selten ganz gelesen wird (da es für den gewöhnlichen Gebrauch viel zu sehr *Sulfur* ist), ist ein weiteres typisches Werk*.

---

* Der Autor und Schriftsteller *Samuel Johnson*, der im 18. Jahrhundert lebte, bietet die vielleicht bildhafteste Darstellung (fast eine Karikatur) des Konstitutionstyps. Er war groß, hatte ein rotes Gesicht, schwitzte und „roch wie ein Stinktier," seine Haut war skrofulös und sah schmutzig aus, die Haare waren ungewaschen und standen so widerspenstig nach allen Seiten, wie er sich auch sonst widerspenstig benahm. Er liebte gutes Essen und aß gierig, mit entsetzlichen Tischmanieren (häufig stopfte er große Mengen mit beiden Händen in seinen Mund). Er war streitlustig, anmaßend und äußerst eigenwillig, gelegentlich sogar überheblich. Verheiratet war er mit einer dummen, vulgären, häßlichen und oberflächlichen Frau, von der er überzeugt war, sie sei das schönste und charmanteste Wesen der Welt. Dies verursachte verständlicherweise Verwirrung bei Zeitgenossen und Biographen, läßt sich homöopathisch jedoch als die Neigung von *Sulfur* erklären, „etwas als schön anzusehen, was nicht schön ist" bzw. Vorzüge in dem zu erkennen, was ihm gehört.

Er war ein Gelehrter mit bemerkenswerten Fähigkeiten, und man sagte über ihn, er habe „mehr Bücher gelesen als jeder andere Lebende" (*Adam Smith*). Außerdem war er ein sehr produktiver und vielseitiger Autor: Gedichte, Biographien, Essays, Gebete, Meditationen, Reisebücher, Aphorismen und andere Literatur. Er war auch ein brillanter Unterhalter (wie *Boswell* der Nachwelt überliefert hat). Zu seiner Zeit war er am bekanntesten als Lexikograph und Kompilator des großen *Enzyklopädischen Wörterbuchs* (das Sammeln, Klassifizieren und Studieren der Etymologie von Wörtern ist eine Tätigkeit, die *Sulfur* ungemein entspricht). Seine Schriften und belehrenden Aussprüche haben einen ausgesprochen salbungsvollen, fast pompösen *Sulfur*-Stil („Wenn ein Mann keine neuen Bekanntschaften schließt, wenn er durchs Leben geht,

Die Fähigkeit zu theoretischem Verstehen und das Bedürfnis, ein System aufzustellen, ist jedoch nicht auf Philosophen und Theologen beschränkt. *Johann Sebastian Bach*, der zusätzlich zu einer fast übermenschlichen Produktion von musikalischen Kompositionen eigenhändig die Harmonieprinzipien in ein System brachte und die Stimmung für das *Wohltemperierte Klavier* ausarbeitete, war in hohem Maße *Sulfur*.

Für unsere Zwecke ist jedoch *Samuel Hahnemann* selbst das beste Bild für *Sulfur*. Er besaß ein explosives Temperament, das in der Kontroverse aufblühte und einen Geist, der unerschrocken provozierende und kontroverse medizinische Thesen entwickelte. Dazu hatte er ein phänomenales Gedächtnis, beherrschte außer seiner Muttersprache noch fünf andere (Französisch, Italienisch, Englisch, Latein und Griechisch) und besaß, wenn man den Legenden über ihn trauen darf, Kenntnisse in weiteren Sprachen. Während der siebzehn Jahre zu Beginn seines beruflichen Daseins, als er von Ärzten und Apothekern von Stadt zu Stadt verfolgt wurde, hielt er sich und seine große Familie damit über Wasser, daß er nachts medizinische Bücher übersetzte. Sein Wissen war ungeheuer, und er war auf verschiedenen Gebieten ein hervorragender Wissenschaftler. Er war einer der führenden Chemiker seiner Generation und spielte eine, wenn auch nur kleine, Rolle in der Geschichte dieser Disziplin; wahrscheinlich hätte er zu den bedeutendsten Chemikern der Welt gehört, hätte er nicht die Homöopathie gewählt. Sein Sprachstil wetteifert mit dem von *Luther* und anderen, die die Entwicklung der deutschen Sprache geprägt haben. Wie man sagt, konnte *Hahnemann* seine Praxis mit seiner immens großen literarischen Produktion nur dadurch vereinen, daß er über lange Jahre lediglich jede zweite Nacht schlief.

Die Aufzeichnungen über seine Fälle sind in ihrer unsystematischen Aufmachung in höchstem Maße *Sulfur*, und auch seine Vor-

---

wird er sich bald alleine finden; ein Mann, Sir, sollte seine Freundschaften stets pflegen." „Eine Freundschaft durch Gleichgültigkeit und Stillschweigen dahinsterben zu lassen, ist sicherlich nicht klug; es hieße, freiwillig den größten Trost auf dieser ermüdenden Pilgerreise wegzuwerfen"). Er verfügte auch über eine gehörige Portion an „male chauvinism", eine unleugbare Komponente der Konstitution vieler männlicher Sulfuriker („Einem Mann ist es im allgemeinen lieber, ein gutes Essen auf dem Tisch zu haben, als eine Frau, die Griechisch spricht"), und dies hat sich seit damals nicht sehr verändert.

lesungen waren äußerst ermüdend. Als er an der Universität Leipzig lehrte, vertrieb er die meisten Studenten durch seine Tiraden gegen die zeitgenössische medizinische Praxis oder damit, daß er sie mit salbungsvollen Redensarten überhäufte. Nur eine Handvoll ergebener Anhänger kamen weiter in seine Vorlesungen. Sein *Organon der Heilkunst* ist gleichfalls ein gutes Beispiel für den gedrängten wissenschaftlichen Stil von *Sulfur*: Um es zu verstehen, muß man es mindestens dreimal lesen.

Am meisten von Bedeutung ist, daß *Hahnemann* den Weitblick von *Sulfur* besaß. Er definierte nicht nur das *Ähnlichkeits- oder Simileprinzip* in der Therapie und entwickelte ein vollständiges medizinisches Denkgebäude, dem seither nichts Wesentliches mehr hinzuzufügen war, auch wenn es mit jeder Generation an Bedeutung zunimmt, sondern er konnte auch durch die Arzneimittelprüfungen seine Theorien anwendbar und zugänglich machen*. Die Vollständigkeit der ursprünglichen Fassung der Theorien von *Hahnemann* kann daran ermessen werden, daß die einzige signifikante theoretische Ergänzung seither das *Heringsche Heilungsgesetz* war: Während der Heilung verschwinden die Symptome von innen nach außen, von oben nach unten, von den lebenswichtigeren Organen zu den weniger lebenswichtigen, und in der umgekehrten Reihenfolge ihres Auftretens. Selbst *Hering* bekannte jedoch, daß sein Heilungsgesetz in *Hahnemanns* Schriften schon vorgezeichnet war**.

An Vitalität, Ausdauer und Produktivität ist der intellektuell begabte *Sulfur*-Typ schwer zu übertreffen. Um so mehr, als er häufig ein Sendungsbewußtsein besitzt und schon von klein auf spürt, daß Wichtiges von ihm erwartet wird und er zu Großem berufen ist. Diese Dynamik, gepaart mit intellektueller Kühnheit, rastloser, bahnbrechender Energie und einer „beherzten Art, die zu großen Lösungen fähig ist" (*Allen*), erlaubt ihm, Systeme von einer Komplexität zu

---

* Die homöopathische Arzneimittelprüfung ist eine Technik, die Heilkräfte einer Medizin dadurch zu ermitteln, daß sie systematisch und in geringen Mengen gesunden Freiwilligen verabreicht wird. Die Symptome, die dabei hervorgerufen werden, sind dieselben, die beim Kranken durch eben dieses Mittel geheilt werden, wobei die Homöopathie die Ansicht vertritt, daß die vollkommene Beseitigung der Symptome des Patienten bedeutet, daß die „Krankheit" selbst oder ihre „Ursache" gleichfalls beseitigt wurde (siehe Einleitung).

** *Constantine Hering: Hahnemann's Three Rules Concerning the Rank of Symptoms*, Hahnemannian Monthly I, 1865, S. 5-12.

entwickeln und sie auszuführen, die andere nicht für möglich hielten*.

* Folgende Karikatur spielt auf diesen Charakterzug an (von links nach rechts: *Sulfur, Phosphor, Calcium*):

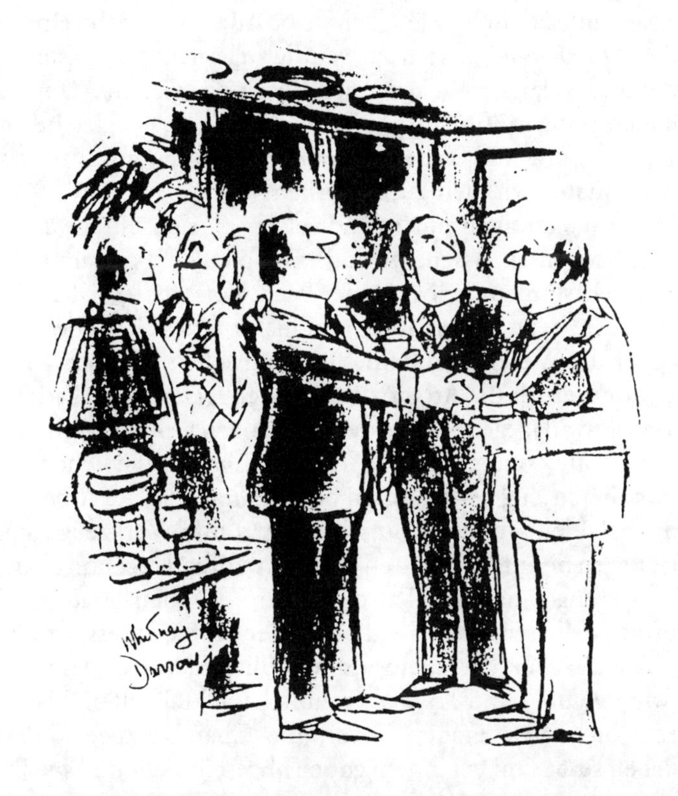

„John, ich möchte Sie mit einem der Männer bekannt machen, die dafür sorgen, daß die Zukunft stattfindet.“

Nicht alle *Sulfur*-Intellektuellen bringen jedoch etwas in Bewegung oder sind schöpferisch. Viele sind unpraktische Visionäre oder Träumer, deren all zu ehrgeizige Pläne unverwirklicht bleiben. Andere haben ihre Stärken in der Konzeption umfangreicher Projekte, zeigen aber Schwächen, wenn es um Details geht, wie sie *Arsenicum* oder *Nux vomica* so sehr lieben. Ein *Sulfur*-Patient, der zwar solide, aber nicht übermäßige musikalische Fähigkeiten besaß, setzte sich selbst zum Ziel, alle 32 *Beethoven*-Sonaten auswendig zu lernen. Sein gigantisches Unternehmen gelang, er ackerte sich durch das gesamte Werk, aber alle Sonaten klangen ähnlich. *Arsenicum* hätte sich, bei gleicher musikalischer Begabung und Liebe zu *Beethoven*, darauf konzentriert, zwei oder drei Sonaten wirklich gut zu lernen.

Sulfur kann sich auch auf irgendwelche an sich ehrenwerte und großartige Sachen einlassen, wie zum Beispiel Geld zu sammeln für irgendeine Mission zur Erlösung der Welt, eine Sprache der Dritten Welt zu lernen, es zu übernehmen, ein historisches Gebäude zu renovieren oder die Werke irgendeines orientalischen Dichters zu übersetzen – ohne jemals die Arbeit zu vollenden: „Der *Sulfur*-Patient hat eine Abneigung dagegen, Dinge der Reihe nach weiterzuverfolgen... gegen ernsthafte, systematische Arbeit" (*Kent*). Im täglichen Leben kann man diesen Zug bei Männern beobachten, die ihre Arbeiten am Haus nie beenden – und noch nicht einmal ihre Werkzeuge aufräumen. Sie liegen herum und warten auf ihn, während er schon ein neues Projekt angefangen hat. Sein Partner in der *Kent*schen Triade, *Lycopodium*, bringt Arbeiten, die einmal begonnen wurden, besser zu Ende.

Wir haben *Sulfur* vor allem als männliches Mittel besprochen, genau wie *Pulsatilla* und *Sepia* als weibliche Mittel gelten. Natürlich brauchen auch viele Frauen *Sulfur*, die Charakterzüge, die oben beschrieben sind, sind bei ihnen jedoch abgeschwächt und gedämpft. Möglicherweise kommt das daher, weil sie vom Typ her weniger „rein" sind. Es ist schwierig, eine typische *Sulfur*-Künstlerin, ein weibliches Genie, eine Gestalt aus der Literatur oder der Geschichte genau zu bestimmen, während das männliche Geschlecht unzählige Beispiele bietet (eine der wenigen weiblichen Sulfurikerinnen ist *Maria Montessori*, die große Pionierin in der Philosophie und Methode der Kindererziehung; ihr praktisches und analytisches Genie, ihre visionäre Kraft und ihr tiefes Verständnis des Lernprozesses sprechen für einen hohen *Sulfur*-Anteil in ihrer Konstitution). Aus diesem Grund verschreibt der Arzt Frauen das Mittel häufig aufgrund der physischen Symptome und der Modalitäten, oder wenn *Sulfur* im Laufe der Behandlung in bestimmten Stadien angezeigt ist.

Eine Ausnahme von dieser Regel bilden Frauen, die die aufgewühlten oder niedergeschlagenen Geistessymptome von *Sulfur* aufweisen, wie: „Sie hat nirgends Ruhe, weder Tag noch Nacht", „Angst vor der Zukunft, wo sie nur Elend und Leid sieht", „Höllenqualen", „Sie befürchtet für Andere mit Aengstlichkeit" (was eine ganze Reihe eingebildeter Katastrophen auslösen kann; vgl. das Kapitel über *Arsenicum*), „es fallen ihr lauter ängstliche, ärgerliche, niederschlagende Gedanken ein, von denen sie sich nicht losmachen kann", „am schlimmsten aber abends im Bette, wo sie am Einschlafen hindern", „weiß nicht, wo es ihm fehlt", „schwieriges Einschlafen wegen großer Gedankenfülle", „Widerwille gegen jede Beschäftigung", „findet das Leben unerträglich". In solchen Fällen ist *Sulfur* häufig indiziert.

Pseudo- und Anti-Intellektualismus

Auch das genaue Gegenteil des produktiven Typs – der „Faule" – muß als *Sulfur* erkannt werden. Er wird in der homöopathischen Literatur so beschrieben: „Abneigung gegen Beruf und Geschäfte; Abneigung gegen Arbeit; zu faul, um sich aufzuraffen; pflegt herumzusitzen und nichts zu tun." Statt den Lebensunterhalt für seine Familie zu verdienen, lehnt er sich im Sessel zurück und denkt seine großen Gedanken oder schwelgt in großartiger, aber leerer pseudo-intellektueller Spekulation.

Er ist auch ein Mensch, der anerkannt werden will, ohne im geringsten das Bedürfnis zu verspüren, sich darum auch zu bemühen. Er wartet darauf, daß plötzlich ein Wohltäter kommt, der seine bis dahin falsch eingeschätzten Talente erkennt und ihn berühmt macht; dann ist er enttäuscht über die Unfähigkeit der Welt, seine Größe zu erkennen. Obwohl er von sich glaubt, ein verkanntes Genie zu sein (und in der Tat ist es möglich, daß er eine großartige Begabung vergeudet hat), ist er in Wahrheit nur ein eingefleischter Müßiggänger, dessen Arbeitswille noch nicht einmal ansatzweise vorhanden ist. Dieser *Sulfur*-Typ ähnelt dem teilnahmslosen *Calcium carbonicum*, mit dem Unterschied, daß er den Anspruch hat, großartig zu sein, und *Calcium* nicht.

Wenn er philosophische oder religiöse Neigungen hat, bleibt er in nutzlosen, abstrakten Betrachtungen stecken. *Kent* schreibt: „Die verschiedensten Gebiete werden ohne irgendeine solide Grundlage studiert... Ideen, die nicht weiter verfolgt werden können" und bezieht sich auf die *Sulfur*-Frau, die ihre Zeit damit verbringt, sich zu fragen und sich darüber zu beunruhigen, „ohne Hoffnung, es zu entdecken, ohne jede Möglichkeit, die Frage zu beantworten: Wer hat Gott erschaffen?" Im Mittelalter waren solche unfruchtbaren Mutmaßungen, z.B. wieviele Engel auf einer Nadelspitze tanzen können, eine reductio ad absurdum der Art und Weise von *Sulfur* zu grübeln. Daher können Menschen mit einer Neigung, über unlösbare theoretische Probleme nachzudenken oder ihre Zeit mit philosophischen Abstraktionen zu verschwenden, eine Gabe *Sulfur* brauchen, damit sie wieder auf praktischere und lohnendere Gedanken kommen.

Obwohl dieser *Sulfur*-Typ riesige Mengen von Informationen in sich aufnehmen kann, sind seine Fähigkeiten, sie auch zweckdienlich zu verwenden, nur unzureichend. Er mag die einzelnen Anteile einer Situation, einer Disziplin oder Methode verstehen, ohne jedoch in der Lage zu sein, sie auch alle zusammenzubringen. Der weniger erfahrene *Sulfur*-Homöopath nimmt z.B. einen Fall genau auf und erkennt auch die Leitsymptome, trifft aber immer noch nicht das – offensichtliche – Konstitutionsmittel. Oder der Möchtegern-Intellektuelle ist mehr fasziniert von der Idee einer Idee oder von irgendwelchen intellektuellen Moden, als daß er fähig wäre, eine wirkliche Idee zu erkennen.

Wenn dies noch etwas weiter geht, kann seine Tendenz, den Wald vor lauter Bäumen nicht zu sehen, *Sulfur* trotz seiner Gelehrsamkeit dumm erscheinen lassen. Er mag viele Kenntnisse haben, sie aber unter den falschen Gesichtspunkten betrachten, oder er kann seine Informationen irgendwie nicht zusammenbringen. So bleibt er ohne

Verständnis, was dazu führt, daß man diesen Typus einen „Pseudophilosophen" (*Kent*) nennt*.

Wo der wahrhaft intellektuelle *Sulfur*-Typus verschiedene Konzepte und sogar verschiedene Wissensgebiete (Geschichte, Philosophie, Ökonomie, Naturwissenschaften, Politik, Religion) auf einleuchtende Art und Weise zueinander in Beziehung setzen kann, wird der intellektuell schwache überwältigt durch zu vieles – oder fehlgeleitetes – Lernen. Er verliert die Richtung, und es fehlen ihm die Bezugspunkte. So schweift sein Denken unbestimmt über die verschiedenen geistigen Disziplinen, die er nur teilweise in sich aufgenommen hat und sucht den roten Faden, der die verwirrenden Erscheinungen des Lebens miteinander verbinden würde („Wie Nebel im Kopfe und Düseligkeit... konnte nicht zwei Gedanken in Verbindung bringen": *Hahnemann*). Oder er bringt voneinander getrennte Konzepte zu leichtfertig und unangemessen miteinander in Beziehung in dem Bemühen, die Grenzen des Wissens vorwärts zu treiben. Ein Beispiel aus der Medizin wäre die Verschreibung von pflanzlichen oder mineralischen Arzneien aufgrund Farbe oder Form der Pflanze bzw. des Minerals und seiner angeblichen Ähnlichkeit zu der zu behandelnden Krankheit oder dem Körperteil. Im Mittelalter war dies bekannt als „Signaturenlehre". Genau wie *Phosphor* Erscheinungen gerne mit Hilfe psychischer Begriffe interpretiert, sucht *Sulfur* philosophische Rationalisierungen für das kleinste, alltäglichste Geschehen und preßt das geringste Vorkommnis in irgend ein allumfassendes kosmisches Muster.

Ein weiterer Typ ist der, der „Bildung, Gelehrte und Wissenschaft verachtet" (*Kent*). Selbst nur wenig gebildet, fühlt er sich erhaben über „bloßes Bücherwissen" und ist sicher, daß Bildung nichts Wichtiges zu bieten hat. Bei Älteren, für die das Leben keine gute Schulbildung bereithielt, und die trotzdem aus eigener Kraft erfolgreich waren, mag diese Saure-Trauben-Haltung („Colleges und Universitäten bringen nur Kommunisten und Neurotiker hervor") noch verständlich sein.

---

* Typisch hierfür war *James I.* von England, der von 1603 bis 1625 regierte und bekannt war als der „weiseste Narr der Christenheit". Trotz breiter Kenntnisse in Geschichte, Theologie und Recht fehlte ihm die wichtigste Eigenschaft eines Regenten – politische Klugheit. Er war ein Schotte, der seine englischen Untertanen nie verstanden hat, und seine Regentschaft ebnete den Weg für den Aufstand der Puritaner, den darauf folgenden Bürgerkrieg und das Interregnum.

Doch auch jüngere Sulfuriker verschmähen die Erziehung, die sie so glücklich waren zu erhalten, oder werten sie ab, da sie meinen, „über aller Gelehrsamkeit“ zu stehen. Dieser Typus kann mit erstaunlichen Bemerkungen aufwarten, wie: „Da wir uns an der Schwelle zum Wassermann-Zeitalter befinden, brauchen wir die herkömmlichen Wissenschaften nicht mehr; die Wissenschaft, so wie wir sie verstehen, ist überholt“; wenn er naturwissenschaftlich interessiert ist, mag er z.B. sagen, daß Geisteswissenschaften und klassische Philologie nicht länger „relevant“ sind, daß die Zukunft allein in den Naturwissenschaften liegt. Ein solcher Patient verstieg sich zu der Behauptung, höhere Bildung sei wertlos, weil „wir im Begriff sind, ein Stadium des Verständnisses und der Intuition zu erreichen, in dem wir keine Worte mehr brauchen um zu kommunizieren. Worte im allgemeinen, und das geschriebene Wort im besonderen, sind dabei, altmodisch zu werden“.

Ein junger und sonst gesunder Mann kam zum Homöopathen wegen migräneartiger Kopfschmerzen, die fast jedes Wochenende auftraten (*Sulfur* sollte, wie *Arsenicum*, bei regelmäßigen Samstags- oder Sonntagskopfschmerzen von berufstätigen Männern oder Frauen immer in Betracht gezogen werden). All seine physischen Symptome und ihre Modalitäten, und auch seine Geistessymptome, wiesen sowohl auf *Sulfur* als auch auf *Arsenicum* hin. Der Arzt zögerte, welches von den beiden er verschreiben sollte, bis der Patient seinen Bildungshintergrund zu schildern begann. Dann wurde es klar. Seit einigen Jahren war er ein begeisterter Anhänger östlicher Philosophie. Nachdem er einmal die Überlegenheit des inneren über das äußere Leben erkannt hatte, verließ er das College, um sich mit der Unsterblichkeit seiner Seele und früheren Inkarnationen zu beschäftigen. Er las keine Bücher mehr, ging nicht mehr ins Theater oder in Konzerte, er sah sich noch nicht einmal interessante Filme an, weil er, wie er selbstgefällig bemerkte, „über all dem stehe. Nichts davon kann mir irgendetwas bieten.“ Dann begann er, sich ausführlich über das „falsche lineare“ Wissen der westlichen Kultur im Gegensatz zum „wahren zirkulären“ Wissen des Ostens auszulassen. Obwohl dies ohne Zweifel etwas Richtiges an sich hat, wurde es, je länger er redete, offensichtlich, daß ihm ein – wenn auch lineares – Buch oder eine Symphonie gelegentlich guttun würde. Dieser Patient war ein typisches Beispiel für das, was *Sulfur* manchmal passiert – er verliert sich so auf seinem spirituellem Weg, daß er den Reichtum und die Vielfalt kultureller Errungenschaften nicht mehr zu schätzen weiß.

Bezüglich Bildung und Wissenschaft bietet *Sulfur* also beide Extreme: Überbewertung und Unterbewertung. Entweder betreibt er die Wissenschaft auf Kosten von Intuition, Sensibilität und des Verständnisses für andere Menschen, oder er verachtet sie vollkommen und meint, ein tieferes Verständnis zu haben, das es ihm erlauben würde, auf das teuer erkaufte klassische Wissen zu verzichten, das unser aller Erbe ist.

Was, mag man sich fragen, kann das Mittel angesichts solcher Unausgewogenheit tun? Oben haben wir gesehen, daß der trockene, intellektuelle *Sulfur* durch das Mittel menschlicher werden kann. Dieselbe ausgleichende Wirkung kann es auf einen Menschen haben, der Schulung und Bildung unterbewertet. Es kann den Grundstock für ein Verständnis legen, das ihn in die Lage versetzt, seine anmaßende Haltung abzulegen und ihn für Möglichkeiten auf Gebieten zu öffnen, denen er vorher ausgewichen war. Der oben erwähnte Patient erhielt im Laufe eines Jahres eine Reihe von *Sulfur*-Gaben, beginnend mit der 200. Potenz, in aufsteigender Reihenfolge. Innerhalb von vier Monaten begann er zu argwöhnen, daß die westliche Kultur, alles in allem, vielleicht doch etwas zu bieten habe, und daß er das bisher unterschätzt hatte. Geistreich drückte er es so aus: „Ich muß gestehen, daß mir das bis jetzt noch nicht aufgefallen ist. Aber anstatt mich damit schlecht zu fühlen, bin ich intellektuell und psychisch eher erleichtert. Ich belaste mich nicht länger damit, bereits alles zu wissen, was es zu wissen gibt, und muß mich selbst nicht mehr so ernst nehmen." Einige Monate später begann er, die Klassiker zu lesen und schrieb sich wieder auf seinem früheren College ein. Bald belegte er einen geisteswissenschaftlichen Kursus und versenkte sich eifrig in die westliche Geistesgeschichte. Er war immer noch *Sulfur* und liebte es, lang und breit den Unterschied zwischen zirkulärem und linearem Wissen zu erläutern; seine herablassende Art war jedoch verschwunden, und er zeigte eine intellektuelle Bescheidenheit, die vorher gefehlt hatte. Solche Veränderungen finden zwar häufig als Teil des Wachstums- und Reifungsprozesses statt, der Gebrauch von homöopathischem *Sulfur* kann sie jedoch einleiten oder beschleunigen.

Alter und Melancholie

Nicht zuletzt kommt das Mittel häufig bei geistiger Schwäche und den physischen Gebrechen im Alter zur Anwendung.

Ein achtzigjähriger Patient wurde allmählich langsam im Verstehen, und zwar sowohl, wenn er las, als auch wenn er etwas hörte. Wenn man ihn etwas fragte, verstand er es zunächst nicht, und man mußte es „wiederholen bevor er es beantwortete" (*Hering*); wenn man sich mit ihm unterhielt, machte er gerne die gleichen Bemerkungen immer und immer wieder. *Sulfur* neigt häufig dazu, sich selbst zu wiederholen, wenn er älter wird. Oft tut er das ziemlich langatmig und schwerfällig und in exakt den gleichen Redewendungen: Kein Wort ist geändert, kein Komma weggelassen. Regelmäßige Gaben des Mittels steigerten das Begriffsvermögen des alten Herrn so weit, daß er sich vernünftig an einfachen Unterhaltungen beteiligen konnte, in der Tageszeitung schmökern und seine Lieblingsstellen aus vertrauten Büchern wieder lesen konnte. Dies blieb so bis kurz vor seinem Tod.

Sulfur ist auch von Nutzen, wenn das Alter ein Engerwerden und Verknöchern der geistigen Fähigkeiten mit sich bringt, wenn das Verständnis dieses Menschen, das vorher breiter war, sich immer mehr nur noch auf ihn selbst zu konzentrieren beginnt. Er ist noch nicht einmal in der Lage, sich versuchsweise für andere zu interessieren, da er zu sehr in melancholischen Betrachtungen oder ich-zentrierten Grübeleien versunken ist. Gibt man das Mittel, weiten Geist und Gefühlsleben sich wieder – ein wunderbares Beispiel für die Meinung der Homöopathen, daß man im Alter nicht unbedingt geistig enger werden oder abbauen muß, sondern daß umgekehrt ein Mensch deshalb altert, weil sein Geist enger wird.

Ein Witwer, Ende 60, war in Behandlung, weil er wegen seines Asthmas nur mühsam atmen konnte. Er war deprimiert, nichts bereitete ihm mehr Vergnügen, und er konnte sich mit seinem ziemlich leeren, obwohl objektiv gesehen nicht problematischen, Leben nicht aussöhnen. Sein Sohn, der in der Nähe lebte, sorgte für seine leiblichen Bedürfnisse und Wünsche. Er hätte liebend gerne mehr getan, wenn sein Vater nicht eine solche Bürde für die Familie gewesen wäre und so selbstsüchtig nach Aufmerksamkeit verlangt hätte (er konnte ohne Unterbrechung 45 Minuten oder gar eine ganze Stunde hintereinander reden), und doch selbst so wenig gegeben hätte („Gleichgültigkeit gegenüber dem Schicksal anderer": *Hering*).

Er bekam *Sulfur* verschrieben, zunächst in der 30., dann in der 200. Potenz (bei älteren Menschen ist es empfehlenswert, niedrigere Potenzen anzuwenden). Nicht nur seine Atembeschwerden wurden besser und später durch wiederholte Gaben von *Sulfur* 200 unter Kontrolle gebracht, sondern er zeigte sich wieder so umgänglich wie früher. Er begann, seinen Sohn wieder mehr zu schätzen und sich mehr für seine Enkel zu interessieren; sein jetzt gesünder funktionierendes Ego drückte sich jetzt so aus, daß er eine Autobiografie schrieb – der Menschheit zur Erbauung und auch zu seinem eigenen Vorteil.

Dieses Kapitel hat zwar die kreative, energische und überschäumende Seite von *Sulfur* hervorgehoben, das Mittel ist jedoch (in jedem Lebensalter) häufig angezeigt bei tiefen Depressionen und Ängsten – entweder allein oder um die Wirkung eines anderen Mittels zu ergänzen: „Niedergeschlagenheit, voll Lebens-Ueberdruss, wünscht zu sterben, zu faul um sich aufzuraffen und zu unglücklich, um zu leben, wie Nebel im Kopfe und Düseligkeit" (*Hahnemann, Hering; Allen* führt ca. 40 Symptome auf, die die Verzweiflung, die Befürchtungen und die Traurigkeit von *Sulfur* beschreiben). Aus der Sicht von *Hahnemanns* Theorie der chronischen Krankheiten ist das kaum überraschend; danach sind Depressionen vor allem Ausprägungen des psorischen Miasmas.

Manchmal kommt eine Depression auch von geistiger Überforderung, von Erschöpfung durch zu langes oder zu intensives Studieren. *Sulfur* kann Nacht auf Nacht dasitzen (wie *Hahnemann*) und Bücher verschlingen, um *alles* verfügbare Wissen anzuhäufen. Eines Tages jedoch versagt er, sein Geist ist aufgebraucht und erschöpft, und er verzweifelt, weil er die bei ihm am höchsten entwickelte Fähigkeit verloren hat, die, auf die er sich bisher immer verlassen konnte (wir erinnern uns, daß *Sulfur* dazu neigt, seine rationale und intellektuelle Seite auf Kosten seiner Gefühle zu pflegen).

Manchmal wird ein Patient auch von „religiöser Melancholie" (*Hering*) überwältigt. Das kann sowohl bei relativ jungen als auch bei älteren Menschen vorkommen. *Sulfur* kann religiös sein, aber sein Glaube tröstet ihn nur wenig, und seine Sicht des Schicksals der Menschheit ist eher dunkel gefärbt. Für *Leo Tolstoi* z.B. war Religion kein Trost. Er war ein Schriftsteller und Denker, dessen literarisches Werk von philosophischem Gedankengut durchdrungen und im echten *Sulfur*-Stil ausgedrückt ist – seine analytische Objektivität hat das

Gewicht und die feierliche Würde päpstlicher Edikte. Im Alter rang er zunehmend mit nicht zu beantwortenden metaphysischen und moralischen Fragen. Er fragte nach dem Grund dafür, weshalb es Menschen auf der Erde gibt, was ihn dazu veranlaßte, seine eigene große Kunst, bzw. jegliches Konzept von Zivilisation, zu verwerfen. Er entschied, daß die Summe aller menschlichen Weisheit und Einsicht dem russischen Kleinbauern innewohnte; so zog er selbst die einfachsten Kleider an und versuchte, einer von ihnen zu werden. Zum Entsetzen seiner großen Familie versuchte er sogar, seine riesigen Ländereien unter die Bauern zu verteilen. Unter seiner sozialen und politischen Geste lag nicht nur eine *Sulfur*-Nostalgie für Boden und natürliche Einfachheit, sondern auch die für *Sulfur* typischen „Gewissensängste" (*Kent*) bzw. die Angst, „die ewige Seligkeit verloren zu haben" (*Hering*).

Patienten, die solche religiöse oder existenzielle Krisen durchmachen, hat *Sulfur* (auch *Natrium muriaticum* und *Lachesis*) schon sehr gut getan.

Sulfur kann, wie auch auf anderen Gebieten, sehr unterschiedlich zu religiösen Dingen eingestellt sein: entweder ist er tief religiös, oder er ist vollkommen unreligiös. So prägt *Sulfur* bei Geistlichen und Theologen aller religiösen Richtungen und spirituellen Wege wesentlich die Konstitution. Weniger gut ausgeglichene Menschen können jedoch durch religiöses Suchen und Meditation fehlgeleitet werden. Während andere Konstitutionstypen mit Gewinn meditieren können, wenn sie richtig angeleitet werden, kann das Urteilsvermögen von *Sulfur* getrübt sein. Er beschließt z.B., daß er „über" menschlichen Begierden und Wünschen steht, daß ihn die Höhe seiner spirituellen Entwicklung in die Lage versetzt, nicht mehr normal essen, schlafen oder sexuelle Gewohnheiten haben zu müssen. *Kent* schreibt über diese eher extremen Wahrheitssucher: „philosophische Monomanie... Monomane Studien seltsamer, abstrakter oder okkulter Dinge, die ganz außerhalb jeder Wissensmöglichkeit liegen". Wenn *Sulfur* nicht religiös ist, dann hat er weder selbst ein Bedürfnis nach Religion, noch versteht er es, wenn andere so etwas haben; ihm fehlt ganz einfach eine religiöse und mystische Dimension (*Lycopodium*). Das Thema langweilt ihn ebenso offensichtlich wie Gottesdienste oder andere Formen der Anbetung, häufig schläft er dabei ein und hat kein Bedürfnis, seinen Willen oder sein Verhalten irgend einer höheren Macht unterzuordnen.

Die charakteristischen Züge und die Fälle, über die wir in diesem Kapitel gesprochen haben, sind jedoch lediglich Tropfen im *Sulfur*-Ozean*. Die Vielfalt seiner Symptome und die Tiefe seiner Wirkung machen dieses Mittel weit größer als jede Beschreibung von ihm – und weit größer als die Summe seiner Teile. Es kann bei buchstäblich jeder chronischen Krankheit und jedem Konstitutionstyp von Nutzen sein. Und doch hat das Mittel, wie wir versucht haben zu zeigen, trotz seiner universellen Verwendbarkeit seine eigene, individuelle Art. Der Arzt, der *Sulfur* an seinem Hang zum Intellektuellen und seinen Gefühlsnuancen erkennen kann, der lernt, an welchem Punkt das Mittel zu verschreiben ist, und sich von den spezifischen Modalitäten Zeit, Temperatur, Verlangen, Periodizität, Lebensalter oder Stadien im Heilungsprozess führen läßt, wird immer wieder über seine offenbar grenzenlosen Heilkräfte erstaunt sein.

---

* Obwohl die *Guiding Symptoms* von *Hering* 93 Seiten lang *Sulfur*-Symptome auflisten, während *Allens Encyclopedia of Pure Materia Medica* 137 Seiten aufweist (beide haben durchschnittlich über 50 Symptome pro Seite), werden auch diese bemerkenswerten Darstellungen dem Mittel kaum gerecht.

Pulsatilla

Das Arzneimittel *Pulsatilla* wird aus der Wiesen-Küchenschelle *Pulsatilla pratensis* hergestellt. Sie gehört zur Familie der Ranunculaceen und wächst in Zentral- und Mitteleuropa auf Hochflächen und Weiden. Man nennt sie auch „Windblume*“, da sie klein und zart ist und einen biegsamen Stengel besitzt, der sich je nach Windrichtung hierhin oder dorthin neigt. *Pulsatilla* findet sich vor allem bei Frauen und Kindern. Menschen dieses Konstitutionstyps sind im allgemeinen sanft und hübsch, mit meist zartem Teint und blondem oder hellbraunem Haar. Sie neigen zu raschen Gewichtsschwankungen, wobei sie eher wohlgeformt mollig sind, als formlos schwammig wie *Calcium carbonicum*.

Wie die Blume sich im Wind hin- und herwiegt, ist Wechselhaftigkeit ein typisches Kennzeichen von *Pulsatilla*-Symptomen: Schmerzen wandern von einem Körperteil zum anderen, wechseln rasch von Gelenk zu Gelenk, erscheinen auf einer Körperseite und dann wieder auf der gegenüberliegenden: „kein Fieberschauer, kein Stuhlgang, kein Anfall gleicht dem anderen“ (*H.C. Allen*). Der Kreislauf ist instabil: wie *Phosphor* neigt *Pulsatilla* dazu, plötzlich rot zu werden. Auch ihre Energie ist wechselhaft – der Umschwung von strahlend und lebhaft zu müde und erschöpft kann innerhalb weniger Minuten geschehen. Wie Windstöße kommen auch die Schmerzen plötzlich, bei Bewegung lassen sie dann entweder genauso plötzlich nach oder sie verschwinden allmählich; häufig findet der Patient Erleichterung durch leichte Bewegung – durch gehen oder vor- und zurückbeugen**. Als zarte Blume kann *Pulsatilla* keine geheizten oder stickige, geschlossene Räume ertragen, sie braucht frische Luft, um stark und gesund zu bleiben. In der Sonne welkt sie dahin, warmes Wetter schwächt sie oder macht sie gereizt. Ein kühler Luftzug stellt ihre erlahmten Kräfte jedoch rasch wieder her. Gleichzeitig friert sie leicht und muß sich warm anziehen, um nicht auszukühlen. *Pulsatilla* ist auch ebenso wenig durstig wie die Pflanze, die vor allem auf trocke-

---

* Im Original: „wind flower“ (Anemone) (d.Ü.).

** Das Mittel ist schon häufig erfolgreich bei Leistenbruch verschrieben worden, wobei das Leitsymptom die Angewohnheit des Patienten war, die Schmerzen dadurch zu lindern, daß er mit angezogenen Knien von einer Seite zur anderen schaukelte.

nem, sandigen Boden wächst und wenig Wasser benötigt. Auch wenn der Mund trocken ist, hält sie es lange ohne Trinken aus. Sie muß sich in der Tat daran erinnern, zu trinken.

Gewöhnlich sind es jedoch die Geistessymptome, die am auffälligsten sind. In diesem Kapitel werden wir uns eingehend mit fünf charakteristischen Zügen von *Pulsatilla* und deren Folgen beschäftigen: mit ihrer Liebenswürdigkeit, ihrer Abhängigkeit, Umgänglichkeit, Flexibilität und Gefühlsbetontheit. Die meisten *Pulsatilla*-Patienten werden eine Kombination dieser Schlüsselsymptome aufweisen.

Liebenswürdigkeit

Das Wesen von *Pulsatilla* ist angenehm und einnehmend vom ersten Augenblick an. Sie ist „sanft," „ausgeglichen," „nachgiebig" (*Hahnemann*) und empfänglich für die Gefühle anderer. *Pulsatilla*-Kinder sind folgsam und „gut zu haben" (*Borland*), auch die Erwachsenen sind sehr umgänglich. Fast immer haben sie eine freundliche Art, was schon an ihren hübschen Gesichtszügen, an ihrem Lächeln, ihren Gesten und ihrer sanften, schmeichelnden Stimme zu erkennen ist. Passend dazu haben sie meist ein weiches Herz. Feingefühl, Rücksichtnahme und Liebenswürdigkeit halten sie davon ab, etwas zu sagen, was andere verletzen könnte. In all dem zeigt sich das *liebenswürdige Wesen* von *Pulsatilla*.

Obwohl es sich um ein traditionelles Frauenmittel handelt (*Kent* weist darauf hin, daß *Pulsatilla* in allen Familien, die mehrere Töchter haben, nötig sein wird) und wir uns auch im folgenden im Femininum auf das Mittel beziehen, kommt *Pulsatilla* zweifelsohne auch als Konstitutionsmittel für Buben und Männer in Frage, die von typisch freundlicher und liebenswürdiger Wesensart sind.

Das Mittel paßt zu „lieben," gehorsamen Kindern, die Anerkennung und Zuneigung suchen. *Pulsatilla* streitet nicht, sie ärgert sich auch nicht leicht, weil sie von Grund auf wenig angriffslustig ist. Sie spielt brav mit ihren Geschwistern und kommt mit ihrer Familie besser aus als ein Kind, das keine *Pulsatilla*-Anteile hat. Sie hilft im Haushalt und ist ihrer Mutter eine eifrige, kleine Stütze, um dafür Liebe und Zuwendung zu ernten. Auch als Erwachsene steht *Pulsatilla* in ihrem Bedürfnis, von vielen geliebt zu werden, ihrer Familie sehr nahe.

Schon als Kind weiß *Pulsatilla* ihre Zuneigung zu zeigen (*Phosphor*). Sie kommt her, umarmt und küßt („zeigt ihre Zuneigung durch Küssen und Zärtlichkeit": *Hering*), setzt sich auf den Schoß, kuschelt sich an und bleibt ganz still sitzen, ohne zu zappeln oder sich herauszuwinden. In ihrem Bedürfnis, den geliebten Menschen körperlich nahe zu sein, nimmt sie instinktiv ein freundliches, angenehmes Verhalten an und ist daher häufig der Liebling der Familie. *Pulsatilla* ist das „Freitagskind" im Kinderreim, das liebt und gibt*.

Wenn sie gerügt wird, versucht sie verzweifelt, begangene Fehler wiedergutzumachen. Sie lehnt ihren Kopf reumütig an Mutters Schulter, umarmt sie und entschuldigt sich unter Tränen. Niemand kann sich so artig entschuldigen wie *Pulsatilla*, da sie so aufrichtig, so ohne falschen Stolz und überhaupt nicht nachtragend ist. Sie sehnt sich nach Vergebung, damit ihr die Liebe, nach der sie so verlangt, nicht entzogen wird.

Instinktiv stiftet sie Frieden, wo immer sie kann, und von klein auf fühlt sie, wie wichtig es ist, sich in jeder Gruppensituation, sei es in der Familie, in der Schule oder beim Spielen, kooperativ zu verhalten. Wenn ein Kuchen unter Kindern aufgeteilt wird, und ein Stück kleiner gerät als die anderen, nimmt *Pulsatilla* dieses Stück und sagt: „Das nehme ich, mir macht es nichts aus!" Da sie Kuchen und Süßigkeiten aller Art liebt, bedeutet dies für sie jedoch ein echtes Opfer.

Sowohl Kinder als auch Erwachsene sind von Natur aus versöhnlich und vermeiden wo irgend möglich jeden Streit. Sie tun alles, was in ihrer Macht steht, um Beziehungen aufrechtzuerhalten, und scheuen sich vor Konflikten. Wenn es zum Bruch kommt, unternimmt *Pulsatilla* alle möglichen Anstrengungen, um die Harmonie wieder herzustellen und nimmt sogar die Schuld auf sich, weil sie, um glücklich zu sein, auf die Stimmungen anderer angewiesen ist („Empfindlich gegen jeden gesellschaftlichen Einfluß": *Kent*). Nur *Lycopodium* kommt ähnlich gut und jederzeit mit anderen aus, tut dies jedoch aus Prinzip und häufig mit einer gönnerhaften Haltung, wäh-

---

* etwa: Das Montagskind hat ein helles Gesicht (*Tuberkulinum*), das Dienstagskind ist voller Anmut (*Phosphor*), das Mittwochskind voll Kummer (*Natrium muriaticum, Sepia*), das Donnerstagskind hat einen weiten Weg (*Calcium carbonicum*), das Freitagskind liebt und gibt (*Pulsatilla*), das Samstagskind muß für seinen Lebensunterhalt hart arbeiten (*Arsenicum*), das Kind, das am Sonntag geboren ist, ist lustig, unbeschwert, gut und fröhlich.

rend *Pulsatilla* sich mit anderen auf die gleiche Stufe stellt und der Wunsch bei ihr wirklich von Herzen kommt.

Die Liebenswürdigkeit von *Pulsatilla* und ihr Wunsch zu gefallen schließen nicht aus, daß sie darunter nicht auch die Fähigkeit besitzt, ihre eigenen Interessen wahrzunehmen; sie hat nur sehr früh in ihrem Leben begriffen, daß man mit Zucker besser Fliegen fängt als mit Essig. Sie mag es gerne, bemuttert zu werden, und läßt lieber andere die Verantwortung auch für einfachste Dinge übernehmen. Natürlich dankt sie denen freundlich, die ihr helfen, und bietet als Ausgleich dafür ihre Zuneigung. Sie nimmt diese Zeichen der Aufmerksamkeit also nicht als selbstverständlich hin, sondern ist dankbar. Andere helfen ihr deshalb auch gerne; häufig merken sie gar nicht, daß sie Forderungen stellt. Dies hat zur Folge, daß *Pulsatilla* ihr ganzes Leben ein verwöhntes, verhätscheltes Kind bleiben kann. Richtig angewandt, ist Liebenswürdigkeit eine äußerst wirksame Technik, um sich durchzusetzen!

Pulsatilla kann auch selbstsüchtig von anderen erwarten, daß sie ständig für sie sorgen; sie fühlt sich nicht gebührend gewürdigt, wenn sie es nicht tun und kann eifersüchtig und besitzergreifend sein („Neidisch, habsüchtig, ungenügsam, gierig, möchte gern alles allein haben": *Hahnemann*). Eine Frau kann sich z.B. weigern, einen Job anzunehmen und so mit zum Familieneinkommen beizutragen, obwohl sie dazu ohne weiteres in der Lage wäre. Vielleicht ist dies der Grund, weshalb *Pulsatilla* (neben *Sulfur*) das einzelne Mittel ist, das *Kent* unter der Rubrik „Selbstsucht" in einem höheren Grad aufführt.

Obwohl sie lieb aussieht und sich auch so verhält, ist sie nicht nur süß. Unter ihrer sanften Oberfläche liegt die elastische Widerstandsfähigkeit der Küchenschelle, die sich im Wind hin- und herneigt, aber fest im Boden verwurzelt ist. Dies erinnert an die Fabel von *La Fontaine, Die Eiche und das Schilf*, in der beide sich darüber unterhalten, wer stärker ist, als ein plötzlich aufkommender Sturm die mächtige Eiche zu Boden stürzen läßt, während das Schilfrohr, das sich bescheiden herabneigt, unversehrt bleibt. Stolzere und scheinbar stärkere Wesen können manchmal eher zerbrechen als die geschmeidige, nachgiebige *Pulsatilla.*

Das traditionelle Bild der Südstaaten-Aristokratin vor dem Sezessionskrieg veranschaulicht diesen besonderen Charakterzug: die leise sprechende Plantagenbesitzerin, die nach außen vollkommen sanft, innen aber geschmeidig wie Stahl ist. Die sanfte, „schüchterne" (*Hahnemann*), zarte *Melanie Wilkes* aus *Vom Winde verweht*, mit ihrer liebenswürdigen Art und subtilen Beherztheit ist ein wunderbares Beispiel aus der Literatur für die Verknüpfung von Liebenswürdigkeit und Stärke bei *Pulsatilla*. Die englische Literatur des 19. Jahrhunderts ist voll von sanften, nachgiebigen, hübschen Heldinnen unsteten Schicksals, was aus *Pulsatilla* so etwas wie ein stereotypes literarisches Frauenbild gemacht hat (man muß sich lediglich die Reihe der weiblichen Heldinnen bei *Dickens* in Erinnerung rufen: Ada Clare, Lucie Manette, Pet Meagles, Dora Spenlow, Madeline Bray und andere).

Wie sehr man über diese reizenden Romanheldinnen auch irritiert sein mag – ihre guten Eigenschaften verdeutlichen dennoch einen wichtigen und einnehmenden Charakterzug: *Pulsatilla* ist niemals selbstgerecht und verbittert. Auch unter widrigen Umständen wird sie nicht bitter, weil sie weder arrogant noch unangemessen rechthaberisch ist. Sie versteht das Verhalten anderer, wie sehr es sich von ihrem eigenen Tun auch unterscheiden mag, und verstehen heißt für sie vergeben. Da sie instinktiv ahnt, weshalb andere so denken und sich so verhalten, vergibt sie ihnen ebenso instinktiv. Ein anderes anziehendes Merkmal ist ihr Mangel an Aggressivität. Auch wenn sie reizbar ist, ist sie eher sensibel und „empfindlich" (*Kent*) als streitlustig.

Im täglichen Leben zeigt sich die Liebenswürdigkeit von *Pulsatilla* häufig im Beruf. Es ist ein Vergnügen, mit ihr zusammen oder für sie zu arbeiten, da sie offen für Vorschläge und empfänglich für die Bedürfnisse der Kollegen oder Angestellten ist. Im schlimmsten Fall kann ihre Nachgiebigkeit und ihre mangelnden Führungsqualitäten, wenn sie in einer verantwortlichen Position ist, zu Ineffektivität und Vergeudung von Arbeitskraft führen. Im besten Fall jedoch ist die unbeschwerte Atmosphäre im Büro äußerst produktiv, sie ist ein Hinweis auf die Fähigkeit von *Pulsatilla*, Verantwortung zu delegieren, auf andere Rücksicht und ihre Ideen wichtig zu nehmen. Diese Eigenschaften tragen zu Harmonie und einer erfolgreichen Zusammenarbeit bei. Ihre Liebenswürdigkeit zeigt sich auch in dem Wunsch und der Fähigkeit, denen, die sie liebt, das Leben so angenehm wie möglich zu machen. Als Ehefrau eines äußerst anspruchsvollen Mannes kann sie z.B. besänftigend ihrem barschen Gatten antworten: „Natürlich, mein Herz," oder: „Du hast ja so recht, Liebling," „Wie du meinst, Lieber." Je mürrischer sein Verhalten, desto rücksichtsvoller wird sie, als ob sie sein Unwirschsein wettmachen wolle. Nur sie konnte einen solchen Lebensgefährten so lange Zeit ertragen und immer noch Frieden bewahren. Ihre Fügsamkeit kann jedoch ironischerweise bewirken, daß er immer schroffer und reizbarer reagiert und wird (gelegentlich spielt natürlich auch der *Pulsatilla*-Ehemann den freundlichen Gegenpart zu seiner schwierigen Frau).

Diese entgegenkommende Frau läßt jedoch zuhause nicht unbedingt auf sich herumtrampeln. Der Ehegatte, der auf den ersten Blick der Tyrann zu sein scheint, gibt zu: „Ich weiß nicht, wie das kommt – meine Frau ist die Fügsamkeit in Person, sie besteht nie auf etwas und streitet nicht, aber irgendwie bringt sie es fertig, alles so zu machen, wie sie will, und ich muß es hinnehmen." Wenn ihr Gatte zuvorkommender und sensibler ist, kann er so sehr von seiner Frau manipuliert werden, daß er sich beklagt: „Sie hat eine Art, die Dinge so zu drehen, daß ich *immer* als Verlierer dastehe." Auch die sanfteste *Pulsatilla* besitzt eine ruhige Hartnäckigkeit, die am Ende die Oberhand behält.

Obgleich sich dieses Kapitel vor allem mit dem gesunden und umgänglichen Typus beschäftigt, verdient die Kehrseite dennoch wenigstens eine kurze Erwähnung. In der klassischen Literatur werden folgende Symptome genannt: „Mürrisches Wesen; sehr unaufgelegt und ärgerlich; möchte zu niemanden sprechen; den ganzen Tag ohne Grund schlecht gelaunt und unzufrieden; äußerst launisch und verdrießlich wegen Kleinigkeiten; hoffnungslos und melancholisch; äußerst ärgerlich über alles, auch über sich selbst" (*Hahnemann, Hering* u.a.).

Abhängigkeit

Das zweite auffallende Merkmal von *Pulsatilla* ist ihre Abhängigkeit von anderen. So wie die Küchenschelle in Gruppen wächst, braucht *Pulsatilla* andere Menschen um sich herum – nicht wie *Phosphor*, als Publikum oder Stimulus, wie *Lycopodium* oder *Sulfur*, um sie zu beeindrucken oder wie *Natrium muriaticum*, um ihnen zu helfen oder ihnen etwas beizubringen, nicht wie *Arsenicum*, um ihnen Anweisungen zu geben – sondern um sich bei ihnen *anzulehnen*. Sie ist nicht eigentlich schwach, aber sie braucht einen Halt – wie der Efeu, der nur wächst, wenn er sich an einer Mauer oder einem Baum hochranken kann.

Einige ihrer auffallendsten Ängste beziehen sich auf die Einsamkeit: „vor dem Alleinsein, besonders am Abend" (*Kent*); sie fürchtet sich davor, verlassen zu werden („fühlt sich im Stich gelassen": *Kent*) oder niemanden zu haben, den sie lieben kann oder der ihr Stabilität und Schutz gibt. „Meine Angst ist am größten, wenn ich am Abend heimkomme und das Haus dunkel und *leer* ist," ist eine typische Bemerkung. Das Mittel sollte ohne Zweifel im *Repertorium* von *Kent* unter der Rubrik „Hilflosigkeit" nachgetragen werden.

Bei Kindern äußert sich dieses Anlehnungsbedürfnis darin, daß sie im Wortsinne klammern: sie hängen sich an den Rockzipfel der Mutter und gucken von diesem sicheren Punkt verstohlen in die Welt hinaus. Sogar zuhause wagen sie sich manchmal nicht einmal zwei Schritte von der Mutter weg. „Mami, ich liebe dich so sehr, daß ich den ganzen Tag nur bei dir sein mag," piepst *Pulsatilla* mit ihrer kleinen, hohen Stimme, während sie treulich den ganzen Tag hinter ihrer Mutter hertrottet. Muß die Mutter einmal weggehen, fängt sie sofort an zu weinen. Wenn dies zum Extrem wird (wenn sie krank ist oder *Pulsatilla* als Konstitutionsmittel benötigt), kann sie buchstäblich an ihrer Mutter *kleben* und sich überhaupt nicht mehr abschütteln lassen; sie fängt an zu wimmern, sobald die Mutter außer Sichtweite ist oder wenn sie nicht getragen werden kann.

Pulsatilla-Buben können etwas Mädchenhaftes in ihrem Verhalten haben: Sie fürchten sich vor der Dunkelheit oder wenn sie auch nur einen Moment lang alleine gelassen werden, und greinen und heulen leicht. Obwohl sich dies für gewöhnlich auswächst, können sie dennoch ihr Leben lang eine gewisse Sanftheit behalten. Manche Eltern sind irritiert durch dieses Klammern und fragen den Arzt, ob man dies durch ein Mittel ändern könne, andere hingegen sind ganz zufrieden mit dem Kind, das sonst liebevoll und gut zu haben ist.

Ihre Abhängigkeit hindert *Pulsatilla* jedoch manchmal daran, erwachsen zu werden. Ihre anziehend kindliche Art entspringt teilweise einem merklichen, beinahe greifbaren Bedürfnis nach Halt. In ihrem vertrauensvollen Hilflossein ist sie der dritte der hier besprochenen Konstitutionstypen, der kindliche Eigenschaften besitzt („von recht infantilem Charakter": *Gutman*). *Calcium carbonicum* behält, wie wir uns erinnern, die ungeformte und unentwickelte Art eines Kindes, *Phosphor* seine Ichbezogenheit und sein ungezwungenes Verhalten. Alle drei stehen im Gegensatz zu den eher erwachsenen

Konstitutionstypen – *Sepia, Lycopodium, Lachesis* – die selbst im Kindesalter gelegentlich alt oder altklug wirken können.

Ein wichtiges Symptom: „Wenn die erste starke Störung der Gesundheit auf das Pubertätsalter zurückzuführen ist" (*Boericke*) ist angesichts der Abhängigkeit von *Pulsatilla* nicht überraschend. In der Pubertät macht man normalerweise die ersten Schritte hin zu einer echten psychologischen Ablösung vom Elternhaus, wogegen *Pulsatilla* sich jedoch wehrt. Sie verläßt sich lieber auf ihre allwissenden Eltern und setzt sich nicht mit ihnen auseinander, um ihre Unabhängigkeit geltend zu machen.

In ihrer Weigerung, erwachsen zu werden, legt sie sich einen Wust von unerklärlichen Beschwerden und Wehwehchen zu: letzte Woche am Knie, gestern am Kopf, heute in der Brust, morgen im Bauch. So baut sie vertrauensvoll auf die Unterstützung durch die Eltern und entwickelt manchmal etwas von einem Drückeberger. Viele ihrer später legitimen Beschwerden, wie chronische Kopfschmerzen, Blasenentzündungen, Allergien oder Menstruationsschmerzen lassen sich bis zu ihrem Beginn in der Pubertät oder im frühen Erwachsenenalter zurückverfolgen.

Bei Kindern zeigt sich die Weigerung, größer zu werden in einem relativ ungewöhnlichen Geistessymptom: der Angst, nach oben zu schauen. Es ist nicht Höhenangst, also Angst, von hoch oben auf etwas herabzuschauen, die sich bei vielen Typen findet, sondern Schwindel oder Angst beim Hinaufschauen: auf Berge, hohe Gebäude, Wolken, Himmel oder ein Kirchengewölbe – vermutlich werden Höhe und Raum mit Wachstum und Unabhängigkeit assoziiert*.

Diesem Symptom begegneten wir einmal in dem denkwürdigen Fall einer fünfunddreißigjährigen Frau. Sie hatte seit kurzem eine Angst vor den Wolkenkratzern der Stadt, in der sie lebte, entwickelt. Sie bekam panikartige Gefühle oder Ohnmachtsanfälle, verlor das Gleichgewicht und fiel hin, wenn man sie nicht festhielt, wenn sie zufällig zum Himmel hinaufblickte. Es wurde so schlimm, daß sie nicht mehr allein auf die Straße gehen konnte. Ihre Fallgeschichte zeigte, daß sie als Kind sehr behütet aufgewachsen war und früh einen

* Auch andere Mittel (*Argentum nitricum, Phosphor*) haben dieses Symptom, bei Kindern ist es jedoch am typischsten für *Pulsatilla* (*Borland*).

autoritären Mann geheiratet hatte (*Pulsatilla* neigt dazu, sich in psychologisch abhängige Positionen zu bringen). Vor kurzem hatten sie sich jedoch in gegenseitigem Einverständnis getrennt, und so war sie zum ersten Mal in ihrem Leben auf sich alleine gestellt. Es bedarf keiner besonderen Anstrengung, zu erkennen, daß ihre Angst hochzuschauen, eine Spiegelung ihrer Angst vor dieser ihr neuen Unabhängigkeit war. Nach einigen Dosen *Pulsatilla* 10 M war sie jedoch in der Lage, sich ruhig und ohne Angst alleine auf die Straße zu wagen.

Wenn das Kind heranwächst, verlagert sich diese Abhängigkeit von der Familie weg auf das andere Geschlecht. *Pulsatilla* wirkt attraktiv auf Männer, da sie zu den äußerst femininen jungen Frauen gehört, deren gesamtes Verhalten ihrem Ego schmeichelt. Sie wirkt nicht bedrohlich und gibt, weil sie so offensichtlich eine Schulter zum Anlehnen sucht, einem Mann das Gefühl, stark und unentbehrlich zu sein. Instinktiv will man(n) sie an der Hand nehmen, halten und beschützen.

Immer wieder scheint in Familien mit mehreren Mädchen die sanfte, zurückhaltende Cinderella von Natur aus begünstigt zu sein – die hübsche *Pulsatilla* mit ihrer abhängigen und ihrer (wenn auch unbewußt) Männern schmeichelnden Art ist attraktiver als ihre eher intelligenten oder charakterfesten Schwestern. Es kann auch passieren, daß mehrere Männer sie gleichzeitig beschützen wollen. Als „Windblume" neigt sie sich hier und dorthin, weiß nicht, welchen sie wählen soll und wünscht, sie könnte nicht nur einen heiraten. Häufig ergibt sie sich dem hartnäckigsten Freier und fügt sich damit dem stärksten Willen.

Alle Konstitutionsmittel schließen jedoch ihre Gegenseite mit ein. So kann *Pulsatilla* auch eine „krankhafte Furcht vorm anderen Geschlecht" (*Boericke*) zeigen, „den Umgang mit Männern für eine gefährliche Angelegenheit" halten, eine „Abneigung gegen Heirat " (*Kent*) und überhaupt gegen Männer hegen. Beim Mann findet sich „Abneigung gegen Frauen; Herzklopfen beim Anblick einer Frau; Furcht vor Frauen" (*Kent*). Zwar lassen sich diese Symptome gelegentlich finden, häufiger jedoch ist der Fall, daß *Pulsatilla* ihren einfachen sinnlichen Bedürfnissen nachgibt und sich leicht zu Männern hingezogen fühlt. Sie ist so weichherzig und empfänglich, daß sie in der Lage ist, sich in einem Jahr in drei verschiedene Männer wirklich zu verlieben. Wenn eine Beziehung zu Ende ist, läßt sie sich unmittelbar auf eine andere ein, auch wenn dies ziemlich unpassend erscheint. Die liebenswürdige, verwitwete Mutter von *David Copperfield*, die unbegreiflicherweise den abscheulichen Mr. Murdstone ehelicht, und die Mutter von *Hamlet*, Königin Gertrud, die mit noch weniger Grund kaum einen Monat nach dem Tod ihres geliebten Gatten wieder heiratet, zeigen lediglich die für *Pulsatilla* typische Bereitschaft, sich in ihrem Bedürfnis nach Nähe und Halt dem ersten starken Mann zuwenden, der ihr über den Weg läuft.

Ihr Anlehnungsbedürfnis kann dazu führen, daß *Pulsatilla* schon als junges Mädchen Liebesbeziehungen oder Verbindungen sexueller Art eingeht, früher als *Calcium carbonicum* oder *Natrium muriaticum*, die sich in dieser Hinsicht langsamer entwickeln. Wenn sie aber einmal Stabilität im Familienleben gefunden hat, läßt sie sich davon vollkommen erfüllen und bleibt eine treue, liebevolle Ehefrau und zufriedene Mutter, die ihre Kinder gerne um sich hat. Jede *Pulsatilla*-Frau will im Grunde nur eines: heiraten und Kinder haben.

Eine solche Abhängigkeit vom anderen Geschlecht ist kein weibliches Monopol. Wenn ein Mann die Unterstützung von einer oder manchmal von zwei starken Frauen braucht, um im Leben zurechtzukommen, ist er häufig *Pulsatilla*. Während Männer eher über einen Geschlechtsgenossen irritiert sein können, der all zu offensichtlich mit seinen persönlichen Problemen auf der Suche nach Sympathie ist, der hilflos ist, wenn er eine Autopanne hat, und unfähig, auch nur ein paar Kisten zu packen, wenn ihn ein Umzug emotional völlig durcheinanderbringt, haben Frauen im allgemeinen nichts gegen ein solches Angewiesensein auf andere. Die liebenswürdige Wesensart des Sohnes, Mannes oder Bruders läßt ihre beschützenden und mütterlichen Instinkte stärker hervortreten.

Auch der *Pulsatilla*-Mann *gibt* jedoch etwas als Gegenleistung für die Unterstützung, die er sucht. Wie die Frau, ist er liebevoll und ermöglicht dadurch eine warme, wohltuende Beziehung, ob nun als Familienmitglied, als Freund, Kollege oder Geliebter. *Felix Mendelssohn* beispielsweise hatte viel von diesem Mittel. Er war wie geschaffen für ein leichtes, beschütztes und privilegiertes Leben, war der Liebling seiner herzlichen Familie und bekannt für seine Liebenswürdigkeit (die sich in der gefühlsbetonten Lyrik seiner Musik wiederfindet). Zu seiner Familie, seinen Freunden und selbst zu seinen Musikerkollegen hatte er immer ein gutes Verhältnis. Zeitgenössische Berichte bezeugen seine stets gleichbleibende Freundlichkeit und die Abwesenheit jeglicher Egozentrik – was überrascht bei einem Komponisten seines Ranges und in der Tat einzigartig unter den großen Komponisten ist. Überdies sorgten sein Leben lang *drei* gütige Frauen für ihn: Mutter, Schwester, und später seine Frau. Er hatte eine so enge Bindung zu ihnen, daß ihn der Tod seiner Mutter ernsthaft erkranken ließ und die Nachricht vom Tode seiner Schwester, die kurz darauf starb, einen Rückfall verursachte und ihm einen Schlag versetzte, von dem sich seine zarte Konstitution nie wieder erholen sollte. Er starb im frühen Alter von achtunddreißig Jahren.

So manche langlebige, glückliche Ehe ist dem Ehegatten zu verdanken, der viele *Pulsatilla*-Anteile besitzt. Es gibt einen bekannten Witz, bei dem einer der Partner sagt: „Meine Frau (oder mein Mann) macht unsere Ehe erträglich, *ich* aber mache sie der Mühe wert." Während der Sprechende *Phosphor* oder *Lycopodium* sein könnte, ist es die hingebungsvolle Wesensart von *Pulsatilla*, die häufig eine Ehe erträglich (also dauerhaft) macht. *Lycopodium* kann für sich in Anspruch nehmen, eine ähnlich harmonisierende Rolle in der Ehe zu spielen, mit dem einen Unterschied, daß er wahrscheinlich nicht ganz die Wahrheit sagt, während *Pulsatilla* es wirklich tut.

In ihrer Abhängigkeit kann sie jedoch auch große Anforderungen an Zeit, Sorge und emotionale Reserven von Freunden, Verwandten und Bekannten stellen. In der Familie, in Liebes- und sogar freundschaftlichen Beziehungen sucht sie immer mehr Unterstützung, bis man sich nach einer Weile festgehalten fühlt. Zuerst möchte man sie voller Mitleid an der Hand nehmen und denkt impulsiv: „Ach, du armes Ding, ich helfe dir" – was sie auch gerne zuläßt. Mit der Zeit wird dies jedoch beschwerlich. In ihrer zärtlichen Zuneigung umwindet sie andere mit Ketten, die mit Samt bezogen sind, was aber nichts daran ändert, daß es dennoch Ketten sind. Bei jenen, die sie nicht mehr stützen wollen, ruft dies dann Schuldgefühle hervor. Das Bedürfnis nach Unterstützung ist bei Pulsatilla so stark und echt, daß andere sie nur widerstrebend die Verantwortung für sich selbst übernehmen lassen, auch wenn der Schutz, den sie sucht, nicht unbedingt in ihrem eigenen Interesse ist. Es ist zu befürchten, daß der Efeu nicht mehr ohne Schaden von der ihn stützenden Wand zu trennen ist.

Bei den Erwachsenen kann diese Abhängigkeit die Form einer Bereitschaft annehmen, sich vollkommen dem Einfluß eines anderen zu unterwerfen – ihrem Mann, ihren Eltern oder irgend einer anderen Autoritätsfigur, die es übernimmt, für ihr körperliches und geistiges Wohl zu sorgen, und ihr größtmögliche Sicherheit bietet. Sie fühlt sich wohl oder ist zumindest zufrieden, wenn sie in Gruppen, Gemeinschaften oder Großfamilien lebt und ihr Leben und die Verantwortung mit anderen *teilt*, und ist ein gutes Mitglied der Gemeinschaft, die sie gewählt hat. Sie ist fügsam und hält sich daher an die Regeln. Weil sie instinktiv die Notwendigkeit von Toleranz und von Geben und Nehmen erkennt, schließt sie sich dem Willen der Gruppe an und lebt oder arbeitet harmonisch mit anderen zusammen. Dies steht im Gegensatz zu *Phosphor* und *Natrium muriaticum*, die sich mit Enthusiasmus in Gruppensituationen begeben, in denen sie aller Wahrscheinlichkeit nach unzufrieden werden. Entweder schwindet ihr Enthusiasmus oder sie fangen an, sich mit dem Leiter oder mit anderen Gruppenmitgliedern zu streiten. Manchmal werden sie auch einfach nur unruhig und gehen weg: *Phosphor* sucht nach einem neuen intellektuellen oder sensorischen Stimulus, *Natrium muriaticum* nach einer besseren Lösung für seine unendlich vielen Probleme.

Aufgrund dieser Abhängigkeit ist *Pulsatilla* einer der homöopathischen Arzneimitteltypen, die am meisten von einer Einzel- oder Gruppenpsychotherapie profitieren. Sie ist nicht nur von Natur aus empfänglich für Anleitung, sondern akzeptiert auch konstruktive Kritik und gibt in ihrer fundamentalen Redlichkeit Fehler zu. Außerdem braucht sie jemanden, der ihr zuhört. Sie fühlt sich sehr viel besser, wenn sie ein wenig gejammert und ein paar Tränen vergossen hat. *Pulsatilla* ist im *Repertorium* von *Kent* in der Rubrik „Weinen bessert“ nicht aufgeführt, sollte dort aber im Fettdruck stehen*. Wenn sie sich einem anderen anvertraut hat, oder ihre Probleme allgemein ausgebreitet hat („Ich habe ein langes Gespräch mit mir selbst geführt – und mit fünfzig anderen Leuten ...“), findet sie emotional wieder zu ihrem Gleichgewicht zurück. Wenn man in einem homöopathischen Arbeitskreis nach Freiwilligen fragt, um übungshalber einen Fall aufzunehmen, gehört *Pulsatilla*, wie nicht anders vorauszusehen, zu den ersten, die sich als Versuchskaninchen zur Verfügung stellen.

---

* In der deutschen Ausgabe ist *Pulsatilla* im ersten Grad aufgeführt (die Rubrik ist mit * bezeichnet und aus *Boenninghausens Characteristics and Repertory* von *C.M. Boger* übernommen) (d.Ü.).

Sie kann zwar, wie die klassischen Texte feststellen, misantropisch und „argwöhnisch" (*Hahnemann*) sein, sich „vor allen Menschen fürchten" und „niemandem trauen" (*Hering*). Unsere eigene Erfahrung geht jedoch dahin, daß sie meist vertrauensvoll und empfänglich ist (*Phosphor*); sie glaubt wirklich daran, daß andere ihr helfen können, was diese dann natürlich auch tun.

Bei einem interessanten Fall von Amenorrhoe entschied dieses eindeutige Vertrauen zwischen *Pulsatilla* und *Natrium muriaticum*. Eine Frau Anfang dreißig kam verfrüht ins Klimakterium, womit sie dem Vorbild aller weiblichen Mitglieder ihrer Familie folgte. Sie litt unter Hitzewallungen, gelegentlicher Fleckenbildung, unberechenbaren Stimmungsschwankungen, und seit mehreren Jahren hatte sie keine normale Regelblutung mehr gehabt. Außerdem machte sie sich Sorgen wegen ihres Blutdrucks, der im oberen Normbereich lag, und wegen ihres Herzens, da sie gelegentlich leichtes Herzklopfen verspürte.

Als der behandelnde Arzt ihr versicherte, daß sie deshalb nicht allzu beunruhigt zu sein brauche, war ihre Reaktion überwältigend. „Oh, vielen Dank, daß Sie das sagen!" seufzte sie aufrichtig erleichtert. „Sehr freundlich von Ihnen – und ich bin ja so froh! Ihre Worte sind so tröstlich, daß mein Herzklopfen schon weg ist..." Hier wurde ihr Simillimum offensichtlich. Eine Dosis *Pulsatilla* 1 M und ihre Menses kamen, trotz der hereditären Komponente, in einer dieser „sanften, schnellen, gewissen und dauerhaften Heilungen" (*Hahnemann*) wieder und blieben lange Jahre regelmäßig.

Das Vertrauen, das *Pulsatilla* in andere setzt, kann jedoch auch dazu führen, daß sie aufgrund ihres Anlehnungsbedürfnisses hypochondrisch an ihrer Krankheit festhält. Sie kann sogar *aus Mitgefühl* krank werden, damit diejenigen, die sie liebt, sich auch um sie sorgen: die Mutter erkrankt, wenn ihr Kind krank wird, das Kind, wenn Geschwister kränkeln, der Ehemann, wenn es seiner Frau nicht gut geht. Diese Patienten sind nicht primär auf Heilung aus, weil dies der Zuwendung, der Aufmerksamkeit und dem Umhegtwerden, die sie so nötig brauchen, ein Ende setzen würde. Beispielsweise können sie eine Krankheitsgeschichte mit ständig wechselnden arthritischen Schmerzen präsentieren, die auf *Pulsatilla* hinweisen. Der Arzt verschreibt das Mittel und sagt aufmunternd: „Ich denke, wir können dieses Problem ohne weiteres abklären. Sie brauchen nur diese kleinen Kügelchen einzunehmen und eine Weile keinen Kaffee mehr zu trinken. Wir sehen uns dann in vier Wochen wieder." Sind die Patienten damit glücklich? Nicht so recht. Die sachliche Haltung des Arztes kann sie sogar erschrecken. Sie sagen es nicht direkt, sondern fangen an, unschlüssig zu werden: „Ja, aber... Sind Sie da sicher... Könnte es nicht sein daß,... Ich habe von einem anderen Arzt gehört, der... Und was ist, wenn mein Mann meint, es wäre besser wenn...?" Der Arzt spürt jetzt, daß sie im Unterbewußtsein nicht bereit sind, ihre Beschwerden loszulassen.

Diese Patienten kommen zum Homöopathen, und sie gehen wieder, auch wenn die Ergebnisse gut waren. Manchmal mögen sie es nicht, daß sie nur so selten zum Arzt müssen und daß sie dazu angehalten werden, sich zwischen den Konsultationen auf sich selbst zu verlassen. Auch wenn es ihnen gesundheitlich besser geht, brechen sie völlig unerwartet die Behandlung ab und suchen sich einen anderen Arzt, der ihnen einen kontinuierlicheren emotionalen Halt bietet. In ihrer „aengstlichen Sorge um ihre Gesundheit" (*Hahnemann*), und weil sie das Gefühl haben, daß man „sein Schiff nicht nur an einen Anker" hängen darf (sie brauchen jederzeit ein umfassendes soziales Netz), gehen sie manchmal auch gleichzeitig zu mehreren Ärzten. Sie tun dies jedoch auf unauffällige und unsystematische Weise, die sich unterscheidet von der hektischen Betriebsamkeit von *Arsenicum*, der systematischen Hartnäckigkeit von *Natrium muriaticum* oder dem Eifer von *Phosphor*.

Wenn *Pulsatilla* sich von der Homöopathie abgewendet hat, kann sie dennoch ein Jahr später anrufen, um zu sagen, daß es ihr jetzt nicht mehr so gut geht wie während der homöopathischen Behandlung. „Ich wünschte, ich wäre bei Ihnen geblieben. Ich würde gerne zurückkommen." Dann, auf flehentliche, kindliche Art: „Nehmen Sie mich denn wieder?" Natürlich bekommt sie wieder einen Termin. Aber es ist auch diesmal nicht sicher, ob sie dabeibleibt. Wechselhaft in ihrer Treue zu einer therapeutischen Richtung, ist sie eine der wenigen Arzneimitteltypen (die beiden anderen sind *Phosphor* und *Lycopodium*), die die homöopathische Behandlung während einer offensichtlichen Besserungsphase oder sogar nach einem unbestrittenen Heilungserfolg abbrechen können.

Eine Frau, deren vierjährige Tochter mit Hilfe der Homöopathie von chronischen Infekten der oberen Atemwege und des Ohres geheilt wurde, nachdem sie lange und erfolglos allopathisch behandelt worden war, kehrte im darauf folgenden Winter zu ihrem ursprünglichen Kinderarzt zurück. Als sie gefragt wurde, weshalb sie ihre Tochter wieder mit Antibiotika behandeln lasse, sagte sie: „Ja, die homöopathische Behandlung hat ihr gut getan, aber wissen Sie, wir haben gleichzeitig auch die Ernährung umgestellt und die Milch weggelassen, was sicher auch einiges damit zu tun gehabt hat... Es kann auch sein, daß sie einfach aus dem Alter heraus ist, in dem Kinderkrankheiten auftreten, wie der Kinderarzt es vorausgesagt hat." Sie wurde darauf hingewiesen, daß ihre Tochter trotz allem wieder Antibiotika nehmen mußte. Daraufhin sagte sie: „Nun ja, das stimmt, aber erst zum zweiten Mal in diesem Jahr, und wir haben nun schon Ende März. Letzten Winter hat sie *Belladonna* wirklich einige Male *gebraucht*; ich möchte, daß sie weder von *Belladonna* noch von Antibiotika abhängig wird..." Vielleicht lag das eigentliche Problem darin, daß sie im letzten Winter, als ihre Tochter gesund war, weniger Mitgefühl und Aufmerksamkeit von der Familie, von Freunden und Nachbarn erhalten hatte als früher, wenn ihre Tochter krank war. Weil es keinen anderen Grund gab, andere um Beistand zu bitten (*Pulsatilla* ist ehrlich und erfindet keine Schwierigkeiten, um Aufmerksamkeit zu erregen), zog sie es vor, die ursprüngliche Situation wieder herzustellen: ein krankes Kind und damit einen legitimen Anspruch auf das Mitgefühl anderer zu haben. Ein solches Verhalten ist zwar selbst für *Pulsatilla* extrem. Tatsache ist jedoch, daß viele dieser Patienten sich an ihre Beschwerden geradezu klammern, um andere dazu zu bringen, sich um sie zu kümmern.

Pulsatilla braucht außerdem in hohem Maße wohlwollende Anerkennung. Manchmal muß ein langsames Kind nur gelobt werden, um die darunterliegende Lebhaftigkeit und Lebendigkeit zum Ausdruck zu bringen. Während andere Konstitutionstypen durch Hindernisse (*Sulfur, Lycopodium*), Kritik (*Nux vomica*), Herausforderungen (*Natrium muriaticum*), strenge Disziplin (*Arsenicum*) und systematische Unterweisung (*Calcium carbonicum*) wachsen, gedeiht *Pulsatilla* als Kind und im Erwachsenenalter nur dann, wenn man sie ständig ermutigt. Sie braucht andere auch, um ihre Ansichten zu formen, da sie gehorsam und leicht zu beeinflussen ist, und ihre Ideen und Gefühle ständig wechseln („Hat eine große Menge, aber wandelbarer, Ideen im Kopfe": *Hahnemann*). Man kann dies z.B. bei Studenten beobachten, die sich bei einem wichtigen Thema nicht entscheiden können und ihre Meinung bis zur letzten Minute von dem Professor abhängig machen, den sie gerade am meisten mögen oder der sie am meisten inspiriert. *Pulsatilla* vertraut nicht auf ihre eigenen intellektuellen Fähigkeiten und in ihr eigenes Urteil. Wie fähig sie auch immer sein mag, erst die Beurteilung und Absicherung durch andere gibt ihr Sicherheit.

Umgänglichkeit

Dies führt uns zu dem dritten auffallenden Merkmal von *Pulsatilla* – ihrer *Umgänglichkeit.* Sie ist von Natur aus freundlich und anderen wohlgesonnen. Sie drängt sich oder ihre Ideen anderen nicht auf, sondern fühlt sich eher in sie ein, interessiert sich für alle Einzelheiten ihres Leben und freut sich immer, von ihren Kindern, Zuhause, Gesundheit und Hobbies zu hören. Nachdem sie ihre anfängliche Schüchternheit überwunden hat („scheues Wesen“: *Hering*), verhält sie sich natürlich und ungezwungen, so daß man sich in ihrer verständnisvollen Gegenwart wohl fühlt (*Phosphor*). Ihr männliches Gegenstück in Bezug auf Umgänglichkeit ist (trotz aller Unterschiede) häufig *Sulfur,* der seine Unzahl von Freunden und Bekannten so unterschiedslos sammelt wie Briefmarken, Münzen und andere Dinge.

Wie wichtig Beziehungen für *Pulsatilla* sind, wird deutlich, wenn sie während der Konsultation gefragt wird, was sie mit einer Woche Freizeit anfangen würde, wenn Geld keine Rolle spielte. Häufig sagt sie einfach, daß sie gerne Freunde besuchen würde und muß lange überlegen, um etwas anderes zu finden, das sie sonst noch gerne tun würde. Auf andere Konstitutionstypen trifft dies nicht in diesem Ausmaß zu. Deren Antworten variieren zwischen dem Wunsch, zu reisen und Neues zu sehen (*Tuberkulinum*), wie verrückt Kleider zu kaufen (*Lachesis*), die Abende in der Oper oder im Theater zu verbringen (*Phosphor*), mit einem Freund wandern zu gehen oder ein Ferienhäuschen mit der gesamten Familie zu mieten (*Natrium muriaticum*), zuhause zu bleiben und *endlich* genügend Zeit zu haben, um zu musizieren, zu malen oder zu schreiben (*Arsenicum*), an die See zu fahren (*Medorrhinum*) oder sich eine Woche lang in der Kongreßbibliothek zu vergraben (der intellektuelle *Sulfur*-Typ)*.

Pulsatilla liebt Gesellschaft aller Art: Junge und Alte, Langweilige und Amüsante, Schwierige und Heitere, Habgierige und Großzügige. Es müssen auch nicht immer Menschen sein. Sie sorgt gerne für Tiere, Vögel, Fische und Pflanzen – auch diese bedeuten für sie Gesellschaft.

Ein Fünfjähriger kam wegen chronischer Ohrenschmerzen zum Arzt. Er war ein übermütiger, kräftiger kleiner Kerl, der äußerlich nichts von *Pulsatilla* an sich hatte – diese Buben sind gewöhnlich hübsch, schmächtig und sanft. Deshalb waren wir überrascht, von der Mutter zu hören, daß er auf dem Spielplatz die ganz Kleinen verteidigte und als ihr „Schutzengel" bekannt war. Er tat dies in den Pausen während des Baseballspiels oder beim Kicken. Wenn ein anderes Kind geneckt oder mißhandelt wurde, stiegen ihm die Tränen in die Augen und obwohl er nicht kämpfte (*Pulsatilla*-Kinder vermeiden physische Auseinandersetzungen), hielt er sich den Rest des Tages beschützend in dessen Nähe auf und wachte darüber, daß man ihm nicht noch einmal zu nahe trat. Dieses Symptom wies auf *Pulsatilla* hin, das dann auch seine Ohrenbeschwerden heilte. Wenn er, nebenbei gesagt, mehr *Sulfur* gewesen wäre (was er auf den ersten Blick zu sein schien und was auch in der Tat sein zweites Konstitutionsmittel war), wäre er rot und hitzig geworden und hätte angefangen, mit dem Angreifer zu raufen oder ihn zumindest einmal um den Block gejagt.

Dieser Junge war in keiner Weise sanft oder mädchenhaft. Er hatte lediglich den *Pulsatilla*-Wunsch, für Kleinere und Schwächere zu sorgen. Dieser Zug findet sich zwar, wie nicht anders zu erwarten, häufiger bei Mädchen (die Stunden damit verbringen können, ihre Puppen zu versorgen). So mancher Junge wird jedoch diesen Aspekt seines Wesens aus Angst, als „Waschlappen" dazustehen, eher unterdrücken. Bei jedem Jungen, der offensichtlich gern mit jüngeren Kindern zusammen ist und wie selbstverständlich die geduldige, sanfte Rolle einer Mutter übernimmt, wenn er für sie sorgt, ist *Pulsatilla* ein

* Diese Unterscheidungen sind freilich nicht immer eindeutig. Viele werden zusätzlich zu ihrem ersten Wunsch abends Freunde besuchen wollen (der nicht-intellektuelle *Sulfur* geht z.B. gerne mit ein paar Freunden aus oder „macht einen drauf"). Der Mensch ist immer ein soziales Wesen; bei *Pulsatilla* mit ihrer Abhängigkeit von anderen ist dies nur offenkundiger.

Mittel, das mit in Betracht gezogen werden muß, auch wenn er sonst dunkelhäutig, robust und zäh ist.

Das Talent von *Pulsatilla*, sich auf andere zu beziehen, ist unbestreitbar ein Vorzug und eine Stärke. Ihre nachgiebige Art und ihre Weigerung, sich zu streiten, haben jedoch auch einen ganz pragmatischen Hintergrund. Sie hat sich bemüht, ein Netz von Freunden aufzubauen, auf das sie sich in schwierigen Zeiten verlassen kann. Sie muß immer wissen, daß ihre Freunde für sie da sind, daß sie stets bereit sind, wenn sie Hilfe braucht oder um sich bei jemanden auszuweinen. Jede Mißstimmung muß vermieden werden, da sie dies von einem Teil ihres ausgedehnten sozialen Netzes abschneiden würde. Ihre kindliche Art, von der wir oben gesagt haben, daß sie einer Abhängigkeit entspringen kann, ist auch häufig ein Zeichen für ihr instinktives Bedürfnis nach der Gegenwart anderer. Ein Heranreifen in Bezug auf das Verständnis oder auf den Umgang mit Problemen ist jedoch gewöhnlich nur dann möglich, wenn man in seinem Leben eine Zeitlang *alleine* gewesen ist. Dadurch, daß *Pulsatilla* diese Voraussetzung für das Heranreifen meidet, verzögert sie diesen Prozess. Das Leben, unser großer Lehrer, nimmt sich dessen jedoch manchmal an. Wenn ein *Pulsatilla*-Mensch selbstbewußt und unabhängig ist, ist er gewöhnlich gezwungen worden, eine Zeitlang alleine zu sein und hat z.B. im Internat oder im College an Heimweh oder unter frühem Verlust oder Trennung von einem Elternteil gelitten, war Einzelkind oder machte eine längere Krankheit durch. Wenn er so gleichsam einer Prüfung unterzogen worden ist, wirkt er nicht mehr so kindlich, kann aber dennoch die einem Kind eigene Frische und dessen Vertrauen behalten. Die homöopathischen Mittel haben eine ähnlich stärkende und reifmachende Wirkung und helfen der geselligen *Pulsatilla*, weniger abhängig von anderen zu sein.

Ungezwungenheit im Gespräch ist gleichfalls eine Möglichkeit, *Pulsatilla* zu charakterisieren. Sie ist zwar nicht so einfallsreich wie *Phosphor*, jedoch ebenso mitteilsam oder gesprächig, ohne aggressiv zu sein. Von Natur aus ist sie höflich und hat ein gutes Gespür dafür, wann sie reden und wann sie zuhören sollte. Gelegentlich kann sie jedoch unendlich lange irgend etwas erzählen, wobei sie nicht aufdringlich, aber hartnäckig ist. Man kann sie dann kaum von ihren „wunderlichen Einfällen und verrückten Ideen“ (*Kent*) abhalten. In der Sprechstunde neigt sie dazu, immer und immer wieder auf ein kleines Symptom zurückzukommen, das sie besonders stört. Was ihre Gesundheit betrifft, unterscheidet sie nicht zwischen Wichtigem und Unwichtigem. Alles ist von gleich großer Bedeutung.

In der Homöopathie sind die schlimmen oder schmerzhaften Symptome meist nicht unbedingt die Hauptkriterien für die Mittelwahl. Flüchtige und scheinbar unzusammenhängende Symptome sind häufig wichtiger als auffallende, konstante und schmerzhafte. Bei Asthma wäre z.B. ein Jucken am Kinn, das vor dem Anfall auftritt, für die Mittelfindung weitaus wertvoller als die Unfähigkeit auszuatmen. *Pulsatilla* nimmt diese „eigenartigen, seltenen und besonderen" Symptome, nach denen man als Behandler stets sucht, recht gut wahr*. „Doktor, meine Zunge fühlt sich viel zu groß an für meinen Mund. Sind Sie ganz sicher (dabei sperrte sie ihren Mund weit auf), daß sie nicht größer ist als normal?" war das Leitsymptom für *Pulsatilla* bei einer Patientin mit einem hartnäckigen Ekzem an Händen und Armen, bei dem der Arzt sonst keine spezifischen oder charakteristischen Symptome finden konnte.

Viele dieser Leitsymptome finden sich im Abschnitt „Sensations" bei *Hering*; er zählt etwa zweihundert auf, von so bekannten wie dem „Gefühl... als ob der Kopf in einem Schraubstock eingeklemmt wäre; als ob das Trommelfell beim Nießen platzen würde; als ob die Zunge verbrüht wäre," bis hin zu so ungewöhnlichen Symptomen wie der Empfindung „... als ob kaltes Wasser über den Rücken gegossen würde; als ob der Gaumen mit zähem Schleim bedeckt oder geschwollen wäre; als ob ein Wurm in den Hals kriechen würde."

Gewöhnlich lassen sich diese Patienten kaum davon abhalten, diese Symptome wiederzugeben. In ihrem Vertrauen zwingen sie sich buchstäblich dazu, dem Arzt *alles* über sich zu erzählen, manchmal bis hin zu verblüffend intimen Details. Diese Eigenheit findet sich besonders bei der jüngeren Generation, die nichts mehr liebt, als „aus sich herauszugehen". Aber auch ältere Menschen können dieselbe arglose Offenheit an den Tag legen, wenn sie Symptome erzählen, die von ihrer Pulsatilla-Natur zeugen.

---

* „Bei dieser Aufsuchung eines homöopathisch spezifischen Heilmittels sind die auffallenderen, sonderlichen, ungewöhnlichen und eigenheitlichen (charakteristischen) Zeichen und Symptome des Krankheitsfalles besonders und fast einzig fest ins Auge zu fassen..." (*Hahnemann, Organon der Heilkunst*, 6. Auflage, § 153).

Es gibt noch eine Reihe anderer Konstitutionstypen, die ähnlich gründlich, um nicht zu sagen maßlos sind, wenn sie über ihre Symptome berichten, aber sie alle haben ihre eigene Art, sie zu äußern. Der Stil von *Pulsatilla* ist geprägt von ungezwungener Mitteilsamkeit, die immer höchst persönlich bleibt.

Zum Beispiel kann sie arthritische Schmerzen als „schmerzende Steifheit im rechten Knie, mit gelegentlich aufschießenden Schmerzen, die schlimmer sind, wenn ich das Bein strecke oder es eine Zeitlang nicht bewegt habe" beschreiben und hinzufügen: „Ach, ich hoffe ja so, daß Sie mir helfen können...!" Der intellektuelle *Sulfur*-Typ kann die gleiche Beschwerde so schildern: „Die Untersuchung meines rechten Knies mit Hilfe mehrfacher Röntgenaufnahmen hat erbracht, daß leichte osteoarthritische Veränderungen im gesamten Kniegelenk zu finden sind; wie der Doktor sagte, sind sie medial und in Richtung Femur-Patellargelenk etwas stärker..." Sowohl die Darstellung von *Pulsatilla* als auch die von *Sulfur* kontrastieren mit dem Stil von *Arsenicum*, der sowohl die technische als auch die persönliche Beschreibung liefert. Auch wenn er wissenschaftlich genauso gut informiert sein kann wie *Sulfur* und sich gleichfalls auf die Autorität eines anderen Arztes bezieht, ist er nicht so unpersönlich in seiner Ausdrucksweise. Gleichzeitig ist *Arsenicum* kritischer und angriffslustiger als *Pulsatilla*. „Ich habe so einen heftigen, arthritischen Schmerz im rechten Kniegelenk, der nachts vollkommen unerträglich wird. Es ist, als hätte mich jemand grün und blau geschlagen... Der Arzt, bei dem ich zuletzt war, hat gesagt – was immer seine Meinung auch wert sein mag – daß keine Spur von einer Schwellung oder einem Erguß zu sehen ist, aber dieser reißende Schmerz, der zusammen mit einer Steifheit auftritt, die durch die Arthritis bedingt ist..." Manche *Natrium muriaticum*-Patienten sind stoisch reserviert; andere beschreiben ihr physisches Symptom im Zusammenhang mit einer breiten Darlegung ihres emotionalen Zustandes. Die Darstellung von *Sepia* kann langweilig und nörglerisch sein, die von *Nux vomica* und der geschwätzigen *Lachesis* ungestüm und eindrucksvoll, die von *Calcium carbonicum* akurat und manchmal mit einem hoffnungslosen Unterton. *Lycopodium* bleibt vollkommen distanziert und gibt nur widerwillig eine Beschreibung seiner Symptome von sich – außer wenn er in Panik gerät, dann gleicht seine Angst der von *Arsenicum*. *Phosphor* spricht, wie *Pulsatilla*, in persönlichem Ton und beschreibt gleichfalls bereitwillig seine

Symptome. Während sich jedoch die Darstellung von *Pulsatilla* in die Länge zieht, ist die von *Phosphor* eher lebhaft, z.B.: „Mein ganzes rechtes Knie fühlt sich an, als ob tausend kleine Teufel mich mit rotglühenden Zangen beißen würden – vermutlich lassen sie mich für meine vielen Sünden büßen. Und wenn ich mich nur ein kleines bißchen bewege, strengen sie sich doppelt an – diesmal aber mit Feuerhaken...“ (mehr zu diesem Thema in den entsprechenden Kapiteln).

Pulsatilla kann so gesellig sein, daß sie Schwierigkeiten hat, das Gespräch zu beenden und das Sprechzimmer zu verlassen. Sie liebt es, noch länger dazusitzen und von ihrer Familie zu erzählen, ihren Ferienplänen, ihren seltsamen Träumen usw. Sie ist auch eine von denjenigen, die kurze Zeit später den Arzt anruft und ihn leicht besorgt fragt: „Meinen Sie *wirklich*, daß Sie mir helfen können?“ oder: „Gestern war mir etwas übel, nachdem ich gebackenen Fisch gegessen hatte – ist das normal?“ (*Pulsatilla* sollte nichts Fettes, Reichhaltiges oder Fettgebackenes essen, weil sie dies nur schlecht verträgt; wenn sie zu viel oder zu spät am Abend ißt, schläft sie nur schlecht oder gar nicht). Auch hier unterscheidet sie sich von denen, die gleichfalls gerne noch einmal anrufen – *Arsenicum* und *Natrium muriaticum. Pulsatilla* will bestärkt werden und sucht mehr Kontakt zum Arzt; die anderen beiden wollen sich zwar gleichfalls rückversichern, sind aber heftig besorgt, weil sie irgend ein „wichtiges“ Symptom vergessen haben, das der Arzt unbedingt noch wissen *muß* oder weil sie fürchten, eine wichtige Anweisung nicht richtig verstanden zu haben. *Sulfur* kann nach ein paar Wochen wieder anrufen, um systematisch eine lange Liste von Symptomen vorzutragen.

Am anderen Ende des Spektrums von *Pulsatilla* ist die Patientin, die ständig schwankt in ihrem Wohlbefinden, und die ihren Gesundheitszustand nur völlig widersprüchlich und ungenau beschreiben kann. Ihre Darstellung ist so verwirrend, daß der Arzt noch nach einer Stunde nicht weiß, in welche Richtung es geht. Sie kann Symptome nicht genau beschreiben, kann nicht sagen, ob es eine Besserung gegeben hat oder nicht, und widerspricht augenblicklich dem, was sie gerade eben noch gesagt hat. Wenn man sie fragt, wie es ihr geht, kann sie antworten: „Ich weiß nicht; mir geht es besser und schlechter – ich kann es nicht recht beschreiben... Ich kann Ihnen nicht wirklich beschreiben, wie ich mich fühle – um wievieles *sollte* ich mich besser fühlen, um ‚besser‘ zu sagen?“ (Diese Haltung paßt auch zur Natur der physischen Symptome von *Pulsatilla*: unspezifische, undefinierbare Schmerzen, die kommen und gehen). Als Behandler kann man jedoch manchmal eine merkliche Besserung beobachten, auch wenn der Patient nicht dazu in der Lage ist.

Flexibilität

Die vierte charakteristische Eigenschaft von *Pulsatilla* ist ihre *Flexibilität*, die zum einen ihrer Unentschlossenheit, zum anderen ihrer Anpassungsfähigkeit entspringt.

Hahnemann schreibt: *Pulsatilla* paßt „am wenigsten zu Menschen von schneller Entschließung“ – eine vornehme Umschreibung der chronischen *Unentschlossenheit* von *Pulsatilla*. Wie die Küchenschelle, die sich bei jedem Luftzug hin- und herneigt, bewegt sich auch der *Pulsatilla*-Mensch unbeständig hierhin und dorthin, als Ausdruck seiner Unfähigkeit, sich zu entscheiden, ob es sich nun um kleine oder große Dinge handelt. Auch wenn sie dann schließlich eine Entscheidung trifft, hat sie Schwierigkeiten, sich daran zu halten („wechselhaft, unbeständig“: *Kent*), wobei es sie im allgemeinen ermüdet und entnervt, daß sie jeden Tag vor so viele Alternativen gestellt ist.

Wenn das Kind entscheiden soll, welche Eiskremsorte, welches Spielzeugauto oder welche Puppe gekauft werden soll, führt es einen langen Kampf mit sich, bis es gequält aufschreit: „Warum darf ich mir denn nur *eins* wünschen?“ Die Erwachsenen lassen sich manchmal erweichen und geben ihr, auch wenn es auf Kosten der Fairness den anderen Kindern gegenüber geht, mehr als nur eines, nur um dieses endlose Hin- und Herschwanken zu beenden. In der Sprechstunde kann das Mädchen, das Süßigkeiten mag, kaum sagen, welche sie besonders mag. Und wenn das Kind wirklich *Pulsatilla* braucht, ist es nicht nur unbeständig, sondern launisch („Selbst bei guter Laune verlangt das Kind bald dies, bald jenes“: *Hering*).

Die Unschlüssigkeit von *Pulsatilla* zeigt sich auch bei einem Kind, das seine Hausaufgaben nicht beginnen kann, weniger aus Faulheit, sondern aus „höchster Unentschlüssigkeit“ (*Hahnemann*): Welches Fach soll zuerst drankommen – Mathematik oder Geschichte, Englisch oder Französisch? Sie grübelt hin und her über die jeweiligen

Vor- und Nachteile, was damit endet, daß sie gar nichts tut, bis man sie ausdrücklich anweist: „Du fängst mit Mathe an." Gehorsam, ja fast dankbar beginnt sie dann, ihre Hausaufgaben zu erledigen. In der Weigerung eines Kindes, die Schulaufgaben zu machen, sollte man jedoch auch die *Pulsatilla*-Symptome sehen: „Kopfschmerzen von Schulmädchen" (*Kent*), „geistige Arbeit ermüdet" (*Hering*) und besonders „Abends, unaufgelegter zu Geistesarbeiten, als zu andern Tageszeiten". Das Mittel hat, wie wir uns erinnern, eine ausgesprochene abendliche Verschlimmerung sowohl der psychischen als auch der physischen Symptome.

Mit ihrem gefügigen, leicht zu beeinflussenden Wesen, ihrer Abneigung dagegen, sich entscheiden zu müssen, ihrer Tendenz, diese Entscheidungen wieder rückgängig zu machen, und weil sie oft nicht weiß, was sie will und was sie tun soll, macht *Pulsatilla* meist den Eindruck, daß sie sich eher nach dem Willen anderer richtet, als ihr Leben selbst in die Hand zu nehmen („leicht zu führen und leicht zu überreden": *Kent*). Zum Beispiel konnte sich eine siebzehnjährige Patientin, die an zwei der besten Colleges des Landes angenommen worden war, nicht entscheiden, auf welches sie nun gehen wollte. Sie wog ab und rang mit sich, entschied sich, und überlegte es sich wieder anders, bis sie am letzten Tag der Frist, innerhalb derer die Entscheidung fallen mußte, ihre Eltern bat, für sie zu entscheiden. Eine andere Patientin, die sich gleichfalls nur schwer entscheiden konnte, war von zwei jungen Männern zum Schulabschlußball eingeladen worden. Unter Tränen schwankte sie zwischen den beiden hin und her, bis sie schließlich beiden einen Korb gab – eine Lösung, die zwar unüblich, aber nicht untypisch für *Pulsatilla* ist. Im nächsten Frühjahr bekam sie im Bemühen, das Mittel präventiv einzusetzen, einen Monat vor dem Ball eine Dosis *Pulsatilla* 10 M. Als vier Einladungen kamen, war sie gewappnet. Obwohl sie wie gewöhnlich bestürzt war („Die Jungs sind doch alle so nett!"), entschied sie sich vernünftigerweise für den, der zuerst gefragt hatte.

Bei der Unfähigkeit von *Pulsatilla*, sich zu entscheiden, spielt auch eine gewisse Freundlichkeit eine Rolle: Sie möchte niemanden verletzen oder zurücksetzen – sei es nun den jungen Mann, der sie zum Ball einlädt oder die Auswahlkommission eines Colleges. Bei Buben oder jungen Männern ist es überraschend der „wohlwollende" *Sulfur*-Typ, der lieber ein Schulfest versäumt, als sich zu entscheiden, welches Mädchen er einlädt und damit Gefahr zu laufen, andere zu verletzen.

Manchmal schwankt sie noch lange nach einer Heirat zwischen zwei Männern. Auch der, für den sie sich entschieden hat, kann sich noch zehn oder fünfzehn Jahre später fragen, ob sie wirklich ihre Entscheidung getroffen hat. Ihre Uneindeutigkeit entspringt weniger einem Bedauern (*Pulsatilla* bedauert nichts), sondern ihrer Fähigkeit, immer noch emotional auf den anderen zu reagieren. Gelegentlich kommt ihr Schwanken in einem intensiven inneren Jammern zum Ausdruck: „Warum konnte ich denn nicht beide haben?"

Im Alltag zeigt sich ihr Wankelmut recht deutlich z.B. beim Einkaufen. Sie befühlt zwanzig offensichtlich identische Pfirsiche, dreht und wendet sie in der Hand, bevor sie dann sorgfältig vier Stück auswählt. Oder sie fragt, nachdem sie unglaublich viel Zeit damit verbracht hat, die Vor- und Nachteile unterschiedlicher Formen von Weingläsern gegeneinander abzuwägen, den Verkäufer: „Welche soll ich denn nun nehmen – die kurzen robusten oder die langstieligen?" Der Verkäufer, der *Pulsatilla*-Käuferinnen gewohnt ist, wird dann eine Stilrichtung aussuchen und ihr irgendeinen überzeugenden Grund liefern. Manchmal nimmt sie den Rat an, und manchmal macht sie es genau umgekehrt. Aber zumindest bringt die Stimme der Autorität sie dazu, eine Wahl zu treffen. Noch lange danach wird sie sich jedoch fragen, ob sie auch die richtige Entscheidung getroffen hat. Irgendetwas in ihr haßt ganz einfach die mit einem Kauf verbundene Endgültigkeit einer Entscheidung.

Das gleiche passiert im Restaurant, wo *Pulsatilla* gezwungen ist, aus einer Reihe von verlockenden Gerichten eines auszuwählen. Speisekarten sind ihr ein Greuel, weil sie nicht nur lange braucht, um sich zu entscheiden, sondern weil sie auch dann, wenn sie sich entschieden hat, ihre Meinung ständig wieder ändert. Auch hier ist es besser, wenn jemand für sie bestellt, und sie wird im allgemeinen erleichtert und zufrieden sein: *Pulsatilla* läßt sich gerne von anderen überzeugen.

Arsenicum kann genauso viele Pfirsiche betasten, ebenso lange verschiedene Stilrichtungen von Gläsern erwägen und genauso sorgfältig die Gerichte auf der Speisekarte studieren, tut dies aber effizient. Sie weiß, was sie will und braucht keinen Rat von anderen. *Arsenicum* kann auch einen ganzen Tag damit zubringen, nach einem bestimmten Halstuch zu suchen und keines finden, das ihren Vorstellungen *genau* entspricht. Bei *Pulsatilla* ist das anders: Sie findet mehrere Halstücher, die ihr gefallen und neigt zuerst dem einem, dann dem anderen zu.

Ihre schwankende Art zeigt sich auch beim Spielen. Beim Bridge kann sie eine Plage sein. Bei diesem Spiel, wo jedes Zögern beim Ausspielen einer Karte dem Gegner verrät, was man auf der Hand hat, kann diese sanfte, wohlmeinende Frau ihren Partner zur Weißglut bringen. Dies überrascht, weil sie doch hauptsächlich spielt, um Gesellschaft und angenehme Unterhaltung zu haben, und nur selten konkurriert oder stets gewinnen will. Ein anderes Spiel, das nicht für sie geeignet ist, ist Schach – es ist insgesamt zu intellektuell und asozial, und es verlangt wiederholt harte Entscheidungen*.

William James schreibt in seiner *Psychologie*: „Es gibt keinen bedauernswerteren Menschen als den, der sich nicht entscheiden kann." Das ist nicht ganz richtig. Es sagt dies ein *Phosphor/Sulfur*-Mann, der keine Vorstellung davon hat, wie angenehm die Qual sein kann, die eine *Pulsatilla*-Frau durch ihr Hin- und Herschwanken als solches erleidet. Es ist die gleiche Befriedigung, die *Phosphor* dann verspürt, wenn er aufgibt, *Natrium muriaticum*, wenn er sich einer moralischen Pflicht entledigt, und *Arsenicum*, wenn er seinen Eifer übertreibt.

Die Unschlüssigkeit von *Pulsatilla* erinnert manchmal an das der mittelalterlichen Philosophie entstammende Beispiel von *Buridans* Esel, der in der Mitte zwischen zwei gleich großen Heubündeln wie angewurzelt stehenbleibt und sich nicht entscheiden kann, welches er fressen soll. Schließlich verhungert das arme Tier. In ähnlicher Weise kann die unschlüssige *Pulsatilla* sich nicht zwischen zwei Colleges, zwei Eiskremesorten oder zwei Verehrern entscheiden. Für sie hat alles Vor- und Nachteile. Aber glücklicherweise wird sie nicht verhungern. Die menschliche *Pulsatilla* kann ihr Dilemma auf eine Weise

* Eine bemerkenswerte Ausnahme war jedoch ein *Pulsatilla*-Patient, der wegen Heuschnupfens behandelt wurde. Er spielte gerne Schach, indem er die Züge brieflich mit Menschen aus anderen Ländern austauschte. Er konnte Tage damit verbringen, den nächsten Zug auszuarbeiten, und sich wochenlang das Hirn zermartern, was er auf potentielle Züge des Gegners erwidern würde. Ein gutes Spiel konnte, wie er mit Behagen feststellte, wohl über ein Jahr dauern (die andere Seite von ihm war *Calcium carbonicum*).

äußern (und *tut* das auch), wie es der stumme Esel nicht tun konnte, so daß sich unweigerlich jemand findet, der ihr hilft.

In der Tat kann sie sich ihr ganzes Leben lang stets auf das Urteil anderer verlassen, um sich so vor einer eigenen Entscheidung zu drücken. Vollkommen und bereitwillig zu vertrauen heißt ja auch, nicht die Verantwortung übernehmen zu müssen.

Hierin unterscheidet sie sich von *Phosphor* oder *Natrium muriaticum*, die ihre Entscheidungen intuitiv oder impulsiv treffen. Ihr Impuls mag falsch oder ihre Intuition sprunghaft sein, sie haben dennoch keine Angst, Entscheidungen zu riskieren. *Pulsatilla* unterscheidet sich auch von *Sulfur* und *Arsenicum*, die im allgemeinen genau wissen, was sie wollen und den kürzesten Weg einschlagen, um es zu bekommen; desgleichen von *Calcium carbonicum* und *Lycopodium*, die sich nicht so aggressiv nehmen, was sie wollen, sich aber genauso sicher sind, was sie gerade brauchen. Von den Polychresten, die in diesem Buch besprochen werden, sind es nur noch *Sepia* und *Lachesis*, die unentschieden sein können; deren Unentschlossenheit tritt jedoch eher sporadisch und akut auf, sie beruht auf einem plötzlichen Verlust von Vertrauen und der Unfähigkeit, die Initiative zu ergreifen, wenn es um etwas Wichtiges geht. Die Unentschlossenheit von *Pulsatilla* ist chronischer Art – manchmal mehr, manchmal weniger offensichtlich, aber immer vorhanden.

Im allgemeinen ist diese Unentschlossenheit bei Männern nicht so offensichtlich. Folgendes Beispiel zeigt jedoch, wie sie sich bei Männern verrät: Ein Arzt wollte eine homöopathische Praxis eröffnen, brachte es jedoch nicht fertig, den entscheidenden Schritt auch zu tun. Er hatte homöopathische Bücher studiert, Vorlesungen und Seminare besucht, und war von der Wirksamkeit dieser Lehre überzeugt. Trotzdem schwankte er weiter: „Soll ich oder soll ich nicht? Wann wäre die beste Zeit? Wo soll ich meine Praxis am besten eröffnen? Oder soll ich noch eine Weile weitermachen wie bisher?“ Er konnte das Für und Wider jeder Alternative sehen und schwankte unschlüssig über zwei Jahre, bis ihm eine Dosis *Pulsatilla* 50 M den notwendigen Anstoß gab. Innerhalb weniger Monate eröffnete er seine Praxis*.

---

* Ein bemerkenswerter Fall aus der Tiermedizin war ein Weltklasse-Springpferd, das plötzlich anfing, bei Wettbewerben Sprünge zu verweigern. Sein Reiter konnte nie vorhersagen, ob das Pferd springen oder ob es scheuen würde. Das Pferd war nicht ängstlich, sondern eher unentschlossen. Eine Gabe *Pulsatilla* in hoher Potenz gab ihm sein früheres Weltklasseniveau zurück.

Pulsatilla kann manchmal auch nicht „Nein“ sagen. Ihre Unentschlossenheit läßt sie gegen besseres Wissen handeln oder in Dinge einwilligen, die sie erfahrungsgemäß besser lassen sollte. So kommt es, daß sie eher auf das Leben *reagiert*, als aktiv Entscheidungen zu treffen und sie auch durchzuführen. Wiederholt ist es jedoch so, daß Patienten, denen durch das Mittel geholfen werden konnte, feststellen, daß sie selbstsicherer und klarer in ihren Ideen geworden sind, daß sie ihr Leben mehr in die Hand nehmen, weniger emotional abhängig und eher in der Lage sind, sich selbst zu entscheiden.

Eine Variante des unentschlossenen Typus verdient es noch, erwähnt zu werden: der Mensch, der nie weiß, was er will und stets nach Anleitung fragt, in Wirklichkeit sich aber selten durch den Rat, den er so eifrig sucht, beeinflussen läßt („Er will bald diese, bald jene Arbeit, und giebt man sie ihm, so will er sie nicht“: *Hahnemann*). Einem *Pulsatilla*-Menschen einen Rat zu geben, ist manchmal wie eine Amöbe mit einer Nadel zu stechen: sie scheint darauf zu reagieren, verfällt dann aber wieder in ihre fließende, aber hartnäckige Formlosigkeit.

Dieser Charakterzug findet sich bei Patienten, die (als Spiegelbild der gewohnten Flexibilität von *Pulsatilla*) einen „Tick“ haben – irgend eine irrationale Furcht oder Überzeugung hegen, von der sie nicht abzubringen sind, obwohl das Gegenteil ganz offensichtlich ist (die Mutter, die unbedingt vermeiden wollte, daß ihre Tochter von *Belladonna* abhängig wird, ist ein Beispiel für diese unvernünftige Hartnäckigkeit, mit der *Pulsatilla* an einer solchen verrückten Idee hängen kann). *Pulsatilla* hört zu, spricht nicht dagegen, lächelt und scheint überzeugt zu sein, um dann nicht einen Millimeter von ihrem Standpunkt abzurücken. Recht häufig beziehen sich ihre wunderlichen Überzeugungen auf die Gesundheit, und da besonders (wie *Kent* schreibt) auf Ernährungsfragen. Sie hat die Vorstellung, daß irgendwelche doch eigentlich harmlose Lebensmittel, wie Eier, Hüttenkäse, Honigmelonen oder Erdnußbutter gesundheitsschädlich sind, und *nichts* wird sie von ihrer Idee abbringen. Gegen diese Überzeugung zu argumentieren, kann sein wie der Versuch, sie von einer Religion zu einer anderen bekehren zu wollen.

Eine Mutter wollte nicht, daß ihr Sohn irgendwelche Milchprodukte aß. Obwohl er kränklich und nervös war und seine Knochen mangelhaft ausgebildet waren, bestand sie darauf, daß kein Produkt, das aus Kuhmilch hergestellt wird, für ein Kind „natürlich" sein könne. Diese Haltung kann manchmal gerechtfertigt sein und muß respektiert werden, wenn sie konsequent durchgehalten wird. Unglücklicherweise erlaubte diese Mutter ihrem Kind, Eiskrem *ad libitum* zu essen, weil sie der Ansicht war, daß er dadurch mit dem nötigen Kalzium und anderen Mineralien versorgt würde (es war wirklich schwierig, eine Logik in all dem zu erkennen). Eine Behandlung mit *Pulsatilla* ließ sie jedoch von dieser verrückten Idee Abstand nehmen und ihrem Sohn erlauben, auch gesunde Milchprodukte zu essen.

So kann auch die unschlüssige *Pulsatilla*, wenn sie der Überzeugung ist, recht zu haben, eine sanfte, aber hartnäckige Bestimmtheit zeigen, die, wie die Dickköpfigkeit von *Calcium carbonicum*, manchmal schwerer zu bewegen ist als die Leidenschaft von *Lachesis*, der Zorn von *Natrium muriaticum*, die Streitlust von *Sulfur* oder die strengen, kompromißlosen Überzeugungen von *Arsenicum*.

Aus der Unentschlossenheit von *Pulsatilla* folgt aber auch ganz natürlich ihre anziehende *Anpassungsfähigkeit*. Ihr Wesen ist nicht bedrückend oder pedantisch. Ihre Fähigkeit, Gefühlsnuancen wahrzunehmen und gedankliche Feinheiten zu spüren, ohne daß man sie ihr erklären muß, zeigt ihre emotionale Beweglichkeit. Sie ist außerdem bemerkenswert zurückhaltend in ihrem Urteil, wobei sich ihre Offenheit, wie wir oben schon erwähnt haben, in ihrer wohlwollenden Toleranz gegenüber allen möglichen Menschen und Lebensstilen zeigt. Häufig spiegelt sich dies in einer Haltung, in anderen nur das Beste zu vermuten – was bedeutet, daß sie über einen anderen etwas Nettes zu sagen findet, oder sonst gar nichts sagt. *Pulsatilla* ist einer der Konstitutionstypen, die am wenigsten kritisieren.

Weil sie über andere nicht hart oder schnell urteilt, bleibt sie in ihren Beziehungen zu anderen flexibel. Wenn es jedoch um schwierige oder sich verschlechternde Beziehungen geht und sie sich einmal wieder nicht entscheiden kann, was sie tun soll, läßt sie die Dinge treiben und vertraut darauf, daß sie von selbst wieder in Ordnung kommen. Das werden sie in der Tat auch häufig tun, was sie in ihrer Untätigkeit nur bestätigt. *Pulsatilla* kann auf diese Art besser fahren als andere, die schnell in Streit geraten, wütend Beziehungen abbrechen, wenn es ihnen gerade paßt, und es dann bereuen. Das gleiche gilt für andere schwierige Situationen im Leben. Ihre Wandlungsfähigkeit läßt sie dem Gang der Ereignisse folgen und sich an widrige Umstände anpassen, anstatt sie zu bekämpfen – dies paßt eher zu selbstbewußteren und unabhängigeren Menschen.

Ihre intellektuelle und emotionale Flexibilität spiegelt sich auch im Geschmack von *Pulsatilla.* Sie schätzt alle Formen der Kunst, so unterschiedlich sie auch sein mögen, von den klassischen Komponisten und Malern bis hin zu Töpferei, Kunsthandwerk und Makramee. Sie ist für alles Gute und Schöne empfänglich und reagiert daher mit jeweils gleich offenen Sinnen.

Auf die Frage, welche Kunstform sie lieber mag – Musik, Bildende Kunst oder Literatur – antwortet sie: „Ich liebe sie alle," und wird über diese Frage sogar erstaunt sein. Wie kann man bloß eine Kunstform einer anderen vorziehen? Wenn man sie fragt, ob sie eher klassische oder eher romantische Musik liebt, gibt sie die gleiche, etwas erstaunte Antwort: „Wieso – ich mag beides!" Sie unterscheidet sich sehr von den kritisch-intellektuellen Typen, die starke Vorlieben und Abneigungen haben; entweder deckt sich eine Kunstform mit ihren individuellen Präferenzen, oder sie tut es nicht*. *Pulsatilla* kann sich auf jede künstlerische Schwingung einstellen, wie verschieden von der ihren sie auch sein mag. Sie paßt sich der Stimmung eines anderen an, und hat so auch einen leichten Zugang zur Sichtweise jedes Künstlers.

Dies bedeutet jedoch nicht, daß es ihr an Unterscheidungsvermögen mangelt. Von Natur aus hat sie einen guten Geschmack, wie sich auch in ihrem natürlichen, feinen Verhalten zeigt. Bei ihr zuhause ist es behaglich und anziehend; Pflanzen, Bilder und freundliche Farben fügen sich zu einem Gesamteindruck, der von einem unaufdringlichen Geschmack zeugt. Dasselbe gilt für ihre Kleider: sie sind weder unbedingt elegant oder auffällig, noch nach der allerneuesten Mode, aber „geschmackvoll".

Als kreative Künstlerin fühlt sie sich im allgemeinen zur Poesie, nicht zum Epos, hingezogen und schreibt kleine kultivierte litera-

---

* Auch hierbei können die Unterschiede verwischt sein. Manchmal kann *Pulsatilla* eine bestimmte Vorliebe zum Ausdruck bringen, während *Arsenicum, Sulfur* oder *Lycopodium,* die eher kritisch sind, behaupten, daß sie alles mögen. Bei näherer Befragung stellt sich jedoch heraus, daß letztere entweder eine Abneigung gegen bestimmte Kunstgenres oder -formen hegen (Kammermusik, Ballett, usw.) oder daß sie trotz ihres vielseitigen Geschmacks klare Abstufungen machen: „Ich schätze alle großen Maler, aber während ich vor ein paar Jahren eine Phase hatte, in der ich die französischen Impressionisten besonders mochte, favorisiere ich momentan die frühe italienische Schule."

rische Kostbarkeiten. Ein glänzendes Beispiel hierfür ist die Novelle *Mrs. Dalloway* von *Virginia Woolf.* Der Fluß der Assoziationen in dieser dichten und emotional homogenen Novelle hat viel von *Pulsatilla.* Der Leser erlebt hautnah einen Tag in London, indem er sich durch die Gedanken und Gefühlswelt einer kleinen Gruppe von Charakteren bewegt, um die die Geschichte sich dreht. Besonders Mrs. *Clarissa Dalloway* ist eine Verkörperung von *Pulsatilla*, wie sich in ihren Gedanken zeigt. Sie muß immer von Menschen umgeben sein, von deren guter Meinung sie abhängt oder in deren Gegenwart sie aufblüht. Sie hat eine feine Empfindung für das, was andere denken oder fühlen und reagiert auf jeden mit Sympathie und Liebenswürdigkeit: auf ihre Familie, Bekannte, Diener, und sogar Fremde (eine Verkäuferin in einem Blumenladen). Sie möchte, daß alle glücklich sind, damit sie selbst auch glücklich sein kann. Andererseits weigert sie sich eigensüchtig, jede Not, die sich ihr aufzudrängen sucht, zur Kenntnis zu nehmen (z.B. in der Person der reizbaren und mitleiderregend unattraktiven Erzieherin ihrer Tochter), die ihr komfortables, zivilisiertes Leben – und mehr noch ihre sorgfältig kultivierte Gelassenheit – bedrohen könnte.

Ihrem *Pulsatilla*-Wesen entsprechend schätzt sie die heftigen Impulse, die sprunghafte Natur und die Ironie des Mannes, der vergeblich um sie gefreit hatte, des Phosphorikers Peter Walsh, nicht weniger als die emotionale Feinheit, die Integrität und die Hilfsbereitschaft ihres zurückhaltenden *Natrium muriaticum*-Gatten. So ist sie stets auf Liebe und Zustimmung beider angewiesen. In ihren ständig sich leicht verändernden Stimmungen reagiert Mrs. *Dalloway* sensibel auf alle äußeren Eindrücke: den Himmel, die Blumen, den Klang der Glocke, die die Stunde schlägt, der Anblick eines sich bauschenden Vorhangs – all dies verstärkt die *Pulsatilla*-Atmosphäre, die in dieser Novelle zentral ist.

Gefühlsbetontheit

Der fünfte Charakterzug von *Pulsatilla*, ihre Gefühlsbetontheit, ist geprägt durch Wechselhaftigkeit, Selbstmitleid und Sentimentalität. Sie ist zwar nicht ganz so leicht aus dem Gleichgewicht zu bringen und zu beeindrucken wie *Phosphor*, hat jedoch mit ihm einige Ängste gemeinsam: vor der Dunkelheit, vor dem Alleinsein, nicht geliebt zu werden, vor Krankheit, vor drohenden Familienstreitigkeiten. Wie es für einen empfindsamen Menschen typisch ist, kann sie nachts wachliegen und unruhig einen *einzigen* Gedanken wälzen (*Calcium carbonicum*), um dann morgens müde und zerschlagen aufzuwachen. Das Mittel hat auch tatsächlich seinen zweiten emotionalen Tiefpunkt morgens (der erste war die Verschlechterung abends): „Sehr unzufrieden, weint lange, früh nach dem Erwachen vom Schlafe; Sorgenvollheit über seine häuslichen Angelegenheiten, früh; Nach dem Erwachen fortgesetzte Angst" (*Hahnemann*).

Pulsatilla ist treffend der „Wetterhahn unter den Mitteln" (*Boericke*) genannt worden, ein gutes Bild für ihr *veränderliches*, leicht beeinflußbares Wesen und ihre wechselhaften, manchmal „grilligen" (*Hahnemann*) oder „launischen" (*Hering*) Stimmungen. Sie kann sich in diesem Moment passiv verhalten, um im nächsten lebhaft zu sein, sich in einer Stunde wohlauf und in der nächsten elend fühlen und „leicht zum Lachen und zum Weinen gebracht" (*Hering*) werden. Blitzschnell kann sie vom Lächeln auf Tränen umschalten, oder sich beidem gleichzeitig hingeben (*Ignatia*).

Ihre Neigung, „in Weinen auszubrechen" (*Hahnemann*) wird für jeden sichtbar. Im Sprechzimmer treten ihr die Tränen leicht in die Augen, und wenn sie von ihren Beschwerden berichtet, läßt sie sie ungehindert fließen („Weinen, wenn sie von ihrer Krankheit erzählt": *Kent*). Dies ist kein widerwilliger Zusammenbruch wie bei *Natrium muriaticum*, mit unkontrollierbarem Schluchzen trotz aller Anstrengungen, sich zurückzuhalten, noch ein Weinen aus Wut, Zorn oder Groll wie bei *Arsenicum, Lachesis* und (noch einmal) *Natrium muriaticum*. Das Weinen von *Pulsatilla* ist sanfter, eine „nachsichtige, ergebene Art, Kummer zu zeigen" (*Hering*), passend zu ihrer wenig kämpferischen Natur. Weniger häufig trifft man eine Neigung, „in tiefe Traurigkeit und Verzagtheit" zu verfallen (*Hahnemann*), sollte dies aber dennoch nicht übersehen.

Diese sanfte Gefühlsbetontheit war gut zu sehen im Falle einer Mutter und eines Vaters, die beide liebevolle und fürsorgliche Eltern waren, und zu uns kamen, um ein Problem wegen ihres kleinen Sohnes zu besprechen – er hatte wiederholt vom Klassenlehrer einen Verweis wegen schlechten Betragens in der Schule erhalten. Wie es manchmal bei Kindern zurückhaltender Eltern so ist, war er überraschend aggressiv seinen Schulkameraden und Lehrern gegenüber – womit er ironischerweise den Satz von *C. G. Jung* bestätigte, daß es die ungelebten Seiten der Eltern sind, die die Kinder am meisten beeinflussen. Beide, Vater und Mutter, hatten Tränen in den Augen, als sie von dem Verweis des Lehrers sprachen (es ging um nichts Ernsthaftes), den er ihrem Sohn erteilt hatte. Unter ähnlichen Umständen hätten andere Konstitutionstypen gescholten, Ärger gezeigt, den Vorwurf ignoriert oder bestritten, das Kind aus dieser Schule genommen oder auch versucht, das Kind dazu zu bringen, sich besser zu benehmen. Aber zu weinen – das war *Pulsatilla*.

Sie kann die Tränen auch als wirksame Entwaffnungsstrategie einsetzen, sei es nun bewußt oder unbewußt. Bei einem häuslichen Streit kann sie z.B. in Tränen ausbrechen und die ganze Verantwortung auf sich nehmen: „Ja, es ist alles meine Schuld, ich weiß, daß ich, wie immer, im Unrecht bin. Immer mach' ich alles falsch – oh, ich bin ganz verzweifelt!" All dies läßt ihrem Gegenüber keine andere Wahl als ihr zu versichern, daß es nicht nur allein an ihr liegt, usw.

Pulsatilla läßt sich ganz von ihren Gefühlen beherrschen und ist so von Grund auf nicht intellektuell. Es gibt natürlich, wie bei allen Konstitutionstypen, manche, die mehr, und manche, die weniger intelligent sind, *Pulsatilla* funktioniert jedoch eher auf höchst persönliche und nicht auf verstandesbetonte Weise. Zum Beispiel kann sich Mrs. *Dalloway* nicht entsinnen, ob ihr Mann in einem Komitee zur Unterstützung von Albanien oder von Armenien mitarbeitete – für sie ist das alles ein und dasselbe (sie erinnert damit an die Frau von *Disraeli*, auch eine *Pulsatilla*-Frau, die behauptete, daß sie sich *absolut* nicht merken könne, welches Volk zuerst dagewesen sei, die Griechen oder die Römer).

Was wir hier besprechen, ist das beherrschende Prinzip im Wesen von *Pulsatilla*. Folgt man der Einteilung von *Jung*, der vier Kategorien menschlicher Persönlichkeitsstrukturen unterscheidet: sensorisch, intellektuell, emotional und intuitiv, dann fällt *Pulsatilla* eindeutig, *Natrium muriaticum* teilweise unter die Kategorie emotional, *Phosphor* ist vor allem intuitiv, während *Lycopodium* oder *Sulfur* intellektuell sind.

Pulsatilla interessiert sich nicht für Fakten, Statistiken, wissenschaftliche Hypothesen oder Theorien. Sie fühlt sich wohler, wenn sie mit den *Einzelfällen* des täglichen Lebens und menschlicher Beziehungen umgeht. Ihre Unentschiedenheit, Abhängigkeit und nicht autoritäre Struktur führen dazu, wie wir schon festgestellt haben, daß sie eher *empfänglich* ist für die Ideen anderer, als daß sie ihnen intellektuell zustimmt. Sie denkt eher geschickt als unabhängig. Im besten Fall ist sie offen, beweglich und äußerst sensitiv, im schlechtesten prosaisch und gibt Plattitüden von sich. Zwischen diesen beiden Extremen hat sie im Durchschnitt sozial akzeptable Einfälle und angenehme, verständnisvolle Ansichten. Wahrscheinlich wird es ihr jedoch etwas an Originalität mangeln.

In einer Unterhaltung versucht sie vor allem, einen angenehmen und wohltuenden Kontakt herzustellen (*Phosphor*); intellektuelle Befriedigung und der Austausch von Fakten können dabei zweitrangig sein. Da Gefühle sie stark beeinflussen, interpretiert sie Abstraktionen und Verallgemeinerungen systematisch in persönlichen Begriffen – im Hinblick auf ihre eigenen Gedanken, Gefühle oder Vorlieben.

Wenn jemand beklagt, daß Gewalt auf der ganzen Welt zunimmt, bemerkt sie dazu, daß ihre kleine Jenny auf dem Spielplatz auch dauernd von ihren Spielkameraden gepiesackt werde. Oder wenn es um Vorzüge von Internaten im Vergleich zu Tagesschulen geht, sagt sie: „Ich würde *meinen* Sohn niemals auf ein Internat schicken. Er gehört nicht zu den Kindern, die so etwas brauchen. Außerdem meine ich, daß wir ihm eine ganze Menge zu Hause bieten können."* Auch *Phosphor* hat die Tendenz, Objektives in subjektiven Begriffen zu deuten. Anders als die eher konventionelle *Pulsatilla* tut sie dies jedoch mit Hilfe amüsanter oder einfallsreicher Beobachtungen, die, wenn sie auch vereinfachen, doch ein Licht auf den Gegenstand der Diskussion werfen.

Auf allen Ebenen – religiösen, politischen oder sozialen – neigt *Pulsatilla* dazu, größere Themen auf eine subjektive Ebene zu bringen. Ihr religiöses Empfinden kann beispielsweise relativ wenig intellektuelles

---

* Als der Charakter und die rätselhafte Rolle von Ophelia in Shakespeares Drama während eines Collegeseminars diskutiert wurde, hob eine typische *Pulsatilla*-Studentin – sie war hübsch, reizend und hatte eine sanfte Stimme – die Hand und bekannte: „Ich habe einen *echten* Bezug zu Ophelia."

„Fein," sagte der Dozent ermutigend, der neugierig war, zu erfahren, was das bis dahin stille, scheue junge Mädchen dachte. „Und in welcher Hinsicht?"

„Nun, mein letzter Freund war *genau* wie *Hamlet*! Wissen Sie, er hat . . ." Sie fuhr fort, die Beziehung in so intimen Details zu beschreiben, daß der Dozent wünschte, er hätte niemals gefragt.

oder moralisches Hinterfragen beinhalten. Religion befriedigt in ihr primär ein ästhetisch-emotionales Bedürfnis. Sie geht zum Gottesdienst, um ein wenig zu beten, schöne Musik und erhebende Worte in einer besonderen Umgebung zu hören, und danach ihre Freunde zu treffen. Die Religion ist für sie ein weiterer Bestandteil des Rückhalts, den sie braucht.

Andererseits findet sich auch, was freilich viel weniger häufig der Fall ist und daher keiner näheren Beschreibung bedarf, die in der Materia Medica beschriebenen Symptome religiöser Manie: „Fixe religiöse Ideen, falsche Auslegung der Bibel“ (*Kent*), „Gewissensbisse“ (die sich häufig auf seine oder ihre Sexualität beziehen), „zweifelt an ihrer Erlösung“ (*Hering*). Hier hat *Pulsatilla* Gemeinsamkeiten mit *Sulfur* (beim Mann) und mit *Lachesis* (bei der Frau; vgl. die entsprechenden Kapitel). In solchen Fällen können diese beiden Mittel die Heilwirkung von *Pulsatilla* unterstützen und vervollständigen.

Die Gefühlsbetontheit von *Pulsatilla* kann sich in einer Neigung zu *Selbstmitleid* von der mildesten bis zur schweren Form hin zeigen.

Sogar im Weinen des Kleinkindes kann man einen sich selbst bemitleidenden Unterton heraushören. Es ist typischerweise klagend und unterscheidet sich vom wütenden Gebrüll eines *Sulfur*- oder *Calcium carbonicum*-Babys, oder vom gereizten Schreien von *Chamomilla*. Wie *Kent* hervorhebt, bewirkt das knurrige, wütende Geschrei von *Chamomilla*, daß man ihm am liebsten den Hintern versohlen würde, während das mitleiderregende Weinen von *Pulsatilla* einen dazu bringt, es zu trösten und zu liebkosen.

Später kann das Kind zu einer „Heulsuse“ werden; es weint viel und nörgelt oder jammert herzzerreißend, wenn es auch nur den kleinsten Kratzer bekommt – was weniger mit Schmerzen als mit Selbstmitleid zu tun hat, und dem Wunsch, ein Pflaster und einen Kuß zu bekommen, eben bemuttert zu werden. Wenn es älter wird, läßt es sich „leicht entmutigen“ (*Hering*), fühlt es sich nicht genügend geliebt, ist es verletzt, wenn man es neckt und bricht gleich in Tränen aus, wenn man ihm in die Quere kommt oder es rügt.

Dieses *Pulsatilla*-Selbstmitleid findet sich wieder in der Empfindlichkeit der Heranwachsenden, die sich angegriffen fühlen, wenn sie jemand nur schief anschaut und sich vorstellen, daß andere hinter ihrem Rücken über sie sprechen und lachen: „Fürchtet sich vor jedem; betrachtet jeden als ihren Feind“ (*Hering*); auch beim jungen Mädchen, das Mitleid bei denen, die ihr zuhören, erregen will und weint, wenn sie erzählt, daß sie keine Freunde hat und daß niemand sie liebt. Dieselbe Empfindlichkeit findet sich auch beim Erwachsenen: „Weinen, wenn unterbrochen (!)" „Wahnidee, glaubt er sei beleidigt worden", „Nimmt sehr übel, was andere sagen" (*Hahnemann*). Sie läßt es sich schlecht gehen, beklagt sich, wie rauh die Welt ist und daß niemand erkennt, wie schlecht es ihr geht, und kann sich so unbegrenzt trösten und hätscheln lassen.

Gelegentlich hat schon ihre Stimme einen Beiklang von Selbstmitleid. Ein liebes und leicht flehendes „Werden Sie mir helfen? – Ich brauche *unbedingt* Beistand" kündigt diesen Konstitutionstyp schon am Telefon an. Wenn man ihn einmal erkannt hat, ist dieser besondere, inständige oder wehklagende, sogar flehende Ton kaum zu verkennen, er ist so kennzeichnend wie der Händedruck von *Calcium carbonicum* oder *Arsenicum*, bzw. die Augen von *Phosphor* oder *Natrium muriaticum*.

Ihr Selbstmitleid kann dazu führen, daß *Pulsatilla* sich in Situationen verletzt fühlt, wo andere lachen würden. Scharfsichtige Patienten, die sich dieser Empfindlichkeit bewußt sind, bitten dann den Arzt: „Geben Sie mir mehr von meinem Konstitutionsmittel. In den letzten Wochen war ich so eigenartig niedergeschlagen. Ich hatte so wenig Humor, sah nichts als dunkle Wolken und weinte viel, außerdem fühlte ich mich dauernd verletzt, wenn mein Mann oder die Kinder mich aufzogen oder witzelten." Wenn sie dann *Pulsatilla* bekommen haben, erzählen sie später: „Ich habe das Mittel genommen, und innerhalb eines Tages hat sich alles verändert. Beziehungsweise – es hat sich eigentlich gar nichts geändert, lediglich meine Haltung dazu ist anders. Jetzt finde ich das Leben eher aufregend, als verletzend oder traurig."

Folgender Fall faßt verschiedene Merkmale von *Pulsatilla*, einschließlich dem eben erwähnten, bündig zusammen. Ein Patient beschrieb die Neigung seiner Frau, aus ihrer eigenen Unschlüssigkeit heraus ihren Gästen bei einer Essenseinladung eine verwirrend vielfältige Auswahl anzubieten: „Möchten Sie Ihr Gemüse jetzt oder erst später? Und wie wäre es mit Salat – auf einem Extrateller oder auf dem gleichen wie das Fleisch? Soll ich Soße über Ihre Kartoffeln geben, oder möchten Sie das selber tun...?" Er erzählte es mit viel Humor und nicht unfreundlich, seine Frau aber war verletzt und protestierte beleidigt: „Ich habe doch bloß versucht, es allen recht zu machen, ihnen genau das zu geben, was sie wollten…" „Die Leute *wollen* aber gar nicht so viel Auswahl", beharrte der Ehemann. „Sie haben es lieber, wenn sie einen Teller voll mit Essen bekommen, und möchten nicht endlos entscheiden müssen, ob sie jetzt richtigen oder koffeinfreien Kaffee wollen, schwarzen oder Kräutertee, normales oder Selleriesalz. Gib' ihnen halt irgendetwas, und die meisten werden zufrieden sein – oder *sollten* es zumindest!" „Oh," jammerte *Pulsatilla*. „Ich glaube, ich werde es *nie* richtig machen. Aber ich gebe mir doch *solche Mühe*! Und Du würdest mir besser helfen, anstatt mich ständig zu kritisieren. Es würde alles so viel einfacher machen…"

Ein unterschwelliges Selbstmitleid kann auch im Laufe der Behandlung deutlich werden: In ihrem unbewußten Bedürfnis, an ihrer Krankheit festzuhalten, beschreibt *Pulsatilla* eifrig Dinge, die nicht angebracht sind. Im typischen Fall erzählen diese Patienten *zuerst* von ihren kleinen Beschwerden und Schmerzen, um beim Arzt Sympathie zu wecken; erst zum Schluß sprechen sie darüber, daß es ihnen insgesamt besser geht. Manche ergehen sich sogar lange darüber, wie schlecht es ihnen *vor* der Behandlung ergangen ist, anstatt zu sehen, um wievieles besser sie sich jetzt fühlen. Der Arzt kann versucht sein, daraus zu schließen, daß er das falsche Mittel gegeben hat, wenn er nicht direkt nach der Hauptbeschwerde fragt. Eine Patientin, die sehr viel von *Pulsatilla* hatte und regelmäßig im Krankenhaus gewesen war, weil sie unter starken Eitergeschwüren im Mund gelitten hatte, fing zwei Wochen nach Beginn der homöopathischen Behandlung an, sich über leichte Grippesymptome zu beklagen, die vor kurzem aufgetaucht waren. Der Arzt mußte direkt den Mund untersuchen, um festzustellen, daß er völlig frei von Geschwüren war – zum ersten Mal seit vielen Jahren.

Wenn sie von Fortschritten berichtet, flicht die hypochondrische *Pulsatilla* regelmäßig kleine „aber's" ein, um die unverkennbare Besserung abzuschwächen, die sie andererseits bereitwillig und dankbar zugibt. Eine Frau kann auf die besorgte Frage des Arztes, ob sich schon etwas getan hat, strahlend antworten: „Nun, ich habe jetzt seit zwei Monaten überhaupt keine Probleme mehr mit der Periode gehabt," um dann mit einem kleinen Seufzer hinzuzufügen: „Aber was mich immer noch beunruhigt, ist diese morgendliche milde Absonderung im inneren Augenwinkel rechts. Haben Sie irgendeine Idee, was das sein könnte?" Ein männlicher Patient sagt z.B.: „Ja, ich glaube (man beachte dies ‚ich glaube'), daß meine Prostatabeschwerden besser geworden sind. Ich habe keine Schwierigkeiten mehr beim Urinieren, und ich kann meine Blase wieder kontrollieren. Aber etwas, das mich noch beschäftigt, ist dieser Pickel, hier auf meiner Backe. Sehen Sie? – Oh, er ist fast weg! Hm... na so was! Aber eins kann ich Ihnen sagen, den hatte ich..." Und dann fährt er fort, mit klagendem Tonfall seinen ehemaligen Pickel im Detail zu beschreiben. In diesem Zusammenhang sei darauf hingewiesen, daß *Pulsatilla* bei den sogenannten „Frauenkrankheiten" – bei Schwangerschaft, Wehen, Menses, prämenstruellem Syndrom, Hormonungleichgewicht während der Menopause, bei der Laktation und bei Brustentzündung, sowie bei vielen Problemen des Harntrakts, von der Neigung zu Zystitis (mit weniger Brennen, Schmerz und geringerer Beeinträchtigung des körperlichen Wohlbefindens als die typische *Cantharis*-Blasenentzündung) bis hin zu Blasenschwäche mit unwillkürlichem Urinabgang beim Husten, Nießen oder Lachen – häufig gute Dienste leistet. Gleichzeitig ist es eines der besten Mittel bei Problemen des männlichen Genitalbereiches (besonders bei Erkrankungen von Prostata, Samensträngen und Hoden) sowie der Harnorgane (vgl. die klassische homöopathische Literatur).

Manchmal läßt sich die verräterische Spur des Selbstmitleids bei chronischen Beschwerden eines *Pulsatilla*-Patienten bis in die Einzelheiten des Falles hinein verfolgen. Eine dreißigjährige Frau von sanftem, ansprechendem Wesen litt seit langem an einer so schweren Kolitis, daß sie über Jahre hinweg hohe Dosen an Kortikoiden gebraucht hatte. Die Fallgeschichte brachte zum Vorschein, daß sie aus einer großen Familie kam, in der krank zu werden der einzige Weg war, um so viel Aufmerksamkeit zu bekommen, wie sie verlangte. Schon als Kind hatte sie eine empfindliche Verdauung gehabt, hatte aber beharrlich Dinge gegessen, die ihr nicht bekamen. Nachts im Bett bildete sie sich dann ein, ernsthaft krank zu sein oder zu sterben, und sie stellte sich vor, daß es der ganzen Familie noch leid tun würde, ihr nicht mehr Zuwendung gegeben zu haben. Diese traurigen, bedrückenden Gedanken brachten sie dann zum Weinen. Außerdem neigte sie dazu, sich selbst zu bemitleiden, wenn sie etwas tun sollte, was sie nicht wollte.

Man sollte hieraus nicht schließen, daß dieses Selbstmitleid nun unbedingt auch der Grund für ihre Beschwerden gewesen ist. Ihre Einstellung hat aber ganz sicher die Krankheit begünstigt und fortdauern lassen. Wie wünschte sich der Arzt, daß er sie mit *Pulsatilla* hätte behandeln können, als sie noch das kleine Mädchen war, das sich in den Schlaf weinte! Das Mittel hat schon wiederholt Menschen den Rücken gestärkt, die furchtsam und leicht entmutigt waren, und hat ihre Tendenz abgeschwächt, sich selbst zu bemitleiden.

Die Homöopathie lehrt, daß chronischen Erkrankungen, und sogar manchen akuten Fällen, geistige Symptome den körperlichen vorangehen. Mit anderen Worten sind Gefühle, Verhalten, Gedanken und Träume eines Menschen die ersten Anzeichen dafür, daß seine Lebenskraft gestört ist*. Da *Pulsatilla* extravertiert ist und Gesellschaft und Hilfe sucht, fängt sie recht früh zu Beginn einer Krankheit an, äußere Anzeichen einer inneren Störung zu zeigen. Sie beginnt zu klammern, zu weinen und zu heulen, und sich selbst zu bemitleiden. Werden diese Warnsignale erkannt und kann der Patient schon im Anfangsstadium mit homöopathischen Mitteln behandelt werden, läßt sich dem Auftreten von Krankheiten und Leiden vorbeugen.

Das Selbstmitleid, das zuerst nur ein Hilfsmittel war, um Aufmerksamkeit zu erheischen, und manchmal auch ein Schwelgen in den eigenen Empfindungen, kann nicht nur ernsthafte physische, sondern genauso auch schwere psychische Probleme nach sich ziehen. Wie ein Blutegel zieht dieser Charakterzug Energie vom kreativen Wesen von *Pulsatilla* ab und untergräbt unmerklich ihre moralischen Grundsätze. Er hindert sie daran, das zu tun, was sie tun könnte oder

---

* In einem physisch und emotional komplexen Fall, bei dem es um chronische Schmerzen und eine Infektion der männlichen Geschlechtsorgane (Orchitis) ging, fiel die – korrekte – Wahl auf *Pulsatilla* aufgrund des folgenden, lebhaften Traumes, der dem Beginn der Krankheit des Patienten unmittelbar vorausgegangen war.

Er ging auf einer Wiese spazieren, die mit winzigen Blumen (Anemonen?) bedeckt war, als er zu dem verwundeten Kopf eines schwarzen Pferdes kam. Er sah, daß der Kopf verletzt war, nahm ihn hoch, wickelte ihn in ein Taschentuch und legte ihn in seinen Arm.

Er bedauerte ihn und wollte ihm helfen, wußte aber nicht, wie, und konnte sich nicht entscheiden, ob er ihn zuerst wieder mit seinem Körper verbinden sollte oder nicht. So wanderte er lange verloren umher und suchte jemanden, der ihm helfen und ihm einen Rat geben würde, fand aber niemanden. So setzte er sich nieder und fing an zu weinen. Er erwachte dadurch, mit Tränen in den Augen. Es ist schwer, sich einen deutlicheren *Pulsatilla*-Traum vorzustellen. *Pulsatilla* träumt von „Tieren" (*Kent*), „schwarzen Raubtieren" (*Hering*), und weint außerdem im Schlaf (*Kent*).

sollte, Rückschlägen zu trotzen, und Schwierigkeiten etwas entgegenzusetzen. In ihrem Elend und „Lebensüberdruß" (*Hering*) versucht sie dann, Sympathie und Hilfsbereitschaft zu wecken, indem sie das gesamte Arsenal des Selbstmitleids einsetzt – von den leichten Waffen wie Jammern und Weinen bis hin zum schweren Geschütz einer Selbstmorddrohung, besonders „durch Ertränken" (*Hering*) – wie die *Shakespeare*-Figur Ophelia oder *Virginia Woolf* in der Realität.

Dies soll nicht heißen, daß *Pulsatilla* das Hauptmittel für selbstdestruktive Impulse ist. Bekannter sind die tiefe Hoffnungslosigkeit von *Aurum metallicum*, der dazu neigt, aus dem Fenster zu springen, die panische Angst oder Verzweiflung von *Arsenicum*, die um und nach Mitternacht ihren Höhepunkt erreicht, die lange Zeit bestehenden Selbstmordgedanken von *Natrium sulfuricum* mit seinen ständigen Depressionen, oder die Selbstmordgedanken von *Nux vomica*, der aber letztlich nicht genügend Mut hat (vgl. unter der Rubrik „Neigung zum Selbstmord" im *Repertorium* von *Kent*). Es soll nur darauf hinweisen, daß *Pulsatilla* stets dann in Betracht gezogen werden sollte, wenn es viel um Weinen und Selbstmitleid geht, was immer das darunterliegende Konstitutionsmittel des Patienten auch sein mag. Das Mittel kann dazu beitragen, dieses Selbstmitleid zu lindern und letztlich bewirken, daß das Leben des Patienten eine glücklichere Wendung nimmt.

Die erste Reaktion des Arztes auf ihre physische und emotionale Not kann zwar ein starkes Bedürfnis sein, zu helfen, mit der Zeit jedoch beginnt dieser Impuls zu schwinden, besonders bei Beschwerden, die weniger ernsthaft oder dringend sind. Er fängt an, zu wünschen, daß sie selbst etwas dazu beitragen möge, ihre Probleme zu lösen, statt sich so sehr auf andere zu verlassen. Diese Gedanken werden häufig dadurch verstärkt, daß er weiß, wie viele tragische Fälle in seinem Wartezimmer sitzen, die sich nicht beklagen. Schließlich ist er so aufgebracht, daß er ihr am liebsten sagen würde, sie solle doch woanders hingehen und ihn in Ruhe lassen. Natürlich halten berufliche Schranken ihn davor zurück, seinem Drang nachzugeben, aber wann immer er merkt, daß er solche Gefühle einem Patienten gegenüber hegt, sollte er stets *Pulsatilla* in Betracht ziehen.

Die Gefühlsbetontheit von *Pulsatilla* kann auch die Form von *Sentimentalität* annehmen. Die Grundlage hierzu bildet ihre erhöhte Empfindsamkeit und ihre Neigung, in Tränen auszubrechen. Unter „Sentimentalität" verstehen wir Gefühlsregungen, die um ihrer selbst willen empfunden werden, ein Schwelgen also in Gefühlen, im Gegensatz zum echten Gefühl oder zur Fähigkeit des Mitleidens, die in unterschiedlicher Form jedem Konstitutionstyp eigen sind. Bei allem, was sie berührt, beglückt oder auch nur ein bißchen unglücklich macht, vergießt sie mühelos Tränen. Das Mittel sollte bei *Kent* in der Rubrik „Weinen vor Freude" nachgetragen werden. „Es ist ganz leicht, diese Tränenflut in Gang zu setzen," wie eine Patientin selbst einmal beschrieb; eine andere nannte sich selbst eine „unheilbare Heulsuse", als sie, unter Tränen lächelnd, eine bewegende Episode aus ihrem Leben beschrieb.

Diese zartbesaiteten Frauen schaudern vor echten Tragödien und jedem Ausdruck von Bitterkeit oder Härte bei Menschen oder in der Kunst zurück – also vor allem, das ihren Seelenfrieden stören könnte, während sentimentale Geschichten, etwa in victorianischem Stil, wo Waisenkinder um ihr Überleben in der rauhen Welt oder unschuldige junge Heldinnen mit den üblen Absichten räuberischer Bösewichte kämpfen, bei ihr weichere Gefühle hervorrufen. Seifenopern, süßliche Liebesgeschichten, Schnulzen auf Bühne oder Bildschirm zielen alle auf den *Pulsatilla*-Anteil in Frauen und appellieren an ihre sentimentalen Seiten. In tragischen Filmen weinen können auch *Calcium carbonicum, Phosphor, Ignatia* und andere, offenkundige Sentimentalität und die Freude an krankhaft süßer Kost, die für andere Konstitutionstypen ungenießbar wäre, ist jedoch am charakteristischsten für *Pulsatilla**.

---

* *Mark Twain* spottete einmal über den künstlerischen Ausdruck auswuchernder Sentimentalität und den unverblümten Versuch, mit den Gefühlen der Zuhörer zu spielen, indem er folgende literarische Kostprobe zitierte:

„Eines lieblichen Morgens taten sich die Perlentore des Himmels einen Spalt weit auf, und weißgekleidete Engel schwebten auf die Erde. Auf ihren schneeigen Fittichen trugen sie ein wunderschönes Kind. Sie kamen still zu einem kleinen Haus, wo Liebe und Frieden wohnten, legten das Kind in die Arme einer jungen Mutter, und sangen süß: ‚Liebe Frau, der Heiland heißt Sie, dieses Kind anzunehmen und für es zu sorgen.' Die zarte Musik wurde immer leiser, als die Engel wieder in ihre lichterfüllte Heimat flogen: ‚Wir wünschen Euch Freude, ihr jungen Eltern, in Seiner Glückseligkeit...'"

Twain kommentierte: „Falls ich richtig informiert bin, ist dies nicht die übliche Art und Weise, Kinder zu bekommen, und trotz einer gewissen Plausibilität scheinen mir dennoch gewisse Zweifel angebracht. Ich lebe nun schon recht lange auf dieser Welt, und ich habe noch nie von einem Kind gehört, das von Engeln oder von anderen, unautorisierten Vermittlern einer Vertragspartei zugestellt worden wäre – dies würde

Und dies, obwohl sie eigentlich einen guten Geschmack besitzt. Sie weiß, daß es süßlich und kitschig ist, Sentimentalität befriedigt jedoch ein klares Bedürfnis in ihr. Weinen aus übertriebener Empfindsamkeit heraus ist für sie angenehm und genüßlich. Teilweise meint *Boericke* dies, wenn er schreibt, *Pulsatilla* sei „stimmungsmäßig wie ein Apriltag". Zwar bezieht er sich vor allem auf den schnellen Stimmungswechsel (Lachen, um im nächsten Moment zu weinen – wie die Sonne, die durch einen Aprilregen scheint), es soll aber auch bedeuten, daß genauso, wie nach einem Aprilregen die Luft sauberer und das Land heller und sonniger erscheint, Weinen für *Pulsatilla* eine sanfte *Katharsis* bedeutet, die sie danach um so glücklicher und heller sein läßt.

Alles in allem besitzt *Pulsatilla* ein gewinnendes, angenehmes Wesen, und wenn ihre Sanftheit und Formbarkeit kombiniert sind mit den strengeren Eigenschaften anderer Konstitutionsmittel, erfüllen sie eine wohltuend ausgleichende Funktion: sie mäßigen die Aggressivität von *Arsenicum*, dämpfen die sprunghafte Unruhe von *Lachesis*, mildern die Schwermut und Strenge von *Natrium muriaticum*, lassen den streitlustigen *Sulfur* sanfter und *Nux vomica* weniger schroff sein, lassen *Sepia* ihre Unzufriedenheit leichter nehmen und machen den arroganten, barschen *Lycopodium* weicher. Obwohl sie sanft und nicht aggressiv ist, ist *Pulsatilla* keinesfalls schwach. Ihre Stärke liegt in ihrer freundlichen, höflichen Haltung, ihrer mitfühlenden, sensiblen Art, und auch in ihrem nachgiebigen, anpassungsfähigen Wesen. Schließlich ist die gewaltige Eiche vom Sturmwind gefällt worden, nicht hingegen das zarte, aber unverwüstliche Schilfrohr.

Wenn man als Homöopath die fünf grundlegenden Charakteristika des Mittels, die wir gerade besprochen haben, im Auge behält, nämlich Liebenswürdigkeit, Abhängigkeit, Geselligkeit, Flexibilität und Gefühlsbetontheit, kann man das Bild der zarten, schönen Küchenschelle bei Patienten eigentlich nur sehr selten verfehlen.

---

doch in der Nachbarschaft zu Gerede führen ..." (*Favors from Correspondents*, 1870). Später schrieb er über eine ähnliche Stelle: „Insgesamt habe ich sie vierzig oder fünfzig Mal gelesen, mit ständig zunehmender, vergnüglicher Abscheu ... Ich nehme sie fast immer zur Hand, wenn ich schlecht gelaunt bin, und sie hat mich schon in manch trauriger Stunde aufgeheitert!" (*Hogwash*, 1870)

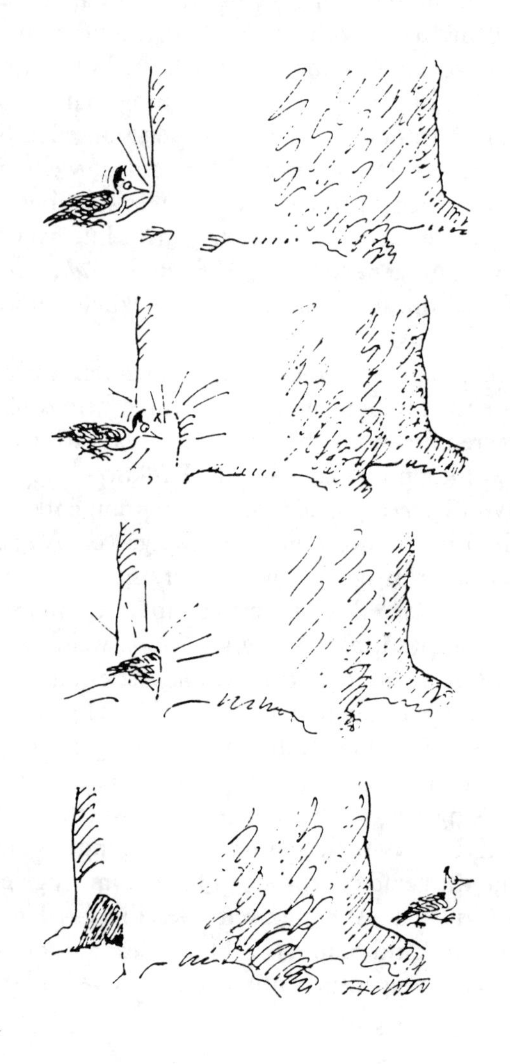

Zeichnung von Richter; © 1981 The New Yorker Magazine, Inc.

Arsenicum album

Alles, was es wert ist, getan zu werden, ist es auch wert, übertrieben zu werden.

Anonym

Dieser Aphorismus zielt genau ins Zentrum der *Arsenicum album*-Persönlichkeit. Das Thema zieht sich durch das gesamte Mittelbild dieses markanten und gelegentlich maßlosen Konstitutionstyps.

Das Mittel wird aus weißem Arsenoxid hergestellt, worin sich das Paradoxon verdeutlicht, das dem Similegesetz innewohnt: die stärksten Gifte ergeben die besten Heilmittel*.

Der *Arsenicum*-Typus wird in der klassischen Literatur als „Vollblüter" beschrieben – dünn, mit zierlichem Knochenbau, glänzendem Haar, zarter Haut, Adlernase und aristokratischen Gesichtszügen. Der Teint ist häufig bleich, fast alabasterfarben (*Silicea*), und wenn er krank ist, wird er matt-weiß, aschgrau oder gar bläulich. Vom Temperament her ist er wie ein Rennpferd – erregbar, unruhig, nervös, (*Hahnemann* spricht von einer „Gereiztheit des Gemüths"), er schwitzt leicht und viel, ist fähig zu ungeheuren Geschwindigkeiten über kurze Distanzen und äußerst empfindlich gegen widrige Faktoren in seiner Umgebung.

Es gibt auch eine „Ackergaul"-Variante von *Arsenicum*. Der Patient ist dann vierschrötig bzw. stämmig gebaut und besitzt weniger feine Gesichtszüge; die Haut ist derber, oder trocken und schuppig; wie *Natrium muriaticum* schwitzt er nicht leicht, sondern bekommt statt dessen einen heißen, roten Kopf, wenn er sich anstrengt, was gelegentlich zu kongestiven Kopfschmerzen führt. Seine Bewegungen sind genauso schnell, wenn auch nicht so präzise wie beim aristokratischen Typ, und er ist nicht so geschmackvoll und sorgfältig gekleidet wie der klassische *Arsenicum*-Typ – obwohl er selten so salopp ist wie *Sulfur*. Diese körperliche Variante sollte man im Auge behalten, und das Mittel nicht ausschließen, weil der Patient ein „dickeres Fell" oder einen schwereren Körperbau hat, oder weil er von der Erscheinung her unordentlicher ist.

---

* Dieses Prinzip war schon Jahrhunderte bevor die Homöopathie in Erscheinung trat bekannt. *Paracelsus* und andere Ärzte des Mittelalters und der Renaissance formulierten es so: „*Ubi virus, ibi virtus*," was soviel bedeutet wie „Wo Gift ist, ist Tugend" (also Heilkraft).

Elizabeth Hubbard beschreibt einen dritten *Arsenicum*-Typ: das alte Kutschpferd, das den Milchwagen zieht, den Kopf gesenkt bis zu den Knien, mit schwerem Atem, triefenden Augen und laufender Nase, und das sich hauptsächlich durch Fressen tröstet (die *Arsenicum*-Modalität „besser durch Essen“: *Boger*). Dieses Bild des Elends und des Zusammenbruchs der Kräfte findet sich bei Patienten, die an einem schweren Schnupfen, an Asthma oder anderen Erkrankungen der Atemwege leiden.

Angst

Alle drei jedoch weisen dieselben, für *Arsenicum* typischen, Geistes- und Gemütssymptome auf. An erster Stelle steht dabei die „*Angst*“ (*Hahnemann*). *Arsenicum* wird bedrängt von Ängsten aller Art: begründeten und unbegründeten, bestimmten und unbestimmten, größeren und kleineren, gegenwartsbezogenen und auf die Zukunft gerichteten, offensichtlichen und verborgenen. Auch wenn *Arsenicum* behauptet, „niedergeschlagen“ zu sein (und dies auch wirklich ist), strahlt er weniger Traurigkeit und Mutlosigkeit aus, als Angst und Enttäuschung, in extremen Fällen auch „unerträglichste Angst“ (*Hahnemann*) und „Verzweiflung“ (*Hering*). Nach außen kann sich diese Angst sowohl in klar umrissenen Sorgen, als auch in genereller Unruhe, einer Vorwegnahme von Schwierigkeiten oder in pedantischer Akribie zeigen. Oder sie wird deutlich in seinem Perfektionismus, seiner autoritären Haltung und (worauf der oben genannte Aphorismus hinweist) in seiner Neigung zu Übertreibung oder zum Extremen. Der Patient ist ein getriebener (und treibender) Mensch.

Das spezifische Merkmal, das fast jeden *Arsenicum*-Patienten in der Praxis jedoch auszeichnet, ist sein intensives Besorgtsein um seine Gesundheit. Dies ist ein recht einzigartiger Zug. Sein physisches Wohlbefinden, oder der Mangel daran, ist für ihn von ungeheurem, ihn ganz in Anspruch nehmendem Interesse. Er beobachtet seine Krankheit mit übergroßer Besorgtheit (z.B. bauscht er eine morgendliche Schwellung unter den Augen weit über ihre wahre Bedeutung hinaus auf), Symptome, die andere noch nicht einmal bemerken würden, versetzen ihn in panische Angst („Doktor, Sie *müssen* etwas tun gegen dieses trockene Jucken auf der Innenseite des vierten Fingers meiner rechten Hand!"), und natürlich stellt er sich vor, daß er jede Krankheit hat, von der er liest. Ironischerweise verstärkt die Homöopathie diese offensichtliche oder unterschwellige Hypochondrie, wenn sie vom Patienten fordert, sich zu beobachten und seine Symptome genau wiederzugeben.

Obwohl er davon überzeugt ist, daß kein Arzt und keine Medizin ihm helfen können – was gelegentlich so weit geht, daß er „an seinem Leben verzweifelt" (*Hahnemann*) – hat er dennoch das Bedürfnis, sich an einen Arzt zu wenden. So wechselt er von Arzt zu Arzt, probiert Heilverfahren nach Heilverfahren aus und sucht sowohl eine Bestätigung der Schwere seiner Beschwerde als auch die wiederholte Versicherung, daß sie geheilt werden kann. Ein wahres Paradies auf Erden für *Arsenicum* ist eine „Klinik für Ganzheitliche Medizin", wo er sich völlig legitim von sechs Ärzten auf einmal behandeln lassen und sich sechs verschiedenen Behandlungen gleichzeitig unterziehen kann! Er hofft zwar, daß seine Ärzte in der Diagnose übereinstimmen, liebt es aber, inzwischen jedem von ihnen zu erzählen, was die anderen über ihn gesagt (oder nicht gesagt) haben: „Mein Internist sagt, daß meine Leber vergrößert ist... der Chiropraktiker ist jedoch der Meinung, daß meine Probleme von einer strukturellen Mißbildung der Wirbelsäule herrühren... der Ernährungsfachmann hat gerade festgestellt, daß ich zu wenig... Aber keiner von ihnen konnte meine kalten Nachtschweiße erklären..." Um irgendeine Feld-, Wald- und Wiesen-Nasennebenhöhlenentzündung zu behandeln, ist er bereit, beträchtliche Unannehmlichkeiten und Kosten hinzunehmen und hunderte oder tausende von Meilen zu reisen, um einen Dr. med. aufzusuchen, von dem er gehört hat, daß er für diese Art von Beschwerden „der Beste" sei. Patienten, die sich während eines Schneesturms auf den Weg machen, die heftigen Unwettern und Verkehrsstaus trotzen, um einen Routinetermin beim Arzt einzuhalten, sind *Arsenicum*. Nichts ist ihnen zu viel, wenn es um ihre Gesundheit geht.

Außerdem ist es so, daß er es zwar haßt, krank zu sein, Ärzte hingegen geradezu *liebt*. Und wie er von der homöopathischen Fallaufnahme entzückt ist! Er fühlt sich von dieser Disziplin angezogen, nicht nur durch ihre Resultate, sondern genauso durch die Gelegenheit, seine Symptome in allen Einzelheiten zu erörtern. Ob jung oder alt, seine Augen fangen an zu leuchten, wenn er seine Beschwerden aufzählt, von „Energieniveaus", davon, wie „gesund oder toxisch" etwas ist, oder von „optimaler Fitness“ redet. Wenn er über seine Sicht von Gesundheit und Medizin spricht, ist er wie ein Pferd, das die vertraute Rennbahn unter sich verspürt, durchgeht und auf und davon galoppiert. Mit erregter Stimme erzählt er dann über ein Buch, das er kürzlich gelesen hat, von irgend einem Arzt mit wunderbaren Einsichten, der „mir einige wichtige Probleme klargemacht hat, von denen ich gar nicht wußte, daß ich sie überhaupt habe, bis ich dieses Buch las. Was für einen medizinischen Sachverstand dieser Mann hat!“

Manchmal scheint *Arsenicum* seine Krankheit geradezu zu genießen. Hingebungsvoll widmet er sich seiner Schlaflosigkeit, seinem Asthma oder seinen nervösen Beschwerden und hat nicht die Absicht, sie loszulassen. Sie haben ihm stets gut gedient: Er kann endlos über sie reden und sie benutzen, um Aufmerksamkeit zu erlangen oder seinen Willen durchzusetzen. *Allen* schreibt, daß *Arsenicum* sich ärgern, ja sogar wütend werden kann, „wenn von ihrer Genesung die Rede ist, die sie für unmöglich hält“. Ein amüsanter Fall aus unserer Zeit war ein Mann in mittleren Jahren, der sich in homöopathische Behandlung begab, um eine Amöbenruhr loszuwerden, die er sich in den Tropen zugezogen hatte. Als er das Sprechzimmer betrat, waren seine ersten Worte: „Ich bin ein Neurotiker! Ich bin neurotisch besorgt um meine Gesundheit, und ich weiß das auch; ich dachte, ich sage Ihnen das gleich, damit Sie von vorneherein wissen, mit wem Sie's zu tun haben.“ Deshalb, und aufgrund seiner körperlichen Symptomatik, bekam er *Arsenicum* verschrieben. Als er jedoch zwei Wochen später wiederkam, seine Beschwerden sich mittlerweise wesentlich gebessert hatten und der Arzt seine Freude darüber zum Ausdruck brachte, gab der Patient zurück: „Seien Sie deswegen bloß nicht zu optimistisch. Meine Träume – die ich, nebenbei gesagt, mühelos selbst deute – sagen mir ganz klar, daß es immer noch viele Probleme zu lösen gilt, und dies wird, da bin ich mir *ganz sicher*, noch sehr lange dauern.“

Auch Gesundheitsprobleme anderer faszinieren *Arsenicum* und lassen ihn mitfühlen. Wenn er sich mit anderen unterhält, dann hauptsächlich über dieses Thema. Er erinnert sich an Einzelheiten von Gesundheit oder Krankheit bei anderen, auch wenn er alles andere schon längst vergessen hat. „Oh ja! Sie waren derjenige, der stets zwölf Mal niesen mußte, wenn er Orangensaft trank, und dem danach die Ohren juckten – jetzt erinnere ich mich!“ Wenn er einen Freund, der krank gewesen ist, nach einiger Zeit wieder trifft, sieht es so aus, als wäre er eher um das Schicksal der Krankheit besorgt, als um den Freund selbst. „Was ist denn bloß aus Deiner Halsentzündung noch geworden? Du meinst, sie ist einfach so weggegangen? Ganz von selbst, ohne Behandlung?“ fragt er fast enttäuscht. Oder wenn er ein Baby ganz normal aus Hunger oder Wut schreien hört, sieht er darin seine eigene Angst und sagt: „Oh, hören Sie doch, wie das Kind schreit! Es muß krank sein, das arme Ding. Was ist bloß los mit ihm?“ Er kann jedoch auch nicht von Krankheiten anderer hören, ohne gleich zu fürchten, daß er ähnliche Symptome entwickeln könnte, und zu einem Spezialisten zu eilen, um der Sache nachzugehen.

Beharrlich schleppt die *Arsenicum*-Frau ihre gesamte Familie zu dem Arzt, dessen Patientin sie gerade ist und wacht darüber, daß alle seinen Anweisungen folgen und die Arzneien wie vorgeschrieben einnehmen. Tun sie das nicht, macht sie sich Sorgen, wird ärgerlich und ist fest davon überzeugt, daß sie krank werden (*Borland*). Wenn ihr Kind auch nur die geringsten Beschwerden zeigt, ist sie vollkommen außer sich vor Sorge, bis dahin, daß sie selbst krank wird, während sie alles unternimmt, damit es gesund bleibt. Sie kann es einfach nicht lassen, ihr Kind zum Arzt zu bringen und es irgendeiner interessanten Therapieform zu unterziehen.

Ihre Freunde schickt sie mit fast der selben Beharrlichkeit zu ihrem Arzt. So kann es passieren, daß sie sich etwas verdutzt in einer homöopathischen Ambulanz wiederfinden, obgleich sie bis vor einem Monat noch nicht einmal das Wort „Homöopathie“ gehört hatten. Alles, was sie wissen, ist, daß sie dazu gedrängt worden sind, etwas Neues auszuprobieren. Wenn der Arzt einen solchen Patienten danach befragt, weshalb er gekommen ist, ist die Antwort: „Ich weiß es nicht genau. Meine Freundin *Sarah* hat mich dazu überredet, die Homöopathie auszuprobieren, und hier bin ich!“ Scharen von Patienten werden dadurch dazu gebracht, neue Behandlungsformen auszuprobieren, daß (vor allem weibliche) *Arsenicum*-Enthusiasten in ihrem eigenen Bestreben, gesünder zu werden, sie im Schlepptau nach sich ziehen.

Die Sorge um die Gesundheit kann jedoch auch so weit gehen, daß *Arsenicum* in beständiger *Furcht* lebt. Wenn seine Gesundheit nicht sehr stabil ist, kann er eine eigentümliche *Hektik* an den Tag legen. Statt abzunehmen, wird seine Angst immer größer, je mehr er von Arzt zu Arzt eilt. Er kann sich so in „unerträglichste Angst“ (*Hahne-*

mann) hineinsteigern und macht sich mit seinem Gesundheitszustand so nervös, daß der bloße Gedanke an seine Nervosität ihn schon in panischen Schrecken versetzt. „Quälende Angst vor dem Tod" (*Boger*) läßt ihn nicht nur nachts aufwachen und vor Entsetzen aus dem Bett springen, sondern verfolgt ihn auch tagsüber ständig: „Er ist verzweifelt und weint und stellt sich vor, daß niemand ihm helfen kann, daß er sterben muß" (*Allen*). Oder er ist davon überzeugt, daß er bereits an einer unheilbaren Krankheit leidet – besonders Krebs: „Gedanken an den Tod und an die Unheilbarkeit seines... Krebsleidens" (*Hering*). Auch wenn alle Tests negativ sind, und er selbst keine alarmierenden Symptome hat, lauert doch der Gedanke, daß jemand aus seiner Verwandtschaft diese Krankheit hat, oder gehabt hat, im Hintergrund seines Bewußtseins und läßt ihn nie zur Ruhe kommen.

Typisch hierfür war die Mutter eines jungen Mädchens mit Amenorrhöe. Drei Gaben *Natrium muriaticum* 10 M ließen die Menses einsetzen, aber die Mutter beschloß, daß noch ein Krebstest vorgenommen werden sollte („um ihn möglichst früh zu entdecken", wie sie wörtlich sagte) – obwohl der Gynäkologe versichert hatte, daß dies nicht nötig sei. Nachdem klar war, daß der Tochter nichts fehlte, entschloß sich die Mutter – die vollkommen gesund und symptomfrei war – sich selbst intensiv testen zu lassen („um sicher zu gehen, daß die Familie nicht belastet ist"). Sie unterzog sich danach alle zwei Jahre Röntgen- und anderen Tests, und das mit einem Nachdruck und einer Beharrlichkeit, die selbst über den widerstrebenden Internisten die Oberhand gewannen („Die Tests weisen nicht auf maligne Geschwülste hin, aber man kann natürlich niemals sicher sein, deshalb halte ich es für eine gute Idee, regelmäßig durchgecheckt zu werden").

Arsenicum ist eines der besten Mittel für solche grundlosen Befürchtungen. Ausgezeichnet wirkt es aber auch bei Patienten, die wirklich Grund zu Besorgnis haben. Es kann Patienten mit „Präkordialangst" (*Hahnemann*) heilen und die begleitenden „unerträglichen Herzschmerzen" (*Hering*) lindern. Es beruhigt Patienten, die Herzattacken, Schlaganfälle oder Krebsoperationen hinter sich haben, die „an ihrer Genesung verzweifeln" (*Boericke*) und einen Rückfall befürchten. *Arsenicum* ist in der Tat eines der Hauptmittel der Homöopathie für Krebs und „hilft gegen die schwere Belastung maligner Krankheiten ohne Rücksicht auf deren Lokalisation" (*Boericke*). Es verhilft dem

Patienten wieder zu Lebensfreude und Mut und versetzt ihn in die Lage, eher im Normalzustand als in ständiger Furcht zu leben. Wenn er wieder kommt, kann er z.B. sagen: „Mein Herz schlägt zwar ab und zu Purzelbäume, und ich habe immer noch gelegentlich ein Beklemmungsgefühl in der Brust oder bin kurzatmig, aber es beunruhigt mich nicht mehr so sehr wie früher. Mir geht es prima, ich esse und schlafe gut und freue mich das erste Mal seit meiner Herzkrankheit wieder am Leben."*

Arsenicum wird daher häufig bei sehr ernsten Krankheiten eingesetzt. Die körperlichen und seelischen Qualen, die bei einer Vergiftung mit Arsen auftreten, machen deutlich, bei welchen Zuständen die homöopathische Zubereitung helfen kann: „höchst *unerträgliche* Qualen... *tödliche* Angst... *unerträgliche* Schmerzen, die ihn in Verzweiflung und Raserei treiben... seine Angst ist *unbeschreiblich*; unaufhörliche, lang andauernde... *übermäßige*... *unsägliche* Seelenqualen, Leiden, das immer schlimmer wird: ‚Töte mich', schreit er, ‚oder nimm mir meine Schmerzen'... *grauenhafte* Angst am Abend nach dem Niederlegen, mit Zittern und Beben..." (*Hahnemann, Hering, Allen* – Hervorhebungen von der Autorin).**

Arsenicum hat auch ungeheure Angst vor Krankheitserregern und Ansteckung. Überall wittert er Verunreinigung und drohenden Zerfall, und bekämpft sie auf jede mögliche Weise.

Zwei *Arsenicum*-Mütter kamen in die Praxis mit ihren beiden Kindern; eines hatte Schnupfen, das andere Husten. Um den Bakterien des anderen auszuweichen, nahm die eine ihr Kind und setzte sich in ein kleines Zimmer, das neben dem Wartezimmer gelegen war, und schloß die Tür fest hinter sich zu. Jedesmal, wenn ein Mitarbeiter in den Raum kam (in dem die Arzneimittel aufbewahrt wurden) und die Tür einen Moment lang offen ließ, sprangen beide Mütter sofort auf, um sie zu schließen, und jedesmal waren sie beinahe gleichzeitig an der Tür. Während der Konsultation beklagten sich beide bitter über

* Die Haltung des ängstlichen *Arsenicums* zu und sein Verhalten während wirklicher und eingebildeter Krankheiten ist ein so hervorstechendes Merkmal des Mittels, und so häufig ein wichtiges Symptom für die Diagnose, daß wir im Verlaufe dieses Kapitels wiederholt darauf zurückkommen werden.

** Eine eindrückliche literarische Beschreibung der seelischen und körperlichen Qualen, die durch eine Arsenvergiftung hervorgerufen werden, findet sich im Selbstmord von *Emma Bovary* in der berühmten gleichnamigen Novelle von *Flaubert*.

die Gedankenlosigkeit von Leuten, die ihre kranken Kinder in die Arztpraxis bringen und damit andere der Ansteckung aussetzen (!).

Arsenicum ist peinlich sauber. Sogar Jungen im heranwachsenden Alter halten sich selbst makellos rein, duschen häufig und waschen ihre Haare; irgendetwas treibt sie dazu, den ganzen (häufig nur eingebildeten) Dreck loszuwerden. Manche waschen sich dauernd die Hände, um sie keimfrei zu halten (*Natrium muriaticum, Syphilinum: Boger*). Ein extremer Fall, der uns in der Praxis begegnete, war ein Patient, der sich nach jedem Händedruck die Hände wusch, ein anderer wischte die Türklinken mit einem Taschentuch ab, bevor er sie herunterdrückte; und *Hahnemann* beschreibt einen (geistesgestörten) Patienten, der „lauter Gewürme und Käfer auf seinem Bette herumlaufen [sieht], vor denen er ausreissen will". Die üblichere Form dieser Neurose findet sich bei Hausfrauen, die aus Furcht vor Krankheitserregern ihren Haushalt ständig mit Desinfektionsmitteln einsprühen.

Diese Bakterienphobie zwingt, zusammen mit der ihm eigenen Ordentlichkeit, *Arsenicum* dazu, das Geschirr sofort nach jeder Mahlzeit abzuwaschen. Auch wenn er interessante und angenehme Gäste hat, erträgt er den Gedanken an das schmutzige Geschirr nicht, auf dem sich die Keime ausbreiten, und verschwindet in die Küche um aufzuräumen.

Eine Beispiel für das zwanghafte Putzen von *Arsenicum* war eine Frau Ende Zwanzig, die wegen einer Migräne behandelt wurde, die pünktlich wie ein Uhrwerk jedes Wochenende auftrat (*Arsenicum* hat eine stark betonte Periodizität von akuten oder chronischen Symptomen: Verschlimmerung gegen Mitternacht oder zwischen ein und zwei Uhr morgens, täglich, wöchentlich, zweiwöchentlich, jährlich usw.). Sie lebte in New York, und als sie gefragt wurde, wie es ihr da gehe, antwortete sie: „Die Stadt selbst ist anregend, und wir haben auch viele Freunde, aber es ist so schmutzig dort! Jeden Tag, wenn ich von der Arbeit nach Hause komme, muß ich schrubben und schrubben, nicht nur die Böden, sondern auch die Wände. Und sie sind dennoch nie richtig sauber. Dieser schwarze Ruß bleibt einfach kleben und läßt sich nicht abwischen." Als sie gefragt wurde, ob sie denn wirklich so viel schrubben müsse, schaute sie den Arzt verständnislos an: „Der Schmutz wird jeden Tag schlimmer, und da *muß* ich ihn doch wegmachen!" Tatsächlich grübelte sie, wenn sie abends ins Bett ging, über ihre täglichen Schlachten mit dem städtischen Ruß nach, und auch tagsüber sprach sie kaum von etwas anderem. Das Mittel linderte ihre Migräne-Kopfschmerzen und trug dazu bei, ihre Ängste vor dem Schmutz und Ruß von New York City zu vermindern*.

Dieser Typus hat auch eine außergewöhnliche Furcht vor einer Vergiftung durch verdorbene Lebensmittel (angesichts der Herkunft des Mittels ist dies nicht überraschend) und läßt niemals Lebensmittel außerhalb des Kühlschranks herumliegen, und sei es nur für kurze Zeit, da er davon überzeugt ist, daß sie dann verderben. Wenn ein Stück Käse verschimmelt ist, wirft er es weg, statt den Schimmel abzukratzen – oder ihn gar zu essen, wie der geizige *Sulfur* oder *Lycopodium*. Die Hausfrau beargwöhnt etwas, das sie gerade gekocht hat, und stellt fest, daß es komisch riecht, eigenartig schmeckt oder eine ungewöhnliche Farbe angenommen hat; und da sie immer auf der Hut ist, droht sie das ganze Essen wegzuwerfen, zum Schrecken der hungrigen Familie. Wenn sie (was Gott verhüten möge!) nach einer Mahlzeit auch nur das leichteste Stechen eines Krampfes verspürt, kann sie unter Umständen sofort zur Nofallambulanz eilen. Auf der anderen Seite ist *Arsenicum* tatsächlich auch eines der besten Mittel bei Fleisch- und anderen Arten von Lebensmittelvergiftungen (*Panos*).

Die Furcht vor Verschmutzung kann beinahe abergläubische Ausmaße annehmen. Ein Patient hatte nicht nur stets einen „Ionisator" zuhause und an seinem Arbeitsplatz neben sich (angeblich, um toxische Substanzen in der Luft zu neutralisieren), sondern besuchte auch nie seine Freunde oder ging zu einer Einladung, ohne ihn als seinen Schutz mit sich zu nehmen. Das Bild des jungen Mannes, der wie ein primitiver Stammesangehöriger seine Habe von einer Hütte zur nächsten seinen Ionisator von Haus zu Haus und von Raum zu Raum transportierte, prägte sich dem Arzt unauslöschlich ein.

Arsenicum kann auch ungeheuer ängstlich um seine eigene Sicherheit und die seiner nächsten Angehörigen besorgt sein. Die Ehefrau ist

* Eine außergewöhnliche Veranschaulichung des *Hering*schen Heilungsgesetzes war, daß die Fingerspitzen der Patientin eine rußige Farbe annahmen, während sich die Intensität ihrer Migräneanfälle verminderte – und zwar mit der ersten Gabe *Arsenicum*. So verließ dieses Leiden den Körper sozusagen über die Extremitäten; die Verfärbung der Fingerspitzen blieb für einige Monate, bis die Kopfschmerzen geheilt waren und ihr Sauberkeitswahn nachgelassen hatte. Dieses seltene Symptom hat die Autorin nur noch in zwei anderen Fällen beobachtet: bei einer überordentlichen Frau, die mit *Arsenicum* von ihrer Kolitis geheilt wurde, und bei einem Mann mit zwanghafter Angst vor Krankheitserregern, dessen schwere Arthritis mit *Silicea* behandelt wurde.

ständig in Sorge, ihrem Mann oder ihren Kindern könnte etwas passieren, und ist außer sich, wenn eines auch nur eine Viertelstunde länger weg bleibt als erwartet. Sie stellt sich vor, daß sich irgendetwas Schreckliches ereignet hat, und spielt die ganze Szene im Geiste durch, bis hin zu den kleinsten Details: „Düstere Vorahnungen, (daß) ihren Angehörigen etwas zugestoßen sein könne" (*Hering*). Dies ähnelt der „Angst um andere" von *Sulfur* oder der Sorge von *Phosphor*, es „habe sich unter den Seinen ein Unglücksfall ereignet" (*Hahnemann*). *Arsenicum* fährt die Kinder zur Schule, auch wenn diese nur ein paar Straßen entfernt ist und alle anderen Kinder zu Fuß gehen oder mit dem Fahrrad fahren, weil dies immer noch besser ist, als zu Hause zu sitzen und sich Sorgen zu machen, ob sie auch sicher dort angekommen sind. Nachts kann sie nicht schlafen, bis ihre Kinder von einer Party zurück sind, sie liegt wach und denkt daran, was alles Schreckliches passiert sein könnte.

Auch Männer sind voller Ängste. Der Ehemann kann morgens nicht zur Arbeit gehen, ohne sich zu fragen, ob er seine Frau zum letzten Mal zum Abschied geküßt hat, und geht niemals auf Geschäftsreise, ohne daran zu denken, daß er vielleicht seine Kinder niemals wiedersehen wird. Manchmal ist *Arsenicum* daran zu erkennen, daß er ungeheuer nervös ist, wenn er eine Straße überquert (*Blackie*). Auch wenn kein Auto in Sicht ist, zögert er an jeder Straßenecke, bevor er sich anschickt, die Straße zu überqueren, und wenn er dann auch nur in der Ferne ein Fahrzeug erblickt, springt er zurück auf die Sicherheit bietende Bordsteinkante. In der hoch mechanisierten und immer gewalttätigeren heutigen Gesellschaft ist ein vernünftiges Gefahrenbewußtsein für jeden Konstitutionstyp normal, bei *Arsenicum* ist jedoch die Neigung zu „Aengstlichkeit" (*Hahnemann*) besonders ausgeprägt („Ich bin voller Angst geboren und habe stets in Schrecken gelebt!"). Selbst in seinen Träumen sucht ihn die Angst heim: „Träume voll Drohungen... sorgenvolle, gefährliche, fürchterliche Träume... von Gewittern, Feuersbrünsten, schwarzem Wasser und Finsterniss... aus deren jedem er, auch wohl mit Geschrei, erwacht" (*Hahnemann*).

Die Angst von *Arsenicum* ist ruhelos und „hartnäckig" (*Kent*), er neigt dazu, sich wegen jeder Kleinigkeit wie ein Terrier zu Tode zu fürchten. Oder er schafft sich seine Schwierigkeiten selbst, auch wenn er sich über sein Schicksal beklagt, stets mit Problemen und Schwierigkeiten konfrontiert zu sein. Wenn er sich um seine gegenwärtige Situation keine Sorgen zu machen braucht, beunruhigt er sich wegen der näheren oder weiteren Zukunft. Er ist sich nicht sicher, wann das Damoklesschwert fallen wird („unerklärliche Befürchtungen": *Kent*), aber fallen wird es, und daher ist er jederzeit darauf gefaßt. Er ist so mit zukünftigem Unheil beschäftigt („fürchtet, daß sich etwas ereignen wird": *Kent*), daß die glückliche Lösung eines Problems lediglich ein Vakuum hinterläßt, das durch das nächste gefüllt werden muß.

Ein Patient, der zwei Operationen wegen blutenden Magengeschwüren hinter sich hatte, verzehrte sich in hartnäckigen Ängsten: zuerst, daß er Magenkrebs habe; als das Gewebe untersucht worden war, hatte er die Angst, daß er an den Folgen der Operation sterben werde. Nachdem diese ohne Schwierigkeiten überstanden war, und er außerdem sicher war, daß es sich um eine gutartige Geschwulst handele, fing er an, sich zu fürchten, daß seine Frau sterben könnte und er für ihre kleinen Kinder sorgen müsse. Seine Frau fühlte sich wohl und munter, und hatte keine Anzeichen eines bevorstehenden Todes. Der Patient konnte diese Vorstellung jedoch nicht loswerden und suchte sich sogar einen zweiten Job nach Feierabend, um für diesen Fall genügend Geld für eine Haushälterin zu haben (!). Wenn er nicht diese Angst gehabt hätte, so hätte er eine andere gehegt: „Niemand würde mich als sorgenfreien und heiteren Menschen bezeichnen," sagte er über sich selbst. Natürlich trug all dies zu seinem ernsthaften Magenleiden bei. Nach einer Reihe von *Arsenicum*-Gaben blieben seine Magengeschwüre jedoch verschwunden, seine Verdauung besserte sich und er hörte auf, sich über den drohenden Tod seiner Frau Sorgen zu machen, ohne eine andere Sorge an diese Stelle zu setzen.

Andere *Arsenicum*-Patienten beschreiben sich weniger euphemistisch als „überaus ängstlich" und geben zu, daß sie sich nicht ganz wohl fühlen, ja daß ihnen sogar etwas fehlt, wenn sie sich nicht wegen irgend etwas aufregen können.

Um diese stets drohenden Ängste unter Kontrolle zu bringen, erfinden diese Menschen sorgfältig ausgearbeitete Sicherheitsregeln, psychologische Vorgehensweisen und Vorsichtsmaßnahmen, die keinen Raum für Zufälle lassen. Wenn er sich vor Einbrechern fürchtet, schläft er mit einem Schürhaken neben dem Bett oder installiert gar ein kompliziertes Alarmsystem (*Arsenicum* und *Natrium muriaticum* sind die Arzneimitteltypen, die sich am meisten vor „Räubern" fürchten: *Kent, Boger*). „In der Nacht läuft er im ganzen Hause herum und sucht die Diebe; Sein ganzes Haus, auch unter dem Bette, ist Alles voll Spitzbuben" (*Hahnemann*). Ein *Arsenicum*-Patient hatte spezielle Sicherheitsgurte in seinem Auto installiert; bevor er hineinstieg, setzte er sich einen Helm auf, zog eine bruchsichere Schutzbrille und rutschfeste Handschuhe an, während eine St. Christopherus-Medaille am Rückspiegel hing. So mit physischen und spirituellen Schutzmaßnahmen versehen, konnte er dann in relativer Sicherheit davonfahren.

Die Hausfrau, die Alpträume hat, daß ihre Familie hungern könnte, hortet sorgfältig Berge von Lebensmitteln im Keller (*Calcium carbonicum*). Auch wenn sie nur für ein Wochenende weggeht, füllt sie den Kühlschrank bis oben, obwohl die Familie sehr wohl in der Lage ist, für sich selbst zu sorgen.

Um seine Gesundheit zu schützen, trifft *Arsenicum* Vorsichtsmaßnahmen erstaunlichen Ausmaßes, wobei er keine Ausnahmen oder Kompromisse zuläßt. Patienten sagen von sich, daß sie, abgesehen von Essen in Restaurants, seit fünf, zehn oder zwanzig Jahren kein Leitungswasser zu sich genommen haben – buchstäblich nicht einen Tropfen! Dies ist recht außergewöhnlich, wenn man berücksichtigt, wieviel Vorsicht und Sorgfalt dies verlangt. Sie trinken nur Mineralwasser, essen nur ungespritzte, biologisch angebaute Lebensmittel, kochen nur in Stahl- oder Steinguttöpfen, konsumieren täglich Dutzende von Vitaminpillen, trinken verschiedene Kräutertees und behandeln Zucker, als wäre er „reines Gift". Gnadenlos zwingen sie sich dazu, auch beim unfreundlichsten Wetter viele Meilen zu laufen, oder tun etwas anderes, um körperlich fit zu bleiben (im letzten Jahrhundert, bevor Jogging Mode wurde, pflegte *Arsenicum* „weiter zu gehen als nötig oder als ihm guttut": *Hahnemann*). Eigentlich hat er recht, aber der Aufwand ist unverhältnismäßig und man hat den Eindruck, daß er dasselbe auch dann erreichen würde, wenn er etwas maßvoller wäre.

Eine offenbar gelassene Frau konsultierte einen homöopathischen Arzt wegen schwerer Kopfschmerzen während der Menstruation, die begleitet waren durch Krämpfe, Schwindel und Erbrechen. Während der Sitzung fragte sie, ob sie sieben Fläschchen *Ferrum phosphoricum* haben könne (ihr Sohn hatte das Mittel früher einmal wegen Ohrenschmerzen verschrieben bekommen). „Sind Sie sicher, daß Sie *sieben* brauchen?" fragte der Arzt. „Ja, das ist einfacher für mich. Ich kann die Fläschchen dann überall im Haus aufbewahren, in meiner Handtasche und im Auto, dann finde ich das Mittel jederzeit und überall, und brauche mir keine Sorgen zu machen." Daß *Arsenicum* ihr Mittel war, wurde damit unmittelbar offensichtlich.

Geld ist für *Arsenicum* ein weiterer Grund zur Besorgnis. Ob er nun welches hat oder nicht, er denkt und spricht jedenfalls viel davon und beklagt sich häufig über seine Armut oder über die hohen Lebenshaltungskosten. Seine Liebe zum Geld ist stärker als bei den meisten anderen Konstitutionstypen, er kann sogar „habgierig" (*Hering*) sein. Gleichzeitig ist er äußerst gewissenhaft in Geldangelegenheiten. Er erträgt es nicht, in jemandes Schuld zu stehen und setzt alles daran, seinen Gläubigern das Geld zurückzuzahlen, auch wenn diese ihn nicht drängen (im Gegensatz zu *Phosphor*). Wie *Sulfur* kann er jeden Pfennig umdrehen und nur ungern Geld ausgeben, auch wenn er es hat, und behaupten, daß er sich irgendeine wünschenswerte oder notwendige Ausgabe nicht leisten kann. Während *Sulfur* jedoch aus Prinzip am Geld hängt und mit Befriedigung die Macht verspürt, die es verleiht, ist die Motivation von *Arsenicum* eher „Furcht vor Armut" (das Mittel sollte in der entsprechenden Kent-Rubrik nachgetragen werden).

So kann eine Frau Geldscheine mit Stecknadeln hinter die Vorhänge heften oder sie in Büchern und Nähkörben verstecken, nur damit sie greifbar sind, für den Fall, daß sie Geld braucht. Das Kind wohlhabender Eltern kann sich verpflichtet fühlen, einen unnötig beschwerlichen Job neben Schule oder College anzunehmen, um seinen Teil zu den Kosten des Studiums beizutragen. Als Erwachsener ist *Arsenicum* stets ein gewissenhafter Arbeiter und setzt all seine Begabungen ein, um sich in seiner Firma unentbehrlich zu machen. Er opfert sogar seine Feierabende, Wochenenden und Ferien, um sich fortzubilden oder einem Hobby nachzugehen, das notfalls als zweite Einkommensquelle dienen kann. Er ist kein „Hansdampf in allen Gassen" (*Sulfur*), sondern beherrscht eher ein paar Dinge, diese aber meisterhaft, und er legt Wert darauf, noch mindestens einen weiteren Pfeil im Köcher zu haben.

Diese Bollwerke gegen die Ungewißheiten des Schicksals können unbewußt errichtet werden, oder sie können mit Bedacht entworfene und systematisch ausgeführte Abwehrmaßnahmen gegen eine Umgebung sein, die er als bedrohlich erlebt. Wie es häufig bei *Natrium muriaticum* der Fall ist, ist er aufgrund einer tiefen Unsicherheit davon überzeugt, daß feindlich gesinnte Kräfte ihn zu Fall bringen werden, wenn er seine Aufmerksamkeit auch nur für einen Moment schleifen läßt. Er vertraut nicht auf glückliche Umstände oder (wenn er religiös ist) auf Gott, sondern verläßt sich nur auf sich selbst und seine eigenen Vorsichtsmaßnahmen, die wir oben schon diskutiert haben, so daß ihn nur noch völlig unvorhersehbare Katastrophen treffen können. So enthüllen diese sorgfältigen Vorkehrungen seine latente Angst, wie ruhig und selbstsicher er zu sein auch vorgeben mag.

Es ist möglich, daß der Patient keine wahrnehmbare Ruhelosigkeit, keine Angst oder Furcht zeigt, besonders wenn er außer von *Arsenicum* noch von anderen Konstitutionsmitteln bestimmt wird. *Pulsatilla* macht ihn beispielsweise sanfter, *Calcium carbonicum* weniger ruhelos, *Lycopodium* ruhiger und distanzierter. *Arsenicum* ist jedoch wie eine fest gespannte Feder, und eine gewisse Spannung bleibt ihm immer eigen, wenn sie sich auch tarnen, und wie selbstsicher und glatt die Oberfläche auch sein mag. Die dahintersteckende Unruhe läßt sich manchmal am Ausdruck der Augen erkennen, wenn ein heikles Thema berührt wird – an einem plötzlichen und nicht beherrschbaren Aufflackern von Angst oder Furcht – oder in der kontrollierten Anspannung in Sprache und Verhalten des Patienten. Möglicherweise gibt er zu, daß er nachts „mit den Zähnen knirscht" (*Kent*), daß er kein Problem ungelöst lassen kann, ständig über frühere Entscheidungen nachgrübelt und sich fragt: „Habe ich meinen Standpunkt auch wirklich klargemacht? Habe ich mich richtig entschieden? Habe ich die richtige Wahl getroffen?" (*Nux vomica*). Seine Gedanken drehen sich unaufhörlich um vergangene Geschäftsvorgänge, Familienereignisse und ähnliches, die er von allen möglichen Seiten her betrachtet, wobei er darüber nachgrübelt, wie er die Situation auf verschiedene Weisen besser hätte bewältigen können. Anders als *Calcium carbonicum*, der sich hilflos wegen Kleinigkeiten ängstigt, ohne zu einem konstruktiven Ergebnis zu gelangen, sieht *Arsenicum* jedoch gewöhnlich verschiedene gangbare Alternativen.

Bei manchen kommt die Angst nur an die Oberfläche, wenn sie krank sind. Ein selbstsicherer junger Teenager, dessen ruhige Stärke und Gelassenheit bewirkte, daß er stets zum Klassensprecher gewählt wurde, kam mit einem brennenden, nässenden Ekzem an den Armen in die Praxis. Es war nicht sehr schlimm, aber er hatte panische Angst und schien zum ersten Mal in seinem Leben die Kontrolle über sich verloren zu haben. Diese hektische Überempfindlichkeit gegenüber seinem Ekzem und der Nachdruck, mit dem er verlangte, daß es sofort beseitigt werden müsse, wiesen auf *Arsenicum* hin. Nachdem er das Mittel eine Zeitlang in mittlerer Potenz täglich eingenommen hatte (Hautkrankheiten reagieren häufig besser und mit geringerer Erstverschlimmerung auf niedrigere Potenzen; wegen weiterer Vorsichtsmaßnahmen vgl. *Hubbard, Kurzlehrgang der Homöopathie*), wurde das Ekzem langsam besser.

Übergenauigkeit

Als nächstes kommen wir zu der bekannten Eigenschaft von *Arsenicum*, seiner „Übergenauigkeit" (*Kent*). Mehr als alle anderen Konstitutionstypen, mit Ausnahme vielleicht von *Nux vomica*, ist *Arsenicum pedantisch*: übermäßig „um die geringste Kleinigkeit bekümmert und besorgt" (*Hahnemann*). Er ist so empfindlich gegen Durcheinander und Unordnung, daß er sich aufregt, wenn die Handtücher im Badezimmer nicht gerade und symmetrisch aufgehängt sind; er erträgt es nicht, wenn ein Stuhl nicht parallel zum Tisch oder ein Buch nicht an seinem Platz im Bücherregal steht und ist aufgebracht, wenn seine Schuhe nicht in Reih' und Glied nach Farben geordnet im Schrank auf dem Boden stehen: „die unbedeutendsten Kleinigkeiten erfüllen ihn mit Sorge und übertriebenem Eifer" (*Allen*). Er ist ungehalten, wenn andere ihre Autos nicht exakt einparken („Wieso können die das nicht richtig machen? Es ist doch so einfach, korrekt zu parken") und kann Tage damit verbringen, einen Koffer immer und immer wieder zu packen, so daß alles ganz genau hineinpaßt; auch wenn er in Eile ist, um sein Flugzeug noch zu erreichen, bemüht er sich aufgeregt, seine Kleider sauber zusammenzulegen und die passenden Socken zusammenzusuchen (wobei jedes Paar in ein eigenes Plastiksäckchen kommt). In seinem bewundernswerten, aber manchmal unangemessenen Bemühen um Ordnung macht er sein Bett und räumt das Zimmer auf, sobald er morgens aufwacht, sonst erträgt er den Anblick nicht. An seinem Arbeitsplatz muß alles seinen genauen Platz haben und auf bestimmte Art und Weise getan werden; alles andere stört ihn so, daß er nicht richtig arbeiten kann. In jeglicher Hinsicht ist er unglaublich heikel und kann in seiner Abneigung gegen jegliche Schludrigkeit bei sich selbst und bei anderen kein Ungeschick ertragen, wie einen Teller herunterzuwerfen, ein Glas umzukippen, Suppe zu verschütten usw.

Auch dann, wenn *Arsenicum* sich nicht unangemessen neurotisch und übertrieben verhält, ist er *übergenau* („gewissenhaft in Kleinigkeiten“: *Kent*). Seine Feinmotorik ist häufig bemerkenswert vornehm und präzise – seine Handschrift beispielsweise ist klein und schön (*Nux vomica*); und egal ob er einen Tisch schreinert oder einen Zaun streicht, den Hof kehrt, einen Bericht schreibt oder eine Mahlzeit zubereitet, immer bekommt seine Arbeit diesen besonderen „letzten Schliff“, der zeigt, daß er auch in Kleinigkeiten um Genauigkeit peinlich bemüht ist. Der *Sulfur*-Hobbykoch kann eine interessante oder unübliche Speisenfolge auf den Tisch bringen, serviert sie aber recht kunstlos, während der *Arsenicum*-Gourmet delikate und raffinierte Speisen zubereitet und sie geziemend und elegant darbietet.

In der Tat ist ein eleganter, guter Geschmack das Kennzeichen von *Arsenicum*. Sein Haus ist schön und stilvoll eingerichtet. Sowohl Männer als auch Frauen sind gut angezogen und wirken wie aus dem Ei gepellt. Männliche Patienten kommen zur Sprechstunde mit einem ansehnlichen, gepflegten Aktenkoffer, der nur ein paar wesentliche Papiere enthält (und nicht so überquillt wie der alte, schmuddelige eines *Sulfur*-Patienten). Hering beschreibt ihn mit seiner eleganten – gelegentlich pedantischen – Erscheinung treffend als „Mann mit dem goldenen Spazierstock“. Die Handtasche der Frau paßt ganz genau zu ihren Schuhen und zu den anderen Accessoires. Die ganze Person sieht auch dann elegant aus, wenn sie nicht nach der letzten Mode gekleidet ist.

Arsenicum ist auch die gepflegte, gouvernantenhafte ältere Dame, die schmal gebaut, präzise in ihren Bewegungen und energisch und förmlich in ihrem Betragen ist, und für die Miss Betsey Trotwood, die unverheiratete Tante von *David Copperfield* im gleichnamigen Buch von *Charles Dickens*, ein gutes literarisches Beispiel abgibt. Hinter ihrem schroffen, pedantischen und gelegentlich furchteinflößenden Äußeren verbirgt sich hoch entwickelte moralische Feinheit und Integrität.

Die Übergenauigkeit von *Arsenicum* kann sich auch auf den Haushalt beziehen und findet sich dann z.B. bei Hausfrauen, die ihren ganzen Stolz in ein makelloses Zuhause setzen und die, wie wir gesehen haben, möglicherweise sogar verschiedene Beschwerden entwickeln, wenn sie mit Unordnung, Durcheinander und Dreck in ihrer Umgebung nicht umgehen können. Das Mittel paßt auch auf nervöse, überarbeitete Ehemänner, die erschöpft von der Arbeit nach Hause kommen und sogleich damit anfangen, Flusen vom Teppich oder Papierschnipsel vom Boden aufzuheben, den Tisch abzustauben und kleinlich nach Unordnung im Haushalt Ausschau halten. Insgesamt findet sich eine „Ueberempfindlichkeit und Ueberzartheit des Gemüths;... ist um die geringste Kleinigkeit bekümmert und besorgt" (*Hahnemann*). Nichts, so behauptet er, wird daheim ordentlich gemacht, wenn er nicht die Oberaufsicht hat („Warum muß ich aber auch *alles* selber machen?"). Er fängt an, die Teller vom Tisch zu räumen, auch wenn andere noch nicht fertig sind – zieht ihnen sozusagen den letzten Bissen unter der Gabel weg – und fängt gereizt an abzuwaschen, obwohl seine Frau und seine Kinder durchaus bereit wären, dies, zu seiner Zeit, zu übernehmen. Er ist davon *überzeugt*, daß niemand es macht, wenn er es nicht erledigt. In Wahrheit jedoch hat *Arsenicum*, ob nun männlich oder weiblich, trotz aller Klagen durchaus auch *Spaß* daran, die Küche so lange zu putzen, bis alles nur so blitzt. Wenn er den Anblick oder den Geruch von Tabakrauch nicht mag, kann er, wenn er zwanghaft genug ist, den Aschenbecher wegnehmen und ihn säubern, während noch geraucht wird. Wenn dann die Asche auf den Boden fällt, hastet er in eher erheiternder Hektik heran, um sie wegzuwischen. Diese Putzanfälle sind in gewisser Hinsicht ein körperliches Ventil für Spannung und Ängste, die sich im Laufe des Tages ansammeln, sind aber auch genauso ein bildhafter Ausdruck für die zapplige, nervöse, heikle Wesensart von *Arsenicum*.

Je kranker er ist, desto mehr regt er sich über Kleinigkeiten auf; die geringste Unordnung intensiviert seine körperlichen und geistigen Symptome. Die bettlägerige Hausfrau kann sich trotz ihrer schweren Schmerzen darüber ärgern, daß die Kartoffeln für das Abendessen nicht sauber geschält sind oder die Wäsche nicht mit dem sonst verwendeten Waschmittel gewaschen wurde. Es plagt sie, wenn die Schranktür oder die Schreibtischschublade offen stehen oder (wie *Kent* bemerkt) wenn die Bilder an der Wand nicht ganz gerade hängen (*Arsenicum* kann auch, wenn er bei anderen in die Wohnung kommt, die Bilder an der Wand geradehängen oder Gegenstände, die auf einem Tisch stehen, richtig hinstellen). Sie wird gebieterisch und fordernd und besteht darauf, daß jede ihrer Anweisungen sofort ausgeführt werden und alles so sein soll, wie es „eben richtig" ist. Der Mann kann sich mühsam von seinem Krankenbett erheben, um verzweifelt eine ganz bestimmte Zange zu suchen; er leert die Schubladen aus und durchwühlt stundenlang das Haus von oben bis unten. Eine andere Zange tut es nicht, es muß unbedingt diese eine sein, und wenn er sie nicht finden kann, muß er wissen, was damit passiert ist. Auch hierin ist häufig eine gewisse Launenhaftigkeit zu finden: „Auch wenn alles getan wurde, um seinen Wunsch zu erfüllen, genügt die geringste Kleinigkeit, um ihn zu verstimmen" (*Allen*).

Ein Vierjähriger mit zarten, feingezeichneten Gesichtszügen, mit Gliedmaßen, die so dünn und grünlich waren wie Selleriestengel und dessen Alabasterhaut die Venen durchschimmern ließ, litt an einer schweren Lungenkrankheit, die ihn oft den halben Winter im Bett verbringen ließ. Das erste Krankheitssymptom, das auftrat, noch bevor auf der physischen Ebene irgendetwas zu erkennen war, war aufgeregtes Ängstlichsein. Er konnte außer sich geraten, wenn die Bücher in seinem Zimmer nicht richtig eingeordnet waren, wenn seine Serviette nicht ordentlich gefaltet wurde oder wenn er sein Müsli mit dem falschen Löffel essen sollte. Er bekam sogar einen hysterischen Anfall, wenn jemand die Treppe nicht auf die richtige Art und Weise hochstieg! Wenn er in diesen Anfangsstadien *Arsenicum* bekam, wurde das Auftreten der Erkrankung entweder überhaupt verhindert, oder sie hatte einen sehr leichten Verlauf. Dies ist ein sehr gutes Beispiel dafür, wie geistige Symptome den körperlichen vorausgehen, und wie Krankheiten vorgebeugt werden kann, wenn die homöopathische Behandlung schon im Vorstadium einsetzt.

Ein anderer Aspekt der Übergenauigkeit von *Arsenicum* ist seine Sprache; er drückt sich stets genau und elegant aus. Frauen sprechen häufig ziemlich schnell und klar artikuliert, als wollten sie Rekorde aufstellen. Aber auch wenn sie so schnell wie *Lachesis* sprechen, klingen sie nicht gehetzt, weil sie kontrollierter sprechen und ihre Aussprache präziser ist. *Arsenicum* legt großen Wert auf eine klare Ausdrucksweise und ist ein hartnäckiger Verfechter verbaler Exaktheit. Wenn seine Frau sagt: „Unsere Freunde kaufen das Haus gegenüber," berichtigt *Arsenicum*: „Sie haben den Kaufvertrag unterzeichnet – das ist nicht ganz dasselbe" (der pedantische *Sulfur* kann gleichfalls an verbalen Ungenauigkeiten herumnörgeln). Er liefert eine genaue Beschreibung, wie man zu einem bestimmten Platz kommt, und fügt eine wunderbar gezeichnete Straßenkarte bei, um zum Schluß zu bemerken: „Ich hoffe, daß diese Anweisungen klar genug sind und daß ich auch ja nichts ausgelassen habe." Ein Patient brachte eine makellose Liste seiner Symptome mit in die Sprechstunde. Der Arzt fragte: „Sie streichen niemals etwas durch, nicht wahr?" „Oh nein," war die Antwort. „Wenn ich einen Fehler mache, schreibe ich die ganze Liste noch einmal."

In einem schwierigen und verworrenen Fall war eine eigenartige Übergenauigkeit das Leitsymptom, das zu der korrekten Verschreibung von *Arsenicum* führte. Die Patientin, eine chronisch kranke Frau, schien beinahe jedes Polychrest der Materia Medica zu benötigen. Die Befragung brachte jedoch eine alte Gewohnheit von ihr heraus – wenn sie persönliche Briefe schrieb, fing sie immer wieder von neuem an, ohne sie jemals abzuschicken. Sie hatte Schubladen voll solcher Briefe. Als sie nach dem Grund gefragt wurde, antwortete sie, daß sie dies deshalb tue, weil sie fürchte, sich nicht genau ausgedrückt zu haben. Sie pflegte dann den Brief wieder neu anzufangen, um ihre Gedanken sorgfältiger fortzusetzen, aber dann war der Inhalt teilweise nicht mehr so aktuell, was eine erneute Revision erforderte, und so weiter. Nur wenige außer *Arsenicum* würden Briefe immer *wieder* schreiben, ohne sie jemals abzusenden.

Auch *Natrium muriaticum* kann ähnlich besorgt sein, was Briefwechsel angeht, was aber eher daher rührt, daß er Angst hat, nicht richtig verstanden oder beurteilt zu werden; außerdem fühlt er sich schuldig, weil er den Brief nicht abschickt, während *Arsenicum* eher das Gefühl hat, daß ein Brief, der nicht genau richtig ist, besser nicht abgeschickt werden sollte.

Kein Patient ist gründlicher und akribischer im Wiedergeben seiner Symptome als *Arsenicum*. „Seit ich vor siebzehn Monaten in Mexico war, leide ich an einer leichten Diarrhö mit Krämpfen. Ich habe eine vollständige Auflistung, wie oft ich auf die Toilette gehen muß, zu welchen Tageszeiten, und wie der Stuhl aussieht – der nicht immer gleich ist. Ach übrigens, wie erklären Sie sich diese Unterschiedlichkeiten? Ich habe auch aufgeschrieben, wie lange die Krämpfe dauern. Hier steht alles in meinem Tagebuch, wenn Sie einmal einen Blick darauf werfen wollen." Er erinnert sich nicht nur an die Feinheiten jeder Modalität und an alle damit verbundenen Empfindungen, sondern auch an den Tag und die Uhrzeit, sogar an die Minute, an dem sich ein neues Symptom gezeigt hat. „Eine Woche, nachdem Sie das Mittel genommen haben, ist es also zu einer Verschlimmerung gekommen?“ fragt der Arzt. „Nein, nicht eine Woche. Eine Woche und ein Tag – achteinhalb Tage genau – weil die Kopfschmerzen am Dienstag um 20 Uhr 30 aufgetreten sind, und sie mir das Konstitutionsmittel um etwa 10 Uhr am Montagvormittag der vergangenen Woche gegeben haben.“

Ein unvergeßlicher Patient brachte uns einen mehrseitigen Bericht, der sauber in Spalten getippt und in verschiedenen Farben unterstrichen war, und der stündlich die Veränderung aller seiner Symptome während all der Wochen seit seinem letzten Besuch wiedergab.

Der getriebene Mensch

Ein Schlüsselsymptom für *Arsenicum* ist seine große *physische* Unruhe und Angst bei Krankheiten (*Rhus toxicodendron, Arnica*). *Hahnemann* beschreibt den Patienten, der sich im Bett hin und herwirft: „Unter grosser Angst wälzt und wirft er sich im Bette hin und her. Er kann auf keiner Stelle Ruhe finden, verändert beständig die Lage...“ Oder er muß aufstehen und umhergehen: „...will aus einem Bette in das andere, und bald hier, bald dort liegen“, will vom Bett auf die Couch und wieder zurück. Diese Ruhelosigkeit wird schlimmer, wenn er sich nachts ins Bett legt, besonders um und nach Mitternacht. Dieses wohlbekannte Symptom kann so intensiv sein, daß man sein hektisches Umhergehen im Raum sogar während eines Telefongesprächs wahrnimmt. Andererseits kann er so erschöpft sein, daß er „zu schwach ist, um sich so umherzuwälzen, wie er in seiner Angst und Unruhe eigentlich wollte“ (*Hering*).

Gelegentlich spiegelt seine Unruhe seine Weigerung, sich in eine Krankheit zu fügen, womit seine schon erschöpften Kräfte weiter geschwächt und die Genesung erschwert wird. Niemand kämpft so sehr gegen eine simple Grippe wie *Arsenicum*. In seiner wütenden Ungeduld über sein Kranksein beklagt er sich lauthals, er könne es keinen *Augenblick* mehr ertragen und wolle lieber sterben, als weiter einer solchen Unpäßlichkeit ausgesetzt zu sein. Eine oder zwei Gaben des

Mittels stellen jedoch die körperliche und seelische Ruhe und Harmonie wieder her. Der Patient hört auf zu kämpfen, fügt sich in den normalen Ablauf der Krankheit und begibt sich so auf den Weg der Genesung.

Gelegentlich lindert *Arsenicum* (sowohl in akuten als auch in chronischen Fällen) die hektische Unruhe des Patienten, indem es zunächst einen Zusammenbruch provoziert. Tagelang kann er nicht arbeiten und sich kaum bewegen. So zwingt das Mittel den überreizten Patienten, kürzer zu treten, sich auszuruhen und zu schlafen, damit eine Heilung stattfinden kann. Ein solcher Fall war ein Cellist, dessen gedrängter Zeitplan von Konzerten, Unterricht und Plattenaufnahmen ihn so weit brachte, daß er einen nervösen Zusammenbruch erlitt. Er konnte weder essen noch schlafen, seine Nerven waren vollkommen zerrüttet und sein Herz schlug schneller und heftiger. Eine Dosis *Arsenicum* in hoher Potenz zwang ihn für zwei Wochen ins Bett – eine schwierige Zeit für alle Beteiligten, da er trotz allem die Energie aufbrachte, zweimal am Tag zu telefonieren und den Arzt gehörig zu beschimpfen: „In meinem ganzen Leben habe ich mich noch niemals so schwach gefühlt! Wie soll ich sicher sein, daß ich nicht sterbe? Was ist, wenn ich mich nie wieder erhole?“

Die Zunge ist, nebenbei gesagt, der Körperteil, der bei *Arsenicum* auch während der schwersten Krankheit stets funktioniert. Der Patient kann endlos „durchdringende“ oder „jämmerliche Wehklagen“ (*Hahnemann*) von sich geben, und wenn er sich um seine Gesundheit sorgt, hat er keine Skrupel, hemmungslos von seiner Zunge Gebrauch zu machen. Manche sagen bei solcher Gelegenheit zu ihrem Arzt sogar, daß sie ihn *hassen* und daß sie ihm *niemals* vergeben werden, was die Medizin ihnen angetan hat.

Der Cellist war jedoch gezwungen, im Bett zu bleiben und sich den Anordnungen des Doktors zu fügen, da er zu schwach war, um irgendetwas anderes zu tun. Irgendwie stand er die Krise durch, und als sie vorbei war, stellte er fest, daß er wieder essen und schlafen konnte, und daß seine Herzsymptome fast verschwunden waren. Danach war er ein loyaler Anhänger der Homöopathie. Häufig macht man die Beobachtung, daß *Arsenicum*-Patienten, nachdem sie dem Arzt ungewöhnlich hart zugesetzt haben, nach einer Weile umdenken und sich zu hingebungsvollen und verständigen Patienten entwickeln.

Wenn das Mittel seine Haltung, niemals nachzulassen, nicht abmildert, kann seine Angst *Arsenicum* zu einem *getriebenen* Menschen werden lassen. Dann stürzt er sich Hals über Kopf in sein eigenes Verderben und bringt sich selbst, zum Befremden von Freunden und Familie, schonungslos um Arbeitsplatz oder Gesundheit. Eine junge Frau kam in die Praxis wegen eines hartnäckigen Ausschlags um die Lippen und Mundgeschwüren. Das ernstere Problem war jedoch ihre Persönlichkeit. Obwohl sie aufrichtig und durchaus intelligent war und außerdem hart arbeiten konnte, behielt sie keine Arbeitsstelle lange. Der Grund wurde rasch klar. Ihre heftige Art, wie sie über ihre Arbeit, die Unfähigkeit der anderen im Büro, die Ungerechtigkeit bei der Bezahlung und die ungleiche Verteilung der Aufgaben sprach, erinnerte an *Coleridges* Alten Matrosen. Unwillkürlich wich der Arzt zurück vor der Art, wie sie auf ihn einredete, und vor ihrem kritischen, stechenden Blick („Ich fürchte Dich, Alter Matrose").

Im allgemeinen durchdringen die stechend blauen Augen von *Arsenicum* geradezu sein Gegenüber. Manchmal ist ihr helles Funkeln fast hypnotisierend, ihr stahlgraues Glitzern oder leuchtendes Blau fesselt die Aufmerksamkeit des anderen. Auch wenn er braune Augen hat, ist sein Blick auf unverwechselbare Weise wachsam und hell, als ob er ängstlich darüber wache, auch nur ja nichts zu versäumen. Diese Helligkeit unterscheidet sich von der von *Phosphor*: Während dessen sanft strahlende oder Funken sprühende Augen ihr Objekt gleichsam umfassen, scheinen die durchdringenden Augen von *Arsenicum* es unerbittlich *festzunageln.*

Genau mit einem solchen glitzernden Blick fixierte die Patientin den Arzt, während sie ihm ihre Leidensgeschichte erzählte: wie die gesamte Arbeit ihr aufgebürdet werde, und wie sie doppelt so viel arbeite als alle anderen. Ohne Zweifel war dies richtig – *Arsenicum fragt* ganz einfach nach mehr Arbeit. Sie erweckte jedoch keinerlei Sympathie, und es brauchte viele Gaben des Mittels, bevor diese gleichsam nach *Arsenicum* schreiende Frau ihre zwanghafte Art ablegte und damit aufhörte, andere abzuschrecken. In diesem Zusammenhang soll erwähnt werden, daß dieses Mittel Wiederholung gut verträgt, auch dann, wenn es konstitutionell verschrieben wird.

Der übereifrige, übergewissenhafte und unerbittliche Geschäftsmann, Anwalt, Arzt oder Makler, der stundenlang ohne Unterbrechung arbeitet und danach nicht in der Lage ist, abzuschalten, ist häufig *Arsenicum* (auch *Nux vomica*). Auch wenn er so viel leistet wie zwei andere, ist er „unzufrieden den ganzen Tag, und höchst verdriesslich über sich; er glaubte nicht genug gethan zu haben und machte sich die bittersten Vorwürfe darüber" (*Hahnemann*). *Sulfur, Natrium muriaticum* und andere sind gleichfalls in der Lage, ähnlich hart zu arbeiten, aber es ist die getriebene, zwanghafte Art, die *Arsenicum* so einzigartig macht – und ein Hinweis auf das Mittel ist. *Lachesis*, der gleichfalls eine fast manische Arbeitswut haben kann, unterscheidet sich von *Arsenicum* dadurch, daß er außerordentliche Kraftakte vollbringt und dabei nicht müde zu werden oder sich anzustrengen scheint.

Ein erfolgreicher Anwalt wurde wegen Alopecia areata (Haarausfall in kreisrunden Flecken) behandelt. Er hatte keine anderen besonderen Symptome, außer eines auffallenden Geistessymptoms: seit einiger Zeit hatte er begonnen, achtzehn Stunden am Tag zu arbeiten. Er kam um Mitternacht nach Hause, um morgens um sechs Uhr aufzustehen und zur Arbeit zu gehen. Er hatte keine familiären Probleme, sondern war vollkommen zufrieden und sehnte sich nicht nach etwas anderem. Es war einfach so, daß ihm seine Arbeit Spaß machte, wie dem Specht, der den ganzen Tag fröhlich und ununterbrochen vor sich hinklopft („betriebsam": *Hering*), und abgesehen davon, daß er am Wochenende erschöpft zusammenbrach, bemerkte er die lange Arbeitszeit kaum. „Ich bin eben höllisch fleißig," sagte er vergnügt*. *Arsenicum* würde in der Tat nicht so hart arbeiten, wenn er seine Arbeit nicht gerne machen würde. Er gehört nicht zu denen, die sich anstrengen, wenn er sich nicht selbst dazu entschlossen hat, weil er es versteht, für sich und seine Interessen gut zu sorgen – im Gegensatz zu *Natrium muriaticum*, der eine unangenehme oder unerfreuliche Arbeit aus Pflichtgefühl übernimmt.

Arsenicum ließ nicht nur das Haar des Patienten an den kahlen Stellen wieder nachwachsen, sondern brachte ihn als Nebenwirkung dazu, wenigstens zu einem späten Abendessen nach Hause zu kom-

---

* An dem unveränderten Ausdruck des Spechtes im einführenden Cartoon läßt sich sehen, daß *Arsenicum*, obwohl er immer den schwierigsten Weg wählt oder übertreibt, dies für vollkommen normal hält.

Eine übertrieben gewissenhafte Patientin schilderte, wie sie als Kind ein ganzes Jahr gebraucht hatte, um *endlich* zu der Überzeugung zu gelangen, daß sie morgens ihr Bett auch machen konnte, ohne es vollkommen abzuziehen und es von Grund auf neu zu machen – indem sie nämlich einfach das Laken glattzog und die Decken aufschüttelte.

men. Kein Klagen oder Argumentieren seitens seiner Frau hatte ihn früher erreichen können. Nur das Mittel konnte seinen unmäßigen Arbeitsgewohnheiten die Spitze nehmen und brachte ihn dazu, auch die Bedürfnisse seiner Familie wahrzunehmen und zu berücksichtigen.

Arsenicum hat häufig Schwierigkeiten damit, den „goldenen Mittelweg" bei seinen Arbeitsgewohnheiten zu finden. Er arbeitet nicht nur gerne, sondern er liebt es auch, sich zu *überarbeiten*, wie sehr er sich auch darüber beklagen mag. Je mehr Verantwortung auf ihm lastet, desto glücklicher ist er. So steht er beispielhaft für die alte Businessregel, daß man eine Arbeit, die schnell erledigt werden muß, am besten demjenigen gibt, der am meisten zu tun hat (also einem *Arsenicum*-Menschen). Während seine kolossale innere Antriebskraft ihn ungeheuer stark erscheinen läßt, und er so kraftvoll und aktiv wie *Sulfur* oder *Lachesis* wirken kann, ist es jedoch mehr „nervöse Energie" (*Borland*), die ihn trägt, als wahres Durchhaltevermögen. „Ich habe häufig das Gefühl, daß ich noch mit Vollgas fahre, obwohl der Tank schon auf ‚Reserve' steht," wie ein Patient es bildhaft ausdrückte. So pendelt er zwischen größtem Fleiß und vollkommener Erschöpfung hin und her; und wenn er sich nach einem Zusammenbruch noch kaum erholt hat, fängt er gleich wieder mit voller Kraft an zu arbeiten.

Ein Mann mittleren Alters wurde wegen wiederkehrenden Angina pectoris-Anfällen behandelt. Auf der Suche nach der Ursache für seinen jüngsten Rückfall fand der Arzt heraus, daß er im Moment drei Jobs innehatte: tagsüber war er Programmierer, er unterrichtete das Fach an der Abendschule, und am Wochenende verkaufte er Immobilien. Er erklärte, daß er dies aus finanziellen Gründe tun müsse, aber seine Frau widersprach: „Überhaupt nicht. In Wahrheit ist er nur glücklich, wenn er sich bis an die Grenzen seiner Leistungsfähigkeit antreiben und dann verzweifelt sein kann, weil er überarbeitet ist. Wenn die homöopathische Behandlung nur diesen selbst auferlegten hektischen Lebensstil ändern könnte – ich bin sicher, daß seine Angina sich dann von selbst bessern würde" (eben dies war es dann auch, was *Arsenicum* bewirkte).

Diese Patienten haben sogar Kopfschmerzen am Wochenende – wenn sie nicht zur Arbeit gehen können. Manche werden in den Ferien krank oder werden unruhig und reizbar, während sie sich am Strand „erholen"; sie können es nicht erwarten, wieder in die tägliche

Tretmühle zu kommen*. *Arsenicum* ist das einzige Mittel unter den großen Polychresten, das *nicht* in der *Kent*-Rubrik „Abneigung gegen (geistige) Arbeit" aufgeführt ist; und es kann ein ganzes Jahrzehnt oder mehr vergehen, ohne daß er einen Tag wegen Krankheit bei der Arbeit fehlt. Wenn er angespannt, an einem Tiefpunkt angelangt oder verzweifelt ist, ist die zuverlässigste und effektivste Therapie für *Arsenicum*, sich in Arbeit zu stürzen. Dies ist sein Patentrezept. Bei bestimmten Menschen nimmt die Arbeit den Platz des Gefühlslebens ein. Unverheiratete, die sich nicht allein oder unglücklich fühlen – die alte Jungfer, die mit ihrer besonderen Berufung zufrieden ist und sich um ihr Haus und ihren Garten kümmert, der Junggeselle, dem vor dem Tag seiner Pensionierung graut, der Künstler, der glücklich alleine lebt – sie alle sind häufig *Arsenicum.* Sie finden in ihrer Arbeit die Bedeutung und Befriedigung, die andere Konstitutionsmittel nur in zwischenmenschlichen Beziehungen finden. Und einige wenige vergraben sich so in ihr, daß sie allmählich jeglichen Kontakt zu anderen Menschen verlieren, und sogar „misanthropische" (*Hering*) Eigenarten entwickeln – was jedoch nicht mit dem *Natrium muriaticum*-Einzelgänger verwechselt werden darf, der in einem späteren Kapitel diskutiert wird.

Es ist nicht so, daß *Arsenicum* weniger liebesfähig oder zu tiefen Gefühlen in der Lage wäre als andere. In der Tat können beide, Männer und Frauen, einen außergewöhnlichen Familiensinn entwickeln – besonders stark ist ihre Bindung zu ihren Kindern. Er braucht enge menschliche Bindungen jedoch nicht. Seine Arbeit läßt ihn emotional selbstgenügsam sein – wie es manchmal auch bei *Sepia*, beim intellektuellen *Sulfur* oder bei *Lycopodium* der Fall ist.

Die Kehrseite dieses Bildes ist jedoch ein dringendes Bedürfnis nach Menschen („wünscht Gesellschaft": *Boenninghausen, Kent*). Wie *Phosphor* und *Pulsatilla* haßt er es, in ein leeres Haus zurückzukommen, und kann in Panik oder außer sich geraten, wenn er auch nur kurze Zeit einsam ist: „Todesangst, wenn er allein ist" (*Hering*), „Anfälle von großer Angst vor dem Alleinsein" (*Boenninghausen*); *Arsenicum* und *Phosphor* sind die einzigen Mittel, die in der *Kent*-

* Könnte dies einer der Gründe sein für die auffallende *Arsenicum*-Modalität „Seeluft an der Küste verschlechtert" (*Kent*)? Es sind in der Regel nicht die Ortsansässigen – Fischer, Bauern oder lokale Händler – denen es an der Küste schlechter geht, sondern die Urlauber.

Rubrik „Angst beim Alleinsein“ im Fettdruck stehen. Aber auch hier taucht sein Verlangen nach Gesellschaft teils nur dann auf, wenn er krank ist, sich nicht auf seine Arbeit konzentrieren kann und sich durch Kontakte mit anderen ablenken muß.

Sein Getriebensein kann ihn davor bewahren, sich auf seinen Lorbeeren auszuruhen und Erreichtes zu genießen. Während *Phosphor, Lycopodium* oder *Sulfur* sich im Glanz ihres Erfolges sonnen und sich wochenlang deshalb auf Essenseinladungen feiern lassen können, verliert *Arsenicum* das Interesse an etwas, wenn er es einmal erreicht hat. Der Jugendliche kann, wenn er alle Medaillen im örtlichen Tennisclub oder alle Preise in einem bestimmten Schulfach gewonnen hat, dieses Interesse völlig fallenlassen und sich einer anderen Herausforderung zuwenden. In jedem Lebensalter ist sein Blick auf irgendeinen fernen Horizont oder zumindest auf das nächste Ziel gerichtet. Ein Triumph oder Erfolg ist lediglich ein weiterer Schritt in einer endlosen Reihe von (großenteils selbst auferlegten) pflichtgemäß und mühsam errungenen Taten. Nichts, das er je vollbringt, kann seinen Trieb befriedigen, weil er von innen kommt und durch Anerkennung von außen nicht gestillt wird. Natürlich sucht er, genau wie andere, auch Anerkennung und wertet sie nicht ab, wenn er sie bekommt, es ist jedoch nicht sein primäres Motiv oder seine hauptsächliche Quelle der Befriedigung. Er hat das Gefühl, daß Anerkennung ihn nur zurückhält, während er doch immer vorwärts streben muß.

Perfektionismus

Wonach strebt *Arsenicum*? Was ist die Quelle seines Antriebs? Die Antwort lautet: Perfektion. Er ist der *Perfektionist* par excellence. Das geben die Patienten selbst zu. Perfektion ist jedoch nur selten zu erreichen in dieser Welt, nicht einmal von *Arsenicum* selbst. Das Resultat ist ein unaufhörliches, nie nachlassendes Getriebensein.

Das Bestreben, perfekt zu sein, läßt sich sogar bei dem Kind beobachten, das ungewöhnlich beharrlich und gewissenhaft ist: sei es, daß es sein Zimmer unglaublich sauber hält, seine Kleider makellos (die reizbareren und übersorgfältigen unter ihnen bekommen fast einen hysterischen Anfall, wenn ihre Kleider einen Fleck oder Spritzer abbekommen) oder sorgfältig Zahlen und Buchstaben aus seinem Notizbuch ins Reine schreibt. Es legt ungeheuer viel Selbstdisziplin an den Tag, verbringt viele Stunden damit, auf seinem Instrument zu üben, und wiederholt dieselben Etüden immer und immer wieder, bis sie ganz genau richtig klingen. Es kann vor Frustration heulen und vor Wut aufstampfen, wenn es immer wieder die gleichen Fehler macht, ist jedoch auch ungeheuer fasziniert von der Akribie, die dieser Prozeß verlangt.

Als Schüler kann *Arsenicum*, auch wenn das Kind oder der Heranwachsende bleich, müde und krank ist, immer noch stets der Klassenbeste in allen Fächern sein. Er gibt sich nicht damit zufrieden, gute Noten zu bekommen und dabei möglichst wenig dafür zu arbeiten (wie *Sulfur* oder *Phosphor*), sondern muß die *besten* Noten durch außergewöhnliche Leistungen erringen. Für ein Referat liest er zehn Bücher, auch wenn drei oder vier ausreichen würden. Auf jeden Test und jede Klassenarbeit bereitet er sich ausführlich vor und erarbeitet sich den Stoff unter allen möglichen Gesichtspunkten, oder er verbringt Tage damit, eine dreiseitige Kurzgeschichte immer und immer wieder neu zu schreiben, um sie bis auf das letzte i-Tüpfelchen zu vervollkommnen. Übermäßig ehrgeizige oder weit über die Anforderungen hinausgehende Leistungen erbringende Menschen sind häufig *Arsenicum*. Ein College-Student, der wegen Asthmas behandelt wurde, erklärte, daß er sich auf jede Prüfung übergenau vorbereiten müsse, da, wenn er auch nur eine von zehn Fragen nicht beantworten könne, sein Denken so gelähmt sei, daß er sich auf die anderen neun nicht mehr konzentrieren könne.

Das gleiche Streben nach Perfektion findet sich beim Erwachsenen, der wie besessen an etwas arbeitet, immer noch etwas hinzufügt, es dutzendmal überarbeitet, nie völlig zufrieden ist mit dem, was er getan hat und unfähig, aufzuhören und sich der nächsten Sache zuzuwenden. Hierfür typisch ist der Professor, der endlos seine Vorlesungsmanuskripte überarbeitet. Er weiß, daß seine Studenten diese geringfügigen Verbesserungen nicht bemerken, aber das macht nichts. Es befriedigt seinen eigenen Perfektionstrieb. Mit einem unvollkommenen Manuskript könnte er nicht leben. Das Wissen, irgendeine kleine, aber wichtige Information ausgelassen zu haben, würde ihn daran hindern, eine gute Vorlesung zu halten.

Dies alles versinnbildlicht die für *Arsenicum* wesentliche Maßlosigkeit, seine Lust am Zuviel. Und wie ernsthaft die physischen Konsequenzen einer solchen übermäßigen Strapazierung auch sein mögen, sie sind dennoch besser als die Angst, nicht gut genug vorbereitet zu sein.

Der *Arsenicum*-Lehrer ist daher die Antithese des entspannteren *Phosphor*, der auf seine Inspiration vertraut und es sich leisten kann, spontan zu sein. Er unterscheidet sich auch vom *Sulfur*-Vortragenden, der es sich erlaubt, sein Wissen eloquent, aber nicht allzu geordnet und ohne Schliff auszubreiten, genauso wie von den originellen, aber häufig chaotischen *Lachesis*- oder *Natrium muriaticum*-Lehrern. Das Arbeitsmaterial von *Arsenicum* ist ungeheuer gut organisiert, die Darstellung differenziert und geschliffen. Häufig gibt er wunderbar getippte Entwürfe und Arbeitspläne in seinen Kursen aus, an die er sich dann auch buchstabengetreu hält*.

Ein Patient, der wegen Allergien und Heuschnupfens mit *Arsenicum* behandelt wurde, war einer von dreißig Bewerbern um die Stelle eines Professors für Musikgeschichte und Musiktheorie an der hiesigen Universität. Als Teil des Auswahlprozesses hatte er eine einstündige Probevorlesung vor der Fakultät zu halten, und er entschloß sich, einen Satz aus einer Haydn-Sonate zu analysieren. Er kam an mit einem Koffer, der folgendes enthielt: 1. eine Tonbandaufnahme des Werkes für die universitätseigene Phonoanlage, 2. seinen eigenen Cassettenrekorder mit der entsprechenden Cassette, für den Fall, daß die universitätseigene Anlage nicht funktionierte, 3. eine Zusammenfassung seiner Vorlesung und einen detaillierten Abriß seiner künftigen Vorlesung für das gesamte Jahr – in ausreichend vielen Kopien für alle Anwesenden, 4. eine zusätzliche Tonbandaufnahme, Cassette und kopierte Unterlagen für eine Vorlesung über ein Prelude von Chopin, für den Fall, daß die Fakultät dies der Haydnsonate vorziehen würde. Dann begann er mit einer klaren Analyse und eleganten Darstellung des Themas – jedes Wort war wohl erwogen, jeder Satz im Gleichgewicht. Dies war der überorganisierte *Arsenicum, der auf alle Eventualitä-*

---

* Die Unterscheidung der verschiedenen Unterrichtsstile geht noch weiter: *Phosphor* oder *Sulfur* können gewöhnlich über Themen improvisieren, die sie kennen, und manchmal auch über solche, die sie nicht kennen. *Natrium muriaticum* ähnelt *Arsenicum* darin, daß er viel zu viel vorbereitet, auch wenn es nur um ein höchst informelles öffentliches Auftreten geht. Während ersterer sich jedoch vorbereitet, weil sein Selbstbewußtsein nicht all zu gefestigt ist und er befürchtet, sich lächerlich zu machen, strebt *Arsenicum* nach Perfektion. Der inspirierte *Lachesis*-Redner setzt sich über jegliche Konventionen hinweg (vgl. die Diskussion in den entsprechenden Kapiteln).

ten vorbereitet und ein Beispiel für eine gewissenhafte Vorbereitung war (er war auch der Kandidat, der die Stelle erhielt).

Gelegentlich hat der angespannte *Arsenicum* charakteristische Alpträume („Aengstliche, fürchterliche Träume": *Hahnemann*) von Prüfungen, Treffen oder Verabredungen, bei denen es von allergrößter Bedeutung ist, pünktlich zu sein. Er hat für die falsche Prüfung gelernt; sie war einen Tag eher als er dachte (und er hat sie versäumt); die Tür zum Hörsal ist verschlossen und er kommt nicht hinein; er kann den Raum nicht finden, in dem das Treffen ist, obwohl er das Gebäude kennt; der Aufzug will nicht in dem Stockwerk halten, wo er einen Vortrag halten soll. Träume, er komme zu spät, er sei nicht für eine Reise vorbereitet, er versäume Züge, Flugzeuge oder Verabredungen mit höchst wichtigen Personen, können anzeigen, daß das Mittel nötig ist.

Auch im Wachzustand verfolgt ihn die Angst, zu spät zu kommen oder einen Termin zu versäumen. In seiner ängstlichen Pünktlichkeit geht er auf Nummer sicher und macht sich vorzeitig auf den Weg in die Schule, zur Arbeit oder zu einer Verabredung, falls es auf der Straße zu einer Verzögerung kommt oder er den Weg verliert.

Arsenicum findet sich häufig in der Konstitution von Solisten. Obwohl er während der Vorstellung angespannt und nervös ist (anders als *Phosphor*, der auf der Bühne von Natur aus entspannter ist), wird er durch seinen Ehrgeiz, seine Fähigkeit, sich auf Einzelheiten zu konzentrieren, seinen Willen, stundenlang zu üben, und vor allem durch seinen Perfektionismus zum Spitzenkönner. Das ist es, was ihn der harten, manchmal versklavenden Arbeit eines Solisten gewachsen sein läßt. Es ist auch denkbar, daß eine solche Karriere die *Arsenicum*-Seite eines Menschen herausbringt oder entwickelt*.

In der darstellenden Kunst neigt *Arsenicum*, wie auch auf anderen Gebieten, dazu, nach einer großen Leistung oder nach einem Erfolg

---

* Der Pianist *Vladimir Horowitz* ist *Arsenicum*, mit seinem bekannten fanatischen Fleiß und seiner Entschlossenheit, niemals während eines Konzertes auch nur einen falschen Ton anzuschlagen; auch der angstvolle, fast gehetzte Ausdruck seiner Augen, den er besonders als junger Mann aufwies, ist *Arsenicum*. *Arthur Rubinstein*, der mehr *Phosphor* war, hatte einen schelmisch blitzenden Ausdruck und konnte während eines Konzertes ein Dutzend mal danebengreifen, ohne sich stören zu lassen, weil ihm Musikalität wichtiger war als technische Perfektion. In mittleren Jahren entwickelte er sich jedoch mehr in Richtung *Arsenicum* und ließ sich durch das phänomenale Beispiel des jungen *Horowitz* zu mehr Genauigkeit anstacheln.

zusammenzubrechen. Anspannung und Angst vor der Vorstellung fordern nun ihren Tribut („Angst, wenn etwas von ihm erwartet wird": *Kent*), und der nervliche Druck vollendet dann den Rest. *Arsenicum* leidet auch stark unter der klassischen Depression nach kreativen Leistungen: dem psychischen Zusammenbruch als Resultat der Leere, die auf einen intensiven schöpferischen Akt folgt. Worauf soll er seine nervöse Energie und seine Rastlosigkeit nun richten? Es bleibt nichts anderes, als krank zu werden. Was noch hinzukommt, ist, daß selbst dann, wenn andere seine Vorstellung als großen Erfolg ansehen, er sich an seinem eigenen Maßstab bezüglich Perfektion mißt und leidet, weil er sich an jeden nicht ganz befriedigenden Ton, jede Geste und jeden Satz erinnert.

Natürlich ist eine gewisse Selbstkritik bei allen künstlerischen oder wissenschaftlichen Bemühungen vonnöten; *Arsenicum* strebt jedoch nach mehr, als die meisten Menschen erreichen können. Seine Weigerung, menschliche Unvollkommenheit zu akzeptieren, läßt ihn nicht nur anderen gegenüber äußerst kritisch sein („kann nicht aufhören, über die Fehler Anderer zu reden": *Hahnemann*), sondern auch gegenüber sich selbst, und dies läßt ihn stets unzufrieden, gequält und verzweifelt sein. *Arsenicum* ist daher eines der ersten Mittel bei Selbstverachtung und Selbsthaß, die, wenn sie mit Verzweiflung und Frustration zusammenkommen, zu selbstzerstörerischen Impulsen „durch Hängen" (*Boenninghausen*) oder durch Erstechen führen („Verlangen, sich selbst durch Messerstiche zu töten": *Allen*), oder er denkt daran, sich zu erschießen, weil dies schneller geht und weniger Schmerzen verursacht. Das Ohr, das *van Gogh* sich in wahnsinniger Verzweiflung abschnitt, und sein späterer Selbstmord durch Erschießen sind extreme Beispiele für die Seelenqualen und die künstlerische Verzweiflung von *Arsenicum*.

In seinem ungeheuren Ehrgeiz, perfekt und „der Beste" zu sein, kann er auch äußerst *kompetitiv* sein. Er muß, auf subtile oder mörderische Weise, stets besser sein als andere. Der Schüler, der von Schulnoten wie besessen ist, und endlos über sie spricht, ist häufig *Arsenicum*, genau wie einer, der sich selbst dadurch aufbaut, daß er andere kritisiert („Neigung, über die Fehler anderer zu sprechen": *Hering*) oder der flüchtige Sicherheit dadurch gewinnt, daß er sie herabsetzt. An der Spitze ist nur Platz für *eine* Person – ihn selbst – und hier duldet er keinen anderen neben sich. Sein Kampfgeist und seine Entschlossenheit zu gewinnen zeigt sich häufig in einem herausfordernden und entschlossenen Augenausdruck – ob nun als junger Athlet, als Anwalt vor Gericht oder einfach als kompetitive Mutter.

In keiner Situation, keinem Gespräch und keiner Beziehung kann er es sich verkneifen, anderen einen Schritt voraus zu sein. Selbst in der Familie sagt der stolze Vater anläßlich einer guten Note zu seinem Sohn: „Eins minus, das ist wunderbar. Aber als ich in Deinem Alter war, habe ich nur glatte Einsen nach Hause gebracht!"

Der konkurrenzorientierte *Arsenicum* kann immer „im Trend" liegen wollen. Da er in keiner Hinsicht ins Hintertreffen geraten will, befindet er sich stets unter denen, die ganz vorne auf der neuesten intellektuellen Modewelle schwimmen. Er weiß immer, was gerade „en vogue" ist und hält stets Schritt mit den neuesten Kunst-, Erziehungs-, Gesundheits- oder medizinischen Modeerscheinungen. Mit seinem aggressiven Auf-der-Höhe-der-Zeit-Sein wirkt er auf andere, die versäumen, es ihm gleichzutun, gelegentlich einschüchternd („Haben Sie schon das neueste Stück von... gesehen?" „Wie bitte? Sie haben das kürzlich erschienene Buch über... noch nicht gelesen?" „Sagen Sie bloß, Sie haben das neueste Gymnastikprogramm nach Dr. *X immer* noch nicht ausprobiert!?")*.

Wenn Eltern andere mit endlosen Erzählungen nerven und ihnen die zahllosen Talente ihrer Kinder in den leuchtendsten Farben schildern, bezeugen sie damit häufig das für *Arsenicum* typische Konkurrenzverhalten. Alles, was ihr oder ihm gehört – Haus, Garten, Kinder, Job – muß überragend und besser als bei anderen sein.

Selbst seine Krankheiten sind immer etwas besonderes – oder schlimmer als die von anderen. Der Patient kommt ins Sprechzimmer und verkündet: „Ich weiß nicht, ob Sie etwas Ähnliches schon einmal

---

* Homöopathen haben schon viel darüber spekuliert, weshalb *Arsenicum* lediglich im ersten Grad in der *Kent*-Rubrik „Angst um die eigene Gesundheit" aufgeführt ist. War der Typus im letzten Jahrhundert anders? Eine mögliche Erklärung ist, daß die Rolle des Klerus als Repräsentant von Autorität und Prestige heute großenteils Medizinern und Psychotherapeuten zukommt. Seine frühere „Gewissensangst", die *Kent* am höchsten bewertet hat, hat *Arsenicum*, der stets spürt, woher der Wind weht, nun ersetzt durch eine eher zeitgemäße Sorge um seine Gesundheit. *Natrium muriaticum*, der gleichfalls (zusammen mit *Arsenicum*) stets an vorderster Linie bezüglich aller Veränderungen steht oder mit *Sulfur* zu den Trendsettern gehört, versteht es dennoch, stets der Außenseiter zu bleiben, der immer am äußersten Rand der großen kulturellen Umwälzungen der Gesellschaft bleibt.

gesehen haben... Die drei Ärzte, die ich bisher konsultiert habe, sagen, daß ich eines der kompliziertesten allergischen Leiden habe, das ihnen jemals begegnet ist." In der Tat kann der Arzt das Gefühl haben, daß er *Arsenicum* keinen Gefallen damit tut, wenn er ihm sagt, daß seine Krankheit nicht allzu ernst ist und er sich nicht zu beunruhigen braucht. Ein wundervoller alter Herr mit ziemlich gewöhnlichen rheumatischen Beschwerden vertraute dem Arzt in verschwörerischem Tonfall an: „Ich unterbreite Ihnen einen recht einzigartigen Fall; wahrscheinlich bin ich der komplizierteste Fall, den Sie jemals zu behandeln hatten..." Als ob dies nicht ausreichen würde, seinen Typ zu bestimmen, und als wolle er dem Vorstellungsvermögen des Arztes nichts mehr übrig lassen, fügte er noch hinzu: „Vor allen Dingen habe ich Angst wegen allem möglichen: um mein Leben, vor dem Tod, um meine Sicherheit, mein Geld, meine Arbeit und meine Gesundheit..."

Eine Spielart des ehrgeizigen *Arsenicum* zeichnet sich jedoch durch ein sympathisches *Fehlen* jeglichen Konkurrenzdenkens aus. Er besteht darauf (und zeigt es auch durch sein Verhalten), daß er lediglich ausgezeichnete Leistungen vollbringen will, und nichts dagegen hat, wenn andere sich gleichfalls hervortun. Ein Kind kann z.B. begeistert von der Schule nach Hause kommen, weil *zwölf* Mitschüler (es selbst eingeschlossen) eine Eins in Mathematik geschrieben haben. Oder eine Ballettlehrerin, die ihre eigene Tochter zu Höchstleistungen antreibt, ihre anderen Schülerinnen aber genauso behandelt. Sie möchte, daß sie *alle* große Tänzerinnen werden. Dieser *Arsenicum*-Typ applaudiert aufrichtig und großzügig einer Vorstellung oder Leistung, die besser ist als seine eigene. Perfekte Leistungen faszinieren ihn, egal wer sie erbringt.

Menschen sind nicht perfekt, menschliche Leistungen sind fehlerhaft, wissenschaftliche Theorien werden immer wieder neu interpretiert und durch andere ersetzt, ethische und moralische Werte in Politik oder Religion sind ständig Änderungen unterworfen – was heute wahr ist, kann morgen falsch sein. Nur in der Kunst, schließt *Arsenicum* daraus, kann Perfektion erlangt werden – und, was fast noch wichtiger ist, auf Dauer bestehen. Es ist daher nicht erstaunlich, daß *Arsenicum* sich häufig zur den kreativen Künsten hingezogen fühlt. Wie sich *Pulsatilla* und *Phosphor* zu Menschen (und manche *Phosphoriker* zur Bühne), *Sulfur* zu Wissenschaft oder Business, *Lycopodium* zu Politik und Institutionen, *Natrium muriaticum* zu Lehre und Beratung hingezogen fühlen, spielt *Arsenicum* eine außergewöhnlich wichtige Rolle in der Konstitution von Schriftstellern, Malern, Bildhauern und Komponisten. Auch wenn sie primär einem anderen Konstitutionstyp zuzuordnen sind, werden sie unweigerlich gleichfalls starke *Arsenicum*-Züge aufweisen. Das Mittel findet sich auch bei denen, die man „verkappte Künstler" nennen könnte: Näherinnen, Gärtner, Frisöre, Chirurgen, Gourmetköche und ähnliche Berufe, bei denen es auf Feingefühl und künstlerische Genauigkeit ankommt, um aus dem gegebenen Material etwas Perfektes zu schaffen.

Ein gutes Beispiel für einen vor allem von *Arsenicum* geprägten Künstler ist *Gustave Flaubert*, der französische Autor des neunzehnten Jahrhunderts, der aufgrund seines technischen Könnens und seines nahezu perfekten Stils auch als „Autor der Autoren" bezeichnet wird. Sein Ruhm beruht auf einem einzigen Buch: *Madame Bovary*. Sieben Jahre lang arbeitete er an dieser Novelle, zermarterte sich wegen jedes Adjektivs, stand Höllenqualen aus wegen jeder Formulierung, schrieb jeden Absatz unzählige Male neu und verwendete häufig eine ganze Woche auf eine einzige Seite, um seine Prosa zur Vollendung zu bringen*. Auch was wir über das Leben dieses Sonderlings wissen, paßt gut zum Bild des *Arsenicum*-Einsiedlers. Er war herablassend, verschlossen und reagierte ungemein empfindlich auf seine Umgebung und auf die meisten Menschen. Er verachtete andere, fand sie grob, vulgär und unfähig, wahre Schönheit zu schätzen – was der überkritische *Arsenicum* auch immer an anderen verachten mag –, war aber ebenso kritisch und schonungslos sich selbst gegenüber. Dazu paßt, daß man von ihm sagt, er habe Genialität definiert als „Fähigkeit, grenzenlos Qualen ertragen zu können".

Es muß zumindest so viele Arten von Genialität geben, wie es Konstitutionstypen gibt. Im Gegensatz zu der „grenzenlosen" Fähigkeit des *Arsenicum*-Menschen *Flaubert*, etwas zur Vollendung zu bringen,

---

* Seine Arbeitsmethode steht im scharfen Gegensatz zu seinem berühmten *Sulfur*-Zeitgenossen *Tolstoi*, der sein Werk „Krieg und Frieden" nur viermal überarbeitet hat (diese Tatsache ist zuverlässig belegt, da *Tolstoi* den gesamten Roman abends seiner Frau diktierte). Daß in nur vier Durchgängen über 500 Charaktere gehandhabt und dieses massive und komplexe Werk über Geschichte, Philosophie, Liebe und Abenteuer geschrieben worden sein soll, übersteigt jegliche Vorstellungskraft. *Arsenicum* unterscheidet sich auch von *Dickens* (*Natrium muriaticum/Phosphor*) und *Dostojewski* (*Lachesis*), die beide Meisterwerke am laufenden Band alle ein bis zwei Jahre produzierten.

hegt *Phosphor* die romantische Vorstellung, daß Genialität Inspiration ist, eine Gottesgabe, die vollendet wie Venus aus dem Schaum des Meeres entspringt. *Lachesis* verkörpert die Idee, daß Genialität eine sublimierte Neurose ist, die gelegentlich dem Wahnsinn nahesteht. Die Genialität von *Natrium muriaticum* ist die Essenz seines Leidens und rührt aus seiner hartnäckigen Zähigkeit, Hindernisse zu überwinden. Dem *Lycopodium*-Genie fällt leicht, was anderen schwerfällt, während das *Sulfur*- Genie Dinge vollbringt, die andere für unmöglich halten würden. Das Genie von *Calcium carbonicum* entwickelt sich, wie wir gesehen haben, durch systematischen Ansporn und geduldiges Nachfassen von seiten anderer.

Arsenicum-Menschen, die selbst keine kreativen oder darstellenden Künstler sind, sind häufig leidenschaftliche Kunstförderer. Im Theater und Ballett, in Konzertsälen, Opernhäusern, Museen und Dichterlesungen drängt sich ein aufgeschlossenes *Arsenicum*-Publikum. Natürlich finden sich auch andere Konstitutionstypen, *Arsenicum* frequentiert und unterstützt klassische und moderne Kunst jedoch am regelmäßigsten.

Als Patienten legen diese Menschen den gleichen unerbittlichen Perfektionismus an den Tag. Sie streben nach absoluter Gesundheit und unternehmen alles, um sie zu erlangen, wobei sie von ihrer Umgebung erwarten, daß sie sie darin unterstützt. Tatsächlich können sie sich diesem mit so viel Eifer und Leidenschaft widmen, daß der Arzt schließlich ratlos ist. Statt lediglich hinreichend gesund zu werden, um ein produktives Leben führen zu können, lassen sie zu, daß ihr Ziel tatsächlich zu einer fixen Idee oder sogar zu ihrer Daseinsberechtigung wird. Daher empfinden sie auch die kleinste körperliche Fehlfunktion als störend und geraten deshalb sogar regelrecht außer sich. Nicht vollkommen gesund zu sein, erscheint *Arsenicum* als unlogisch, unverständlich und absolut ungerecht.

Ein fünfundsiebzigjähriger alter Herr, dessen Gesundheitszustand insgesamt ausgezeichnet war, konsultierte seinen Homöopathen wegen eines kleinen Ganglions am Handgelenk. Er wurde angewiesen, es auf sich beruhen zu lassen, da es nicht schmerzte, und sollte konstitutionell behandelt werden. Er jedoch war voll ängstlicher Sorge: „Ich kann nicht haben, wenn auch nur *irgendetwas* an mir ist, das nicht dahingehört. Ich *muß* dieses Überbein loswerden. Ich kann es nicht auf sich beruhen lassen, dazu stört es mich zu sehr. Wenn Sie es homöopathisch nicht beseitigen können, lasse ich mich operieren."

Dieser Perfektionismus führt während des langsamen Heilungsprozesses manchmal zu „hypochondrischer *Aengstlichkeit*" (*Hahnemann*), selbst bei schweren Krankheiten wie Erkrankungen des Herzens. *Arsenicum* will *sofort* gesund sein – oder allerspätestens nach einer Woche – und gerät sofort aus der Fassung bei Rückschlägen, Rückfällen oder Verzögerungen („Ich ertrage es nicht auch nur einen Augenblick länger!" ist ein Schlüsselsatz für diesen Typ). Ein Patient kommt z.B. wegen eines schon lange bestehenden Klingens oder Rauschens im Ohr (Tinnitus). Er kündigt an, daß er bereit ist, der Homöopathie sechs Monate lang eine Chance zu geben, aber nach zwei Monaten Behandlung mit *Arsenicum* wird er ungeduldig und möchte wissen, weshalb das Ohrgeräusch abends immer noch auftritt (vorher hatte er es die ganze Zeit). „Ich möchte Sie nicht kritisieren, aber..." setzt er an, um dann seine Kritik zum Ausdruck zu bringen: „Wie lange soll das noch gehen? Weshalb ist das Symptom noch nicht verschwunden? Meinen Sie denn, Sie können *überhaupt* etwas dagegen tun?" sagt er herausfordernd, und etwas ungereimt, da er selbst zugibt, daß sich das Symptom tagsüber jedenfalls nicht mehr zeigt. Wenn die Heilung ihm nicht schnell genug geht, kann *Arsenicum* den Mut sinken lassen und „vom tödlichen Ausgang" (*Kent*) seiner Krankheit überzeugt sein.

Ein anämischer Jugendlicher wurde wegen Komplikationen nach einer verschleppten Mononukleose behandelt. Er war mit zwei *Arsenicum*-Eltern gesegnet, die zumindest einmal am Tag in der Praxis anriefen, um zu fragen, weshalb ihr Sohn – dem es schon wesentlich besser ging – nicht schnellere Fortschritte mache (ab und zu riefen sie gleichzeitig auf beiden Praxisnummern an, der Vater von der Arbeit und die Mutter von Zuhause). „Könnte die langsame Genesung nicht bedeuten, daß es sich um etwas schlimmeres handelt, wie Leukämie oder Morbus Hodgkin?" (*Arsenicum* ist, nebenbei bemerkt, eines der am meisten gebrauchten Mittel bei leichter oder schwerer Anämie: *Boger*).

In seiner wütenden Ungeduld, gesund zu werden, kämpft *Arsenicum* so vehement gegen seine Krankheit, daß er völlig erschöpft wird und seinen Gesundheitszustand verschlimmert. Wann immer der Arzt das unwillkürliche Bedürfnis hat, einem von Angst zermürbten Patienten zu sagen: „Drängen Sie doch nicht so! Beherrschen Sie sich, seien Sie nicht so ungeduldig, und alles wird in Ordnung kommen; gut Ding will Weile haben," sollte er *Arsenicum* als Simillimum in Betracht ziehen.

Diese Neigung, eine an sich gute Sache extrem zu übertreiben, richtet sich häufig auf verschiedene Diätformen (diese ewigen *Arsenicum*-Diäten! Was sie alles essen können und was nicht!). Fast ausnahmslos haben sie ausgeprägte Ansichten über das Essen, die manchmal richtig und manchmal lächerlich sind. Eine Patientin verbot ihren Kindern regelmäßig während der Sommermonate, ihre heißgeliebte Pizza und Spaghetti zu essen, weil sie meinte, daß die Verdauung bei der Sommerhitze nicht so gut funktioniere. Ein anderer bestand darauf, das sie das bei Kälte nicht tue, während ein dritter keine Erdnußbutter (ursprünglich seine Lieblingsspeise) mehr aß, weil er davon überzeugt war, daß sie jeglicher Enzymaktivität (!) ein Ende setzte.

Mit durchdringendem Blick und tremolierender Stimme spricht er über „*Qualität* im Gegensatz zu *Quantität*" bei der Proteinzufuhr und wie *wenig* Protein er genau brauche, um zu überleben oder darüber, wie er seinen Körper niemals mit einem Schleim bildenden Stück Käse „verunreinige" (Schleim ist das, wovor es vielen *Arsenicum*-Menschen am meisten graut). In seinem extremen Bedürfnis nach „Entschlackung" (die Patienten fürchten und sprechen am meisten davon, „toxisch" zu sein) unterzieht er sich rigorosen, wochenlangen Fasten- und Trinkkuren, wobei er der Gefahr, sich essentielle Nährstoffe vorzuenthalten, gegenüber blind ist*.

Arsenicum sind diejenigen, die nicht nur vom Brot allein, sondern auch von ihren unendlichen Ernährungstheorien leben können.

Viele Konstitutionstypen hegen eine Abneigung gegen jegliche diätetische Einschränkungen, die ihnen der Homöopath auch vorschlägt, und sei es nur den Kaffee wegzulassen (um das Mittel optimal zur Wirkung zu bringen). *Arsenicum* dagegen liebt es geradezu, auf Diät gesetzt zu werden, und befolgt gewissenhaft auch die spartanischsten Vorschriften. Und dies nicht nur, weil er den neuesten Ernährungsmoden mit dem größten Vergnügen folgt, sondern auch, weil die Notwendigkeit einer speziellen Diät doch auch ein Zeichen für die

---

* *Arsenicum*-Menschen sind häufig vom Funktionieren ihres Verdauungs- und Ausscheidungssystems wie besessen (*Natrium muriaticum*). Sie bestehen darauf, zumindest dreimal am Tag Stuhlgang haben zu müssen, um gesund zu bleiben, und meinen, daß es ihnen körperlich schlecht gehen wird, wenn sie dieses Ziel nicht erreichen. Andere machen sich zahllose Einläufe. „Ich bin so toxisch," erklärte ein Patient mit ängstlichem Blick, aber enthusiastischer Stimme, „daß sie mir in der Klinik gesagt haben, daß ich in den nächsten zwei Jahren mindestens drei Einläufe pro Woche brauchen werde!"

Schwere seiner Erkrankung ist. Wenn der Arzt ihm einfach zu einer normalen, gesunden Ernährung rät – möglichst keine Konserven, viel frisches Gemüse, Früchte, Vollkorn, Protein – ist der Patient enttäuscht. Dies ist nicht das, was er hören wollte. Er möchte spezifische Anweisungen, die auch eine *Einschränkung* bedeuten. Manche bringen dem Arzt stolz eine fünfseitige Liste der Lebensmittel, die sie sorgfältig seit Monaten und sogar Jahren meiden, weil irgendein Test oder etwas anderes besagt hat, daß sie darauf allergisch sind.

Im allgemeinen ist *Arsenicum* autoritätsgläubig und folgt gerne Anweisungen, unterwirft sich (gewissen, ausgewählten) Regeln, hält sich an Zeitpläne, füllt Formulare aus und anderes, was seiner Vorliebe für System, Präzision und Ordnung entgegenkommt („Nur wenige Vorgänge in meinem Leben befriedigen mich so, wie das Ausfüllen eines Formulares. Es ist eine eindeutige, präzise und begrenzte Aufgabe, und wenn man damit fertig ist, muß man nicht mehr darüber nachdenken, sondern das Formblatt abgeben, damit es gelesen und dann ordentlich abgelegt wird, um jetzt oder zukünftig irgendeinem Zweck zu dienen.") Ein Patient stellte fest, nachdem die erste Dosis *Arsenicum* seine Abwehrmechanismen gelockert hatte: „Ich finde mich desorientiert, nachlässig und ineffizient, seitdem ich *Arsenicum* genommen habe. Ich hätte gerne meine frühere sicherheitgebende Härte wieder," meinte er halb im Ernst. Dieser Typus ist in der Tat so kooperativ und folgt Anweisungen so gewissenhaft, daß der Arzt sie auch absolut genau erteilen muß. Ein ängstlicher älterer Patient mit einem Ödem, das durch eine Herzkrankheit verursacht worden war, bekam Placebotabletten, die er eine Stunde vor jeder Mahlzeit einnehmen sollte, bis sein Konstitutionsmittel ausgewirkt hatte. Er kam nach einem Monat wieder, um mitzuteilen, daß sein Ödem jetzt zwar besser, er aber am Morgen unsäglich müde sei. Auf Nachfrage stellte sich heraus, daß er sich dazu gezwungen hatte, jeden Morgen um 5 Uhr 30 aufzustehen, damit er seine Tabletten mindestens eine Stunde vor seiner ersten Tasse Tee einnehmen konnte.

Eine andere Form der extremen Beschäftigung mit dem Essen findet sich (vor allem) bei der *Arsenicum*-Frau, die sich, obwohl sie schon attraktiv schlank oder gar so dünn wie eine Bohnenstange ist („ausgemergelt; bemerkenswert dünn": *Allen*), immer noch zu dick findet und immer noch dünner sein möchte. Sie besteht ernsthaft darauf, daß sie noch zehn Pfund verlieren *muß*, um sich wirklich wohl zu fühlen, und daß der kleinste Zusatz zu ihrer mageren Kost sie aufbläht und beschwert, mit dem Ergebnis, daß sie sich allgemein unwohl fühlt. Eine klassische Klage des Hypochonders *Arsenicum* ist „Völlegefühl im Bauch nach dem Essen" (Weshalb sollte sich der Bauch nach dem Essen denn *nicht* voll anfühlen?). Dadurch, daß sie immer einseitiger und weniger ißt („Dies bekommt mir nicht... das ist zu schwer... jenes macht dick..."), schafft sie es, einer wachsenden Zahl von Lebensmitteln gegenüber überempfindlich zu werden, und kann sich in einen anorektischen Zustand hineinsteigern, der ungeheuer schwierig zu behandeln ist: „Sie läßt, bei gänzlicher Appetitlosigkeit, sich etwas zu Essen aufnöthigen, wird aber darüber wüthig böse" (*Hahnemann*)*. Aufgrund der Selbstdisziplin von *Arsenicum* begegnet man seltener der entgegengesetzten Symptomatik („sie ißt und trinkt mehr, als ihr gut ist": *Hahnemann*).

Das Mittel kann jedoch zu maßvolleren und vernünftigeren Eßgewohnheiten beitragen.

Empfindlichkeit

Ein besonders gutes Bild für *Arsenicum* ist die E-Saite der Geige. Die dünnste, gespannteste und am empfindlichsten gestimmte von allen Saiten („Ueberempfindlichkeit und Ueberzartheit des Gemüths": *Hahnemann*) ist nicht nur Quelle feinster Schwingungen, sondern auch diejenige, die am schnellsten verstimmt. Wenn sie etwas zu sehr gespannt ist, reißt sie leicht, und sie klingt – wenn sie auch nur einen Bruchteil eines Millimeters zu lose ist – gleich einen halben Ton zu niedrig. Genauso ist es auch mit *Arsenicum*: Er muß perfekt gestimmt sein, wenn er gut funktionieren soll.

---

* Passend zum Arzneimittelbild von *Arsenicum*, sind Anorektiker gewöhnlich intelligente und tüchtige Menschen, die in der Lage sind, die ungeheure Willenskraft und Konzentration aufzubringen, die es erfordert, mit dem Essen aufzuhören. Sie weisen auch das typische Konkurrenzverhalten auf. Genau wie er stets „der Beste" sein muß in allem, was er tut, so richtet sich sein Stolz und sein Ehrgeiz darauf, „der Dünnste" zu sein und damit sich und der Welt zu beweisen, daß er seinen Appetit und seinen Körper vollkommen unter Kontrolle hat. So erklärt sich auch sein Ärger, wenn man ihn zwingt, zu essen, und auch seine panische Angst und gelegentlich seine Hysterie, jemandem zu begegnen, der magerer ist als er selbst (*Nux vomica* [*Boericke*] und *Natrium muriaticum* [*Whitmont*] können ein ähnliches Bild abgeben).

Als erstes müssen die physikalischen Gegebenheiten genau richtig sein. Wenn es kalt ist, zieht er sich sofort eine Erkrankung der Atmungsorgane zu: Erkältungen, Sinusitis, Bronchitis, Pneumonie. *Arsenicum* gehört mit *Nux vomica, Hepar sulfuris, Silicea* und *Psorinum* zu den frostigsten Konstitutionsmitteln und ist manchmal von allen der Verfrorenste, auch wenn er frische Luft mag. Die Patienten haben eiskalte Hände und Füße und klagen darüber, daß sie nicht warm bekommen, auch wenn sie verschiedene Schichten von Kleidern übereinanderziehen oder so nahe am Feuer sitzen, daß andere verschmoren würden. Wie eine Katze kann er den ganzen Tag in der Sonne liegen und ihre Strahlen in sich aufnehmen. Die noch empfindlicheren unter ihnen können jedoch auch Wärme nicht ertragen. Sie haben nur eine minimale Toleranz hohen oder niedrigen Temperaturen gegenüber und fühlen sich nur in einem kleinen Bereich von 3-4 Grad wirklich wohl (*Mercurius*).

Arsenicum ist auch für Allergien anfällig: Staub, Schimmel, Federn, Pferde-, Hunde- oder Katzenhaare. Dieser Konstitutionstyp, der mehr als alle anderen sensibel auf Katzen reagiert, kann sie aber auch ungemein mögen. Die Patienten nehmen lieber endlose Leiden auf sich, einschließlich Asthmaanfälle, als ihre Katze abzuschaffen. Sie fühlen sich nicht nur verwandt mit diesem Geschöpf, das so sauber und anspruchsvoll ist wie sie selbst, sondern bewundern und respektieren ihre präzisen, eleganten, fließenden Bewegungen, ihr ruhiges und selbstbewußtes Verhalten und ihre Würde ausstrahlende, stolze Unabhängigkeit.

Sie können auch auf bestimmte Lebensmittel empfindlich reagieren, besonders auf Milch, Weizen und Zucker; auch auf kalte Getränke, wäßrige Früchte, bestimmte Nüsse oder Meeresfrüchte. Eiskreme, mit ihrer Kombination aus Kälte, Milch und Zucker ist besonders schlimm. Alkohol in jeder Form kann bei ihnen Heuschnupfensymptome verursachen, mit schlimmem Jucken in Ohren, Nase und Hals, tränenden Augen und Kopfschmerzen; oder er verschlimmert alle ihre Symptome (*Lachesis, Nux vomica*). Sie reagieren auch schlecht auf Kaffee, und es geht ihnen besser, wenn sie ihn weglassen, da sie schon genügend angespannt sind.

Arsenicum ist manchmal auch auf verschiedene Gerüche empfindlich: Räucherstäbchen, Parfum, bestimmte Blumen und Pflanzen, Benzindämpfe und Tabak (*Ignatia, Nux vomica: Kent*). Mit seiner hochempfindlichen Nase nimmt er Gerüche wahr, lange bevor andere sie riechen (*Phosphor*). Auch sein Gehör ist, wie sein Geruchssinn, äußerst fein („Sehr empfindlich gegen Geräusch“: *Hahnemann*). In seinem nervös gereizten Zustand können Geräusche aller Art und jede Ruhestörung ihn erschreckt auffahren lassen oder wütend machen; bei Musik kann er sich nicht konzentrieren oder auch nur denken, und selbst der normale Hintergrundlärm von Kindern (*Natrium muriaticum*) oder der ästhetische Affront einer laut Kaugummi kauenden Person stören ihn extrem. Wenn der Hund des Nachbarn bellt, kann er nicht arbeiten; wenn die Kirchturmglocke die Stunde schlägt, kann er nicht schlafen. Kurz: „es ist ihr alles zu stark und zu empfindlich, jedes Gerede, jedes Geräusch und jedes Licht“ (*Hahnemann*)*.

Er reagiert so empfindlich auf seine Umgebung, daß ihn sogar Freude aus dem Gleichgewicht bringt. Das Kind wird durch Glück genauso überreizt wie durch Streß und hat danach Schwierigkeiten mit dem Einschlafen. Als Erwachsener kann er nach einem guten Film, einem aufregenden Buch oder einer angeregten Unterhaltung nach dem Essen die halbe Nacht wachliegen (*Phosphor*).

Arsenicum leidet ganz generell unter verschiedenen Formen von Schlaflosigkeit: „Angst beim Zubettgehen, kann daher nicht vor Mitternacht einschlafen,“ „Angst und Unruhe lassen ihn nach Mitternacht oder um 3 Uhr morgens aufwachen, er kann danach nicht wieder einschlafen,“ „große Furcht... oder Angstanfälle, die ihn nachts aus dem Bett treiben,“ „Schlaflos vor quälender Angst,“ „keine Ruhe

* Eine Karikatur des empfindlichen *Arsenicum* findet sich bei *Wilkie Collins* in seinem Roman *Die Frau in Weiß*, und zwar im Portrait des Ästheten und angegriffenen Invaliden Mr. Fairlie, dessen Erscheinung als „zart, schwach, überreizt und vergeistigt“ beschrieben wird, mit einem „schmalen, erschöpften und durchsichtig bleichen Gesicht, einer langen, gekrümmten Nase und vornehmen Händen, die zwei unendlich kostbare Ringe schmücken“. Er begrüßt den gewinnenden Helden des Romans in seinem abgedunkelten Raum mit einem „Bitte setzen Sie sich doch. Und rücken Sie nicht mit dem Stuhl, bitte. In meinem angegriffenen nervlichen Zustand (ich bin nichts anderes als ein Bündel Nerven, die als Mensch verkleidet sind) ist jede Bewegung ungeheuer qualvoll für mich.“ Dann bittet er inständig: „Entschuldigen Sie bitte vielmals, aber könnten Sie *etwas* leiser sprechen?... Laute Geräusche sind für mich eine unbeschreibliche Tortur.“ Und ein wenig später: „Entschuldigen Sie bitte, aber es macht Ihnen doch nichts aus, wenn ich die Augen schließe, während Sie sprechen? Sogar dieses Licht ist mir zuviel.“ Schließlich entläßt dieser berufsmäßige Hypochonder den Helden mit einem „Ich bin ein Märtyrer... Vorsicht mit den Gardinen; das leiseste Geräusch von ihnen durchzieht mich wie ein Messerstich.“

Tag und Nacht," „so niedergeschlagen vor (Monate anhaltender) Schlaflosigkeit, daß er Selbstmord begehen möchte," usw. (*Hahnemann, Hering, Allen*).

Zwar decken sich viele seiner Empfindlichkeiten zumindest teilweise mit denen von *Phosphor, Natrium muriaticum* und anderen, *Arsenicum* unterscheidet sich jedoch von ihnen durch die wichtige, führende Modalität „Besserung durch äußere Wärme und Hitze" (*Kent*) in jeder Form. Heiße Bäder, heiße Getränke und Essen, Sonne, ein warmes Feuer, warme Anwendungen auf schmerzende oder in Mitleidenschaft gezogene Körperpartien, all dies lindert seine Symptome und seine Empfindlichkeit. Manche tragen nachts dicke Socken, um einschlafen zu können, und wenn sie aus ihrem leichten Schlaf aufschrecken, hilft es ihnen, wenn sie sich eine Wärmflasche bereiten oder eine Tasse heißer Milch oder leichten Tee *in kleinen Schlucken* trinken – nicht hinunterstürzen („Durst nach kleinen Mengen Wasser": *Kent*). Nur bestimmte Kopf- und Stirnhöhlenschmerzen werden besser durch frische Luft, und manchmal will er nachts das Fenster offen haben, um es kühl am Kopf zu haben, während er es sich unter einem Berg von Decken gemütlich macht.

Damit die unter großer Spannung stehende „E-Saite" *Arsenicum* gute Leistungen erbringt, muß nicht nur die Umgebung genau richtig sein, sondern auch seine eigenen, subjektiven Gegebenheiten müssen ebenso abgestimmt sein. Der Druck von außen muß seiner inneren Spannung genau entsprechen. Zu viel Druck in der Schule kann beispielsweise beim Kind zu Kopfschmerzen, Gesichts- und anderen Tics, sowie Schlaflosigkeit führen, während zu geringer Druck, wenn er z.B. nicht unter Termindruck steht oder intellektuell ungenügend stimuliert wird, ihn möglicherweise unter seinem Niveau liegende Leistungen erbringen läßt.

Ein dreizehnjähriger Junge wurde wegen ständiger Müdigkeit, Kopfschmerzen nach der Schule, wachsender Reizbarkeit und einer (für ihn ungewöhnlichen) Unfähigkeit, sich auf seine Schularbeiten zu konzentrieren, behandelt. Der Grund schien zu sein, daß er in der Schule nicht genügend Anregung erhielt. Er mochte Mathematik und Französisch, war aber nicht in den entsprechenden Leistungskursen. Auch die anderen Fächer inspirierten ihn nicht. Er spielte gut Klarinette, aber aufgrund seines Alters war er in dem eher mittelmäßigen Unterstufen- und nicht im ausgezeichneten Oberstufen-Orchester, wo er eigentlich hingehört hätte. So war er in jeder Hinsicht unterfordert. Häufige Gaben von homöopathisch zubereitetem *Arsenicum* halfen ihm, diese schwierige Zeit gut zu überstehen, und im folgenden Jahr wurde er sowohl in die Leistungskurse als auch in das Oberstufen-Orchester übernommen. Dieser Zuwachs an Stimulation hatte seine Auswirkungen: Er blühte körperlich und geistig auf und brauchte von da an sehr wenig Medizin.

Dieses Angewiesensein auf eine günstige Umgebung führt uns wieder zum klassischen Bild für *Arsenicum*, dem Rassepferd, das nur unter ganz bestimmten Bedingungen gut läuft: wenn es spezielles Futter erhält, trainiert wird und auf einer flachen Bahn, die für kurze Sprints gebaut ist, seine Leistung erbringen kann. Wenn die Bedingungen so sind, wird er alle anderen schlagen, wenn nicht, wird er sich noch nicht einmal plazieren. Er besitzt keine echte Widerstandsfähigkeit und Ausdauer, sondern kann lediglich ungeheuer viel Energie für eine kurze Zeit mobilisieren.

Arsenicum ist daher manchmal auch der unzufriedene Patient, der diese „perfekten Bedingungen", die er braucht, um Erfolg zu haben und seine Möglichkeiten auszuschöpfen, in seinem Leben nie gehabt hat. Wenn die Umgebung allerdings günstig für ihn ist und seiner inneren Spannung entspricht, kann er wunderbare Leistungen vollbringen und seine ganze Fähigkeit zu Hingabe und all sein Streben nach Vollkommenheit in die Bewältigung der anstehenden Aufgabe einfließen lassen.

„Alles oder Nichts"

Manchmal täuscht *Arsenicum* den Arzt, der nach der klassischen übergenauen Erscheinung Ausschau hält, wie in dem folgenden Fall einer Patientin, die recht erfolglos wegen eines Ekzems homöopathisch behandelt wurde. Sie hatte keine besonders auffallenden körperlichen Symptome und war sonst gesund, daher verschrieb der Arzt ihr zunächst *Pulsatilla* aufgrund ihrer sanften Art und Erscheinung, und dann *Sulfur*, weil er ihr Haus gesehen hatte, das stets in Unordnung war. *Arsenicum*, mit seiner extremen Empfindlichkeit gegenüber jeglicher Unordnung, wäre ihm nie in den Sinn gekommen. Er hatte jedoch versäumt, die Patientin zu fragen, wie sie sich mit ihrem häuslichen Chaos fühle, und ob es sie sehr störe. „Das tut es!", war die lebhafte Antwort. „Alle paar Monate kann ich es nicht länger ertragen und lege los. Dann putze ich zwei Tage nonstop, bis alles blitzsauber ist. Darauf breche ich erschöpft zusammen und rühre nichts mehr an, bis zu meinem nächsten Ausbruch."

Energische Aktivität abwechselnd mit Untätigkeit ist etwas, das man bei *Arsenicum*-Hausfrauen häufig beobachten kann. Sie hätte ihr Haus gerne aufgeräumt und sauber, aber Mann und Kinder bringen alles wieder durcheinander und hinterlassen ihre Schmutzspuren, worauf sie alle Bemühungen vollkommen aufgibt. Wenn es nicht perfekt sein kann, weigert sie sich, auch nur das Minimum zu tun – bis ihre Frustration über die Unordnung unerträglich wird und sie den Anlauf zu einem erneuten hektischen Großputz unternimmt.

Eine Variante des schlampigen *Arsenicum*-Typs ist der Mensch, der peinlich genau ist mit dem, was ihn interessiert, und sonst nicht (*Sulfur, Natrium muriaticum*). Eine denkwürdige Patientin pflegte so gekleidet in die Praxis zu kommen, als sei sie gerade aus einem Sträflingslager entlassen worden. Ihr Garten jedoch, mit seinen wunderbar gepflegten Blumenbeeten und Sträuchern, war ein Wunder der Perfektion! Jede Ecke zeugte von der Arbeit, die sie das gesamte Jahr über in ihr Lieblingshobby investierte (Landschaftsgärtnerei ist eine auffallend häufige *Arsenicum*-Leidenschaft). Ihre Übergenauigkeit bezog sich nur hierauf, alles andere ließ sie völlig außer acht. Die Patientin mit dem Ekzem und dem unordentlichen Haushalt war übrigens eine hervorragende Porzellanmalerin, eine Expertin in diesem höchste Anforderung stellenden Kunsthandwerk, das stundenlanger, gewissenhafter Hingabe bedarf.

Diese Alles-oder-Nichts-Haltung kann *Arsenicum* dazu bringen, das Interesse an etwas zu verlieren, wenn er sieht, daß er nicht wirklich gut werden kann. Da er nicht gewillt ist, einen Kompromiß in Hinblick auf die Vollkommenheit zu schließen, zieht er sich lieber vollkommen zurück. Der talentierte Pianist gibt sein Instrument auf, weil er weiß, daß er nicht die Höhen eines *Horowitz* oder *Rubinstein* erreichen kann. Der begabte Freizeitmaler nimmt keinen Pinsel in die Hand, weil er weiß, daß er kein Meister mehr werden wird. Der Athlet, der die Nummer eins war und dann von einem anderen verdrängt wird, zieht sich eher vollkommen vom Sport zurück, als Nummer zwei zu sein.

Ein so absoluter Anspruch kann dazu führen, daß er, wie auch *Calcium carbonicum*, sein Talent verschwendet, wobei der hoch motivierte *Arsenicum* jedoch darunter leidet, daß er nicht ausgefüllt und frustriert ist, während der antriebslose *Calcium carbonicum* sich resigniert seinem Los fügt und damit abfindet, sich mit etwas anderem zu beschäftigen. *Arsenicum* setzt seine Ziele zu hoch, *Calcium carbonicum* zu niedrig an; beide können jedoch im Ergebnis ihre Möglichkeiten vergeuden.

Bei allem neigt er zu einer Alles-oder-Nichts-Reaktion. Seine Neigungen sind stark und seine Ansichten definitiv. Man kann sagen, daß er einen Menschen entweder mag oder nicht mag, daß er ihn respektiert oder verachtet, und daß dazwischen nur wenige Möglichkeiten liegen. „Mein jetziger Lehrer ist ausgezeichnet, aber der, den ich vorher hatte, war ein ausgesprochener Dummkopf," oder: „Sie ist ja eine wundervolle Frau, aber ihren langweiligen Ehemann kann ich nicht ausstehen," stellt er mit dogmatischer Endgültigkeit fest, und nichts wird ihn dazu bringen, seine Meinung zu ändern. Das Kind schreit wütend: „Ich *will* Jim nicht zu meinem Geburtstag einladen. Ich *hasse* ihn! Es ist mir ganz *egal*, ob seine Familie mit uns befreundet ist. Ich will *nur* Peter und Matt einladen!"

Menschen gegenüber, die das Glück haben, seinen Maßstäben zu genügen, kann *Arsenicum* sich sein Leben lang loyal verhalten; er ist zartfühlend und großzügig, wenn er will („Wohl gelaunt": *Hahnemann*), verschwendet aber keine Zeit auf die, die nicht seinen Erwartungen gemäß leben. Mit seinem Sinn für Unterschiede fängt er an, Menschen miteinander zu vergleichen: „Eleanor ist mir eine bessere Freundin, als Helen es jemals war," „William ist viel intelligenter als sein Bruder," sind charakteristische Reaktionen. Er weiß ganz genau, wer wo steht auf der Rangliste seiner Präferenzen, das gleiche gilt für eine objektive moralische Hierarchie, und er zögert nicht, dies den Betroffenen auch zu sagen. Dies steht im Gegensatz zu Arzneimitteltypen wie *Pulsatilla* oder *Lycopodium*, die es instinktiv ablehnen, andere nach ihren Verdiensten einzustufen, und es vermeiden zu vergleichen. *Arsenicum* hegt diese Einstellung auch auf dem Gebiet der Kunst. Er kann z.B. Ölgemälde und italienische Opern lieben, aber Aquarelle und deutsche Opern hassen, und seine Meinung nachdrücklich zum Ausdruck bringen: „*Brahms* ist bei weitem der größte Komponist, der je gelebt hat!" „Moderne Dichtung kann ich absolut nicht ausstehen!"

Toleranz ist nicht gerade seine Stärke. Mit Unfähigkeit, Schwäche, Fehler, Krankheiten oder schlechten Leistungen kann er sich nicht abfinden. Er ist schnell dabei, andere „Idioten" oder „Gauner" zu nennen; für diesen überkritischen Menschen sind alle anderen, außer ihm selbst, dumm, unfähig und betrügerisch (bei *Kent* ist dieser Charakterzug unter der Rubrik „Tadelsüchtig" aufgeführt). *Arsenicum* und *Sulfur* sind die einzigen Mittel, die hier im dritten Grad stehen. Er kann auch kämpferisch, sarkastisch, höhnisch („Neigung zu schadenfrohen Witzen": *Allen*) und anklagend sein und andere schnell in die Defensive treiben; seine Zunge ist manchmal so scharf wie die von *Lachesis*, obwohl er sie besser unter Kontrolle hat. „Bosheit" (*Hering*) und Intrigen können ihm sogar Spaß machen, er „liebt Skandale" (*Boenninghausen*), oder er setzt sich skrupellos durch (*Nux vomica, Lachesis*).

Auf der physischen Ebene wird diese destruktive Kraft sichtbar bei Lähmungen, malignen Geschwulsten, Leukämie, Entzündungen, Ulzerationen und Nekrosen der Haut, der Schleimhäute und anderer Gewebe*.

Im Sprechzimmer kann man *Arsenicum* daran erkennen, daß er *Kraftausdrücke* gebraucht. Er ist nicht grob, aber geringschätzig, und manchmal verletzend. Die Ärzte, die ihn früher behandelt haben, beschreibt er manchmal als „Dummköpfe" oder „Metzger", und er kann sogar eine Tirade gegen alle Mediziner loslassen („Wir wissen doch alle, daß Ärzte nicht wissen, wovon sie reden, und daß die meisten völlig inkompetent sind,"...). Ein Patient, der bereitwillig alle seine Ärzte kritisiert und betont, wie häufig er im Recht und sie im Unrecht waren, oder der klagt, daß sie die Schwere seiner Erkrankung nicht erkennen, ist gewöhnlich *Arsenicum*: „Die Ärzte sagen, daß ich

---

* Bei *Constantine Hering* heilte *Arsenicum* eine beginnende Gangrän – und bekehrte ihn zur Homöopathie. Auf der Universität bekam er die Aufgabe zugeteilt, eine Streitschrift gegen diese „neue Medizin" zu verfassen, um sie zu entlarven. Wärend er damit beschäftigt war, infizierte er sich zufällig einen Finger im Sektionssaal. Dieser entzündete sich und wurde gangränös. Um eine Amputation zu vermeiden, handelte er auf den Rat eines Freundes und nahm eine Dosis *Arsenicum album*. Er schreibt: „Ich verdankte der Homöopathie noch viel mehr als meinen Finger. Ich gab *Hahnemann*, der meinen Finger gerettet hatte, die ganze Hand und, um seine Lehre zu verbreiten, nicht nur meine Hand, sondern den ganzen Menschen, Körper und Seele." *Hering* machte sich nach diesem Ereignis folgenden Satz als wissenschaftliches Credo zueigen: „Akzeptiere nichts, ohne es zu prüfen, aber verwerfe noch weniger etwas, das du nicht versucht hast."

keinen Diabetes habe, und die Tests sind auch alle negativ, aber Sie wissen doch, wie dumm Ärzte sind. Keiner von ihnen hat die richtigen Fragen gestellt, und sie hören nie zu, wenn ich ihnen etwas sage. Ich weiß, daß ich Diabetes haben *muß*, weil..." usw. (*Arsenicum* ist zusammen mit *Sulfur, Phosphor* und *Natrium muriaticum* häufig bei Patienten, die zu Diabetes neigen, und bewies schon in vielen Fällen seinen unschätzbaren Wert).

Auch in einer harmlosen Unterhaltung über Alltägliches kann *Arsenicum* seinen Ansichten kraftvoll Ausdruck verleihen. Ein solcher Patient sagte zu einem Freund über den Sonntagsgottesdienst: „Unsere Kirche ist wunderschön, und der Gottesdienst war herrlich, aber der Gesang – grauenhaft. Ich finde, der Chorleiter gehört erschossen." Oder eine besitzergreifende Mutter kann sich über das zukünftige Liebesleben ihres kleines Sohnes auslassen und sagen: „Ich weiß jetzt schon, daß ich seine erste Freundin am liebsten *töten* würde," oder der Vater einer heranwachsenden Tochter gibt zu: „Ich könnte jeden Jungen *umbringen*, den sie liebevoll anschaut." Interessanterweise ist *Arsenicum* eines der Mittel, die bei *Kent* in den Rubriken „Verlangen zu töten", „Plötzlicher Impuls zu töten" in einem höheren Grad aufgeführt sind.

Er ist auch intolerant gegenüber Ideen, die nicht mit den seinen übereinstimmen. Nur so wie er denkt, ist es „richtig", und er überfährt rücksichtslos die, die ihm nicht zustimmen. Auch ein Mensch, der nicht so intellektuell arrogant ist, beharrt in der Diskussion: „Nein, Sie verstehen mich nicht, Sie hören nicht zu, was ich sage..." womit er andeutet, daß wenn man ihm zuhören *würde*, man ihm notgedrungen beipflichten müsse. Seine Intoleranz macht ihn reizbar, möglicherweise macht ihn auch seine Reizbarkeit intolerant. Jedenfalls ist er „leicht aufgebracht; verärgert und unzufrieden mit allem und jedem" (*Hering*) bzw. „Sehr ärgerlich und empfindlich: das Geringste konnte ihn beleidigen und zum Zorne bringen" (*Hahnemann*).

Man kann nicht behaupten, daß der *Arsenicum* nach der Behandlung nun ungemein tolerant wird. Er bleibt rechthaberisch, kritisch und übergenau; aber auch wenn das so ist, wird das Mittel ihm helfen, den Großmut aufzubringen, Aquarellen, deutschen Opern oder moderner Dichtung wenigstens ein paar gute Eigenschaften zuzugestehen – oder auch Menschen, die er vorher nicht ausstehen konnte – selbst wenn er sich nicht dazu bringen mag, sie zu mögen. Kurz gesagt, er kann eine Haltung entwickeln, die eher einem „leben und leben lassen“ entspricht und die ihm vorher gefehlt hat. Es kann sein, daß er keinen allzu engen Kontakt mit jenen fehlgeleiteten Seelen haben möchte, die nicht so denken wie er, wie auch der geselligste *Arsenicum*-Mensch nur selten offen mit allen umgeht; zwar ist er höflich und zur Zusammenarbeit bereit, aber auch er ist kritisch und wird sich nur für die anstrengen, die er wirklich mag. Mit neugewonnener Großzügigkeit ist er aber zumindest bereit einzuräumen, daß auf der Welt für alle Platz ist.

Selbstsucht

Die homöopathische Literatur bezeichnet *Arsenicum* als „selbstsüchtig“ (*Boericke*), und in der Tat betrachtet er häufig die Situation unter dem Gesichtpunkt seines eigenen Interesses. Wir haben im *Sulfur*-Kapitel jedoch erwähnt, daß jeder Konstitutionstyp eine selbstsüchtige Seite besitzt, die sich in charakteristischer Weise ausdrückt.

Arsenicum ist stets auf der Hut. Er möchte sicher gehen, daß er bekommt, was ihm zusteht oder wofür er bezahlt hat. Eine besondere Ausdrucksweise seiner paranoiden Haltung ist die Furcht, andere könnten ihn betrügen oder über's Ohr hauen. Auch im Sprechzimmer blickt er mißtrauisch auf die geringen Mengen, in denen die homöopathischen Mittel verabreicht werden („Ist das alles? Nur zehn lumpige Körnchen? Kriege ich nichts mit nach Hause?“). Während andere Konstitutionstypen auf die kleinen Mengen überrascht oder amüsiert reagieren, kann *Arsenicum* deshalb regelrecht beunruhigt sein.

Er kann rücksichtslos jeweils „das Beste“ für sich beanspruchen und nimmt dabei achtlos in Kauf, daß andere dadurch möglicherweise weniger oder Minderwertigeres bekommen. Er ist immer aus auf besondere Privilegien, besondere Aufmerksamkeit, besondere Behandlung und besteht auch hier beharrlich darauf, daß seine Wünsche erfüllt werden. Er möchte, daß für ihn Ausnahmen gemacht werden, die für andere nicht gelten, sonst hat er ständig das Gefühl, daß das, was er bekommt, *nicht genug* oder *nicht gut genug* ist. In seinem erbitterten Kampf um mehr ist sein „Verlangen grösser als (sein) Bedürfnis“ (*Hahnemann*) und vielleicht will er auch mehr, als er verdient.

Diese charakteristische Eigenschaft, stets zu versuchen, das Meiste oder Beste zu bekommen, ist nicht unbedingt immer ein Zeichen für Selbstsucht. Es ist möglich, daß es eine andere Ausdrucksform des Perfektionismus von *Arsenicum* und seiner Entschlossenheit ist, sein Niveau zu halten. Ein kurioses Beispiel hierfür war eine 93jährige Frau, die homöopathische Hilfe wegen ihrer winterlichen Bronchitis suchte. Sie hatte sowohl das steife, ordentliche Aussehen des Typs, als auch seine energische und lebhafte Art. Gleichfalls typisch war die auffallende Zeit-Modalität des Mittels („Ich *liebe* die frühen Stunden des Tages – morgens bin ich am besten aufgelegt und gut gelaunt!"). Letzte Zweifel räumte jedoch ihre Frage aus, die sie beim Abschied der Sprechstundenhilfe stellte: „War der, bei dem ich war, denn ein guter Arzt?" „Er ist ausgezeichnet. Einer der besten," wurde ihr versichert. „Das freut mich," war die fröhliche Antwort der erleichterten alten Dame. „Schön zu wissen, daß ich in guten Händen bin. In meinem Alter ist dies ungemein wichtig."

Manchmal ist *Arsenicum* eher *energisch* als selbstsüchtig und läßt nicht locker. Wenn es um seine Interessen und sein eigenes Wohlergehen geht, kann er andere mit seinen Forderungen regelrecht überfallen. Vor allem die Frau kann (mehr als alle anderen Arzneimitteltypen) den Arzt behandeln, als wäre er ihr persönlicher Dienstbote. Wenn sie eine Stunde lang über ihre Theorien bezüglich der Medizin reden möchte, ist sie der Meinung, daß der Arzt sitzen bleiben und zuhören sollte. Tag und Nacht soll er nach ihrer Pfeife tanzen, all ihre Fragen beantworten, ihre Sorgen lindern und all ihre Probleme lösen. Wenn sie dem Arzt einmal die Ehre erwiesen hat, seine Patientin zu werden, hat er die Verpflichtung, ihre Familie optimal funktionieren, alle Kinder in der Schule gute Leistungen erbringen, sowie sie selbst frei von Ängsten sein zu lassen. Wenn sie nicht zufrieden ist – wenn ein Familienmitglied beispielsweise eine Grippe bekommt – wird ihr Tonfall anklagend.

Wenn er einen Bediensteten oder Angestellten einstellt, drängt *Arsenicum* gnadenlos darauf, daß er sich dazu verpflichtet, ein unmögliches Ausmaß an Arbeit zu leisten. Dieser ungeheure Druck ist nicht unbedingt böse gemeint. Ist der Vertrag einmal geschlossen und sind die Grenzen festgesetzt, kann er ein höchst freundlicher und vernünftiger Chef sein, der hilft, wenn es nötig ist, und Angestellte jahrelang behält. Doch zu Beginn kann er nicht widerstehen, es bis zum Äußersten zu treiben.

In jeder Schulklasse gibt es zumindest einen *Arsenicum*-Schüler, der sich am Ende der Stunde meldet und nach zusätzlichen Informationen oder weiteren Erklärungen fragt, nicht, weil er es nicht beim ersten Mal verstanden hat, sondern weil er noch *mehr* will. Er will unbedingt auch noch das letzte Stückchen Information, jeden Fetzen des hart erarbeiteten Wissens und der Erfahrung des Lehrers und jeden Tropfen Bluts aus ihm heraussaugen. Teilweise spiegelt dies seinen Enthusiasmus und Eifer, zu lernen und gute Resultate zu erhalten, was durchaus eine wünschenswerte Eigenschaft ist; aber auch hier kann *Arsenicum* des Guten zuviel tun*.

Arsenicum kann selbstsüchtig sein Geld zusammenhalten und so geizig sein, daß er sich weigert, etwas für einen Freund auszugeben oder selbst, ihm etwas zu leihen. Genauso ist es mit seiner Zeit – sie ist viel zu kurz, als daß er all das tun könnte, was er sich vorgenommen hat. So geht er mit ihr sparsam um und gibt sie nur widerstrebend aus, wann und wie er es bestimmt, und nicht unbedingt nach den Bedürfnissen anderer. Im täglichen Leben wird dies besonders deutlich am Telefon, wo er überraschend kurz angebunden sein kann. Er hat keine Zeit für ein Gespräch, außer wenn er selbst anruft, und sein Tonfall, wenn nicht gar seine Worte, vermitteln dies auch.

Seine Selbstsucht kann ihn berechnend machen und ihn so handeln lassen, daß er aus einer gegebenen Situation das meiste herausholen kann. Oder er kann Angst haben, auch nur ein bißchen mehr zu tun, als wozu er vertraglich verpflichtet ist**. Die positive Seite daran ist jedoch, daß er alles, zu dem er sich verpflichtet hat, auch buchsta-

---

* Ein homöopathischer Arzt erhielt einmal einen Brief von einem Möchtegern-Homöopathen, einem vollkommen fremden Menschen, der Proben von über sechzig Mitteln anforderte, jedes in vier verschiedenen Potenzen, und mit der Dreistigkeit schloß: „Ich bin sicher, daß Sie nichts dagegen haben, dies für mich zu tun, um mir zu helfen, eine Praxis zu eröffnen, da Sie ja bestimmt daran interessiert sind, die Verbreitung der Homöopathie zu fördern." Er war sogar so zuvorkommend, 2 US-$ für das Porto beizulegen. Der Arzt hatte nicht das Gefühl, ihm diesen Gefallen erweisen zu müssen; als er jedoch die zwei Dollar zurückschickte, konnte er der Versuchung nicht widerstehen und schickte ihm eine kostenlose Probe hoch potenziertes *Arsenicum*.

** Dieser Charakterzug zeigte sich in extremer Form bei einem *Arsenicum*-Mieter, der von seinem Vermieter kurzfristig gefragt wurde, ob er nicht einen neu gepflanzten Busch gießen könne, so lange er da wohne. Die Antwort war ein Brief, in dem die verschiedenen Gründe aufgeführt waren, weshalb der Mieter diese Verantwortung nicht tragen könne, und der mit der Mahnung schloß, daß dies im Mietvertrag nicht enthalten sei.

bengetreu ausführt. Im Gegensatz zum eher großzügigen *Phosphor* ist er vollkommen vertrauenswürdig und verläßlich.

Außerdem wird er gewöhnlich nicht mehr nehmen, als er gibt. Anders als ein paar *Sulfur*-Menschen, hegt er nicht die Erwartung, daß man Gefälligkeiten nicht zu erwidern brauche. Wenn er nicht vorhat, sich seinerseits erkenntlich zu zeigen, wird er sie nicht annehmen. Er ist gewillt, bei jedem gemeinschaftlichen Unternehmen seinen Anteil – und mehr – dazu beizutragen, und tatsächlich ist er unter den ersten, die sich freiwillig melden, und er leistet seinen Anteil stets großzügig und gut. Aber – und auf seine Vorleistungen folgt häufig ein „aber" – er erwartet von anderen, daß sie sich revanchieren, indem sie aushelfen, wenn Not am Mann ist (sich „anständig und korrekt verhalten", wie er es vielleicht ausdrückt). Wenn die Reaktion nicht so ist, wie er es für angemessen hält, wird er wütend und ungehalten, und kann sogar plötzlich die Beziehung ganz abbrechen. Wenn er also in einer Situation ausrechnet „Was ist für mich drin?", dann läßt er sich ebenso von seinem Gerechtigkeitsgefühl wie von seinem Eigennutz führen. Er ist bereit, viel zu geben, und will lediglich einen fairen Ausgleich für seine Vorleistungen. Gerechtigkeit ist nicht immer einfach zu messen, *Arsenicum* jedoch weiß ganz genau, was dazu erforderlich ist.

Manchmal ist jedoch auch das Gegenteil wahr, und er *benutzt* Menschen. Seine Aufmerksamkeit und seine Überlegungen sind manipulativ, und er läßt einen Bekannten einfach fallen, wenn er nicht mehr von Nutzen ist. Oder er kann in seiner fordernden Art einem Freund, der ihn in der Vergangenheit unterstützt und ermutigt hat, vorwerfen: „Aber was hast Du *neulich* für mich getan?" oder „Was tust Du *jetzt* für mich?"

Der Kommandant

Arsenicum ist eine dominierende Persönlichkeit, sei es nun offensichtlich oder unauffällig. Stets übernimmt er die Führung in persönlichen Beziehungen, bestimmt ihren Umfang und ihren Charakter, wobei er anderen keine andere Wahl läßt, als sich ihm zu fügen. Er ist höchst ungezwungen und angenehm im Umgang – solange er seinen Willen bekommt (*Lycopodium*). Er bestimmt nicht nur das Ausmaß des Gebens und Nehmens in einer freundschaftlichen Beziehung, sondern besteht auch in größeren sozialen Zusammenhängen auf einer Führungsrolle (*Sulfur*). Das Symptom „Schmerz verschlimmert, wenn andere sprechen" (*Hering*) spricht Bände*. Er wird unruhig und nervös, seine Kopfschmerzen, Nasennebenhöhlenbeschwerden, Gelenk-, Magen- und andere Schmerzen werden schlimmer, wenn er der Rede eines anderen zuhören muß, oder wenn er bei einer Versammlung ist, wo er nur wenig zu sagen hat (*Sulfur* schläft einfach ein, wenn andere reden, und *Lycopodium* geht weg). Der *Arsenicum*-Lehrer gibt beispielsweise zu, daß der Teil seiner Arbeit, der ihm am schwersten fällt, die Lehrerkonferenz ist, wo er sich die Meinung anderer anhören muß („Lange Konferenzen bringen mich unweigerlich aus der Fassung"). Natürlich ist dies auch teilweise auf seine Unruhe zurückzuführen („Besserung durch Bewegung oder durch Herumlaufen": *Boger*), aber das ist es nicht allein. Wenn er selbst sprechen kann, verschwinden die Symptome, ganz gleich, wie lange er dabei sitzen muß.

Dazu paßt, daß „Besserung durch Gespräche" (*Hering*) eine der Hauptmodalitäten von *Arsenicum* ist. Sprechen ganz allgemein, ganz besonders über seine Symptome, lindert sie beträchtlich und kann sie sogar zum Verschwinden bringen. So läßt sich auch die komplementäre charakteristische Verschlimmerung der Symptome beim Alleinsein erklären – wenn er niemanden hat, zu dem er *sprechen* kann. Manche Patienten haben schon erklärt, daß sie nur mit dem Flugzeug reisen, obwohl sie unter Flugangst leiden, weil ihre Angst während der langen Stunden im Bus oder Zug, wo sie niemanden kennen, immer größer wird (im Unterschied zu *Sulfur*, *Calcium carbonicum* oder besonders *Phosphor* fängt *Arsenicum* nicht so ohne weiteres eine Unterhaltung mit einem Fremden an). Hier unterscheidet er sich auch von *Lycopodium* oder *Natrium muriaticum*, die vor allem die Gewißheit brauchen, daß sie nicht allein zuhause sind – daß jemand in der Nähe ist –, und weniger das Bedürfnis haben, mit jemandem zu sprechen.

Der dominierende *Arsenicum*-Mensch kann es nicht ertragen, wenn andere die Verantwortung tragen, und besteht darauf, alle Entscheidungen selbst zu treffen. Ob er nun eine Mahlzeit zubereitet oder sein Haus umbaut, stets möchte er, oder er erwartet es vielmehr, daß andere sich lediglich dadurch nützlich machen, daß sie seine Anwei-

* Im *Repertorium* von *Boger* ist *Arsenicum* das einzige Mittel, das in der Rubrik „Verschlimmerung, wenn er andere reden hört" im dritten Grad steht.

sungen ausführen. Ehegatten dieses Typs beklagen sich manchmal, daß sie sich wie „angelernte Hilfskräfte“ fühlen, die sich durch Gehorsam und Ergebenheit das Anrecht sichern, in ihrem eigenen Haus leben zu dürfen. *Arsenicum* macht es stolz, wie gut er seine verschiedenen Alltagsprobleme im Griff hat, und gibt anderen ständig Ratschläge. Er ist der Beifahrer, der dem Fahrer laufend Anweisungen erteilt, und wenn ihm die Art und Weise, wie das Geschirr in die Spülmaschine gestellt ist, nicht gefällt, kann er sich unmittelbar daranmachen, es „besser“ einzuordnen. Ganz allgemein bringt er gerne das Haus anderer in Ordnung – sei es nun wörtlich (*Arsenicum* sind ausgezeichnete Hauswirtschafter) oder im übertragenen Sinne, wenn die Sekretärin z.B. die Akten ihres Chefs effektiver ordnet oder ein Verleger es liebt, die Kurzgeschichten oder Novellen seiner Autoren „in Form zu bringen“.

Die erschöpfte Hausfrau treibt sich dauernd in der Küche herum und gibt ihrem Gatten, Kind oder Freund, die pflichtgemäß versuchen, ihr bei den Vorbereitungen für das Abendessen zu helfen, endlose Instruktionen. Sie ist auch dafür bekannt, daß sie die Wohnung blitzsauber macht, einen Tag, *bevor* die Zugehfrau kommt. Statt an diesem Tag einmal langsamer zu treten, zwingt sie sich zu zermürbender, nervöser Hektik. Sie hat für ihr Verhalten viele Rechtfertigungen parat, der eigentliche Grund ist jedoch ihre Unfähigkeit, die Kontrolle zu lockern. Im Extremfall kann sie ihrer unglücklichen Zugehfrau auf Schritt und Tritt folgen und sie beaufsichtigen („Man kann sie *keine* Minute allein lassen... Man weiß nie, was sie als nächstes tun – oder schlimmer noch, was sie *vergessen* wird!“).

Eine alleinstehende Frau, die Karriere als Modedesignerin machte und ihre Unabhängigkeit genoß, wurde wegen Raynaudscher Krankheit behandelt (Durchblutungsstörung der Extremitäten, besonders der Finger). Körperlich war sie frostig, und auch emotional nicht besonders warmherzig, offenbar jedoch war sie vernünftig und intelligent. Der Arzt versuchte, zwischen *Sepia* und *Arsenicum* zu unterscheiden, was beides gut auf sie paßte, und fragte sie, ob irgendetwas in ihrem Privatleben sie besonders störe. „Meine Putzhilfe,“ sagte sie prompt. „Sie ist eine nette, ehrliche und verläßliche Person, und wenn sie geputzt hat, sieht oberflächlich auch alles gut aus. Aber wenn ich *genau* hinschaue, mag ich gar nicht, was ich sehe, und das stört mich so, daß ich zuhause gar nichts machen kann. Ich habe ihr schon gesagt, daß sie gründlicher putzen soll, aber sie macht es einfach nicht. Ich will sie andererseits auch nicht entlassen. Sie braucht das Geld, und sie wird älter. So weiß ich nicht, was ich tun soll." „Weshalb schauen Sie denn einfach nicht so genau hin?" schlug der Arzt vor. „Das habe ich auch schon versucht, aber ich kann eben nicht aus meiner Haut. Irgendetwas *treibt* mich dazu, in die dunklen Ecken zu schauen und mit dem Finger über die oberen Regalbretter zu wischen, um nach Staub zu fahnden." Sie bekam *Arsenicum* 10 M, und nach einigen Gaben war ihre Durchblutungsstörung besser geworden, und auch ihrem zwanghaften Interesse an dunklen, staubigen Ecken war die Spitze genommen. Später versicherte sie dem Arzt, daß sie keinen Gedanken mehr an die Unzulänglichkeiten ihrer Putzhilfe verschwende.

Als Arbeitgeber kann sein *Arsenicum*-Selbstantrieb ihn dazu bringen, auch andere anzutreiben. Er kann „diktatorisch" sein (das Mittel sollte im Fettdruck in der entsprechenden *Kent*-Rubrik nachgetragen werden) und stets zu *mehr, größeren* und *besseren* Leistungen antreiben wollen. Unfähigkeit macht ihn wütend, Verspätung ungeduldig. Häufig versucht er, „schneller zu tanzen als die Musik spielt", also den Lauf der Ereignisse und die Reaktionen anderer auf sie zu beschleunigen. *Arsenicum* ist der Vorgesetzte, der alles selbst machen muß und überall seine Finger im Spiel hat (*Sulfur*). Er ist überängstlich, übervorsichtig, und unfähig, Verantwortung zu delegieren. Er überprüft stets und immer wieder, was andere getan haben, sagt ihnen, was sie machen sollen oder wenn sie es getan haben, wie sie es hätten anders machen sollen. *Arsenicum* kann auch der supertüchtige jüngere Kollege oder Angestellte sein, der immer alles besser weiß als seine Vorgesetzten und darauf besteht, den Laden auf seine Weise zu „schmeißen".

Das gleiche überlegene Organisationstalent zeigt sich bei den anderen Aktivitäten von *Arsenicum*. Die Hausfrau hat z.B. ihr Leben so gut organisiert, daß sie stets Zeit findet, um alles zu erledigen, jede Minute ihres Tagesablaufs ist geplant. Es mag zwar einen straffen Zeitplan, dicht gedrängte Termine und ein genaues Einhalten ihrer Pläne erfordern, die sie mit rastloser Energie aufstellt und durchsetzt, aber sie nutzt ihre Zeit effektiv, und alles wird gründlich erledigt. *Lachesis* und *Sulfur* können noch mehr Energie haben, sind aber chaotischer und unorganisiert.

Arsenicum ist daher der geborene Kommandant, der es liebt, den „Marschbefehl" zu geben, andere in Bewegung zu setzen und sie dazu zu bringen, seine Ideen zu akzeptieren. Nichts wird dem Zufall oder der Intuition überlassen, jede Einzelheit ist schon bedacht worden, wenn er, mit genügend Begeisterung für alle, um sich herum alles organisiert und inszeniert. Sein Eifer steckt an, und er kann, mehr als alle anderen Arzneimitteltypen, mit Ausnahme vielleicht von *Sulfur*, andere dazu bringen, *hier* und *jetzt* ihr Leben zu ändern. All dies ist Ausdruck seiner Kreativität, der Kreativität eines Künstlers, der nach seiner Vision Neuland eröffnet und formt – ob er nun mit Menschen, Ereignissen und Worten umgeht, oder mit Farbe, Ton und Stein.

Auch bei einfachen gemeinsamen Unternehmungen im Alltag übernimmt *Arsenicum* unmittelbar die Führung. Mit autoritärem Tonfall, der erkennen läßt, daß er keinen Widerspruch gewohnt ist, entwirft er oder sie den Schlachtplan, weist jedem seine Rolle zu und treibt die Dinge voran. Wenn geplant ist, daß die Familie um 8 Uhr 30 in die Ferien aufbricht, dann *muß* sie unter allen Umständen auch um 8 Uhr 30 fahren, und nicht eine Minute später! Das Bedürfnis, alles zu organisieren, wird schon an seiner Stimme deutlich. Auch wenn sie wohlwollend und vernünftig klingt, ist sie streng, klar und bestimmt – es ist eine Stimme, die gewohnt ist, zu befehlen. Wenn *Arsenicum* so ungehalten oder enttäuscht ist, daß er die Kontrolle verliert, kann sie auch schrill oder durchdringend klingen.

Sein Wunsch nach äußerster Effizienz kann *Arsenicum* schrecklich empört sein lassen, wenn andere sich nicht an seine Anweisungen halten und seine gut durchdachten Pläne mißlingen. Einmal wieder hat sich die perfekte Lösung nicht verwirklichen lassen! Was er nicht realisiert, ist, daß andere gar nicht mit seiner fanatischen Präzision funktionieren wollen. Ihnen macht die Ausführung ausgeklügelter Projekte in zeitlicher Abstimmung auf den Bruchteil einer Sekunde nicht denselben Spaß – obwohl *Natrium muriaticum*, der gleichfalls seine Unsicherheit dadurch auszugleichen sucht, daß er sich strikt an eine geregelte Lebensweise und an Zeitpläne hält, ihm in dieser Hinsicht manchmal gleichkommt*. Beide vertragen Uneindeutigkeiten jeder Art nur schlecht.

---

* Die Leidenschaft von *Arsenicum* für straffe Zeitpläne und detailliert geplante Vorgehensweisen wird überspitzt ausgedrückt in folgendem Witz: Einer verabredet, wie er seinen Freund auf die effektivste Art und Weise abholen kann und schlägt vor: „Wenn ich nach der Arbeit zu deinem Appartmenthaus komme und unten dreimal klingele, springst du halt aus dem Fenster, dann bist du schneller unten."

Kurz gesagt, ist *Arsenicum* nicht in der Lage, sich zurückzusetzen und die Dinge einfach passieren zu lassen. Er muß in jeder Situation ganz vorne mitmischen und versucht, nicht nur die Gegenwart zu bestimmen, sondern auch die Zukunft. Wenn die Dinge nicht wie erwartet geschehen oder er sich an unvorhergesehene Umstände anpassen muß, gerät er in Panik. Die leichteste Abweichung von der geplanten Vorgehensweise bringt ihn völlig aus dem Gleichgewicht, läßt ihn aggressiv, streitlustig und manchmal sogar irrational werden. Natürlich zeigt *Arsenicum*, der bereits voller Angst und Unsicherheit wegen seiner Gesundheit ist, sich im Sprechzimmer von seiner schlimmsten Seite. Alles, was die Zukunft ungewiss erscheinen läßt, hat jedoch den gleichen Effekt. Vielleicht ist dies der Grund, weshalb er so gerne arbeitet. Sein Bedürfnis nach Vorhersagbarkeit und Kontrolle wird hier kanalisiert und erfüllt – das Ergebnis steht in vernünftiger Relation zu seinem Arbeits- und Zeitaufwand.

Das Bedürfnis, auf seine Umgebung Einfluß zu nehmen, zeigt sich in vollem Umfang beim gesundheitsbewußten *Arsenicum*-Menschen, der sein Leben in strikter Routine führt und seinen Tagesablauf genau einteilt: Ruhe, Bewegung und Diät – alles ist genau abgestimmt auf seine körperlichen und emotionalen Bedürfnisse. *Arsenicum* liebt Regeln, Autorität und Disziplin so sehr, daß er, wenn andere ihm nichts vorschreiben, sie sich selbst auferlegt. Der eine besteht beispielsweise darauf, daß sein Bett genau mit dem Kopfende nach Norden und dem Fußende nach Süden in vollkommener Harmonie mit dem magnetischen Kraftfeld der Erde aufgestellt wird, damit er seine acht Stunden, die er unbedingt braucht, auch möglichst ohne Unterbrechung schlafen kann. Ein anderer nimmt sein Kopfkissen, Quellwasser und Gemüse mit, auch wenn er nur zu einem ganz kurzen Besuch bei einem Freund aufbricht („Dein Gemüse hat keine Energie," teilt er seinem verblüfften Gastgeber mit). Der Gast, der so umsichtig ist und sein Essen selbst mitbringt, weil er gerade eine Diät macht, ist wahrscheinlich *Arsenicum.* Ein unvergeßlicher Patient brachte nicht nur stets seinen eigenen Tee mit, wenn er Besuche machte, sondern auch noch seine Teetasse – sie war aus einem besonderen Ton gefertigt, der, wie er erklärte, für sein Wohlergehen unabdingbar war.

Vielleicht fürchtet er sich deshalb so schrecklich vor Krankheiten. Neben einer verständlichen Furcht vor Schmerzen und vor dem Tod und der Enttäuschung des Perfektionisten über das schlechte Funktionieren eines Teils seiner Anatomie jagt ihm die Vorstellung, die *Kontrolle* über seinen eigenen Körper zu *verlieren*, Angst und Schrecken ein. Auch bei kleineren Beschwerden gerät er außer sich bei dem Gedanken, daß sich irgendein Organ widersetzt, und beklagt sich: „Ich habe das Gefühl, daß ich nicht mehr Herr über meinen eigenen Körper bin. Ich tue alles, wie es sich gehört – ich esse richtig, bewege mich täglich und sorge gut für mich – und es geht mir *immer* noch nicht gut. Was *mache* ich bloß falsch?"

Aus dem gleichen Grund spricht der gesunde *Arsenicum*-Mensch stolz davon, über seinen Körper vollkommen verfügen zu können.

Deshalb reagiert er auch heftiger als jeder andere auf die homöopathische „Erstverschlimmerung", auch wenn man ihn vorgewarnt hat. Während die Wirkung eines allopathischen Mittels häufig durch Wiederholen oder Absetzen des Medikaments angepaßt werden kann, oder dadurch, daß man eine größere oder kleinere Dosis gibt, kann die Reaktionskette, wenn die minimale Menge einer homöopathischen Dosis einmal gegeben ist, gewöhnlich weder vom Patienten noch vom Arzt beeinflußt oder gestoppt werden. „Wie lange geht das denn noch?" fragt er in panischer Angst. Oder er sagt: „Ich weigere mich, diesen juckenden Ausschlag auch nur eine Minute länger hinzunehmen!" Das Bewußtsein, daß das Konstitutionsmittel nun „übernommen" hat, und daß er sich seinem Einfluß unterwerfen muß, kann ihn mehr stören als die damit verbundenen Beschwerden.

Auch in der Praxis ist auffällig, daß *Arsenicum* unwillkürlich versucht, das Kommando zu übernehmen. Nicht nur, daß er bei allem, was seine Gesundheit betrifft, wie bei anderen Dingen auch, immer genau wissen will, bei welchem Stadium der Genesung er angelangt ist („Ich muß *unbedingt* genau wissen, was gerade vor sich geht"), sondern er will auch für die Zukunft durch eine genaue Prognose Sicherheit bekommen („Es ist *wichtig*, daß Sie mir *genau* sagen, was mich erwartet!"). Um die Kontrolle wiederzuerlangen, will er „genau verstehen, *wie* die homöopathische Arznei auf den Körper wirkt" oder er besteht darauf, „wissenschaftliche" Diagnosen für seine verschiedenen Gesundheitsprobleme zu bekommen – was gegen zwei Hauptannahmen der Homöopathie verstößt: nämlich daß 1. die Wirkung der Arznei letztlich jenseits menschlicher Erkenntnis ist, und daß 2. die Namen von „Krankheiten" vollkommen unwichtig sind, da sich die Homöopathie auf den kranken Menschen bezieht, und nicht auf seine Krankheit. Besonders Frauen sind aufgebracht und entrüstet, wenn man ihnen bis zum nächsten Termin vorenthält, welches Mittel ihnen verschrieben wurde*. Manchmal weigern sie sich, es einzunehmen, wenn sie nicht gesagt bekommen, was es ist: „Ich *muß* einfach wissen, was ich da nehme," erklären sie in ihrer typischen Art festzustellen, was schon offensichtlich ist. Sie bieten verschiedene rationalisierende Erklärungen an, der wirkliche Grund ist jedoch, daß sie den Namen wissen wollen, damit sie entscheiden können, ob das Mittel richtig oder falsch ist. Es ist interessant, daß diese Patienten am häufigsten bemerken: „Ich weiß, daß in der Homöopathie Gifte als Arzneimittel verwendet werden, und ich möchte nicht, daß ich Arsen oder etwas ähnliches bekomme." (!)

Auch wenn man ihm sagt, was er bekommt, kann *Arsenicum* immer noch anmaßend sein – er stellt die Wahl des Arztes in Frage oder verlangt nach einer Rechtfertigung. Ein hartnäckiger Patient, der den Arzt dazu brachte zuzugeben, daß seine Frau wegen ihrer Arthritis mit *Rhus toxicodendron* (das aus Giftefeu hergestellt wird) behandelt wurde, veranlaßte sie prompt, die Behandlung abzubrechen, obwohl sich schon eine wesentliche Besserung eingestellt hatte. Er protestierte, daß sie äußerst allergisch auf Giftefeu sei, und daß *Rhus toxicodendron* ihr sicher schaden könne, wenn das Mittel stark genug sei, um eine Veränderung ihrer Symptome und ihres körperlichen Zustands herbeizuführen. In der Homöopathie ist, wie überall, Halbwissen eine gefährliche Sache.

Andere Patienten wollen unbedingt bei der Besprechung dabei sein, wenn über ihr Mittel entschieden wird: „Natürlich will ich die Auswertung nicht kontrollieren, verstehen Sie mich da bitte richtig, aber ich möchte doch gerne dabei sein, wenn über *mich* diskutiert wird. Ich kenne mich besser als Sie mich kennen, und so kann ich mir vorstellen, daß ich doch einiges dazu zu sagen habe, wenn Sie mich analysieren..." Wiederum andere reagieren entrüstet, wenn sie gebeten wer-

---

* In der Homöopathie ist es nicht ungewöhnlich, daß der Patient nicht gesagt bekommt, welches Mittel er erhält, bis er zum nächsten Termin kommt oder bis das Mittel ausgewirkt hat, damit die Art und Weise, wie er seine Symptome und ihre Veränderungsmuster beschreibt, nicht beeinflußt wird. Wenn er nämlich den Namen des Mittels weiß, kann er leicht eine der vielen homöopathischen Arzneimittellehren zu Rate ziehen, in denen die Veränderung der Symptome, die das Mittel erwartungsgemäß bewirken kann, im Einzelnen beschrieben wird.

den, den Raum zu verlassen: „Ich finde es reichlich unverschämt, mich fortzuschicken, während Sie über mich sprechen – ich kann es nicht leiden, wenn jemand hinter meinem Rücken spricht. Und noch viel unverschämter ist es, daß Sie mir nicht sagen, welches Mittel ich bekomme." Der Homöopath empfindet in diesen Momenten tiefe Sympathie mit der berühmten scharfen Entgegnung von Hahnemann auf die Frage eines Patienten (der zweifellos *Arsenicum* war): „Der Name ihrer Krankheit interessiert mich nicht, mein Herr, und der Name ihres Mittels geht Sie nichts an."

In der Tat ist es ein großer Sieg für die Homöopathie, wenn der Patient bei einem der nächsten Besuche zugibt: „Ich verstehe zwar *immer* noch nicht, wie diese Mittel wirken, und meistens weiß ich noch nicht einmal, was Sie mir da geben, aber es kümmert mich nicht mehr. Machen Sie ruhig so weiter." Mit anderen Worten, wenn sein Verlangen, genauso viel zu wissen wie die Ärzte, geringer geworden und sein Mißtrauen bezüglich der ärztlichen Kompetenz gewichen ist (wie *Lycopodium* traut er letztlich nur sich selbst), wenn er die Verantwortung einmal an andere abgeben kann, wenn auch nur zeitweise, ist er bereit, die homöopathischen Prinzipien anzunehmen und auf bestem Wege, geheilt zu werden.

Wenn er es dann unternimmt, ein paar homöopathische Bücher zu lesen, fühlt er sich sofort bemüßigt, seinen eigenen Fall selbst zu übernehmen, und kann die Wahl des Arztes bezüglich Mittel oder Potenz in Frage stellen: „Weshalb geben Sie noch einmal *Arsenicum*? Ich denke, ich bin *Nux vomica*. Und ich glaube, ich benötige eine höhere Potenz, dann hält die Wirkung länger an!". Oder wenn er wegen starker Ängste drei Dosen erhält, um sie in wöchentlichen Abständen zu nehmen, kann er dem Arzt einen Vortrag über die Gefahren der Überdosierung halten: „Wissen Sie, diese Mittel können auch gefährlich sein!"

Sein Bedürfnis, die Sache selbst in die Hand zu nehmen, wird durch die leichte Verfügbarkeit homöopathischer Medikamente noch verstärkt, und kurze Zeit, nachdem er sich mit dieser Wissenschaft bekannt gemacht hat, beginnt er vielleicht damit, sich selbst, seine Freunde und seine Familie zu behandeln. Um ihm gerecht zu werden, muß man jedoch sagen, daß er gewöhnlich recht tüchtig ist, auch wenn er noch Anfänger ist, und ein unbestreitbares Talent für diese Methode besitzt. Wann immer der Arzt sich also in einer Situation befindet, in der er offen oder versteckt mit dem Patienten um die Kontrolle konkurriert, kann er einigermaßen sicher sein, daß *Arsenicum* bei dem Patienten eine bedeutsame Rolle spielt (vgl. auch den Anhang).

Intellekt und Stolz

Arsenicum ist häufig äußerst intelligent. Er ist wach, verfügt über einen reichen Wortschatz, ist schlagfertig, denkt schnell und eigenständig und blüht auf, wenn er intellektuell herausgefordert wird („scharfer, unverbrauchter Verstand“: *Allen*). Nicht allein seine Kritikfähigkeit ist gut entwickelt, sondern auch sein Verstand ist methodisch, diszipliniert und gelegentlich übergenau. Mehr als bei anderen Arzneimitteltypen gleicht er (um ein bekanntes Bild zu benutzen) einer gut geölten, perfekt funktionierenden Hochleistungsmaschine. Die Kehrseite dieses konzentrierten Bildes stellt den erschöpften oder kranken Patienten dar, der unter dem „Zudrang verschiedner Gedanken [leidet], die er zu schwach ist, von sich zu entfernen, um sich mit einem einzigen zu beschäftigen“ (*Hahnemann*; auch *Sulfur* und *Lachesis*).

Es überrascht nicht, daß die akademische Welt voller *Arsenicum*-Menschen ist (gemeinsam mit *Sulfur* und *Natrium muriaticum*), da ihnen das Unterrichten eine ausgezeichnete Möglichkeit bietet, anderen etwas vorzuschreiben. Jeder Lehrer übt eine gewisse Macht über das Denken seiner Schüler aus, aber jeder Konstitutionstyp tut dies auf seine Weise. Manche lehren, indem sie die Schüler den Lehrstoff entwickeln lassen und auch die schlechtesten unter ihnen geduldig ermuntern, ihre Meinung zu äußern (*Natrium muriaticum*); andere unterrichten, indem sie vor neuen Einfällen sprühen oder den Stoff interessant darstellen (*Phosphor); Sulfur* und *Lachesis* reden auf ihre Schüler *ein*; sie alle aber können zu Dialog oder Kontroverse auffordern und das Denken durch die sokratische Methode anregen. Der Stil von *Arsenicum* ist dogmatisch und autoritär. Sein Unterricht ist knapp und energisch, und es ist ihm gleich, ob alle mitkommen. Gute Schüler werden von dem, was er sagt, profitieren, während die schlechteren das Nachsehen haben. *Er* jedenfalls unterrichtet glänzend, wobei er keine Unterbrechung duldet und sich nicht eigentlich für die Sichtweise anderer interessiert. Da er davon überzeugt ist, daß seine Ansichten die besten sind, hält er Gruppendiskussionen für Zeitverschwendung. Seiner Überzeugung nach sind die Schüler hier, um zu lernen, was der Lehrer ihnen beizubringen hat, und nicht, um sich selbst reden zu hören (die Haltung von *Lycopodium* ist ähnlich). Er liebt jedoch seinen Beruf über alles, vermittelt seinen Schülern großzügig sein Wissen und seine kritische Begabung, und wenn man außerhalb des Klassenzimmers alleine mit ihm spricht, ist er ein wohlwollender und hilfreicher Ratgeber. Eigentlich treibt sein Perfektionismus ihn an, jeden Schüler erreichen zu wollen, und er ist ernsthaft beunruhigt über die, die unaufmerksam in den hinteren Bänken vor sich hindösen. Mit der Zeit realisiert er jedoch, daß er nicht jeden Schüler erreichen kann, setzt seine Erwartungen herab und gibt es vollkommen auf, sich wegen der Unempfänglichen auch nur einen Gedanken zu machen.

Gelegentlich stellt er unglaublich hohe Anforderungen. Ein typischer *Arsenicum*-„Fünf-Sterne-General" war ein Lehrer, der in einem Jungeninternat die sechste Klasse unterrichtete und unter wiederholt auftretenden Brustfellentzündungen litt. Er war ein Antreiber, der von seinen Jungen erwartete, intelligente Aufsätze über die Gründe und Konsequenzen des Persischen oder Punischen Krieges zu schreiben, Sonette in klassischer und Elisabethanischer Form zu komponieren und lange Passagen von *Shakespeare, Milton* und *T. S. Eliot* „mit Feingefühl, Ausdruck und Verständnis" zu zitieren – Kraftakte, die man eigentlich von Sechstklässlern unmöglich erwarten konnte. Er konnte barsch und reizbar sein, akzeptierte keine Entschuldigungen für schlechte Leistungen, belohnte die guten Schüler und mißachtete die schlechten. Als man ihm vorwarf, daß er die guten Schüler bevorzuge, erwiderte er unerschrocken: „Aber *natürlich* ziehe ich die guten Schüler vor. Und die besten ziehe ich am meisten vor!" womit er jeden Schüler in der Klasse ermutigte, sich zu bemühen, gleichfalls zu dem auserwählten Kreis der Favoriten zu gehören.

Um mit dieser Methode Erfolg zu haben, muß ein Lehrer in der Lage sein, auch das dümmste Kind zu Leistungen anzuregen und weiterzubringen, und dieser Patient spornte in der Tat auch schlechtere Schüler zu ungeahnten Leistungen an, so daß sie später alle einen Menschen in ihm sahen, der ihr Leben entscheidend geformt hatte*.

---

* *Bryonia* war das Simillimum für seine akuten Pleuritisanfälle, durch eine Konstitutionsbehandlung mit *Arsenicum* wurde jedoch seine Empfindlichkeit herabgesetzt und Rückfällen vorgebeugt.

Auch im Privatunterricht – Sprachen, Musik und ähnliches – kann *Arsenicum* der strengste aller Zuchtmeister sein: kritisch, ungeduldig, wenn der Schüler nicht gut vorbereitet ist, und sparsam mit Lob. Er unterstützt gute Leistung in höchstem Maße, macht aber selten Komplimente. „Du machst Fortschritte," ist sein Kommentar zu einem gut vorgetragenen Musikstück, oder höchstens einmal ein „ganz gut gespielt!" Sein Ziel ist dabei nicht, zu entmutigen, und insgeheim ist er stolz auf den Studenten, der beweist, wie gut sein Unterricht ist. Er schaut jedoch stets nach vorne und möchte ihn zu einem noch höheren Leistungsniveau hinführen.

Ein gutes Beispiel für die Geistesart von *Arsenicum* aus der Romanliteratur ist *Conan Doyle's Sherlock Holmes*, der berühmte Detektiv, der zum Symbol für akribische Beobachtung, präzise Folgerungen und gewissenhafte Aufmerksamkeit für Details geworden ist. *Holmes* ist auch der gefestigte *Arsenicum*-Jungeselle, für den sein Beruf an allererster Stelle steht. Er ist der Überzeugung, daß Gefühle sich nur störend auf sein sorgfältig kultiviertes, mit der Präzision und Genauigkeit einer Maschine funktionierendes Denkvermögen auswirken würden. Auch seine Haltung Dr. Watson gegenüber ist charakteristisch: loyal, aber fordernd und zunehmend ungeduldig über gelegentliche Langsamkeit und Unzulänglichkeiten des letzteren. „Sie *schauen,* Watson, aber Sie beoachten nicht!" rügt er seinen Freund wiederholt.

Gleichfalls typisch für *Arsenicum* ist, daß *Holmes* zwischen einem Übermaß an nervöser Tatkraft während der Verfolgungsjagd (wo er tagelang ohne Nahrung oder Schlaf auskommen kann) und dem Zusammenbruch in einen Zustand gelangweilter Mattigkeit schwankt, wenn der Fall gelöst ist. Selbst seine Erscheinung ist typgemäß: dünn, bleich, asketisch, mit seiner vorspringenden, aristokratischen Nase in einem hageren Gesicht; seine langen, sensiblen Finger, die so wunderbar zärtlich Violine spielen können, und besonders diese blauen, stechenden Augen, deren durchdringender Blick nichts übersieht.

Aufgrund dieser detektivischen Begabung findet sich stets ein deutlicher *Arsenicum*-Anteil bei Homöopathen auf der ganzen Welt, was immer ihr überwiegender Konstitutionstyp auch sein mag. Zu der Anziehungskraft, die Medizin und Gesundheitsfürsorge auf ihn ausüben, und seiner ausgeprägten intellektuellen Unabhängigkeit kommen eine *Sherlock Holmes* ähnliche Liebe zum Detail und großes

Urteilsvermögen, sowie die Fähigkeit, von versierter Beobachtung und Deduktion systematisch Gebrauch zu machen. All dies macht die Anwendung der Homöopathie für ihn so attraktiv. Um so mehr, als die Gelegenheit zu strengem und methodischem Denken – wenn er Berge von Fakten sichtet, um das Wesentliche herauszufiltern, und feine Unterscheidungen trifft, um das Simillimum genau zu bestimmen – seinen übergenauen Intellekt stark anzieht*.

Die anderen Mittel, die an vorderer Stelle in den Konstitutionen von Homöopathen vorkommen, sind *Natrium muriaticum* (vgl. das entsprechende Kapitel) und, besonders mit den Jahren, *Sulfur* – durch das ständige Ausgesetztsein und in sich Aufnehmen der Krankheiten und Probleme anderer (*Sulfur* ist, wie wir uns erinnern, der große „Reiniger").

Arsenicum hat sehr viel Stolz und sogar Arroganz (einmal wieder sollte das Mittel im *Kent*schen *Repertorium*, und zwar unter der Rubrik „Hochmütig", nachgetragen werden). „Ich bin stets im Recht," oder „Gewöhnlich weiß ich vor allen anderen, was vor sich geht," sind charakteristische Sätze. Weil er immer recht behalten muß, gibt er anderen die Schuld, wenn etwas schief geht (*Lycopodium*). Wenn ihm eine Arbeit mißlingt, hat man ihm den falschen Rat gegeben; wenn er schlechte Leistungen erbringt, hat der Lehrer ihm nichts beigebracht; wenn er falsche Anweisungen gegeben hat, ist der Untergebene, der sie ausgeführt hat, der Schuldige. Immer gibt es jemanden, dem er seine Unzulänglichkeiten und Fehler anlasten kann. Wie *Lycopodium* oder *Nux vomica* bekommt er plötzlich einen Wutanfall, wenn man sich ihm widersetzt oder seine Autorität infrage stellt.

Sein Stolz kann die Form eines Überlegenheitsgefühl annehmen. Er ist instinktiv elitär und auch gewillt, die damit verbundene Verantwortung auf sich zu nehmen. Er beurteilt andere weniger aufgrund ihrer Herkunft, ihres Reichtums oder irgendwelcher Privilegien, sondern nach ihrer *Leistung* (obwohl er gelegentlich auch Rassenvorurteile hegen kann): Er erwartet von anderen, daß sie gute Leistungen

---

* Dies kann für ihn eine nicht enden wollende Quelle der Freude sein. Nachdem er Stunden damit zugebracht hat, einen schwierigen Fall zu „repertorisieren", und manchmal die halbe Nacht daran sitzt, um die Symptome zu klassifizieren und sie nach ihrer Wertigkeit zu ordnen, um dann fast noch verzweifelter um die am besten passende Potenz zu ringen, freut sich der Behandler schon darauf, denselben Prozeß noch einmal zu durchlaufen, womöglich gleich mit dem nächsten Fall.

vollbringen. Er selbst ist jedoch auch nicht frei von Fehlern und falschen Beurteilungen. *Emma Woodhouse*, die Heldin von *Jane Austens* Roman *Emma*, ist ein Portrait dieses Typs. Sie hält ihr Urteil für unfehlbar und liebt es, das Leben anderer Menschen in die Hand zu nehmen, bis hin zur Kuppelei. Ohne Zweifel ist sie äußerst intelligent und besitzt einen großzügigen Charakter und eine hohe Gesinnung, ihre anmaßende Art und Arroganz bezüglich ihres sozialen Ranges, ihrer Wichtigkeit und Macht lassen sie jedoch die Menschen in ihrer Umgebung falsch einschätzen.

Während er selbst bereitwillig Kritik übt, schätzt *Arsenicum* es hingegen überhaupt nicht, selbst kritisiert zu werden (*Sepia, Lycopodium*), was ihn manchmal anfällig für selbstgerechte „Entrüstung" (*Kent*) sein läßt. Er will und braucht es, für vollkommen gehalten zu werden; um dieses Ziel zu erreichen, tut er alles, auch wenn er dafür intrigieren und manipulieren muß. Daher ist *Stolz*, neben Angst, Perfektionismus und seiner dominierenden Art, ein weiteres Schlüsselsymptom für *Arsenicum*.

Er kann sich jedoch auch hinter einer freundlichen Oberfläche verbergen. Ein junger Mann wurde wegen häufiger Kopfschmerzen mit Brechreiz behandelt, die nachmittags und abends schlimmer wurden und so stark waren, daß keine Einzelgabe eines der großen Konstitutionsmittels zu wirken schien. Um herauszufinden, welches der bis dahin nur wenig bewirkenden Mittel häufiger gegeben werden könne, wurde er gebeten, mehr von seinem Innenleben und Denken zu enthüllen*. Dies erforderte große Überwindung von seiner Seite, da *Arsenicum*, anders als der bescheidene und vertrauensvolle *Pulsatilla*, zu stolz ist, um gerne seine moralischen Unzulänglichkeiten zu erörtern oder seine negativen Eigenschaften zuzugestehen. Der Patient war jedoch offen genug, um folgendes zu gestehen:

„Ich weiß, daß ich an der Oberfläche recht hilfsbereit und höflich erscheine, und daß Sie mich hier in der Praxis umgänglich erleben – und das bin ich auch großenteils. Aber auf subtile Art übe ich gerne Kontrolle über andere aus, und ich brauche einen Ort, an dem ich meine Stärke zum Ausdruck bringen kann, was glücklicherweise bei

---

* In manchen chronischen Fällen, besonders wenn vorher allopathische Medikamente verschrieben worden sind, ist es notwendig, das Mittel zu wiederholen. Und in akuten Fällen sind wiederholte Gaben eine übliche Vorgehensweise.

meiner Arbeit der Fall ist. Wenn das nicht so ist, kann ich gemein und häßlich werden. Ich komme wunderbar mit anderen Menschen aus, außer mit denen, die gleichfalls versuchen, die Dinge in die Hand zu nehmen. Dann geraten wir aneinander – und wie! Auch wenn der Kampf anderen verborgen bleibt, will ich unbedingt gewinnen, und das tue ich auch immer. Es gibt tatsächlich nur wenige Dinge in meinem Leben, die ich nicht geschafft habe, wenn ich sie mir einmal vorgenommen habe."

Letztere Charakterisierung trifft auf viele *Arsenicum*-Menschen zu. Sie besitzen genügend Entschlossenheit und Direktheit, eine so tief verwurzelte Selbstdisziplin und Konzentrationsfähigkeit, daß sie in allem Erfolg haben, was immer sie sich in den Kopf gesetzt haben. Der Patient fuhr fort: „Auch meine Toleranz ist rein äußerlich und bedeutet im Grunde eine freiwillige Übernahme einer Attitüde der Liebenswürdigkeit und Nächstenliebe durch einen arroganten Menschen. Tief drinnen bin ich arrogant und habe keine Skrupel oder Schuldgefühle deshalb. Ich *weiß*, daß ich fähiger und intelligenter bin als die meisten." Diese Beschreibung hätte auch auf *Lycopodium* gepaßt, aber dieser hätte nicht so freimütig und selbstkritisch darüber gesprochen. Der Arzt zog daraus den richtigen Schluß, daß *Arsenicum* das Simillimum des Patienten war.

Die Arsenicum-Mutter – Die graue Eminenz

Die Bereitschaft von *Arsenicum*, das „Kommando" über das Leben anderer zu übernehmen, zeigt sich in hohem Maße bei Frauen in Familiensituationen. Im besten Fall sind sie „Supermütter", die die Interessen ihres Ehemannes, der Kinder, des Haushalts (und manchmal ihrer eigenen Karriere) ausbalancieren, ohne irgendetwas zu vernachlässigen. Sie sind strenge, aber gerechte Lehrerinnen und auf kluge Weise Rückhalt gebende Mütter ihrer glücklichen, kreativen und ausgeglichenen Kinder.

Manchmal jedoch karikiert sich die „*Arsenicum*-Mutter" jedoch in einer Weise selbst, daß dieser Begriff zum stehenden Ausdruck unter Homöopathen geworden ist. In ihrem Eifer, das Wohl ihrer Kinder zu fördern, überfällt sie Ärzte, Lehrer, Freunde und Verwandte mit hartnäckigen Forderungen. Ihr ruheloses Streben nach Vollkommenheit kann sie dazu bringen, ihr Kind mitten im Schuljahr die Schule wechseln zu lassen, es von einer seiner außerschulischen Aktivitäten, mit der es vollkommen zufrieden ist, wegzureißen und es etwas anderes anfangen zu lassen, ständig Privatlehrer, Ärzte, Babysitter usw. zu wechseln und dabei freimütig jeden auf seine Unzulänglichkeiten und die Gründe für den Wechsel hinzuweisen. Wie ein Bulldozer walzt sie alle Hindernisse nieder und bahnt so den Weg für ihre Kinder. Und wehe dem, der ihr im Weg steht!

In der Praxis kann sie ihr zehnjähriges Kind nicht in Ruhe lassen, sondern muß bei der Anamnese dabei sitzen, wobei sie häufig Fragen beantwortet, die man ihm stellt. Wenn man sie bittet, draußen zu warten, streckt sie alle Augenblicke den Kopf wieder herein und erinnert es daran, was es sagen soll („Hast du dem Doktor von den Magenschmerzen erzählt, die du letzten Monat hattest?"). Wenn der Arzt den Jungen dann fragt, weshalb er gekommen ist, antwortet er, daß er es nicht wisse. „Nun, was fehlt dir denn dann?" „Nichts." Und tatsächlich, es geht ihm glänzend. Nur seine Mutter findet, er sei krank und zählt eine Reihe von Problemen auf, die ihrer Meinung nach behandelt werden sollten.

Diese können lediglich Anzeichen für ein individuelles und vollkommen normales Funktionieren des Kindes sein. Die Mutter mit ihren hohen Erwartungen hat jedoch ein vorgefaßtes Bild, an das das Kind sich anpassen soll: „Seine Noten sind recht gut, aber er fängt immer erst im letzten Moment an zu lernen," sagt sie; oder „Sie ist ein artiges Mädchen, aber viel zu still. Ich wünschte, sie würde mehr aus sich herausgehen." Am liebsten würde man sie bitten, das Kind in Ruhe zu lassen!

Auch hier ist ihr Ziel, Einfluß zu nehmen auf die Zukunft – diesmal auf die ihrer Kinder. Die ehrgeizige jüdische Mutter, die in dem bekannten Witz ihre drei Söhne im Alter von sieben, fünf und drei Jahren mit den Worten vorstellt: „Der älteste ist der Anwalt, der mittlere der Arzt, und der jüngste der Rabbi!" – ist *Arsenicum.*

Natürlich paßt das Gesagte gleichermaßen auf den Vater. Als Arzt begegnet man lediglich eher der Mutter.

Manchmal können sich ihr Bedürfnis nach Kontrolle, ihre überaus hohen Erwartungen und ihre Überängstlichkeit auch zum Nachteil ihrer Kinder auswirken oder zu einem schlechten Verhältnis zu ihnen führen. Dies zeigt sich bei Müttern, die dauernd schimpfen, unzufrieden mit ihren Kindern sind, schnell dabei sind, sie anzutreiben oder ihre Enttäuschung zu zeigen, sie in der *Arsenicum* eigentümlichen Weise wie ein „Zahnarztbohrer" unablässig mißbilligend auszanken und selten mit ihrer Leistung zufrieden sind („Sehr ärgerlich und mit Nichts zufrieden": *Hahnemann*).

Endlich zeigt sich noch eine andere Seite des Konstitutionsbildes bei Eltern, die ihre Kinder abgöttisch lieben und die, obwohl sie sich selbst strikt disziplinieren, ihre Kinder extrem verwöhnen und zulassen, daß sie quengelig oder unverschämt sind oder dauernd nach Aufmerksamkeit verlangen. Dies kann ein weiteres Beispiel für das „Alles oder Nichts"-Syndrom sein. Wenn es nicht möglich ist, daß das Kind perfekt ist, wenn es etwas störrisch, eigensinnig oder unkontrollierbar ist, vollzieht Arsenicum eine Kehrtwendung und macht überhaupt keine Anstalten mehr, es zu erziehen.

Eltern von musikalischen Wunderkindern, aufstrebenden jungen Tänzern, Turnern oder Leichtathleten, die gewillt sind, täglich Stunden damit zu verbringen, sie oder ihn zu auswärtigen Unterrichtsstunden, zu Wettbewerben, Proben oder Treffen zu fahren, die genau das tägliche Training oder Üben überwachen und ständig das Kind zu herausragenden Leistungen anspornen, sind meist *Arsenicum*. Plastische Beispiele hierfür sind *Leopold Mozart* und *Annie Sullivan*, die treibenden Kräfte hinter *Wolfgang Amadeus Mozart* und *Helen Keller*. Beide waren strenge und fordernde, gleichzeitig aber auch liebevolle Lehrer, die das Leben ihrer Schützlinge vollkommen unter Kontrolle hatten. Nicht einen Moment lang ließen sie nach in ihrer Aufgabe, das Rohmaterial, das ihnen anvertraut war, zu formen und zu immer größerer Vollendung zu bringen.

Annie Sullivan und *Leopold Mozart* zeigen auch noch einen anderen, bemerkenswerten Aspekt des Mittels: *Arsenicum* bleibt gerne außerhalb des Scheinwerferlichts und vermeidet, auf der Mitte der Bühne zu stehen. Schöpferisch und formend tätig zu sein ist ihnen Lohn genug, und auch der ehrgeizigste *Arsenicum*-Mensch kann damit zufrieden sein, im Hintergrund zu wirken, die *graue Eminenz* zu spielen und seinen Einfluß indirekt auszuüben, indem er die Menschen prägt, die ihrerseits den Lauf der Ereignisse bestimmen. Auch wenn er die Leitung innehat – sozusagen selbst auf dem Thron sitzt – kann eine *Arsenicum*-Persönlichkeit dies unauffällig und indirekt tun, anders als der *Sulfur*-Anführer, dessen Einfluß und Macht offen sichtbar ist.

Eine sanfte, zurückhaltende Studentin in einem Homöopathie-Lehrgang, die von ihren Kommilitonen als *Phosphor/Pulsatilla*-Typ eingeschätzt worden war, war überrascht, als der Lehrer die Ansicht äußerte, daß sie eigentlich *Arsenicum* sei. „Ich bin nicht ängstlich, aggressiv oder angespannt," protestierte sie. „Ich mache mir nicht ständig Sorgen und nehme das Leben leicht. Ich käme niemals auf die Idee, mich gerade für diesen Typ zu halten." Sie verstand jedoch, was er meinte, als ausgeführt wurde, wie sie auf ruhige Art in jeder Situation die Führung übernahm und so zur „Bienenkönigin" wurde. „Das ist richtig," antwortete sie nachdenklich überrascht. „Überall werde ich zur Klassensprecherin oder Anführerin gewählt, obwohl ich mich nur selten darum bemühe. Und dann bin ich genötigt, alles zu organisieren und zu lenken. Dies ist mir schon dutzendmal passiert." Sie sagte dies, ohne zu prahlen, in etwas verwundertem Tonfall und fasziniert davon, daß ihr das noch niemals vorher aufgefallen war.

Arsenicum weiß gewöhnlich, was er kann, und, wie oben schon erwähnt, kann er manchmal damit prahlen, aber er macht seine Leistungen nicht größer, als sie sind. Sein Selbstwertgefühl hat eine rationale Basis. Wenn er nüchtern sagt: „Ich bin eine weltweite Kapazität auf dem und dem Gebiet," oder „Mein Sohn ist der beste Mathematikstudent seines Jahrgangs in Yale," dann ist dies gewöhnlich auch so, während es bei *Sulfur* oder *Lycopodium* so sein kann, oder auch nicht. Die typische *Arsenicum*-Selbsteinschätzung lautet kurz: „Ich bin viel zu angespannt, überaktiv und überängstlich, leistungsfähig und erfolgreich in allem, was ich unternehme."

Der ausgeglichene Typus

Nicht jeder *Arsenicum*-Mensch besitzt das ungestüme, dominierende, ängstliche, übermäßig kritische oder arrogante Wesen, das wir in diesem Kapitel betont haben (wir erinnern uns, daß die Angst vor oder Intoleranz gegenüber Krankheit seine schlimmsten Seiten herausbringt). Er kann das genaue Gegenteil sein: gelassen, außergewöhnlich angenehm im Umgang, wohlwollend und unabhängig: „Ruhigen, festen Gemüths; er blieb sich in allen Ereignissen, die ihn trafen, gleich" (*Hahnemann*).

Er ist auch ein von Natur aus fröhlicher, verbindlicher und heiterer Mensch, der nur von wenigen übertroffen wird, was Charme, Schlagfertigkeit oder Aufmerksamkeit in Freundschaften anbetrifft, und dessen hohe Intelligenz ihn dazu befähigt, sozial und beruflich mit Leichtigkeit zu reüssieren („Zum Frohsinn gestimmt... Wohl gelaunt, sucht sich gern mit Andern zu unterhalten": *Hahnemann*). So kann er einer der außergewöhnlich angenehmen Menschen sein, die vernünftig und richtig denken, rechtschaffen handeln, und dessen Weltsicht von moralischer Aufrichtigkeit und dem emotional unvoreingenommenen Urteilsvermögen, das für diesen Typus charakteristisch ist, geprägt ist.

Manchmal ist diese „ungemein ruhige Gemüthsstimmung" (*Hahnemann*) das Resultat einer ruhigen Philosophie. Er kann auch auf nichtdemonstrative Weise tief religiös sein. Manchmal ist seine Heiterkeit auch ein Zeichen für die willentliche Kontrolle seiner Instinkte. Was immer *Arsenicum* sich vornimmt, gelingt ihm auch. Wenn er seinen Kontrolltrieb auf sich selbst richtet, ist das Ergebnis, daß er ein *Muster an Selbstbeherrschung* wird. Tatsächlich sind sein besonderes aristokratisches Aussehen und Verhalten, seine Würde, seine beherrschte Art und diese so seltene Wohlanständigkeit auch unter schwierigen Umständen ein Abbild einer erfolgreichen Kultivierung dieser Eigenschaften und spiegeln die Fähigkeit, sich jederzeit kontrollieren zu können. Das Motiv für sein Verhalten ist zu einem Großteil sein perfektes Selbstbild, das er sich zu eigen gemacht hat, und dem er nacheifert. Deshalb kann er der Konstitutionstyp sein, mit dem man eigentlich am besten auskommen kann, sei es als Kollege, Elternteil, Kind, Gatte, Lehrer, Schüler oder Freund. Wenn er einmal eine Ausgewogenheit des Einflusses in einer Beziehung als gegeben angenommen hat, so daß er weiß, woran er ist und was von ihm erwartet wird, und so lange alle Betroffenen sich treulich an die Grenzen der jeweiligen Einflußsphären halten, ist er ungemein vernünftig und zuverlässig und gibt keinen Anlaß zu Reibereien.

Zusammenfassend läßt sich sagen, daß man als Homöopath *Arsenicum* dann in Betracht ziehen sollte, wenn man einem verkrampften, angespannten Patienten gegenübersitzt, der folgende Symptome aufweist: außergewöhnliche Angst und Besorgnis um Gesundheit und Wohlergehen bei sich selbst und anderen; hochgradige Hypochondrie und unangemessene Angst vor dem Tod; hektisches, getriebenes

Verhalten; Perfektionismus, Übergenauigkeit oder eine überkritische Haltung anderen gegenüber; eine fordernde, alles „niederwalzende" Art. Eine Reihe von Gaben potenzierten *Arsenicums* kann häufig die Sorgen des Patienten beschwichtigen, seinen Ärger über Kleinigkeiten abmildern, seine Tendenz mäßigen, bei allem, was er tut, zu übertreiben, und sogar seine Neigung zügeln, das Leben anderer zu regeln, zu beurteilen, zu verwalten, zu lenken und es in die Hand zu nehmen.

Das Mittel kann auch die Unfähigkeit von *Arsenicum*, zufrieden zu sein, abmildern und ihn davon abhalten, seine Ziele all zu rücksichtslos zu verfolgen; es kann ihn dazu ermutigen, weniger aggressiv beharrlich und hartnäckig mit anderen umzugehen und weniger um sich selbst besorgt zu sein. Es kann dazu beitragen, die kreativen Aspekte seines Getriebenseins in höchst schöpferische Arbeit umzusetzen. Denn dies sind Menschen, auf die man sich verlassen kann, wenn es darum geht, etwas auf kompetente Art und Weise zu erledigen, die auch andere zu großen Leistungen anhalten, und deren Streben nach Perfektion, bei entsprechender Begabung, der Menschheit so viel Freude und Schönheit in den schöpferischen und darstellenden Künsten gebracht haben. Es sind Menschen, die durch ihre Unduldsamkeit gegenüber Unfähigkeit und Mittelmäßigkeit sich selbst und andere zu höherem Ebenen des Verstehens oder zu bemerkenswerten Leistungen bringen.

Arsenicum verlangt viel vom Leben, kann andererseits aber auch viel geben. Die Wirkungsweise des homöopathischen Arzneimittels besteht darin, den Einzelnen von der Selbsteinschränkung durch Angst und eine übermäßig kritische Einstellung zu befreien und ihn dadurch ausgeglichen genug zu machen, damit er erreichen kann, wonach er so tief verlangt.

Anhang

Folgende Darstellung setzt sich aus vielen *Arsenicum*-Patienten zusammen und soll hier als Paradebeispiel für den von Sorge getriebenen Typ stehen. Nur wenige Patienten werden alle diese Merkmale haben, aber jeder wird zumindest ein paar von ihnen aufweisen.

Arsenicum macht seine Anwesenheit stets spürbar und bleibt dem Arzt noch lange im Gedächtnis. Die Umgebung in einer Arztpraxis, die *Arsenicum* ungemein zusagt, läßt viele seiner Eigenarten aufblühen. Sein Verhalten ist häufig so charakteristisch, daß sein Simillimum schon offensichtlich ist, noch bevor er seinen Fuß in die Praxis gesetzt hat.

Schon allein seine Stimme und die Art, in der er anruft, um den ersten Termin auszumachen – ängstlich zweifelnd, beharrlich fordernd oder dogmatisch selbstsicher – verraten ihn sicher. Auch wenn er freundlich ist, ist sein Tonfall auf unmißverständliche Art bestimmt oder autoritär. Gelegentlich klingt er ungeduldig. Er braucht *sofort* einen Termin. Nein, er kann nicht bis nächste Woche oder nächsten Montag warten, sondern möchte morgen kommen – oder gar schon heute. Er besteht darauf, daß er, obwohl er schon lange an seiner Beschwerde leidet, es nicht noch einen Moment länger aushält! Häufig klingt er verzweifelt (und ist es auch). Dann will er auf der Stelle wissen, ob seine Beschwerde heilbar ist. Wenn der Arzt mit seiner Antwort zögert, setzt er ihm weiter zu: „Haben Sie denn schon einmal einen Fall wie meinen gehabt, den Sie heilen konnten? Ich weiß, daß mein Problem außergewöhnlich schwierig ist, aber ich muß dennoch wissen, wie lange es Ihrer Meinung nach dauern wird...“

Manchmal steigt er gleich nach dem ersten telefonischen Kontakt aus, sei es, daß er sich dadurch abhalten läßt, daß keine Heilungsgarantie gegeben wird, oder, daß er, nachdem er verschiedene Ärzte am gleichen Tag angerufen hat, sich für eine andere Therapieform entscheidet. Die meisten Patienten werden jedoch kommen. Die Aussicht, eine neue medizinische Behandlungsart kennenzulernen und sich ihr zu unterziehen, ist unwiderstehlich, besonders wenn die Therapie Gelegenheit bietet, durch genaues Beobachten und Berichten der Symptome sich aktiv daran zu beteiligen. Es ist nicht überraschend, daß diese Patienten einen bedeutenden Anteil der Klientel eines Homöopathen bilden.

Gelegentlich kommen lange und sauber getippte oder handgeschriebene Briefe zwischen dem ersten Telefongespräch und dem geplanten Termin, die alle Symptome des Patienten im einzelnen erläutern und auch die klinischen Daten nicht vergessen: „Mein Puls ist... Mein Blutdruck ist... Die Labortests zeigen...“ Häufig haben die Briefe eine oder zwei wichtige Nachbemerkungen, so besorgt ist

Arsenicum, daß der Arzt *vollkommen* über alle Aspekte seiner Krankengeschichte informiert ist*.

Arsenicum kommt viel zu früh zum allerersten Termin. Da er selbst ein pünktlicher Mensch ist, erwartet er Pünktlichkeit auch von anderen und kann verstimmt sein, wenn er warten muß. Im Wartezimmer besieht er sich er sorgfältig sowohl die Räumlichkeiten als auch die anderen Patienten. Dann nimmt er, um keine Zeit zu verschwenden, ein Buch heraus, das er mitgebracht hat, und öffnet es mit charakteristischen schnellen und entschiedenen Bewegungen. Wenn er sich einmal darin vertieft hat, läßt er sich in seiner Konzentration nicht so leicht stören. Mütter mit Kindern oder Patienten, die so beunruhigt sind, daß sie sich nicht auf diese Weise beschäftigen können, fangen mit der Schwester oder der Sprechstundenhilfe eine lange Diskussion an: über die Wirksamkeit der Homöopathie im allgemeinen und in ihrem Fall im besonderen.

Wenn er aufgerufen wird, schreitet er entschlossen ins Sprechzimmer und hält sich manchmal noch nicht einmal mit einer höflichen Einleitung auf, sondern stürzt sich kopfüber in eine Aufzählung seiner Symptome. Dem Arzt bleibt praktisch nichts anderes übrig, als zu schreien: „Haaalt, stop! Einen Moment! So, und jetzt sagen Sie mir bitte zuerst Namen, Beruf, Geburtstag und Geburtsort." Wenn er zur Beantwortung so prosaischer Fragen unterbrochen wird, zeigt *Arsenicum* sich gefällig, bleibt dabei jedoch ungeduldig und galoppiert sofort wieder los, um mit halsbrecherischer Geschwindigkeit seine Krankengeschichte wiederzugeben.

Natürlich hat er alle seine Blutuntersuchungen, Labortest-Ergebnisse, Röntgenbilder und Berichte anderer Ärzte dabei, eine Liste sämtlicher Medikationen seit seinem ersten Lebensjahr und andere wichtige Daten. Er besteht darauf, daß der Arzt sich all diese Informationen anhört und seinen Kommentar dazu abgibt. Wenn er vorher einen Brief geschickt hat, kann er sich ängstlich bedacht darauf beziehen, um sicher zu gehen, daß er gelesen und voll aufgenommen worden ist: „Haben Sie ihn verstanden? Haben Sie das Gefühl, daß Sie den

* Am Ende eines solchen Briefes fand sich ein drittes Postskriptum, das dem Arzt mitteilte: „Früher war ich ein Perfektionist, aber das bin ich nicht mehr. Ich habe mich verändert. Heute bin ich nur noch schrecklich besorgt um meine Gesundheit." Ein anderer stellte in der dritten Anmerkung die Frage: „Bitte sagen Sie mir, Doktor, halten Sie mich für einen hoffnungslosen Fall?"

Inhalt auch wirklich begriffen haben? Möchten Sie nicht noch einmal einen Blick darauf werfen, bevor Sie über das Mittel entscheiden? Ich kann warten. Das macht mir nichts aus."

Meist wird er jedoch ein kleines Notizbuch oder ein Blatt mitbringen, worin seine Symptome sorgfältig aufgelistet sind, wobei er bestimmte, ausgewählte Symptome ein- oder sogar zweimal unterstrichen hat. Schon die bloße Existenz einer solchen ordentlichen, verräterischen Liste ist ein klarer Hinweis auf das Mittel, der Patient jedoch, versehen mit seinem zuverlässigen Zettel, ist fest entschlossen, die Sache auf seine Weise durchzuführen und fühlt sich nicht wohl, wenn der Arzt ihm nicht Folge leistet. Wenn er seinen Fall nicht in voller Länge darstellen und jedes Symptom Punkt für Punkt durchgehen kann, ist er enttäuscht: „Ich habe Ihnen noch nichts von Symptom Nr. 18 berichtet, dieses eigenartige Stechen im rechten Auge," sagt er, „und da sind noch ein paar andere Dinge, die ich vergessen habe aufzuschreiben, und die Sie noch wissen sollten."

Irgendwann fragt er meist auch nach, ob er sich bestimmten komplizierten Tests oder anderen teuren Behandlungsmaßnahmen unterziehen soll, die ihm frühere (allopathische) Ärzte empfohlen haben. Wenn der Homöopath vorschlägt, eine Weile zu warten, um zu sehen, ob sie auch wirklich notwendig sind, kann er darauf bestehen, diese Maßnahmen jetzt zu ergreifen – er hat das Gefühl, sie zu brauchen. Und das tut er auch emotional!

Der Arzt braucht nur selten am Ende der Anamnese zu fragen, ob der Patient noch etwas zu berichten hat, wie es in der homöopathischen Praxis gewöhnlich der Fall ist, da letzterer sich von selbst erinnert und weitere Einzelheiten einbringt: „Warten Sie, ich habe vergessen, Ihnen zu sagen..." oder „Noch etwas, das wichtig ist..." Je näher das Ende der Befragung rückt, desto ängstlicher gibt *Arsenicum* sich Mühe, „noch eine letzte Bemerkung..." nach der anderen hinzuzufügen. Dies ist ein typischer *Arsenicum*-Ausdruck und ein Leitsymptom, besonders dann, wenn diese „eine letzte Bemerkung" sich als ein halbes Dutzend herausstellt. Wenn der Arzt bemerkt, er habe für den Augenblick genügend Information, kann *Arsenicum* etwas unwirsch entgegnen: „Ich habe gelesen, daß ein Homöopath *alles* über einen Patienten wissen muß, um das richtige Mittel zu finden, und ich habe Ihnen noch eine ganze Menge zu erzählen!"

Selbst nachdem das Gespräch beendet ist und der Patient schließlich den Raum verlassen hat, kann es vorkommen, daß er seinen Kopf noch einmal zur Tür hereinstreckt, um zu sagen: „Warten Sie! Ich habe noch ein anderes Symptom…“ Er kann sogar am selben Tag oder am nächsten Morgen noch einmal zurückrufen, um irgendwelche Auslassungen richtigzustellen oder sicher zu gehen, daß irgendein Punkt „absolut klargestellt“ wird (damit der Arzt den Fall nicht mißversteht und ein falsches Mittel verschreibt) – und hat nicht den geringsten Verdacht, daß sein Mittel schon seit seinem ersten Anruf recht offensichtlich war.

Der noch aggressiver besorgte oder hypochondrische *Arsenicum*-Patient bleibt nach der Konsultation sitzen und löchert den Arzt mit Fragen und dem Wunsch nach weiteren Informationen, genaueren Anweisungen und ausführlicheren Informationen über die homöopathische Vorgehensweise. Er vergißt, daß noch andere Patienten im Wartezimmer sind, und es kommt ihm nicht in den Sinn, daß er vielleicht einen ungebührlich großen Teil der Zeit des Arztes in Anspruch nehmen könnte; wenn es um seine Gesundheit geht, zählen nur seine eigenen Interessen. *Natrium muriaticum* kann ebenso viel Zeit und Aufmerksamkeit beanspruchen, ist sich aber der Anwesenheit anderer eher bewußt und entschuldigt sich am Ende, oder hegt deshalb Schuldgefühle.

Manchmal ist *Arsenicum* auf passive Weise aggressiv, und das Mittel sollte bei kontrollierten, mit sanfter Stimme sprechenden und höflichen, aber höchst hartnäckigen Patienten nicht übersehen werden, die zunächst so abhängig wie *Pulsatilla* scheinen (mit dem gleichen „flehentlichen“ Unterton in der Stimme) oder die die gleiche Rückversicherung brauchen wie *Phosphor. Pulsatilla* wird jedoch abhängig bleiben, und *Phosphor* weiter beruhigt werden wollen, während das Verlangen von *Arsenicum*, die Dinge selbst in die Hand zu nehmen, mit zunehmender Gesundheit wiederkommt und er bald unabhängig und selbstsicher wird.

Der *Arsenicum*-Patient neigt dazu, übermäßig zu intellektualisieren. Er hat nicht nur das Bedürfnis, jedes Symptom im einzelnen zu beschreiben, sondern muß ihnen auch noch physiologische (oder pseudo-wissenschaftliche) Gründe zuordnen. Er weiß beispielsweise, daß seine Kopfschmerzen durch eine erhöhte Schleimbildung im Magen-Darmtrakt „verursacht“ werden; ein Hautausschlag ist einer erhöhten „Toxizität" zu verdanken („Ich habe mich z.B. schon gefragt, ob ich wohl zu sauer bin?"); die Frau mit Unterleibsschmerzen ist sich sicher, daß die Gebärmutter sich gesenkt hat und so weiter. In seinem Wunsch, dem Arzt einen Schritt voraus zu bleiben, kann er außerdem auf eine für Homöopathen routinemäßige Frage, wie z.B., ob er gern Eier, Butter oder Gebackenes ißt, antworten: „Ich weiß, Sie denken an Cholesterin. Ich kann Ihnen folgendes mitteilen: die letzte Serumuntersuchung hat ergeben, daß der Cholesterinspiegel bei... liegt..." Eine Frau verkündete sogar fröhlich: „Sie brauchen sich um meinen Cholesterinspiegel keine Sorgen zu machen. Ich spüre von selbst, wenn er hoch ist." (!)

Auch die „Bedeutung" eines jeden Symptoms beschäftigt den intellektualisierenden Patienten: „Was *bedeutet* es nur, daß es in meinem rechten Oberarm zwickt, wenn ich abends zu Bett gehe?... Weshalb wollen Sie wissen, ob ich gerne fettes Fleisch esse? Was *bedeutet* es denn, wenn ich es tue?"... (*Arsenicum* verlangt nach Fett [*Kent*], wie auch *Nux vomica* und *Sulfur* – die besonders Butter und Speck mögen). Oder er will in seinem Bedürfnis nach Präzision, Eindeutigkeit und Ordnung die Dinge mit einem *Etikett* versehen, was für ihn das selbe bedeutet, wie sie zu verstehen. Am Ende des Gesprächs, nachdem er Dutzende von Symptomen aufgezählt hat, kann er z.B. fragen, was denn mit ihm los sei – an welcher Krankheit er leide. „Das haben Sie mir doch gerade berichtet, " sagt der Arzt. „Ja, aber ich möchte den *Namen* meiner Krankheit erfahren," beharrt er. Daher kann er, trotz seines scharfen Verstandes und seiner Neugier, zunächst eigentümliche Schwierigkeiten haben, das Wesen der Homöopathie zu verstehen. Aufgrund seines brennenden Interesses für die Medizin verfügt er über einen reichlichen Wortschatz und kennt alle möglichen Konzepte, und er möchte, daß man ihm die Homöopathie in der „wissenschaftlichen" Sprache erklärt, mit der er vertraut ist. Er kann versuchen, den Arzt dazu zu drängen, Erklärungen abzugeben – die über das hinausgehen, was man wahrheitsgemäß sagen kann – „wie das Mittel heilt," was es „bewirken wird," was es „bewirken sollte" oder was es bereits bewirkt hat (wenn es bereits der zweite Besuch ist). Er ist nur selten zufrieden, wenn man ihm sagt, „Die Arznei wird Ihre Krankheit heilen" oder „Das Mittel stimuliert die körpereigenen Abwehrkräfte" – die einzigen Antworten, die man als Homöopath geben kann.

Arsenicum fühlt sich zwar zunächst ungemein beruhigt durch Etiketten und rationale Erklärungen, aber nur bis zu einem bestimmten

Punkt. Mit seinem kritischen und zielorientiertem Wesen will er auch Resultate sehen, und wenn sich diese nicht einstellen, fängt er an, nach effektiveren Therapieformen zu suchen. Deshalb kann er, nachdem er sich der gesamten Skala orthodoxer, und eventuell auch einer Reihe unorthodoxer, Behandlungsmethoden unterzogen hat, in die Praxis des Homöopathen kommen – und der intellektuelle Anteil in ihm glaubt immer noch, daß Namen, Etiketten und „wissenschaftliche" Erklärungen notwendige Voraussetzungen für eine Heilung sind (*Sulfur*).

So sind die Tage oder Wochen nach der ersten Verschreibung, bevor das Mittel seine Wirkung auf den Patienten entfalten konnte, nicht die leichtesten für den Arzt. Hier beginnt seine eigentliche Arbeit. Er wird überhäuft mit Telefonaten ängstlich besorgter *Arsenicum*-Patienten, die wissen wollen: „Was geht eigentlich vor?" und mehr Fragen stellen, als er beantworten kann. Die meisten anderen Konstitutionstypen werden Kommentare oder Fragen bis zum nächsten Termin zurückstellen; *Arsenicum* fängt dagegen schon gleich am nächsten Tag an zu telefonieren, seine Mitteilungen brechen nicht ab und kommen geballt und danach in schneller Folge. Als Teil der „homöopathischen Erstverschlimmerung" können die Ängste beim Betrachten seiner Symptome stärker werden, und er beobachtet sie *noch* sorgfältiger. Daher ruft er nicht nur einmal wegen eines bestimmten Problems an, sondern zwei- oder dreimal. Er kann am Telefon auch am aufdringlichsten von allen sein: er verlangt unmittelbare persönliche Aufmerksamkeit und ist empört, wenn man ihn abspeist oder wenn er nur mit der Sprechstundenhilfe sprechen kann. Auf dem Anrufbeantworter hinterläßt er verärgerte Nachrichten: „Warum nimmt in dieser Praxis nie jemand den Hörer ab, wenn ich anrufe? Ich bezahle Sie doch nicht, um mit so einem blöden Apparat zu sprechen!" Wenn man ihn nicht unmittelbar beachtet: „Ich finde, daß ich ein ziemlich geduldiger Mensch bin, aber ich warte nun schon seit zwei Stunden auf Ihren Rückruf (sonntags zwischen 7 und 9 Uhr morgens), meine Geduld ist zu Ende." Oder: „Ihr Telefondienst hat keine Ahnung, wie man Symptome aufnimmt; die Sprechstundenhilfe versteht nie, was ich ihr sage und kann meine Nachricht (die eine ganze Seite lang ist) nicht weiterleiten, ohne die Hälfte zu vergessen...".

Keiner ruft zu so unzivilisierten Zeiten an wie der von panischem Schrecken erfaßte *Arsenicum*, um dann irgendein triviales Ereignis zu berichten. „Mein Husten scheint nachts schlimmer zu werden," sagt er z.B., wenn er um Mitternacht oder um 6 Uhr früh anruft. „Was soll ich tun?" Oder mitten in der Nacht: „Tut mir leid, Sie um diese Stunde zu stören, aber ich habe Ihre Anweisung völlig vergessen und heute abend eine Tasse Kaffee getrunken. Gerade bin ich aufgewacht, und da ist es mir eingefallen. Sagen Sie mir ehrlich: Habe ich alles verdorben? Ist es möglich, daß das Mittel jetzt nicht mehr wirkt?..."

Er bringt es sogar fertig, den Arzt in den Ferien aufzuspüren und führt Ferngespräche, um ihm irgendetwas völlig Unwichtiges mitzuteilen („Welche Bedeutung messen Sie meinem kürzlichen Energieabfall um 2 Uhr nachmittags bei?"). Oder er klagt den Arzt mit der übertriebenen Ängstlichkeit des Hypochonders an: „Ich möchte, daß Sie wissen, daß ich einen eigenartigen Nesselausschlag bekommen habe... So etwas ist mir noch nie vorher passiert... Könnten Sie mir *bitte* erklären, weshalb..."

Auch wenn die Resultate zufriedenstellend sind, findet *Arsenicum* etwas, an dem er beim folgenden Termin herumkritteln kann. „Ja, das Mittel hat ein wenig geholfen," sagt er, und läßt durchblicken, daß es bei ihm nicht *wirklich* seine Schuldigkeit getan hat. Aus Gründen, die nur sehr schwer auszuloten sind, aber möglicherweise in seiner Abneigung dagegen zu finden sind, daß ein anderer als er selbst verantwortlich für seine Gesundheit zeichnet, sagt er: „Die Krampfadern am Bein fühlen sich besser an, aber ich weiß nicht, ob es das Mittel war. Ich habe regelmäßig Gymnastik gemacht und andere Schuhe gekauft. Vielleicht sind sie von selbst besser geworden," um dann liebenswürdigerweise hinzuzufügen: „Ich meine, es ist nur fair, Ihnen das mitzuteilen."

Natürlich können verschiedene äußere Faktoren zu einer Besserung beitragen; wenn ein Patient jedoch wiederholt Mißtrauen in die Wirksamkeit homöopathischer Medikamente an den Tag legt und dafür andere rationale Erklärungen für sein gestiegenes Wohlbefinden anbietet, und besonders, wenn diese seine eigenen Verdienste hervorheben, wird der Arzt in der Annahme, er habe es mit *Arsenicum*, dem Ungläubigen Thomas, zu tun, kaum fehlgehen.

Seine Skepsis homöopathischen Mitteln gegenüber unterscheidet sich von *Lycopodium*, dessen „Die Medizin wirkt bei mir nicht" ein Ausdruck eines allgemeinen Mißtrauens Arzneimitteln gegenüber, soweit sie bei ihm selbst angewendet werden (bei anderen wirken sie, nur nicht bei ihm), während bei *Arsenicum* die Mittel wunderbar zu wirken scheinen, wenn er *selbst* die Verschreibung übernommen hat – dann verschwindet seine Skepsis völlig.

Typisch für den „Argwohn" (*Kent*), den *Arsenicum* ganz allgemein hegt, war ein Mann, der, obschon er schon erfolgreich wegen einer chronischen Infektion des Auges behandelt worden war, verkündete: „Ich bin nicht sicher, ob ich alles gutheißen kann, was mir passiert ist. Früher legte ich mich gewöhnlich im Finstern schlafen, und jetzt muß immer ein Licht im Flur brennen. Ich will unbedingt genau wissen, wie diese Mittel auf mein Unbewußtes einwirken, oder ich weiß nicht, ob ich sie weiter nehmen kann." Oder die Mutter eines dreijährigen Mädchens, das mit Erfolg wegen eines chronischen Bronchialhustens behandelt worden war, die – wohl um zu zeigen, daß sie doch noch ein bißchen mehr sah als der Arzt – beklagte, daß die Psyche ihrer Tochter durch das Mittel beeinflußt zu sein schien: „Früher hat sie rundlichere Figuren gemalt, jetzt sind sie so dünn geworden. Was könnte das wohl bedeuten? Sind vielleicht ihre kognitiven Fähigkeiten beeinträchtigt worden?"

Dieses Bestreben, in medizinischen Belangen anderen „immer eine Nasenlänge voraus zu sein", das eine Spezialität von *Arsenicum* ist, macht ihn mißtrauisch auch denen gegenüber, bei denen er Hilfe sucht. Trotz der Faszination, die Ärzte auf ihn ausüben, ist doch ein ausgesprochenes Mißtrauen zu verspüren, als wolle er erst einmal abwarten, ob der Arzt sich auch bewährt. Seine Selbstsicherheit und Streitlust sind im Grunde ein Herausfordern des Arztes. Im Grunde ist er auf der Suche nach jemandem, der ihn von der Bürde seines medizinischen Wissens befreit, das, wenn er auch versucht, es anzuwenden, ihm nicht dazu verhilft, gesund zu werden. Er möchte dem Arzt wirklich vertrauen und von ihm geführt werden, er möchte, daß man ihm genau sagt, was er tun soll. Daher kann sich *Arsenicum*, nach anfänglichem Kampf um die Kontrolle, zu einem höchst aufmerksamen und zur Zusammenarbeit bereiten, wenn auch unabhängigen, Patienten entwickeln. Er folgt nicht nur gewissenhaft allen Anweisungen, sondern spricht auch, da er logisch denken kann, intelligent auf die Bemühungen des Arztes an, ihn mit den Grundkonzepten ganzheitlicher Medizin, und besonders der Homöopathie, vertraut zu machen.

Lachesis

Lachesis gehört zu den vielschichtigeren homöopathischen Konstitutionstypen. Die körperlichen und geistigen Symptome sind zwar ausgeprägt, aber es verlangt doch Erfahrung, die Psychologie und innere Dynamik von *Lachesis* zu verstehen. Ist das Bild jedoch einmal klar, kann man es kaum verfehlen.

Hergestellt wird das Mittel aus dem Gift der brasilianischen Buschmeisterschlange oder Surukuku, eine der giftigsten und angriffslustigsten Schlangen der westlichen Hemisphäre (darauf weist auch ihr furchterregender Name hin: Buschmeister – „Herrscherin des Urwalds"). Sie besitzt zweieinhalb Zentimeter lange Giftzähne und kann, wenn sie gereizt wird, einen Menschen verfolgen und angreifen – was nur wenige Schlangen tun. *Constantin Hering*, der „Vater der amerikanischen Homöopathie," entdeckte das Heilmittel 1828; er nannte es *Lachesis*, nach derjenigen der drei Schicksalsgöttinnen in der griechischen Mythologie, die den Lebensfaden mißt*. Er prüfte es an sich selbst und seinen Schülern und fand so etwa 3800 Symptome, wobei er sich selbst immer höhere Potenzen verabreichte und eine bleibende Lähmung seines linken Armes davon zurückbehielt. Um das unendlich wertvolle geistige Bild zu erlangen, das wir jetzt besitzen, nahm *Hering* in typisch deutscher Gründlichkeit das Gift auch in unverdünnter Form (als Tinktur) ein und wies seine Frau an, mehrere Tage mit dem Notizbuch an seinem Bett in der Hand zu sitzen und jedes Wort zu protokollieren, das er im Delirium von sich gab.

In den folgenden Jahrzehnten wurde alles *Lachesis* auf der ganzen Welt aus dem Gift der einen Schlange hergestellt, das *Hering* damals gewonnen hatte, bis die amerikanischen Arzneimittelhersteller im Jahre 1903 zu dem Schluß kamen, daß sie die Substanz nicht ad infinitum weiter verdünnen konnten, und eine zweite Buschmeisterschlange aus Brasilien orderten. Als das Tier ankam, war es die Sensation in der homöopathischen Welt: „Lachesis II in Amerika angekommen!" lautete die Schlagzeile in den homöopathischen Journalen. Fotografien der Schlange aus den unterschiedlichsten Blickwinkeln

* Die sieben Fuß lange Schlange wird in der Philadelphia Academy of Natural Sciences aufbewahrt und ist im Katalog unter der Nummer 7039 als „*Lachesis Mutus*, Surinam, Sammlung Dr. *Hering*" aufgeführt.

wurden gedruckt, ihr Verhalten und ihre Körpermaße wurden so liebevoll beschrieben wie die eines Filmstars.

Das Interesse und die Freude waren nicht ungerechtfertigt. Das Mittel hatte in homöopathischen Kreisen schnell einen starken Eindruck hinterlassen. Seine aufsehenerregende Wirkung faszinierte die Ärzte und verdiente sich ihren Respekt; man erkannte *Lachesis* als eines der nützlichsten und am häufigsten indizierten Polychreste.

Gegensätzlichkeit

Herings Beschreibung der Geistessymptome erfaßte von Anfang an sowohl die charakteristische Intensität eines *Wesens, das gegen sich selbst ankämpft*, als auch seine sprunghaften Launen und Verhaltensweisen: „Vollkommen glücklich und gut gelaunt, gefolgt von geistigem Abbau; Gefühl, als sei sie durch und durch ein Tier, während ihr Geist untätig ist; geiler und gereizter Zustand, den sie bekämpft." Ein halbes Jahrhundert später lieferte *Kent* eine pointierte Beschreibung der fortgeschritteneren geistigen Pathologie: „Nichts ist charakteristischer für den *Lachesis*-Patienten als das Selbstbewußtsein, die Einbildung, der Neid, der Haß, das Rachegefühl und die Grausamkeit. Diese Dinge sind... (ein Zeichen) von unangemessener Eigenliebe. Geistige Verwirrung bis hin zu Geisteskrankheit. Alle Arten von Geisteskrankheiten...".

Eine aufschlußreiche Analyse aus jüngerer Zeit stammt von *Whitmont*; er beschreibt *Lachesis* als einen Menschen, der seinen Instinkten Ausdruck geben muß, wie stark er sie auch unterdrückt; die blockierte Energie entlädt sich stellvertretend als geistige Überreizung oder körperliche Hyperaktivität. Aufbauend auf dem Grundstock, den diese drei Meister gelegt haben, wählen wir die für *Lachesis* wesentliche *Gegensätzlichkeit* als Thema für unser Portrait, also seine Neigung, grundverschiedene Verhaltensweisen oder Impulse und widerstreitende Gefühle zu vereinen, sowie die starken Auswirkungen dieses Kampfes auf den Organismus.

Bei *Sulfur* verteilen sich die Polaritäten des Mittels gewöhnlich auf verschiedene Menschen, die entweder dem „selbstsüchtigen" oder dem „wohlwollenden" Typus zuzuordnen sind; bei *Phosphor* können die Gegensätze bei einem einzigen Menschen, jedoch zu unterschiedlichen Zeiten auftreten – der entgegengesetzte Pol tritt mit zunehmenden Alter, Elend oder einer Verschlechterung der Gesundheit in Erscheinung. Bei *Lachesis* kann sich die Polarität bei ein und dem selben Menschen fast gleichzeitig zeigen. In diesem Menschen kämpfen stets zwei Kräfte gegeneinander („Gefühl, als habe er zwei Willen": *Kent*): Maßlosigkeit und Zurückhaltung, Arroganz und Bescheidenheit, Liebe und Haß, Vertrauen und Zynismus – und jede versucht, sich gegen die andere durchzusetzen.

Diese Spaltung ist besonders verwirrend für den Betreffenden selbst, der sich nie auf die Beständigkeit seiner eigenen Gefühle und seines Verhaltens verlassen kann. Er spürt, daß seine momentane Stimmung sich leicht in ihr darunterliegendes Gegenteil verkehren kann, und fürchtet sich vor Unbeständigkeit und vor Umschwüngen, die er nicht mehr unter Kontrolle hat.

Der Kampf der drei Ebenen seines Wesens – der geistigen, der emotionalen und der sinnlichen – um die Vorherrschaft kompliziert das Bild weiter. *Lachesis* kann höchst intellektuell sein und einen feinen, scharfen Verstand besitzen. Der Mann ist beispielsweise häufig so intellektuell wie *Sulfur*, aber statt sich in philosophischer Abstraktion zu ergehen, gibt er seinem tiefen Verständnis konkret und eher anschaulich Ausdruck. Die große Intelligenz beider Geschlechter ist einfallsreich und beweglich, wobei *Lachesis* eine fast „prophetische Wahrnehmung" (*Hering*) oder „Hellsichtigkeit" (*Kent*) besitzen kann – die Fähigkeit, die wahren Gefühle und Motive anderer zu durchschauen und ihre Gedanken und Handlungen, sowie die Ereignisse, die sich daraus ergeben können, vorwegzunehmen. Er sieht voraus, wie andere handeln und reagieren werden, und schließt folgerichtig auf die Schritte, die er unternehmen muß, um zum gewünschten Ergebnis zu gelangen. Manchmal begreift er etwas viel zu schnell, als daß andere noch folgen könnten, und sieht völlig klar, was sie noch nicht verstehen. In derselben Zeit, in der Sulfur gerade einen banalen Sachverhalt oder eine „tolle Idee" verarbeitet, hat *Lachesis* schon alle möglichen Folgen einer Situation erfaßt, einen produktiven Plan ausgearbeitet und verschiedene mögliche Lösungen entwickelt. In der Tat wird er „höchst ungeduldig bei langweiligen, trockenen Dingen" (*Hering*).

Gleichzeitig ist er jedoch auch überaus emotional – viel stärker als *Sulfur*, bei dem der Intellekt klar dominiert. Die *Intensität* der Gefühle, die *Phosphor* versucht aufrechtzuerhalten, ist bei *Lachesis* tatsächlich vorhanden – häufig ist er nicht in der Lage, sie loszulassen (das Gefühl besitzt eher *ihn*, als umgekehrt). Und schließlich neigt *Lachesis* zu sinnlichem Genuß. Diese Seite kann zwar kontrolliert sein, ist aber dennoch stets vorhanden; gelegentlich ist auch seine Sinnlichkeit vorherrschend. Diese drei starken Kräfte kämpfen ständig miteinander um die Vorherrschaft, und der Körper des Patienten ist das vom Kampf zerrissene Schlachtfeld.

Whitmont weist darauf hin, daß sich der Konflikt von *Lachesis* hauptsächlich zwischen seinen niedrigen Instinkten und seinem höheren Ich abspielt. Der starke animalische Trieb sucht nach einem Ventil, *Lachesis* aber unterdrückt ihn um eines kultivierten Verhaltens und/oder seines spirituellen Wachstums willen. Da sich die Emotionen nicht auf natürliche Weise ausdrücken können, fordern sie ihren Tribut von der körperlichen und geistigen Gesundheit des Individuums: „Wo *logos* (der Geist) gegen *bios* (die Triebe) kämpft, begegnet [man] der Pathologie der Schlange... [*Lachesis*] repräsentiert die nicht integrierte Lebenskraft, die nicht integrierte Libido," schließt *Whitmont.*

Ein angenehmer, sanfter Mann mittleren Alters wurde wegen chronischer, schwerer Kopfschmerzen mit Schwindel und Erbrechen behandelt. Die Allgemeinsymptome wiesen auf verschiedene Mittel hin, es war jedoch schwierig, ein klares Bild von den Kopfschmerzen selbst zu erhalten, weil sie seit Jahren ständig mit allopathischen Analgetika unterdrückt worden waren. Um entscheiden zu können, welches Mittel das Simile war, wurde der Patient gebeten, etwas über sich selbst zu sagen. Seine Einstellung zu Familie und Arbeit war angemessen und feinfühlig, sie bot daher keine auffälligen Symptome, die auf ein Mittel hingeführt hätten. Nichts, das er erzählte, war auch nur im mindesten „sonderlich, ungewöhnlich oder charakteristisch". Dann wurde er gefragt, was er in Bezug auf sich selbst empfinde – ob er erreiche, was er sich in seinem Leben vorgenommen habe und ob er zufrieden sei. An diesem Punkt kam *Lachesis* zum Vorschein. Er berichtete, wie er mit seinen sinnlichen Anteilen, die ihn bedrängten, kämpfte:

„Das Leben, das ich nach außen hin führe, das bin gar nicht ich. Mein Innenleben – das, was ich denke und fühle – will nicht ich sein. Ich bin praktizierender Christ, aber ich weiß nicht, ob ich auch wirklich gläubig bin. Oder was ich überhaupt glaube. Ich lebe in ständigem seelischen Aufruhr und ringe mit meinem sinnlichen Verlangen, dem ich gleichzeitig nachgeben und nicht nachgeben will. In der Tat," so schloß er, „weiß ich nicht, welches von meinen beiden Ichs *wirklich* ich selbst bin – das wohlanständige, das ich lebe, oder das wollüstige, das ich unterdrücke?" (womit er an den Aphorismus von *Oscar Wilde* erinnerte: „Das eigentliche Leben eines Menschen ist häufig gerade das, welches er nicht lebt").

Daraufhin bekam er *Lachesis* 200. In den folgenden Monaten wurde das Mittel in aufsteigenden Potenzen weiter gegeben, bis er fast frei von Kopfschmerzen war. Am interessantesten für den Arzt war jedoch der allmähliche, fast unmerkliche Prozeß, den das Mittel in Gang setzte, der diesen zerrissenen Menschen wieder mit sich selbst versöhnte. „Ich bin jetzt eher im Frieden mit mir selbst," so seine eigenen Worte, „eher geneigt, mich selbst zu akzeptieren und lasse mich weniger durch den unkontrollierten Strom meiner Gedanken stören." Nun herrschte, wenn auch nicht völlige, Harmonie und wenigstens ein gewisses Nebeneinander seines dominierenden und seines unterliegenden Selbst.

Jeder Konstitutionstyp kann mit seinem Triebleben in Konflikt geraten, wenn er seine persönliche Moral weiterentwickelt. Was *Lachesis* unterscheidet, ist: 1. die Intensität dieses Konfliktes, 2. seine Stetigkeit (der Konflikt kann unvermindert das gesamte Leben anhalten), und 3. ist *Lachesis* sich dieses Kampfes bewußt.

Dieses ungewöhnlich klare Bewußtsein für das Potential des unterliegenden Selbst kann *Lachesis* in extremen Fällen dazu bringen, Verbrechen, Gemeinheiten oder Sünden zu gestehen, die er nicht begangen hat („sie gesteht etwas, das sie nie getan hat": *Kent*). Dieses unbegründete Gefühl, schuldig zu sein, läßt vermuten, daß er irgendwo in sich ein Verlangen verspürt, moralische Abbitte zu leisten; er weiß, daß er nur einen winzigen Schritt von einer unberechenbaren Tat entfernt ist, und daß er, sollte er die Gelegenheit dazu haben, versucht sein könnte, irgend etwas Verwerfliches zu tun. Auch wenn dieses Verlangen unterdrückt ist, macht seine *Intensität* es der Tat beinahe gleichwertig (ein grundlegendes Postulat mystischer Weltanschauung ist, daß der Gedanke schon Handeln *ist*, weil er zu Beginn des Handelns steht). *Lachesis* nimmt daher die Schuld für seine Gedanken auf sich, und in seinem zerrütteten Zustand verwechselt er die schreckenerregende Möglichkeit mit der Realität.

Schlaf und Temperatur

Ein Symptom, das auf Verdrängung hinweist, ist die vorherrschende *Lachesis*-Modalität: die *Verschlimmerung durch Schlaf.* Im Schlaf dominiert das Unbewußte – die Gefühle, die *Lachesis* lieber nicht zur Kenntnis nehmen würde, die Triebe, die sonst gewöhnlich ruhen und die Träume, die er nicht unter Kontrolle hat. All dies steigt nun an die Oberfläche. In der Literatur wird betont, daß es ihm gewöhnlich morgens schlecht geht („Äußerst niedergeschlagen, unglücklich und geistig erschöpft beim Aufwachen morgens; ängstlich; sieht alles mit schwarzen Farben": *Hering*), und auch wenn er mitten in der Nacht aufwacht, oder sogar nach einem kurzen Nickerchen am Tage. Manchmal geht er nur ungern schlafen, weil er fürchtet, daß er, wenn sein Atem sich verlangsamt, oder kurze Zeit später, vor Atemnot aufwacht und nach Luft schnappt, mit einem Asthmaanfall, einer Herzrhythmusstörung, klopfenden Kopfschmerzen, Kopfschmerzen mit Übelkeit, Schmerzen in einem gelähmten Körperteil (bei neuromuskulär-degenerativen Erkrankungen), oder vermehrten Beschwerden, gleichgültig woran er gegenwärtig auch leidet.

Lachesis kann bemerkenswert wenig Schlaf brauchen. Die halbe Nacht bleibt er auf, ist mit Freunden zusammen und unterhält sich angeregt, studiert oder liest („ohne die geringste Schläfrigkeit oder Erschöpfung": *Allen*), und nach nur wenigen Stunden Schlaf ist er den ganzen folgenden Tag voller Energie und zeigt keinerlei Ermüdungserscheinungen. Andere Patienten, die gleichfalls das Mittel benötigen, klagen jedoch auch über „Schläfrigkeit, ohne schlafen zu können" (*Hering*), über Schlaflosigkeit bis ein oder zwei Uhr nachts durch geistige Überreizung, daß sie nicht mehr einschlafen können, wenn sie nach Mitternacht aufwachen, oder über „ständige Schläfrigkeit... begleitet von Unruhe... oder Zittern" (Hering). Einige dieser höchst hartnäckigen Fälle von Schlaflosigkeit, wenn der Patient wochenlang vollkommen ohne Schlaf (!) auskommt oder „nachts nicht schläft, und nur tagsüber ab und zu für eine oder zwei Minuten einnickt" (*Hering*), haben nur auf *Lachesis* reagiert.

Ein Schlüsselsymptom für den Konstitutionstyp ist: „erbringt nachts geistige Höchstleistungen" (*Hering*). Nachts ist *Lachesis* hellwach und voll in seinem Element, sein Scharfsinn und seine kreativen Energien erreichen dann ihren Höhepunkt. Im Gegensatz dazu kann

Arsenicum am besten morgens arbeiten, nachts ist er dazu nicht in der Lage. *Dostojewski*, der so sehr ein *Lachesis*-Mann war, wie man ihn sich nicht unverfälschter denken könnte, lebte nach dem inneren Rhythmus des Mittels. Er war die ganze Nacht wach (wenn auch das Unbewußte am ehesten wacht) und schrieb rasend schnell in fast dämonischer Inspiration, um so seine Einfälle unmittelbar und in ihrer ganzen Intensität festzuhalten. Natürlich stand er auch unter Druck – er mußte schreiben, weil seine Novellen in Fortsetzungen veröffentlicht wurden, *Charles Dickens* jedoch, der gleichfalls seine in Serien erscheinenden Novellen unter Termindruck schrieb, hatte einen völlig anderen Rhythmus: er, der sich eher mit äußerlichen Manieriertheiten als (wie *Dostojewski*) mit dem Unterbewußten auseinandersetzte, setzte sich jeden Tag nach dem Frühstück an den Schreibtisch und schrieb ohne eine einzige Unterbrechung bis zum Mittagessen um zwei Uhr – in einer für *Natrium muriaticum* typischen, stets gleichbleibenden, disziplinierten Routine.

Das Bild der Unterdrückung wird noch verstärkt durch die Temperatur-Modalitäten des Mittels. Jede Form die Hemmungen abbauender und den Körper entspannender Wärme führt zu einer Verschlimmerung der Symptome: „Verschlimmerung durch ein warmes Bad" (das zu Herzklopfen, Kopfschmerzen oder Ohnmachten führt), „durch warmen Südwind" (*Kent*) oder in einem warmen Zimmer. Besonders „Sonneneinstrahlung" kann zu Kopfschmerzen mit Sehstörungen führen (*Hering, Kent*), die häufig hinter dem linken Auge lokalisiert sind.

Seine *Wärmeempfindlichkeit* kann einer der Gründe für die vorherrschende Jahreszeiten-Modalität sein. Die „Verschlimmerung im Frühjahr" ist bei *Lachesis* von allen Mitteln am ausgeprägtesten (*Kent, Boger*). Wie die Schlange ihre alte Haut abstreift, um Platz zu machen für die neue, macht der *Lachesis*-Patient häufig dann eine gesundheitliche Krise oder Entschlackung durch (Symptome, wie Allergien, entwickeln sich oder werden schlimmer), wenn die Temperaturen anfangen zu steigen, bevor sie ihren Höhepunkt erreichen.

Umgekehrt tritt eine auffallende Besserung durch kühle, frische Luft auf, nach der er verlangt, auch durch „kaltes Wasser" (*Hering*) und durch jede Aktivität, die sein Bewußtsein unter Kontrolle hat, wie Sprechen, Schreiben, Körperübungen oder Essen.

Alkohol und Essen

Wie der Schlaf, bringt auch Alkohol die schlummernden Triebe und das Unterbewußte an die Oberfläche. *Lachesis* reagiert daher häufig empfindlich auf Hochprozentiges („Verschlimmerung durch alkoholische Getränke“: *Hering*), selbst ganz geringe Mengen (z.B. beim kirchlichen Abendmahl) wirken sich ungünstig aus. Kopfschmerzen oder Herzklopfen, die ihn nachts wachliegen lassen, eine rote Nase oder ein roter, sattelförmiger Fleck über Nase und Wangen, oder auch eine unangenehme Gesichtsrötung können die Folge sein. Die Haut kann sich zusammenziehen und schuppen, vorher schon bestehende Symptome können sich durch Alkohol verschlimmern (*Arsenicum* kann gleichfalls empfindlich auf Alkohol reagieren, hat dann aber eher allergische Symptome: juckende Augen, Ohren, Nase oder Gaumen, mit schwerem, kongestionierten Kopf). Daher ist *Lachesis* häufig abstinent, entweder einfach aus Vorsicht, oder aus Prinzip, weil Alkohol die Triebe, die er nicht akzeptieren kann und die er versucht zu unterdrücken, ins Bewußtsein steigen läßt, und weil er die Kontrolle über sie schwächt. Er gibt sich oft auch nicht damit zufrieden, selbst abstinent zu sein, und kann sich zu einem Enthaltsamkeitsapostel entwickeln, der jeglichen Alkoholgenuß zu einer moralischen Angelegenheit macht.

Es ist interessant, daß *Lachesis* ein anderes Stimulans, nämlich Kaffee, der für viele Konstitutionstypen so schädlich ist, ausgezeichnet verträgt („Verlangen nach Kaffee, den er verträgt“: *Hering*). Vielleicht kommt dies daher, weil Kaffee, in einer Art „Nüchternrausch“, eher die intellektuellen und bewußten Anteile eines Menschen anregt, statt Unterbewußtes zu Tage zu fördern. Kopfschmerzen, Dysmenorhoe und andere Beschwerden können sich durch schwarzen Kaffee bessern, und manche Patienten trinken während der gesamten Konstitutionsbehandlung weiter Kaffee, ohne daß dies einen nachteiligen Effekt auf die Wirksamkeit des Mittels hätte – während Alkohol sie eindeutig stört. Dies steht im Gegensatz zu der großen Mehrheit der Arzneimittel, bei denen sich Kaffee störender auswirkt als mäßiger Alkoholgenuß.

Nicht überraschend, findet sich bei *Lachesis* auch das genaue Gegenteil; er kann überaus empfindlich auf Kaffee reagieren (*Ignatia, Nux vomica*) und sogar „Kopfschmerzen bei [bloßem] Kaffeegeruch“

entwickeln (*Boger*; auch *Natrium muriaticum* und *Tuberkulinum*), oder nach einem Löffel Mokka-Eiscreme unter Schlafstörungen leiden.

Da Alkohol eines der Hauptventile für angestaute Gefühle, Triebe und sexuelle Energie ist, kann *Lachesis* natürlich auch zu Alkoholismus neigen. Obwohl *Nux vomica* und *Sulfur* bekannter sind als eingefleischte Alkoholiker, hat *Lachesis* sich schon bei „Delirium tremens" (*Hering*) als wirksam erwiesen, und zwar speziell bei Menschen, die gegen ihren Alkoholismus ankämpfen, die ihn abwechselnd in Schach halten, um ihm dann wieder zu erliegen. Das Mittel wirkt auch hervorragend bei körperlichen Schäden, die durch den Alkohol schließlich bewirkt werden („bei alten ehemaligen Säufern": *Nash*), und es ist auch mit Erfolg traumatisierten Ehegatten von Alkoholikern verschrieben worden, auf die etwas von der Unberechenbarkeit des Alkoholikers abgefärbt hat*.

Lachesis weist häufig auch das klassische Bild der Frustration auf, die ihr Ventil im Essen findet, ein Thema, das in der homöopathischen Literatur nur ungenügend behandelt wird. Besonders Frauen haben Freßanfälle und essen, bis sie vollgestopft sind. „Ich kann nicht aufhören zu essen," „Ich fühle mich nie satt," „Ich verlange verzweifelt nach etwas Süßem," „Wenn ich ‚genug' gegessen habe, ist es immer viel zu viel," sind Sätze, die man häufig hört. Auch *Pulsatilla* hat Freßanfälle; beide unterscheiden sich von der *Calcium carbonicum*-Frau, die eher ständig etwas zu sich nimmt, als anfallsweise zu fressen. Zu den gesünderen Gelüsten von *Lachesis* gehören frisches Obst oder kalte Fruchtsäfte, und viele ihrer Symptome werden durch Essen gelindert: „besser durch Obst; allgemein gebessert durch Essen" (*Hering*).

Zucker, Weizenprodukte und andere Substanzen können unstillbaren Hunger hervorrufen, und manchmal kann er seinen Heißhunger nur kontrollieren, indem er sich für eine gewisse Zeit einer strengen Saft-Kur unterzieht, oder, wenn es um Alkohol geht, durch völlige Abstinenz. Strikte Kontrolle, die abwechselt mit übermäßigem Genuß, kennzeichnet das Verhaltensmuster von *Lachesis*. Er unterwirft sich starken Einschränkungen, weil er spürt, daß seine Gelüste sonst grenzenlos sind. Da er dieses Risiko scheut, zieht er sich hinter ein Sicherheit gebendes Einschränken aller Freiheiten zurück.

---

* Die Kinder von Alkoholikern benötigen häufig *Natrium muriaticum*.

Seine Neigung, seinem Verlangen allzusehr nachzugeben, kann jedoch durch das Mittel gebessert werden, das in der Lage ist, seine ungezügelten Gelüste zu mäßigen. Fast als Nebenwirkung der Behandlung bestimmter körperlicher Beschwerden werden die Patienten unmerklich von ihren früheren Exzessen abgebracht. Sie kommen wieder und bemerken, daß ihre Abhängigkeit, sei es von Alkohol, Tabak, Kaffee, Zucker oder was auch immer, sich ohne jede Anstrengung oder bewußte Entscheidung ihrerseits gebessert hat.

Absonderungen

Ein weiterer Ausdruck der blockierten Emotionen von *Lachesis*, die ein körperliches Ventil suchen, ist die Modalität „*Absonderungen bessern*" (*Kent*), bzw. Besserung durch „freie Sekretion" (*Boger*): Schnupfen, Leukorrhoe, Blutungen (Nasenbluten lindert z.B. Kopfschmerzen oder einen Asthmaanfall), oder Stuhlgang („Ich genieße es geradezu, meinen Darm zu entleeren," „Wenn ich ordentlich Stuhlgang gehabt habe, geht es mir bestens") und Menstruation. Auf der emotionalen Ebene erleichtern Tränen all zu großes Glück („Weinen vor Freude": *Kent*). Umgekehrt leidet der Patient an „bösen Folgen unterdrückter Absonderungen" (*Boericke*).

Diese Modalität findet sich am häufigsten bei *Lachesis*-Frauen, die unter prämenstruellen Rücken- und Kopfschmerzen, Wassereinlagerung, Weinerlichkeit, Empfindlichkeit, Depression, erhöhter oder unkontrollierter Reizbarkeit und Wut leiden. Sie werden erst dann besser, wenn die Blutung einsetzt. Die Patientinnen beschreiben die Ungeduld, mit der sie auf das Einsetzen ihrer Periode warten, in lebhaften Worten, und die Temperamentvolleren unter ihnen erklären, daß sie beten, um Gott für jede Periode zu danken.

Eine sonst charmante, sensible, liebevolle Frau kann sich etwa eine Woche vor ihrer Periode vollkommen verändern: „Ich bin nicht mehr ich selbst. Ich verhalte mich scheinbar verrückt und habe mich einfach nicht mehr unter Kontrolle" („Ich bin verrückt", „Ich mache verrückte Dinge" oder „Ich verliere die Kontrolle" sind Schlüsselsätze, mit denen *Lachesis* ihren Geisteszustand vor der Menstruation beschreibt); „Ich schreie meinen Mann an, tyrannisiere die Kinder und werde ungeheuer ausfallend, wenn die Dinge nicht so laufen, wie ich will. Entweder bin ich verschwenderisch und gebe, ohne daß wir uns dies leisten könnten, irrsinnig viel Geld für Kleider und Delikatessen aus, nach denen mich gelüstet, oder ich bin so geizig, daß ich mich weigere, selbst gute Freunde zum Essen einzuladen." Ein solches Verhalten kann abwechseln mit schweigsamem Mürrischsein oder starken Depressionen. Es findet sich eine ganze Anzahl von Varianten dieses prämenstruellen Themas, die schließlich alle auf dieselbe Weise enden: Mit dem Einsetzen der Menstruation verschwinden die körperlichen und geistigen Symptome wie durch Zauberei.

Eine merkliche Besserung dieses monatlichen Geschehens kann häufig gleich nach der allerersten Gabe *Lachesis* beobachtet werden. Eine Patientin berichtete beim zweiten Termin: „In diesem Monat habe ich nicht einmal den Verdacht gehabt, meine Periode könnte nahen. Ich war fröhlich und entspannt, bis ich eines Tages nieste und die Mensis einsetzte – das war das erste Anzeichen, das ich bemerkte."

Häufig wird das Mittel bei den hormonellen Veränderungen und Störungen des Körpergleichgewichts in der Menopause benötigt. Wenn die normale Menstruation aufhört (was ja auch eine Art der Unterdrückung von Absonderungen ist), sucht der Körper nach anderen Auswegen, besonders in Form von Hitzewallungen (wobei das Blut statt dessen zum Kopf fließt), berstenden oder kongestiven Kopfschmerzen, Bluthochdruck oder heftigen Blutungen. Hinzu kommen möglicherweise Gewichtsschwankungen, Kreislaufschwierigkeiten, wobei einzelne Körperteile übermäßig heiß und andere kalt werden, oder schneidende Schmerzen in den Brüsten oder Ovarien, besonders links. Denn *Lachesis* ist ein linksseitiges Mittel, genauso wie *Lycopodium* ein rechtsseitiges ist. Es gibt zwar Ausnahmen (wie bei Ischias), aber Zysten, Tumore, Hauteruptionen, Kopfschmerzen und andere Schmerzen sind vor allem links lokalisiert (*Sepia*, in geringerem Ausmaß auch *Phosphor*), und Schmerzen oder Symptome, die „von links nach rechts wandern" (*Kent*) sind ein Schlüsselsymptom für *Lachesis*.

Gleichzeitig erreicht auch das sexuelle Verlangen einen letzten Höhepunkt, bevor es zur Neige geht, und bewirkt, daß störende Gefühle hochkommen, wie unterdrückte oder unerfüllte Wünsche: „Das Klimakterium ist eine kritische Zeit. Es bietet den Körpersäften... eine letzte Gelegenheit zu fließen... In dieser Situation bewirken Lebenskraft und Gefühle etwas, das dem Ausbruch eines Vulkans gleichkommt" (*Whitmont*). Wenn die sexuelle Energie unkontrolliert abgelassen wird, kann sie bei der Frau zu irrationalem Verhalten führen (auch hier ist der Satz „Ich fange an, verrückt zu spielen“ recht häufig), in Extremfällen auch zu einem echten geistigen Zusammenbruch. Schließlich ist das Mittel auch unendlich wertvoll, wenn sich eine Frau seit der Menopause nie wieder so richtig wohl gefühlt hat.

Wie *Lachesis* sich nach körperlichen Absonderungen besser fühlt, so werden auch nach „geistigen Ausscheidungen“ seine Symptome gebessert und er fühlt sich emotional erleichtert. *Lachesis* kann sich selbst großen Zorn oder tiefe Depression von der Seele reden oder schreiben. Häufig ist es am besten, ihn einfach reden zu lassen; wenn er alles ausgesprochen hat, kehrt die Ruhe bis zu einem gewissen Ausmaß wieder. Dies steht im Gegensatz zu *Natrium muriaticum*, dem es schlechter gehen kann, nachdem er seine Wut oder seine Sorgen in Worte gefaßt hat; wenn er sie ausdrückt, kann er in so heftige Gefühle ausbrechen, wie er sie vorher nicht hatte (bei einem aufgewühlten Patienten hilft diese Unterscheidung, das Simillimum genau zu bestimmen). Wenn er wütend ist, kann *Lachesis* jedoch außergewöhnlich giftig und ungeheuer boshaft, sarkastisch und verletzend sein (*Arsenicum, Nux vomica*). Eine Sprache, die tödliche Wunden zufügt, eine unkontrollierte Zunge oder die Neigung, andere verbal niederzustrecken und nichts ungesagt zu lassen, zeigen häufig das Mittel an. Er hat Schwierigkeiten damit, zu lernen, daß es manchmal besser ist, Gefühle nicht verbal auszudrücken – daß Worte einen Gedanken genauso verkleiden wie mitteilen sollten. Der Patient kann geltend machen, daß er seine bösartigen oder beißenden Worte nicht absichtlich macht, sondern daß sie ihm von selbst entschlüpfen. Er kann gegen diese Tendenzen ankämpfen, aber taktlose oder verletzende Bemerkungen können ihm dennoch aus Versehen in unbedachten Momenten herausrutschen. Typische Bemerkungen sind „Irgendetwas *treibt* mich dazu,“ „Ich kann absolut nicht bei mir behalten, was zu sagen ich das Bedürfnis habe,“ „Ich kann mich einfach *nicht* kontrollieren“ (womit wir wieder bei dem uns schon bekannten Thema sind).

Geschwätzigkeit

Dies führt uns zu dem bekannten *Lachesis*-Merkmal – seiner Geschwätzigkeit. Instinkte und Gefühle, denen der normale Ausdruck über den Körper verwehrt ist, können sich ersatzweise in einem ungeheuren Wortreichtum äußern. Ein nicht enden wollender Strom von Worten ist ein klassisches Zeichen für die emotional unerfüllte und in ihrer Kreativität behinderte Persönlichkeit. Geistige Überaktivität ist häufig eine Kompensation für „unterdrückte Gefühle" (*Whitmont*), Hemmungen werden durch ein „ungewöhnliches Mitteilungsbedürfnis" (*Allen*) überbrückt. Dieses Charakteristikum ist besonders ausgeprägt bei Frauen, wahrscheinlich weil die sexuellen und kreativen Energien von Frauen bis vor kurzem stärker unterdrückt worden sind als die von Männern.

Häufig teilt *Lachesis* ihre Gedanken in einem Schwall von Worten mit, als ob sie sie noch schnell einfangen wolle, bevor sie ihr entkommen. Wenn sie einmal angefangen hat, kann sie die Geschwindigkeit nicht mehr kontrollieren; sie kann nicht *langsam* sprechen („hastiges Sprechen": *Boenninghausen*; „spricht viel und schnell": *Hering*). Die Patientin kann so schnell reden, daß der Arzt sie bitten muß, die Geschwindigkeit herabzusetzen, weil ihre Zunge sich schneller bewegt, als das Ohr hören – und sicher schneller, als die Hand mitschreiben kann.

Wenn sie einmal angefangen hat, kann sie auch kaum *aufhören* zu sprechen („Möchte immer reden": *Hering*). Wenn das Thema sie zudem noch besonders interessiert, gibt es für den Wasserfall an Worten und Assoziationen kein Halten mehr. Der Arzt erkennt *Lachesis* an der Patientin, die aufrecht dasitzt, ihn mit scharfen, durchdringenden Blicken ansieht und, ohne eine Unterbrechung zuzulassen, nicht nur ihre Symptome ausbreitet, sondern zu verschiedenen Themen abschweift, die einen Bezug dazu haben, oder auch nicht – sie spricht über ihre Familie, ihre Arbeit, über ihre Theorien bezüglich der Homöopathie, über Meinungen, die sie über das Buch gesammelt hat, das sie jüngst gelesen hat, oder über eine Reise, die sie gemacht hat – eine Idee jagt die andere. Eine einfache Frage, z.B. ob ein bestimmtes Symptom besser geworden ist, kann einen Schwall von Erklärungen und Abschweifungen zur Folge haben. Sie zieht die gesamte Aufmerksamkeit auf sich, auch am Telefon. Bei Männern ist diese Geschwätzigkeit nicht so ausgeprägt. Obwohl auch er manchmal gehetzt spricht, klingt er weniger wie ein Wasserfall im Gebirge, sondern eher wie ein ständiger Wasserstrom aus der Leitung: eine eindringliche Stimme, die tönt... und tönt... (ebenso *Sulfur*).

Beide Geschlechter können sehr dramatisch reden. Der Redner, der sein Publikum mit emotionsgeladener Sprache aufwühlt, der Prediger, der geradewegs in das Innerste seiner Zuhörer zielt, der Lehrer, dessen Unterricht etwas Ekstatisches an sich hat, oder einer, der sich von seiner eigenen Eloquenz davontragen läßt, ungeheuer flüssig spricht und leidenschaftlich seinen Überzeugungen Ausdruck verleiht – sie alle sind häufig *Lachesis.* Während *Natrium muriaticum* aufgrund seines geradlinigen Charakters anzieht, *Phosphor* durch sein aufgeschlossenes Wesen bezaubert, *Arsenicum* durch seine Kompetenz Respekt abverlangt, *Pulsatilla* beschützerische Instinkte weckt und *Sulfur* Ehrfurcht einflößt durch sein immenses Wissen, *fasziniert Lachesis* seinen freiwilligen oder widerstrebenden Gesprächspartner durch seine lebendige und bildhafte Sprache und seinen kreativen Ansatz.

Das Gegenstück zu einer artikulierten Sprache sind Sprachfehler. Wie *Hering* bemerkt, hat *Lachesis* hierbei in vielen Fällen geholfen, bei Stammeln, Stottern, der Unfähigkeit, bestimmte Konsonanten auszusprechen oder die Zunge im Mund ohne Mühe zu bewegen (sie bleibt z.B. an den Zähnen hängen, oder zittert, wenn der Patient versucht, sie herauszustrecken, damit sie untersucht werden kann). Oder der Patient hat die undeutliche und schwerfällige Aussprache eines Alkoholikers, obwohl er keiner ist („dicke Zunge, er stammelt und lallt und spricht die Worte nur teilweise zu Ende“: *Kent* – auch N*atrium muriaticum*). Es gibt noch ein paar andere interessante Hinweise, die den Mund betreffen. Manchmal hat er die Gewohnheit, mit seiner Zunge über die Oberlippe zu fahren, sie zu lecken, während er spricht, oder sie „schnellt heraus und wieder hinein“ (*Kent*); gelegentlich spuckt er beim Reden, und manchmal sammelt sich sein Speichel als Schaum in den Mundwinkeln. Möglicherweise hat auch die bloße Bewegung von Mund und Lippen beim Sprechen etwas Hypnotisierendes an sich.

Manchmal denkt er so schnell („rasche Gedankenfolge“: *Kent*) und kommt mit dem Sprechen so schnell nach, daß er in einer Unterhaltung den Gedankengang des anderen vorwegnimmt, dessen Sätze vollendet und ihm buchstäblich die Worte aus dem Mund nimmt. Dies kann eine recht störende Angewohnheit sein. Auch wenn das, was *Lachesis* sagt, durchaus scharfsichtig und zutreffend ist, kann sein Gegenüber doch am liebsten ausrufen wollen: „Lassen Sie es mich doch um Himmels willen selbst sagen!“

Die rasche Folge von Worten ist jedoch nicht immer gleichbedeutend mit hoher Intelligenz. Das Jagen wirrer Gedanken kann auch die intellektuelle oder psychische Konfusion eines Menschen spiegeln, der völlig ohne Bezug zur Realität ist. Jener manische Zustand, wenn der Patient in zwanghafter Art unaufhörlich redet, benötigt häufig dieses Mittel. Ein Strom von Worten ohne inneren Zusammenhang kann auch die automatische Reaktion einer einfältigen Seele ausdrücken.

In dem Roman *Emma* von *Jane Austen* findet sich eines der besten literarischen Beispiele für das einfältige *Lachesis*-Gebaren, und zwar in der „abschweifenden“ (*Hering*), ungehemmmten freien Assoziation der liebenswürdigen, geschwätzigen, übertrieben dankbaren und schmeichelnden Miss Bates – eine Jungfer in ihren mittleren Jahren, die in ihrem Leben durch finanzielle Härten, einen untergeordneten sozialen Status und dadurch, daß sie stets für ihre kranke Mutter sorgen mußte, harte Einschränkungen hinnehmen mußte. Im folgenden Abschnitt ist Miss Bates gerade in Begleitung ihrer Nichte Jane Fairfax bei einer Essenseinladung eingetroffen:

> Die Tür ging auf, und man hörte [Miss Bates]: „Äußerst liebenswürdig von Ihnen – überhaupt nicht in den Regen gekommen. Jedenfalls nicht schlimm. Macht mir nichts aus. Ziemlich feste Schuhe. Und Jane sagt – Oh! Das ist in der Tat ausgezeichnet – ganz prima, Ehrenwort. Auf Sie kann man sich verlassen. Hätte ich nicht gedacht – so hell hier – Jane, Jane, schau – hast du schon einmal so etwas...? Bin Ihnen so dankbar, daß Sie uns gefahren haben! – Genau rechtzeitig – Jane und ich eben fertig – Solche Nachbarn gibts nur einmal. Ich habe zu meiner Mutter gesagt: ‚Ehrenwort –‘ Danke, meiner Mutter geht es bemerkenswert gut. Sie ist zu Mr. Woodhouse. Ich habe ihr gesagt, sie soll den Schal mitnehmen – abends ist es nämlich ganz schön kalt – Meine liebe Jane, bist du sicher, daß deine Füße nicht naß geworden sind? – Es waren zwar nur ein paar Tropfen, aber ich mache mir ja solche Sorgen: - Aber Mr. Churchill war ja so nett und – da war doch eine Matte, um sich die Füße abzutreten – niemals werde ich vergessen, wie ungeheuer höflich er –“.

Miss Bates’ Schwatzen spiegelt auch die Neigung von *Lachesis* wider, Sätze unvollendet zu lassen. Wie die Zunge einer Schlange, die von einer Seite zur anderen schnellt, so springt sie in unzusammenhängenden Sätzen von Gedanken zu Gedanken: „Schneller Themenwechsel, springt abrupt von einer Idee zur anderen“ (*Hering*). Ein Wort im vorhergehenden Satz erinnert sie an einen anderen Einfall, sie schweift ab und kommt dann wieder auf den anfänglichen Gedanken zurück, oder auch nicht („Halb beendete Sätze; betrachtet es als selbstverständlich, daß man den Rest versteht“: *Kent*). Gelegentlich verliert sich *Lachesis* in dem Gewirr ihrer verschiedenen Gedanken, richtet sich auf und sagt: „Nun, wo war ich gerade? Was wollte ich eben sagen?“

Eine *Phosphor*-Patientin beschrieb, welche Schwierigkeiten sie in dem kleinen Reisebüro hatte, in dem sie arbeitete; zwar liebte sie es, mit Menschen umzugehen und Gratis-Reisen außerhalb der Saison unternehmen zu können, aber sie fand ihre Chefin ungeheuer schwierig im Umgang: „Sie ist recht großzügig zu mir, und mir auch wohl gesonnen, aber sie redet so unzusammenhängend, daß es mir beinahe unmöglich ist, ihr zu folgen. Zum Beispiel sagt sie: ‚Vergessen Sie nicht, Mr. Norton anzurufen, er braucht ein Ticket nach – Ach, und übrigens, haben Sie den Flug nach Venezuela gebucht, für diesen netten Mann, der – Das erinnert mich an etwas – vergessen Sie bitte nicht – Oh nein! Ich dachte, Sie hätten sich schon längst darum gekümmert – oder ist das erledigt?‘ Ich bin schon zu einer richtigen Expertin darin geworden, zu erraten, was sie in ihren halbfertigen Sätzen sagen möchte, obwohl ich gerade gestern für Mr. Norton einen Flug nach Paris statt auf die Bahamas gebucht habe. Kann die Homöopathie denn nicht etwas dagegen tun?“ Der Arzt schlug vor, ihrer Chefin eine Gabe *Lachesis* 1 M anzubieten, und beim folgenden Termin erzählte die Patientin mit leuchtenden Augen, daß das Mittel wunderbar gewirkt habe: ihre Chefin lasse jetzt keinen *einzigen* Satz mehr unvollendet. Man muß hierbei natürlich auch ihren *Phosphor*-Enthusiasmus in Rechnung stellen, aber schon so manches Mal hat eine einzige Gabe des Mittels die Redseligkeit eines Patienten oder sein unzusammenhängendes Reden modifiziert, wenn auch nicht so drastisch, wie diese Patientin es behauptete.

Lachesis kann auch andererseits äußerst zielbewußt sein, und nichts kann sie von dem Weg, den sie gewählt hat, abbringen. Sie scheint noch nicht einmal zu hören, wenn ihr Gegenüber einen Einwurf zu machen versucht, auch wenn er damit auf eine klare Frage antwortet. Wenn der Arzt sie während der Anamnese etwas fragt, erzählt die Patientin einfach weiter, ohne zu antworten, oder sie sagt: „Lassen Sie mich erst zu Ende reden," und ist dann erst bereit, seine Fragen zu beantworten.

Zusammenfassend sollte man *Lachesis* stets dann in Betracht ziehen, wenn es um all zu hastiges Sprechen oder einen unablässigen Strom von Worten geht – sei es bei Alkoholismus, beim prämenstruellen Syndrom, bei Unterdrückung von Gefühlen oder Sexualität, in der Manie, beim Einsetzen der Menopause (wo eine vorher schweigsame Frau auf einmal redselig werden kann) – oder einfach bei einem gesunden, extravertierten, vitalen, aber geschwätzigen Menschen.

Es gibt auch einen wortkargen *Lachesis*-Typ, der aber nicht so einfach zu erkennen ist. Es ist dies eine Person, die still alles um sich herum aufnimmt, und nur ab und zu ein paar schneidende Bemerkungen von sich gibt. Wie die „stets wachsame Schlange" (*Gutman*) sitzt sie ruhig da, ist aber immer bereit zum Angriff. Sparsamkeit im Ausdruck, eine pointierte Sprache unter einem bescheidenen Verhalten, eine lakonische Art, die einen schneidenden Intellekt enthüllt, oder die Fähigkeit von Kindern, Worte äußerst scharfsinnig zu benutzen (so scharf wie die Zähne einer Schlange) – all dies kann auf *Lachesis* hinweisen (auch auf *Arsenicum*).

Zwar ist das Kind im allgemeinen nervös und hyperaktiv, und unaufhörlich am Reden, aber auch die Bereitschaft, ruhig zuzuhören und zu beoachten, kann sein Verhalten prägen. Schüchternheit, Zurückhaltung und Empfindlichkeit verdecken seine ungeheure Neugierde und seinen Eifer, Neues zu erfahren, besonders im *Gespräch* mit anderen. Und wenn es einmal auf etwas zu sprechen kommt, das es wirklich interessiert, schüttet das sonst so wortkarge Kind alles aus, was es darüber weiß, in einem unaufhörlichen Schwall wohlgeformter Sätze.

Hering war der erste, der auf die Sprachbegabung von *Lachesis* hingewiesen hat, und er spielte mehrfach auf die Patientin an, die „in sehr gewählten Sätzen spricht, eine übertriebene (oder gebildete) Sprache benutzt, ungemein sorgfältig in ihrer Wortwahl ist, sich häufig verbessert und das Wort, das sie benutzt hat, durch ein anderes mit ähnlicher Bedeutung ersetzt." Er bezog sich zwar auf eine geistesgestörte Person, aber ein erhöhtes Bewußtsein für Sprache, und Sorgfalt im Umgang mit ihr kann man auch bei gesunden, geistig anspruchsvollen Menschen beobachten. Patienten versichern auch, daß die Symptome „Weinen beim Lesen" und „Weinen bei beruhigenden Gedichten" (bei ersterem führt *Kent* – etwas überraschend – nur die beiden Schlangengifte *Lachesis* und *Crotalus horridus* (Klapperschlange – die „rechtsseitige" *Lachesis*: Boericke) auf, und letzterem nur *Lachesis*) eher eine Dankbarkeit für die Schönheit der Sprache spiegeln, als eine – *Pulsatilla* ähnliche – Reaktion auf den Inhalt.

Sexualität

Der Sexualtrieb ist gewöhnlich sowohl bei Männern als auch bei Frauen stark ausgeprägt („Verliebtheit, Sinnlichkeit, große Erregung durch sexuelles Verlangen": *Hering*), mit „vielen wollüstigen Gedanken" (*Allen*), und Patienten bestätigen, daß das Sexualleben mit ihren *Lachesis*-Partnern ungemein intensiv ist. Wenn diese starke Sexualität jedoch nicht befriedigt wird, kann sie zu einer fixen Idee werden. Ohne die beruhigende Wirkung eines normalen Sexuallebens kann es zu einer tiefen Depression kommen (*Natrium muriaticum, Staphisagria*). Oder der Patient kann ein zwanghaftes Verhalten entwickeln, bei dem die sexuelle Leidenschaft „überhöht; im höchsten Maße übertrieben; vollkommen unersättlich; ohne alle Hemmungen" (*Hering*) ist. Bei diesem Konstitutionstyp kommen verschiedene sexuelle Störungen oder Abweichungen häufig vor, einschließlich Homosexualität („Abneigung gegen Frauen [bei Männern]," „Liebeskrank um jemand aus dem eigenen Geschlecht": *Kent*), abnormes Hingezogensein von älteren Männern zu jungen Mädchen oder sehr jungen Frauen, oder von älteren Frauen zu Männern, die ihre Söhne sein könnten.

Gelegentlich hat der *Lachesis*-Patient geradezu eine Aura kontrollierter oder beherrschter Sexualität um sich: „Intensive Ausstrahlung unterdrückter... und schwüler... Sinnlichkeit" (*Whitmont*). Sie kann sich in den Augen zeigen: ein ganz bestimmter, durchdringender, fesselnder (und gelegentlich verwirrender) Blick unter halb gesenkten Augenlidern hervor, der unmittelbar vom anderen Geschlecht wahrgenommen wird. Bei Menschen, die (sei es aus freien Stücken oder aufgrund der Umstände) sexuell unbefriedigt sind, kann sich die immer noch wirksame sexuelle Energie in einer allzugroßen Ablehnung des gesamten Themas ausdrücken. Er oder sie reagiert überaus empfindlich auf sexuelle Anspielungen oder Anzüglichkeiten, oder hat eine Abneigung gegen nicht salonfähige Witze oder verbale Direktheit (*Natrium muriaticum*) und kann sogar Sex als entwürdigend betrachten – als etwas, das den Menschen in erniedrigender Weise auf die Ebene von Tieren herabzieht („Abneigung von Frauen gegen Heirat": *Hering*).

Die ältere Frau, die ein streng tugendhaftes Leben führt, kann sich ungemein mit der Moral anderer beschäftigen und heftig versichern, daß die lockere Sexualmoral und Promiskuität die Gründe für den Niedergang dieser Gesellschaft sind. Wenn man ihr den Rat gibt, sich nicht über das sexuelle Verhalten anderer zu sorgen, sondern sich damit zufrieden zu geben, zu tun, was sie für richtig hält, ist sie schockiert durch diese in ihren Augen abgestumpfte Haltung. Wie sollte man sich *nicht* bekümmern? In Wahrheit spiegelt die extreme Mißbilligung der Sexualität von *Lachesis* oder eine puritanische Sorge um „moralische Maßstäbe" häufig ein verqueres Beschäftigtsein mit diesem Thema, und auch die Angst vor der eigenen unterdrückten Sexualität. Diese verurteilende Haltung kann auch eine unterschwellige Trauer kaschieren, das beunruhigende Gefühl, daß das Leben an ihr vorüber geht und ihr fundamentale Erfahrungen vorenthält.

In der biblischen und mythischen Tradition steht die Schlange als Symbol sowohl für die Sexualität als auch für höheres Wissen: „Die Schlange ist ein Bild für die ursprüngliche, autonome und unpersönliche Lebenskraft, die unter allem Sein und Bewußtsein liegt und es erschafft... Das Bedürfnis, das Leben zu erfahren und dadurch zu lernen und zu wachsen" (*Whitmont*). So trägt *Lachesis* den Keim spiritueller Entwicklung in sich selbst, daher nimmt Sex für ihn religiöse Dimensionen an, und er sucht in sexueller Leidenschaft das Mysterium und die Offenbarung, die sonst durch die Religion erfahrbar wird. Das Mittel kommt auch unmittelbar bei Patienten in Frage, die dazu neigen, die Grenzen zwischen Religion und Sexualität zu verwischen.

Ein historisches Beispiel für die offensichtliche Unfähigkeit, zu entscheiden, wo spirituelle Liebe endet und Sexualität beginnt, war *Henry Ward Beecher*, der Bruder von *Harriet Beecher Stowe* (der Autorin von *Onkel Toms Hütte*). Der Begründer und fünfzig Jahre lang das verehrte Oberhaupt der Plymouth Church in Brooklyn, New York, war ein charismatischer Seelsorger seiner Gemeinde; er besaß ein ausgeprägtes rhetorisches Talent und viele hochgesteckte Ideale: ein Jahrzehnt vor dem Sezessionskrieg predigte er von der Kanzel aus die Befreiung der Sklaven und sammelte Geld, um entlaufene Sklaven freizukaufen. In seiner übergroßen christlichen Nächstenliebe verführte er jedoch die Frauen zweier seiner besten Freunde und treu ergebenen Geldgeber. Der gewaltige Skandal, der darauf folgte, schockierte die gesamte amerikanische Öffentlichkeit und führte zu mehreren unendlichen langen Gerichtsprozessen. Wie immer man seine sexuellen Kavaliersdelikte auch sehen mag, sie sind ohne Zweifel Ausdruck einer Verwechslung von religiöser und sexueller Liebe, die typisch für *Lachesis* ist – die Liebe zu Gott, die Liebe zur Menschheit und die Liebe zum anderen Geschlecht beginnen miteinander zu verschmelzen und sind nicht mehr zu unterscheiden.

Religion und Glauben

Lachesis ist vom Wesen her tief religiös und braucht einen starken Glauben oder spirituelle Verpflichtung als geeignetes Ventil für seine überreichliche emotionale Energie und seine Empfänglichkeit für „Ekstase" oder, in extremen Fällen, für „tranceartige" Zustände (*Hering*). Gott ist für ihn fast greifbar präsent, er steht mit ihm in inniger Verbindung; er ist für ihn auch eine moralische und ethische Instanz, die ihm in seinem ständigen inneren Widerstreit praktische Hilfe leistet. Wenn er eher zur Philosophie neigt, liebt er nichts mehr als heiße Diskussionen über die „Natur Gottes" oder über „Gut und Böse", die wohl bis in die frühen Morgenstunden dauern können.

Wenn man ihn fragt, ob er seine Probleme anderen mitteilt oder sie für sich behält (eine Standardfrage in der Homöopathie), antwortet *Lachesis* weit häufiger als andere Konstitutionstypen: „Keins von beiden. Ich bringe sie zu Gott, und zu niemandem sonst," oder etwas, das in die gleiche Richtung zielt. Seine innere Stärke bei Krankheit oder anderen Belastungen rührt häufig von seinem unerschütterlichen Glauben. Er ist auch der weise, ungemein verfeinerte Mensch von hoher Moral oder gar heiligmäßigem Charakter, der sich der Widersprüche und Schwächen menschlicher Natur sehr wohl bewußt ist. Er ist durchs Feuer gegangen, hat innere Kämpfe und Versuchungen bestanden und so ein Ausmaß an Mitgefühl und heiterer Gelassenheit erlangt, wie es auf andere Weise kaum möglich ist.

Andererseits gründen die geistigen und emotionalen Probleme von *Lachesis* häufig auch gerade in falsch verstandenem oder unangebrachtem religiösen Eifer. Er wird gepeinigt von religiösen Ängsten („Furcht, verdammt zu sein“: *Hering*), befürchtet, unter satanischen Einfluß zu geraten („meint, unter der Kontrolle übermenschlicher Wesen zu stehen“: *Kent*), oder sieht um sich herum nur Böses und ist davon überzeugt, daß Gott alle für ihre Sünden bestrafen wird, ihn selbst eingeschlossen.

Bei manchen kommt starker Glaube mit Engstirnigkeit zusammen und führt zu einer „dogmatischen“ (*Boenninghausen*), rigiden oder gar „bigotten“ (*Borland*) Sichtweise. Die Frau, die einer kleinen religiösen Sekte angehört und emsig ihren Glauben und Lebensstil anderen aufdrängt, zeigt damit genauso *Lachesis*-Tendenzen, wie der Mann in seinen mittleren Jahren, der früher ein Genußmensch und Lebemann gewesen ist, dies nun ablehnt und sich strikter religiöser Disziplin unterwirft, um diese jetzt inakzeptable Seite seines Wesens unter Kontrolle zu halten; desgleichen ein Mensch, der sich aufgrund eines tiefen Kummers oder einer Enttäuschung der Religion zuwendet, oder einer, der in einem streng religiösen Elternhaus aufgewachsen ist und damit gebrochen hat, aber immer noch Merkmale eines tief verwurzelten Dogmatismus in sich trägt.

Da ein starker Impuls in eine Richtung einen gleich starken in die andere bewirken kann, sind auch die leidenschaftlichsten und militantesten Atheisten häufig *Lachesis* – es sind Menschen, die erbittert und zynisch alles hassen (und *Lachesis* kann heftiger *hassen* als jeder andere Konstitutionstyp, *Natrium muriaticum* vielleicht ausgenommen), was mit Religion, ihren Institutionen oder Gott selbst zu tun hat. Schon beim ersten Gespräch mit dem Arzt äußern die Patienten sich erbittert über ihre frühere Religion und kommen beim geringsten Anlaß wieder auf ihre ärgerliche Abscheu zu sprechen. Eigentlich ist es gleich, ob sie für oder gegen die Religion eingestellt sind, da die heftige Ablehnung dieselbe Funktion erfüllt wie der Glaube: sie ist Mittelpunkt ihres Lebens und gibt ihm einen Sinn.

Der Jesuitenzögling *Voltaire*, einer der leidenschaftlichsten Vertreter der Aufklärung im achtzehnten Jahrhundert (seine *Lachesis*-Natur ist schon an seinem ausufernden Briefwechsel und den zeitgenössischen Kommentaren über die öffentliche Zurschaustellung seines Privatlebens abzulesen), der einen Großteil seines Lebens damit zubrachte, mit scharfer Zunge und spitzer Feder die Kirche anzugreifen oder gegen die Existenz eines moralischen oder gütigen Gottes zu wüten, offenbarte mit dieser lebenslangen Obsession eine *Lachesis*-Faszination von diesem Thema. Die Geschichte, daß er auf dem Sterbebett um Absolution bat, mag zweifelhaft sein, würde aber durchaus dazu passen.

Lachesis kann also einerseits ein ungewöhnlich begeistertes und hingebungsvolles Mitglied seiner Religionsgemeinschaft sein; wenn er dagegen eher unabhängig und anarchisch veranlagt ist, kann er heftig argumentieren, daß organisierte Kirchen und Religionen, die damit betraut sind, starke religiöse Impulse zu *bewahren*, in Wirklichkeit die spontane und tiefe Gemeinschaft zwischen Mensch und Gott verhindern, indem sie Offenbarungen auf Dogmen und mystische Erfahrung auf Riten und Rituale reduzieren*.

Die gleiche Intensität kennzeichnet die Überzeugungen und Glaubenssätze von *Lachesis* auch auf anderen Gebieten**. Sein ganzes Handeln und Reagieren kann von *Haß bestimmt* sein – Haß auf irgend eine bestimmte Ideologie, auf eine Idee oder gar auf einen Menschen. Ein Schulmädchen kann z.B. eine intensive Abneigung gegen einen Lehrer, ein Familienmitglied oder einen Mitschüler hegen. Sie hat keinen bestimmten Grund dafür; dieser Mensch hat ihr nichts angetan. Es scheint nur so zu sein, daß ihre intensiven Gefühle auf negative Weise freigesetzt werden müssen, wenn ihnen das auf positive Weise versagt ist. Nicht überraschend, ist sie unbewußt fasziniert durch das Objekt ihres scheinbar aufrichtigen und offensichtlichen Hasses, obwohl sie dies noch nicht einmal vor sich selbst zugeben würde. Beispielsweise kann sie irgend ein Schulfach oder eine außerschulische

---

* *Martin Luthers* Protest, der schließlich in die Reformation mündete, kann gleichfalls als *Lachesis*-Reaktion auf die Intellektualisierung des direkten Umgangs mit Gott durch *Thomas von Aquin* und die all zu große Institutionalisierung des Glaubens durch die Kirche angesehen werden.

** *Sigmund Freud* hatte beispielsweise eine heftige Abscheu gegen alles, was mit Religion auch nur ein bißchen zu tun hatte. In seinem Denken wurde ihr Platz jedoch von der Sexualität eingenommen, und er entwickelte seine Ansichten mit einem Dogmatismus, der keinerlei Abweichungen von der wahren Lehre erlaubte (vgl. das Kapitel „*Sigmund Freud*“ in *Carl Gustav Jungs Erinnerungen, Träume, Gedanken*). Die stark von der Sexualität geprägte Psychologie *Freuds*, mit ihrer grundlegenden Prämisse, daß Religion, Spiritualität, kulturelles und künstlerisches Schaffen großenteils Sublimationen von Sexualneurosen oder unterdrückte Sexualität sind, hat in der Tat viel von *Lachesis*.

Aktivität heftig ablehnen, um im darauf folgenden Jahr einen typischen *Lachesis*- Salto zu vollführen und von eben diesem Fach oder dieser Aktivität total begeistert zu sein oder darin herausragende Leistungen zu erbringen.

Lachesis braucht ständig neues „Futter" für seine auf Hochtouren laufenden Gefühle. Wenn sein Leben nicht ausreichend leidenschaftlich oder fromm ist, sucht diese intensive Natur eine Alternative in moralischer Entrüstung oder selbstgerechter Verzweiflung.

Eine Frau kam in homöopathische Behandlung wegen eines störenden Pterygiums. Das gelbe Bindehautgewächs breitete sich ausgehend von den Innenwinkeln beider Augen aus, und bedeckte schon gut ein Viertel der Hornhaut. Dies ist zwar ein äußerst seltenes Krankheitsbild in der heutigen Praxis, die vorherrschende Jahreszeitenmodalität der Patientin – Verschlimmerung ihrer Neigung zu Asthma und Heuschnupfen im Frühjahr – wies jedoch, zusammen mit ihren Geistes- und Gemütssymptomen, schnell auf das Mittel hin.

Über ihre körperlichen Beschwerden konnte sie sprechen, ohne übermäßig ängstlich zu wirken (*Lachesis* zeigt häufig auch angesichts der schwersten Krankheiten innere Stärke). Was sie wirklich bedrückte, war, wie sich während der Konsultation herausstellte, der entsetzlich gefährliche Zustand, in dem die Welt sich befindet. Jeden Morgen stürzte sie sich auf die New York Times, las sie begierig durch und verzweifelte dann an der Zukunft. Natürlich stehen in der New York Times (oder anderen Nachrichtenmagazinen) gewichtige und ernsthafte Probleme, aber wenn es sie so sehr leiden ließ, weshalb las sie es dann laufend? Besonders auch, weil sie nur wenig dazu beitragen konnte, etwas zu verändern. Von Abscheu erfüllt, fasziniert und empört las sie jedoch weiter.

Das Mittel, das ihr verschrieben wurde, war *Lachesis* 200, außerdem wurde ihr empfohlen, einen Monat lang völlig abstinent ohne Nachrichten zu leben, besonders die New York Times nicht zu lesen. Zuerst sträubte sie sich und behauptete, daß sie, wenn sie auf ihren Lieblingsstimulus verzichten müsse, krank werden würde, fügte sich dann aber dem Rat des Arztes.

Innerhalb von zwei Monaten war ihr Pterygium zurückgegangen, und sie war von ihrer New York Times-Sucht losgekommen (sie konnte sie nun lesen oder es auch bleiben lassen). Nun betrachtete sie die Welt nicht mehr ausschließlich vom Blickpunkt eines drohenden

Armageddons aus. Insgesamt hatte sie jetzt eine weitaus gesündere Weltsicht, akzeptierte gelassen die Dinge, die sie nicht ändern konnte, und bewahrte ihre Energie für die, die sie ändern konnte.

Diese heftigen Gefühle und Überzeugungen von *Lachesis* finden sich auch bei Intellektuellen und Akademikern. Ein Oxford-Absolvent, der in der Nachrichtenabteilung eines Rundfunksenders angestellt war, suchte homöopathische Hilfe wegen einer voll ausgeprägten Gürtelrose (Herpes zoster), die sich auf Kopfhaut, Nacken und Oberkörper ausgebreitet hatte und schwere Schmerzen verursachte. *Ranunculus bulbosus* ist nahezu spezifisch für diese Beschwerden, und in der Tat linderte dieses Mittel seine Beschwerden wesentlich, aber trotz Zwischengaben von *Sulfur* kam es wiederholt zu Rückfällen, so daß der Arzt weiter suchen mußte.

Glücklicherweise bot der Patient ein fast vollendetes Portrait des Mittels dar. Die Hauteruptionen waren linksseitig, er ging nicht gerne schlafen, weil seine Schmerzen nach dem Aufwachen schlimmer waren, und er war ein „Nachtmensch", der freiwillig in der Nachtschicht arbeitete. Und, gleichfalls typisch für *Lachesis*, er leistete sein Pensum auch dann, wenn er nur wenig schlief.

Um dieses Bild auch mit tiefergehenden Geistessymptomem bestätigen zu können, wurde der Patient nach seinen Hobbies oder Interessen außerhalb seiner Arbeit gefragt. Es stellte sich heraus, daß er wie besessen von der moralisch-politischen Frage war, ob nicht in der westlichen Gesellschaft ein vollkommener Zusammenbruch stattfinden und letztere nicht eine Diktatur im Sinne Stalins (oder eine andere derartige Tragödie) durchmachen müsse, um die politische Reife und das moralische Verständnis zu erreichen, die eine lebensfähige und wirksame Demokratie garantieren würden. „Weshalb," so klagte er, „ist die Menschheit nicht in der Lage, aus der Geschichte zu lernen, um nicht dazu verdammt zu sein, sie immer zu wiederholen?"

Der Arzt versuchte, ihn zu trösten: Vielleicht war seine pessimistische politische Analyse nicht auf den Westen anwendbar, der nach Renaissance, Reformation, Bürgerkriegen und Industrieller Revolution vielleicht nicht unbedingt die harten Lektionen der jüngeren russischen oder chinesischen Geschichte zu lernen brauche. Dies erregte ihn nur noch mehr. Tröstendes Zureden war nicht das, was er wollte. Einem intelligenten *Lachesis*-Menschen widersprechen oder mit ihm streiten zu wollen, ist sinnlos – er sollte eher darin unterstützt werden,

den Druck, der sich durch den Ärger und die Empörung in ihm aufgebaut hat, loszuwerden. Jedenfalls, der Patient war davon überzeugt, daß der Westen einen sozio-politischen Zusammenbruch erleben müsse, um geistig für eine erleuchtete Demokratie (die „Erlösung") vorbereitet zu sein.

Eine so leidenschaftliche Eloquenz überraschte bei einem zurückhaltenden, korrekten Briten, für den der Arzt ein völlig Fremder war. Sie trug jedoch dazu bei, daß *Lachesis* als Mittel gewählt wurde.

Nach ein paar Wochen Behandlung war die Gürtelrose vollkommen verschwunden; was jedoch aus seinen inbrünstigen politischen Ansichten und Befürchtungen geworden ist, ist nicht bekannt. Nachdem er geheilt war, kam er nicht mehr wieder, und später kehrte er nach England zurück. Lachesis ist kein Hypochonder, der sich anklammert. Seine Gesichtsfeld reicht weit über seine eigene Gesundheit hinaus, und wenn er erfolgreich behandelt worden ist, hält er sich von Ärzten fern.

Dieser Patient zeigte beispielhaft, wie *zwingend* die Glaubenssätze von *Lachesis* sind. Dieser Typus kann so stark an irgendeiner bestimmten Überzeugung hängen, daß er die Möglichkeit einer abweichenden Meinung vollkommen zurückweist. Er vergißt dabei, in Rechnung zu stellen, daß verschiedene Menschen verschiedene Wahrheiten zu verschiedenen Zeiten in ihrem Leben sehen können, oder daß sie ihre eigenen Überzeugungen haben und daher für andere verschlossen sind. Seine Sicht der Dinge *muß* wahr sein, ist es immer schon *gewesen* und *wird* es immer sein, und zwar für alle, und er fährt damit fort, die Menschen in dieses Prokrustesbett zu zwängen.

Dostojewski und *Freud* sind oben schon als typisch für die *Lachesis*-Mentalität genannt worden. Auch die Intensität ihrer Gefühle, die an Offenbarung grenzte, paßt zu diesem Konstitutionstyp. Beide sahen sich selbst als Propheten, und in der Tat wagten sie sich auf bisher unerforschte Gebiete der Seele, eröffneten neue Erkenntniswege zum Unbewußten und leiteten das starke Interesse des Zwanzigsten Jahrhunderts für Psychologie ein. Beider Werke besitzen den intellektuellen Zauber und in seiner Klarheit zwingenden subjektiven Stil, die typisch für *Lachesis* sind – sie führen den Leser dazu, zu glauben, daß die Theorien, die sie vortragen, die ganze Wahrheit sind, und nicht nur ein Teil davon. Die Stärke des intellektuellen *Sulfur*-Typs liegt, wie erinnerlich, in der analytischen Objektivität seines Stils.

Die Kehrseite dieses absolutistischen Bildes starken Glaubens und intensiver Überzeugungen ist der chronische Skeptiker. Stets verspürt er zwei einander bekämpfende Kräfte in sich und ist sich daher der Dualität und in der Konsequenz auch der Neutralität aller Phänomene immer bewußt. Typisch hierfür ist *Hamlet*, dessen verwickeltes Denken Motive, Handlungen und Ideen in leidenschaftlichem moralisch-philosophischem Hinterfragen zerlegt und sich schließlich damit abfindet, daß alles relativ ist: „Es gibt nichts Gutes oder Schlechtes, erst die Gedanken machen es dazu."

Lachesis neigt dazu, seine eigenen Beweggründe ständig zu hinterfragen. So kommt er etwa zu dem Schluß: „Wenn ich einem Mitmenschen helfe, wird man mich als Wohltäter ansehen, aber innerlich bin ich stolz auf mich. Vielleicht tue ich es hauptsächlich deshalb, weil ich will, daß man mich lobt, und nicht aus reiner Freundlichkeit. Umgekehrt, wenn ich etwas Verwerfliches getan habe, bereue ich es aufrichtig und werde so vom moralischen Standpunkt aus gesehen besser. Ich weiß einfach nicht, ob ich ein besserer Mensch bin, wenn ich Gutes tue und stolz darauf bin, oder wenn ich falsch handle, es jedoch bereue." Im nächsten Moment sagt er sich, und vollzieht damit eine erneute Kehrtwendung: „Ich frage mich aber doch, ob ich *wirklich* bescheiden und reuig bin, wenn ich denke, daß ich es bin, oder ob ich mir dann nur einen bescheidenen Anschein gebe..." und so weiter. Ein gutes Bild für diese kreisförmige, letztlich vergebliche (und gleichzeitig psychologisch lähmende) Selbstanalyse, die dazu führt, daß jedes Motiv schließlich so aussieht, als wäre es eigentlich das Gegenteil, ist die Schlange, die sich selbst in den Schwanz beißt.

In seinem verästelten Denken kann sich der *Lachesis*-Patient sogar fragen, ob er sich nicht tatsächlich umsonst Sorgen macht, wenn er eine schwierige Situation einfach so hinnimmt oder sich etwas nicht erlaubt, weil er sich irgendeinem höheren Ideal verpflichtet glaubt, und ob seine Gesundheit jetzt nicht weniger geschädigt wäre, wenn er etwas eigennütziger und nachgiebiger sich selbst gegenüber gewesen wäre.

Innerer Aufruhr und Konflikte sind nicht spezifisch für irgend einen bestimmten Konstitutionstyp. Aber wenn erwachsene Patienten ihre Religion oder ihren Beruf in Frage stellen oder anfangen, an ihren Idealen, ihrer Ehe oder ihrer persönlichen Entwicklung zu zweifeln („plötzliche Zweifel an Wahrheiten, von denen er bis jetzt überzeugt war“: *Allen*), ist an eine *Lachesis*-Pathologie zu denken. Auch Patienten, die vom Konstitutionstyp her nicht *Lachesis* sind, benötigen häufig dieses Mittel, wenn sie einen Prozeß gründlicher Ernüchterung und neuer Beurteilung ihres Lebens durchmachen. Dies ist der Grund, weshalb *Lachesis* zu den „erwachsenen“ Mitteln gezählt wird, und weshalb viele Patienten (und besonders Frauen) es irgendwann in ihrer Lebensmitte einmal benötigen.

Um ihre moralische und intellektuelle Ambiguität aufzulösen, nehmen manche strikte Verhaltensmaßstäbe an oder beschränken sich freiwillig in ihrem Verständnis oder ihrem Glauben. *Lachesis* kann mit moralischen Konflikten auch so umgehen, daß er seine geistige Beweglichkeit, seine emotionale Anpassungsfähigkeit und sein Bewußtsein für das Paradoxe begrenzt und sich weigert, etwas anzuerkennen oder auch nur zu sehen, das von seinen eigenen Überzeugungen abweicht*. Oder er tut das Gegenteil: Aus Mangel an starkem Engagement intensiviert er seinen Relativismus oder Zynismus. Er beschließt z.B., daß Institutionen an sich wertlos sind, wenn nicht gar von Übel. Die Institution der Ehe beispielsweise, die eigentlich dazu gedacht ist, die Liebe zu bewahren, dient lediglich dazu, deren Aufrichtigkeit und Spontaneität unmöglich zu machen (vergleiche mit der Sichtweise von *Lycopodium)*; der Fehler an diesen öffentlichen Institutionen liegt jedoch weder in administrativen oder gesetzgeberischen Mängeln, gegen die schließlich etwas getan werden kann (wie *Lycopodium* es sieht), noch an den Menschen, aus denen diese Institutionen bestehen, die sich ändern können (wie *Natrium muriaticum* fin-

---

* Gegen Ende seines Lebens begann *Dostojewski*, freiwillig seine Einsichten zu beschränken. Die zerstörerischen Auswirkungen seines Werks beunruhigten ihn, und so hörte er vollkommen auf, Romane zu schreiben. Seine Ideen und die moralischen Regeln, die er in seinen Novellen aufstellte, kehrten sich gegen sich selbst und ließen Deutungen zu, die das Gegenteil von dem waren, was er ursprünglich beabsichtigt hatte: Sie unterminierten die moralischen Werte, zu deren Verteidigung er eigentlich angetreten war. Statt den zweiten Band seiner geplanten Trilogie *Die Brüder Karamasow* fortzusetzen, für die schon ein detaillierter Entwurf existierte, konzentrierte er sich zunehmend auf sein *Tagebuch eines Schriftstellers*, in dem die komplexen philosophischen Themen, die so hintergründig in seinen Novellen auftauchen, in weniger vieldeutiger, ja sogar vereinfachter und frömmlerischer Form dargestellt sind. Er starb ein Jahr später recht plötzlich an einer Lungenblutung – einem Leiden, für das *Lachesis* eines der Hauptmittel ist (zusammen mit *Crotalus horridus: Kent*). Könnte sein plötzlicher Tod auch als ein dramatisches Beispiel für die „bösen Folgen unterdrückter [geistiger] Absonderungen“ aufgefaßt werden, als Folge dessen, daß er seinem Genie nicht freien Lauf ließ?

det), sondern in der Natur dieser Bestie: Es läuft immer darauf hinaus, daß sie sich selbst verewigt, statt die Werte, die sie ursprünglich schützen sollte, zu bewahren.

Dieser Nihilismus von *Lachesis* – der ihm eigene „Argwohn" (*Hering*) und sein Mißtrauen – ist im wesentlichen eine Projektion seiner eigenen, inneren Konflikte auf die Außenwelt. Wenn der Mensch schwach, selbstsüchtig und korrumpierbar ist (wie die eine Seite, die er von sich kennt), wie sollten diese Eigenschaften nicht um so schlimmer in Institutionen vorhanden sein, die, wie jedermann weiß, von oben bis unten korrupt sind und wo die große Masse und deren Anonymität jegliche Moral oder Ethik, die beim einzelnen Menschen noch vorhanden sein mag, aufhebt?

Eine dritte Variante pendelt zwischen den beiden Extremen von intellektueller Starre und Skepsis hin und her; diese Menschen tragen Merkmale von beidem in sich. Eine solchermaßen gespaltene Persönlichkeit, mit ihren sprunghaften Veränderungen von Standpunkten und Verhalten, gleicht einem kleinen Segelboot, das im Sturmwind hin- und hergeworfen und geschüttelt wird, und das in seinem Bemühen, sich über Wasser zu halten und einen Hafen zu erreichen, erst steuerbord, dann backbord wendet.

Das Kind

Man benötigt eine gewisse Reife, um moralische Konflikte zu erleiden, sich Widersprüchen bewußt zu sein oder einen Sinn für die Relativität der Dinge zu entwickeln, und *Lachesis*-Kinder können, was intellektuelle oder moralische Angelegenheiten betrifft, weit über ihr Alter hinaus entwickelt sein. Von diesen Kindern (meist sind es Mädchen, die schneller reifen als Jungen) sagt man häufig, sie seien „frühreif", weil sie schon von Kindesbeinen an, zu Freud oder Leid ihrer Umgebung, etwas von der Weisheit der Schlange besitzen.

Die jüngste Patientin, die bei uns einer Konstitutionsbehandlung mit *Lachesis* unterzogen wurde, war ein vier Jahre altes Mädchen, das heftige Wutanfälle hatte*. Für gewöhnlich war sie friedlich, hatte sich

* Natürlich kommt das Mittel bei vielen akuten Krankheiten bei Kindern zur Anwendungen: Ohrenschmerzen, Halsentzündungen, Streptokokken-Angina, Verbrennungen usw.

aber auf einmal vollkommen unerklärlich verändert und griff ihre Geschwister an wie eine richtige Schlange. Wenn sie bestraft wurde, schleuderte sie ihren Eltern giftig entgegen: „Ihr seid Tiere – *wilde* Tiere – ihr seid sogar schlimmer als Tiere. Tiere lieben wenigstens ihre Jungen und bestrafen sie nicht so, wie ihr es tut. Ihr seid nicht nur Tiere, sondern *richtige Bestien*!" (Man beachte ihr Unterscheidungsvermögen zwischen diesen beiden Worten.) Sie war außer sich und verhielt sich mehrere Tage lang so. Als ihr rebellisches Verhalten und ihre intensive negative Einstellung irgendwann die Drohung heraufbeschwor, daß St. Nikolaus an Weihnachten nicht nett zu ihr sein werde, erklärte sie trotzig: „Das macht mir überhaupt nichts aus! Ich hasse Papa, Mama, Gott *und* den Nikolaus!". Es war jedoch durchaus zu erkennen, daß sie innerlich mit sich kämpfte: „Ich möchte ja lieb sein. Ein Teil in mir will gut sein und gibt sich große Mühe, aber *irgendetwas* in mir *macht*, daß ich böse bin. Ich hasse diesen schlechten Teil, aber ich kann einfach nichts dagegen tun..." schluchzte sie, als würde irgendeine innere Macht sie dazu treiben, sich so destruktiv zu verhalten.

Dies glich dem *Lachesis*-Symptom: „Gefühl, als sei sie einer fremden Macht ausgeliefert; als sei sie verzaubert und könne den Bann nicht brechen," (*Hering*) bzw. „hört... Befehle, denen sie gehorchen muß" (*Kent*), und so erhielt das Mädchen eine Dosis *Lachesis* 10 M. Ihre Eltern berichteten, daß sie eine Stunde danach aus ihrem Zimmer gekommen sei und ganz ruhig einfach sagte, daß sie über ihre Wutanfälle hinweg sei und sich wieder gut benehmen werde: „Ich werde jetzt immer brav sein". Dies war sie dann auch wirklich, und sie hatte niemals wieder einen dieser Wutanfälle. Was immer dies auch für eine destruktive Macht in ihr gewesen sein mochte, von der sie befreit werden mußte, die eine Dosis *Lachesis* hatte es jedenfalls wirksam getan*.

Der zweite Fall war ein neunjähriges Mädchen, das wegen Nasenblutens und ungewöhnlich starken Blutungen aus kleinen Schnitten und Kratzern in homöopathische Behandlung gebracht wurde

---

* Ein ähnlicher Fall, bei dem es auch um heftige Wutanfälle ging, wurde gleichfalls durch eine einzige Dosis eines homöopathischen Arzneimittels geheilt, und zwar durch *Tarantula hispanica*. Auch dieses Mädchen konnte ihren inneren Kampf mit befremdender Reife artikulieren, zusätzlich bewegte sie sich aber blitzschnell wie eine Spinne von einer Ecke des Raumes in die andere. Es scheint, als hätten diese starken tierischen Gifte gleichsam die beiden besessenen Kinder von bösen Geistern befreit.

(*Lachesis* hat, wie *Phosphor*, eine besondere Beziehung zur hämorrhagischen Diathese*). Sie war ein aufgewecktes, hübsches, nervöses Mädchen. Von Erscheinung und Verhalten her war sie auf den ersten Blick *Phosphor*, hinter der anziehenden Oberfläche verbargen sich jedoch ernsthafte Verhaltensstörungen, die sich sowohl in der Schule als auch zu Hause zeigten. In der Schule war sie eine Intrigantin und stiftete andere dazu an, sich den Regeln zu widersetzen; während diese dann häufig auf frischer Tat ertappt wurden, entzog sie selbst sich clever der Bestrafung. Sie überlegte sich gehässige, ja unverschämte Methoden, ihre Eltern zu ärgern (einmal urinierte sie auf die Geburtstagsgeschenke, die sie von ihnen bekommen hatte), ohne sich die Folgen zu überlegen. Sie stahl auch Geld, Schmuck und Uhren, quälte sogar den Hund der Familie und biß ihm in den Schwanz, bis er vor Schmerz aufjaulte.

Dies ist weniger ein *Phosphor*, als ein *Lachesis* ähnliches Austesten ihrer Umgebung: „Was passiert, wenn ich dem Hund in den Schwanz beiße? Kann ich stehlen? Was geschieht, wenn ich meine Eltern provoziere?" Der *Sulfur*-Junge stiehlt, um seinen Mut auf die Probe zu stellen und mit seiner Männlichkeit prahlen, oder um seine Sammelwut zu befriedigen. Das *Lachesis*-Mädchen, das stiehlt, erzählt niemandem etwas davon, sondern probiert aus, ob es (so wörtlich) etwas „Böses" tun kann, um zu sehen, ob sie damit durchkommt. Als die Patientin gemaßregelt wurde, weil sie ohne Grund dem wehrlosen Hund wehgetan hatte, antwortete sie, um sich zu rechtfertigen: „Was ich getan habe, war nicht nur schlecht. Er ist alt, fett und halb blind, und niemand aus der Familie hat ihn mehr beachtet, bis ich ihn schlecht behandelt habe. Jetzt tut er allen leid, und jeder ist nett zu ihm." Mit neun Jahren war sie zu der anspruchsvollen dialektischen Erkenntnis gekommen, daß jede Tat in sich den Keim des Gegenteils trägt; genau wie gute Taten potentiell auch schlecht sein können, so können grausame Taten auch zu Gutem führen.

Zudem hatten die wachen Augen dieser Patientin einen *Lachesis*-Ausdruck: blitzschnelle, huschende seitliche Blicke (*Lachesis* kann auch verstohlen von der Seite aus den Augenwinkeln oder unter halb geschlossenen Augenlidern hervorblicken), und ihr durchdringender,

* „Wie alle Schlangengifte zersetzt *Lachesis* das Blut und macht es flüssiger; daher ist eine Neigung zu Blutungen deutlich" (*Boericke*).

starrer Blick war argwöhnisch („mißtrauischer Blick“: *Kent*). Eine Reihe von Gaben dieses Mittels in ansteigenden Potenzen verursachte eine tiefe Veränderung in diesem Mädchen und lenkte ihre waghalsige und herausfordernde Energie vom Unruhestiften weg zu konstruktiven schulischen Leistungen hin.

Der dritte Fall zeigt noch einmal einen ganz anderen Aspekt dieses konstitutionellen Bildes. Ein elfjähriges Mädchen war wegen Kopfschmerzen nach der Schule und hartnäckiger Blasenbeschwerden in homöopathischer Behandlung: häufiger Harndrang abends beim Zubettgehen, wobei aber immer nur wenig Urin abging (sie mußte ein dutzend Mal in den ersten beiden Stunden aufspringen). An ihren Symptomen war nichts, das spezifisch auf *Lachesis* hinwies, aber auch kein Hinweis auf irgend ein anderes Mittel. Sie hatte zwar eine „gestörte Wärmeverteilung“ (*Nash*), und nestelte dauernd an ihrer Kleidung herum, aber einige ihrer Modalitäten sprachen gegen das Mittel. Es war einer von diesen hoffnungslos uncharakteristischen Fällen.

Ansonsten war die Patientin ein folgsames, sensibles Kind und erhielt nacheinander *Pulsatilla, Calcium carbonicum, Natrium muriaticum, Sepia, Nux vomica, Sulfur* und *Tuberkulinum* – ohne Erfolg. Ihre Blasenbeschwerden und Kopfschmerzen blieben Monat um Monat bestehen. Der Arzt versuchte daher, ihre psychische Symptomatik zu ergründen, und kam noch einmal auf das Thema Schule zu sprechen. Wenn man den Fall eines Kindes aufnimmt, kann man viel an der Art erkennen, wie es über dieses Thema spricht, oder auch *nicht* spricht. Bei den ersten sieben Besuchen war das Mädchen etwa *Natrium muriaticum* bzw. *Calcium carbonicum* gewesen: zurückhaltend in den Antworten, leise und nur wenig und widerstrebend mitteilsam. Beim achten Besuch nun ließ sie ihre Kontrolle fallen, und alles, was sie je gehört oder gelernt hatte, kam aus ihr herausgesprudelt – es schien, als könne sie nicht genug sagen und niemals fertig werden!

Besonders typisch für *Lachesis* war die Faszination, die die moralischen Probleme auf dieses Mädchen ausübten, die das Studium der mittelalterlichen Geschichte aufwarfen: das Paradoxon, daß die christlichen Ideale sowohl heilsame, als auch zerstörerische Wirkungen haben konnten, die zwiespältige Moral der Kreuzzüge. Sie war fasziniert von der Frage, ob dieses Zeitalter die europäische Zivilisation vorangebracht hatte, dadurch, daß es Kulturgüter, Lerninhalte und höfisches Verhalten verbreitete, oder ob es sie zurückgeworfen hatte – indem es Unwissen und Aberglaube hervorbrachte. Das Kind hatte ein Gespür für diese wirklich schwierigen Überlegungen und versuchte, sie zu verstehen – kein Wunder, daß es nach der Schule solche Kopfschmerzen hatte! Außerdem sprach die Art, wie sie diese Fragen so klar artikulieren konnte (unter der oberflächlichen Schüchternheit bei diesem Typ liegt häufig ein großes Wissen), auch wenn sie zunächst vom Lehrer formuliert worden sein mußten, für *Lachesis*. Sie erhielt eine Gabe dieses Mittels in hoher Potenz, und ihre Beschwerden besserten sich. Weitere Gaben ließen sie schließlich völlig beschwerdefrei werden*.

Freundschaft und Liebe

In der klassischen homöopathischen Literatur, die zwangsläufig die Eigenheiten von Kranken hervorhebt, werden Mißtrauen, Eifersucht, Bosheit, Hohlheit und Gehässigkeit betont – alles Eigenschaften, die *Lachesis* in Beziehungen zu anderen Menschen an den Tag legt. Da dieses Portrait jedoch darauf abzielt, auch die gesunden und anziehenden Seiten wiederzugeben, wird auf Liebenswürdigkeit, Großzügigkeit und vornehme Denkungsart dieses Typs gleiches Gewicht gelegt.

Lachesis kann Hingabe und Selbstverleugnung in hohem Maße entfalten. Ärzte und Krankenschwestern können sich so aufopfernd auch den anstrengendsten Patienten widmen, daß es einfach wunderbar ist, sie zu beobachten! Söhne und Töchter sorgen für ihre kranken Eltern mit unvergleichlicher Hingabe. Der Altruismus dieser tapferen Menschen ist frei von unterschwelligem Selbstmitleid (*Pulsatilla*), von promethischer Effekthascherei (*Phosphor*) und auch von übelnehmerischem Pflichtbewußtsein (*Natrium muriaticum*). Sie kommen ihren Verpflichtungen mit frommer Ergebenheit nach und offenbar ohne

* Im folgenden Sommer verbrachte dieses eigenartige Mädchen ihre Ferien fast ausschließlich damit, eine zwanzig Seiten lange „Geschichte des Mittelalters" zu entwerfen und im Zweifinger-Suchsystem auf der Schreibmaschine zu schreiben. Diese war auffallend *Lachesis*, sowohl in der Aufmachung als auch in der Ausführung. Nicht nur, daß die wohlgeordneten Gedanken in ihrer gesamten paradoxen Komplexität dargestellt waren, sondern auch, daß die randvollen, engzeilig beschriebenen Blätter keinen rechten Rand hatten. Sie hatte so viel zu sagen, daß die Worte schier die Seiten sprengten und der Leser die letzten Buchstaben oder Silben erraten mußte.

an Anerkennung zu denken – sie sind getragen von der Überzeugung, daß Gott, der Herr, sie stärkt und ihnen hilft. Andere lassen sich vollkommen von ihren Grundsätzen leiten und leisten in einer persönlichen Angelegenheit noblen Verzicht. Eine Patientin, die selbst materiell nur mäßig gut gestellt war, war der Überzeugung, daß das Erbe, das der verstorbene Ehemann ihr hinterlassen hatte, eigentlich seinen Kindern aus erster Ehe gehöre, und übertrug es auf sie. Wenn man *Lachesis* für seine Rechtschaffenheit lobt, kann er kaum verstehen, was damit gemeint ist. Er geht davon aus, daß jedes andere Verhalten ausgeschlossen ist. In gleicher Weise kann er sich auch einer Sache widmen und sie unermüdlich fördern, selbst wenn dies auf Kosten seiner eigenen Interessen geht.

Lachesis ist auch *loyal* und legt in persönlichen Beziehungen großen Nachdruck auf diese Eigenschaft. Wenn er einmal einen Freund, Partner oder Schützling gewählt hat, ist er ungeheuer bemüht, diese Beziehung auch zu bewahren und dem anderen nützlich zu sein; im Berufsleben legt er großen Wert auf Gruppensolidarität. Loyal zu sein, kann für eine Frau heißen, mit Erfolg die Ausbildung ihrer Kinder oder die Karriere ihres Mannes zu unterstützen (*Arsenicum*); gleichzeitig ist sie auch außergewöhnlich aufgeschlossen und liebenswürdig zu jedem, den sie einmal in ihren Freundeskreis aufgenommen hat. Sie neigt jedoch dazu, die gleiche Loyalität auch von anderen zu fordern – und gelegentlich gefährdet sie Beziehungen damit auch, da andere nicht immer die selbe Energie oder den Wunsch besitzen, ihrerseits genauso viel zu geben.

Eine *Lachesis*-Frau kann so freundlich sein wie *Pulsatilla* und emotional so sensibel wie *Phosphor.* Sie spricht niemals schlecht über andere und kann ungeheuer aufmerksam und stets bestrebt sein, deren Selbstwertgefühl zu unterstützen. In ihrer Großzügigkeit und Freundlichkeit kann sie unter Umständen recht unterschiedslos sein und jeden gleich großzügig behandeln, und manchmal ist sie in ihrer Liebenswürdigkeit sogar erdrückend. Aber trotz aller Freundlichkeit ist sie nicht „weich". Wenn man sie provoziert, setzt sie sich zur Wehr, besonders dann, wenn ihr Territorium bedroht ist. Die sanfte, nachgiebige *Pulsatilla* scheut sich vor Konflikten, während *Lachesis*, die Schlange, sich aufrichtet und bereit ist, blitzschnell anzugreifen*.

* So verschieden diese beiden Mittel auch sind, sie können sich bei Patienten in hohem Ausmaß überschneiden. Eine häufige Situation ist z.B., daß eine sanfte, leise spre-

Lachesis kann in sich auch äußerst rauhbeiniges Verhalten mit fast hellseherischem Bewußtsein für die Gefühle anderer und mit Feingefühl vereinen. Ihr Verständnis kann gelegentlich nicht recht zu ihrem Verhalten passen. Sie kann auch direkt und energisch sein, auf eine Art, die man traditionell als männlich ansieht, während ihr durchdringender Intellekt Anstoß erregen kann. Im Gespräch kann sie brüsk erscheinen, oder sie verfolgt ihre eigenen Gedanken, statt auf ihr Gegenüber einzugehen. Schließlich wird jedoch klar – wenn sie Schritte unternimmt, um zu helfen – daß sie, obwohl sie nicht zuzuhören schien, das Anliegen sehr wohl verstanden hat, und daß ihr Abschweifen, obgleich es ohne Zusammenhang war und scheinbar nichts mit dem Thema zu tun hatte, nicht ganz ohne Hintersinn war. So kann die großzügige, kreative und „lebhafte" (*Kent*), wenn auch nicht immer einfache *Lachesis* ungemein sympathisch sein.

Die Gegensätzlichkeit des *Lachesis*-Charakters ist die Ursache für seine Doppeldeutigkeit, die sich einer einfachen Analyse entzieht: *Lachesis* ist ein Mensch, über dessen „wahres" Wesen sich zwei Beobachter nicht einigen können.

Ein charmanter, großzügiger, rücksichtsvoller Mann verhält sich auf einmal verschlagen und manipulativ – und dann wieder liebenswürdig und bezaubernd. Eine Frau, die manchem Beobachter wie ein Wirbelsturm voller Energie und Aufregung erscheint, gleicht einem

---

chende Frau zur Behandlung kommt, weil sie an Kopfschmerzen, Menstruationsbeschwerden oder Sonnenunverträglichkeit leidet. Ihre körperlichen Symptome weisen gleichermaßen auf *Pulsatilla* und *Lachesis* hin, und es kommt zu einer Diskussion zwischen den beiden behandelnden Ärzten, einem Mann und einer Frau, welches das richtige Mittel ist. Der Mann reagiert auf die Weiblichkeit der Patientin und besteht darauf, daß sie *Pulsatilla* ist, während die Frau die unterschwellige „Schärfe" verspürt und geltend macht, daß unter dem sanften Äußeren *Lachesis* liegt. Manchmal entscheidet dann die Frage an die Patientin, wie sie auf Kritik oder Widerspruch, vor allem zuhause, reagiert. Erstere neigt eher dazu, sich schluchzend zurückzuziehen und sich äußerst leid zu tun. Letztere denkt gar nicht daran, sich zurückzuziehen, sondern schlägt heftig zurück und ist unfähig, sich verbal zurückzuhalten. Das Gegenteil sollte jedoch gleichfalls in die Überlegungen mit einbezogen werden. Da in der Reaktion eines Arztes auf seinen Patienten immer auch etwas Subjektives liegt (der Mann reagiert, wie wir gesehen haben, auf die *Pulsatilla*-Anteile bei einer Frau, während die Frau eher die *Lachesis*-Anteile wahrnimmt), und weil auch der Patient seinerseits Stimmungsschwankungen unterliegt oder sich durch äußere Zwänge in seinem Wesen verändert, sind häufig die körperlichen Symptome und Modalitäten die „objektiveren". Sie sind es dann, die in einem bestimmten Fall vor allem wichtig werden und am sichersten auf das Simillimum hinführen.

anderen einer sanften Brise. Oder ein vorher wohlwollendes, liebevolles und vernünftiges Familienmitglied wird, in plötzlicher Umkehrung seiner sonstigen Stimmung, nachtragend oder unvernünftig. Ein junges Mädchen kann Stunden damit verbringen, einer Freundin bei den Hausaufgaben zu helfen, sie dann aber bei der geringsten Provokation giftig anfahren. Feindliche Gefühle, die bis dahin verborgen schlummerten, bestimmen plötzlich ihr Verhalten. Für das Opfer, das nicht *Lachesis* ist, ist ihr Betragen vollkommen unfaßbar, sie versteht nicht, was ihre bis zu diesem Zeitpunkt „beste Freundin" dazu bringt, sich so zu verhalten. Gelegentlich schließt *Lachesis* in der Pubertät (und im Erwachsenenalter) enge Freundschaften und ist bezüglich ihrer Freundinnen in hohem Maße besitzergreifend – sie ist unzertrennlich von ihnen, beschützt sie und hält unerschütterlich zu ihnen. Ihr Verhalten und ihre Eifersucht können es so aussehen lassen, als sei sie tatsächlich „liebeskrank um jemand aus dem eigenen Geschlecht" (*Lachesis*-Jungen können ebenfalls, aber weniger häufig, ihren gleichgeschlechtlichen Freund so in Beschlag nehmen).

In der Regel bringen ihn Streit und Zank nicht so aus der Fassung wie andere. Wie *Sulfur* kann er persönliche Mißstimmung hinter sich lassen und optimistisch zu etwas anderem übergehen. Es ist sogar so, daß *Lachesis* geradezu Energie aus einem Streit zieht und in gewisser Hinsicht dabei aufblüht. Kämpferische Auseinandersetzungen, wie auch die oben schon erwähnten heftigen Gefühlsausbrüche, geben seinen auf Hochtouren laufenden Gefühlen immer wieder neuen Auftrieb und spornen ihn zu immer höheren Leistungen an.

Ein Mensch mit hohen Idealen versucht, seine nachtragenden oder manipulativen Impulse zu unterdrücken. Eine freundliche, ehrliche Patientin – ihre *Lachesis*-Anteile verbargen sich gut hinter einer *Pulsatilla*-Oberfläche – berichtete dem Arzt, daß sie Klatsch und Intrigen vor allen Dingen hasse, da sie sich deren Macht, andere zu beeinflussen und zu verletzen, sehr wohl bewußt sei. Als junges Mädchen hatte sie es verstanden, die Mitglieder ihrer Familie gegeneinander aufzubringen, und jetzt lehnte sie diesen manipulativen Teil in ihr so ab, daß sie gelobt hatte, ihrer einflußreichen spitzen Zunge nie mehr freien Lauf geben zu wollen. „Früher fiel mir dies gelegentlich recht schwer," schloß sie, „aber heute nehme ich, wenn es mich sehr danach drängt, einfach eine Dosis *Lachesis*, das läßt diesen Drang verschwinden."

Andererseits kann *Lachesis* in hohen Potenzen lange Zeit verschüttete Gefühle und Verhaltensweisen an die Oberfläche kommen lassen. Ein freundlicher, leise sprechender Patient, der an arthritischen Schmerzen litt, berichtete dem Arzt, daß er für einige Wochen nach der ersten Gabe des Mittels außergewöhnlich häßliche Bemerkungen über alle möglichen Leute gemacht hatte. „Früher pflegte ich häufig schadenfroh zu witzeln und hatte ein gutes Gespür dafür, wo andere verwundbar waren, aber ich dachte, ich hätte das hinter mir gelassen. Es ist erschreckend," fügte er hinzu, „wie einfach es ist, sarkastisch zu sein, die Schwächen anderer aufs Korn zu nehmen und dann auf ihre Kosten zu lachen. Am besten antidotieren Sie dieses Mittel, aber schnell – oder geben Sie mir meine Arthritis wieder!"

Das Wissen um seine eigene Fähigkeit, hinterhältig zu sein, kann *Lachesis* bezüglich der Motive und der Integrität anderer äußerst mißtrauisch sein lassen: „schreibt den harmlosesten Vorkommnissen abscheulichste Bedeutungen zu" (*Allen*). Er mißtraut jedem und verdächtigt andere, sie wollten ihm Schaden zufügen oder hätten sich verschworen, ihn zu Fall zu bringen („bildet sich ein, er werde von Feinden verfolgt, die versuchen ihm zu schaden": *Hering*). Beispielsweise konnte ein siebzehnjähriges Mädchen, das wegen Menstruationsbeschwerden (schweren Migränekopfschmerzen zwei Tage vor dem Einsetzen der Monatsblutung, sowie Zwischenblutungen) behandelt wurde und lebhaft, attraktiv und äußerst ehrgeizig in der Schule und bei außerschulischen Aktivitäten war, über nichts anderes sprechen als über die Intrigen, die Rachsucht und den Neid ihrer Freunde auf das, was sie erreicht hatte. Dies spiegelte klar ihre eigenen Gefühle und ihr Verhalten, die sie, um sie zu rechtfertigen, auf ihre Klassenkameraden projizierte. *Lachesis* heilte ihre körperlichen Beschwerden und schwächte auch ihre recht paranoide Haltung ab.

Viele Mittel sind „argwöhnisch" (vgl. die entsprechende Rubrik bei *Kent*), aber wenn man sich die feinen Unterscheidungen, derer die Homöopathie sich erfreut, ins Gedächtnis ruft, dann sind *Arsenicum* und *Lycopodium* hauptsächlich mißtrauisch, was den Verstand oder die Fähigkeiten anderer angeht, und verlassen sich nur auf sich selbst, *Pulsatilla* argwöhnt, ob die Besorgtheit, die ein anderer ausdrückt, auch wirklich ernst gemeint ist („Du sagst, es liegt dir am Herzen, aber tut es das auch wirklich?"), *Lachesis* mißtraut vor allem den Motiven und dem Verhalten anderer und fürchtet stets, betrogen zu werden.

Dieser Gegensätze in sich vereinende Mensch kann hitzköpfiges Ungestüm und kühle, scharfsichtige Überlegungen oder überhitztes intellektuelles Engagement und kalte, präzise Logik miteinander verbinden. Bei einer Frau treffen ein durchdringender, „männlicher" Intellekt mit femininer Gefühlsbetontheit zusammen; oder autoritäre Entschiedenheit wechselt anfallsweise mit quälender „Unschlüssigkeit" (*Kent*) ab. In kritischen Momenten zögert oder zaudert sie, demonstriert Hilflosigkeit, Schwäche und Abhängigkeit (wie *Pulsatilla* oder *Sepia*), oder ändert selbstherrlich ihre Meinung. Sie sucht Rat, weigert sich jedoch, zu handeln, wie ihr empfohlen wurde.

Während Unschlüssigkeit bei *Pulsatilla* und *Sepia* eine Art Schwäche sind - ein Zeichen dafür, daß dieser Mensch sein Leben nicht in die Hand nimmt - kann es bei *Lachesis* auch eine Form der Kontrolle sein. Ein ausgezeichnetes Beispiel hierfür war *Elisabeth I.* von England, die stark *Lachesis*-betont war und ihre Unentschiedenheit dazu benutzte, um Macht auszuüben und ihre Herrschaft aufrecht zu erhalten.

Sie konnte sich nie entscheiden, ob sie heiraten sollte oder nicht, und wenn ja, wen; Ratgeber und Gefolgsleute stiegen und fielen regelmäßig in ihrer Gunst; sie war unentschieden, ob sie gegen die römisch-katholische Kirche und *Maria Stuart* vorgehen sollte oder nicht; ob sie Verträge mit anderen Ländern schließen oder ihnen den Krieg erklären sollte. Schamlos und selbstherrlich brach sie bei persönlichen Übereinkünften und Verhandlungen mit anderen Staaten ihr Wort. Dieser Wankelmut trieb ihre Berater zur Verzweiflung, half ihr jedoch, die gefährlichen und von Streitigkeiten zerrissenen Zeiten, in denen sie lebte und regierte, sowohl als Person als auch als Regentin durchzustehen.

Eine weitere Gegensätzlichkeit wird in der Fähigkeit von *Lachesis* sichtbar, aufrichtig zu sein und gleichzeitig zu täuschen. Einerseits hat er bestimmte Auffassungen, und seine selbstsichere intellektuelle Integrität veranlaßt ihn, einen festen Standpunkt einzunehmen, wenn sie angezweifelt werden. Auch wenn er gelegentlich in unbedeutenderen Angelegenheiten irreführen mag, in großen Dingen und hinsichtlich bedeutender Werte bleibt er im wesentlichen wahrhaftig und unbestechlich: „Mir selbst mag ich widersprechen, der Wahrheit nicht" (*Montaigne*), ist das bewußte oder unbewußte Motto von

*Lachesis**. Er kann ungeheuer aufrichtig sein; manche scheinen gar übermäßig aggressiv oder grob in ihrer Aufrichtigkeit, was möglicherweise dazu dient, die unterschwellige Unaufrichtigkeit, die ständig zum Vorschein zu kommen droht, unter Verschluß zu halten. Andererseits kann *Lachesis* seine Aufrichtigkeit all zu sehr betonen. Wenn einer behauptet: „Ich kann nicht lügen," „Ich sage immer die Wahrheit," „Ich betrüge nie" verbirgt dies eine gewisse Unaufrichtigkeit – die *Lachesis* manchmal selbst überrascht. Sein Denken ist so verwickelt oder sprunghaft, daß er manchmal feststellt, daß er hinterlistig handelt, ohne es zu beabsichtigen.

Lachesis kann jedoch auch ein Erzlügner sein. Mit seinem starken und „lebhaften Vorstellungsvermögen" (*Hering*) kann er sich in eine Lage hineinmanövrieren, wo eine Lüge unwiderstehlich die andere nach sich zieht, wenn seine Fantasie mit ihm durchgeht. In seinen packenden Erzählungen verkommen Tatsachen zur Bedeutungslosigkeit, und die Wahrheit weicht der Wahrscheinlichkeit. Solche einfallsreichen Ausbrüche dienen nicht nur dazu, seine brachliegenden Energien oder schlummernden Triebe durch intellektuelle Aktivität freizusetzen, sondern spiegeln auch einen gewissen „künstlerischen Stolz" (*Clarke*) und die Überzeugung, daß eine Geschichte, die es wert ist, erzählt zu werden, es auch wert ist, gut erzählt zu werden. Vorfälle werden in ausgefeilten Einzelheiten und mit einem authentischen Anstrich wiedergegeben, der vorgibt, wahrhaftig zu sein, in seinem Fall aber lediglich ein Produkt seiner lebhaften Fantasie ist.

Wenn *Lachesis* auch auf Scheinheiligkeit (indem er mit der „gespaltenen Zunge" der Schlange spricht) oder Lüge zurückgreift, täuscht er sich selbst jedoch nicht. Da er recht gut mit seinem Unterbewußten in Verbindung steht, unterliegt er recht selten einer *Selbst*täuschung – womit er sich von *Lycopodium* unterscheidet. Er steht auch im Gegensatz zu Phosphor, der, während er andere mit seiner Version der Wirklichkeit bezaubert, sich schließlich selbst bezaubert. „Die Schlange erkennt sich selbst", wie das Sprichwort sagt, und *Lachesis* weiß sehr

---

* *Voltaire* beispielsweise kämpfte, trotz seiner allgemein bekannten Unaufrichtigkeit und Skrupellosigkeit in persönlichen Angelegenheiten, unablässig für politische Gerechtigkeit, persönliche Freiheit und für Rede- und Gedankenfreiheit; unerschrocken widersetzte er sich jeder Form von Despotie, Kulturfeindlichkeit, Vorurteil oder kurzsichtiger Ignoranz, und unermüdlich focht er für die Unterdrückten, wie z.B. die verfolgten Hugenotten und die ausgebeuteten Kleinbauern.

wohl, was was ist. Er handelt nicht immer nach seinem Wissen, aber es ist vorhanden.

Eine charakteristische Form der Selbstkenntnis von *Lachesis* bei Patienten, die seelisch im Gleichgewicht sind, fand sich bei einer Frau mittleren Alters, die sich wegen chronischer Halsentzündung in homöopathische Behandlung begab.

Zwischen Kopf (Intellekt, Vernunft, Zurückhaltung) und Herz (Leidenschaften, Impulse, Zügellosigkeit) gelegen, also symbolisch da, wo Verstand und Gefühl aufeinandertreffen, ist der Hals eine der empfindlichsten Körperregionen des Mittels (auf acht Seiten listet *Hering* in seinen *Guiding Symptoms* Halssymptome auf). Der *Globus hystericus* oder „Kloß im Hals", unter dem der Patient leidet, wenn er unter schwerer emotionaler Belastung steht, könnte als körperliche Manifestation des Versuchs angesehen werden, aufkommende Gefühlsausbrüche, Ärger oder Hysterie rational unter Kontrolle zu halten (*Ignatia, Natrium muriaticum*): „Der *Globus hystericus* ist eine typische Reaktion, wenn das Ich Schwierigkeiten hat, sich gegen den Einbruch der Emotionen und besonders der Sexualität zu behaupten" (*Whitmont*).

Die eben erwähnte Patientin hatte als Kind an Mandelentzündungen gelitten und wies so typische *Lachesis*-Halssymptome auf, wie: Kehlkopf berührungsempfindlich, besser durch Essen, aber verschlimmert durch heiße Getränke, Schmerzen beim Schlucken, die sich bis zum Ohr erstreckten, Engegefühl im Hals wie von einem Kloß („Wenn ich schlucke, habe ich ein Gefühl, als müsse ich einen Berg überschreiten!"), Schmerzen, die links begannen und nach rechts übergingen. Psychisch waren jedoch keine inneren Kämpfe oder Anzeichen von unterdrückten Gefühlen zu erkennen. Sie ähnelte *Phosphor* in ihrer Sensibilität und sympathischen Erscheinung, und *Lycopodium* in ihrer angenehmen Gelassenheit und Losgelöstheit.

Als sie jedoch nach ihrem Innenleben befragt wurde, zeigte sie eine Aufrichtigkeit und Illusionslosigkeit, die typisch für *Lachesis* ist. Als sie beispielsweise gefragt wurde, ob sie gesellig und mitteilsam sei, antwortete sie: „Wahrscheinlich kann man dies so sagen. Andere kommen mit ihren Problemen zu mir, vermutlich weil ich ein guter Zuhörer bin – obwohl mein Mann sagt, daß dies nicht stimmt, weil ich selbst zu viel rede." Auf die Frage, ob ihr Mann sie kritisiere: „Ein bißchen, aber schauen Sie mich doch an! Ich bin fünfundfünfzig, übergewichtig, habe keine besonderen Begabungen und sehe auch nicht besonders gut aus. Man kann es ihm kaum verdenken, wenn er ein paar kleine Fehler an mir findet." Tatsächlich war ihr Mann ein äußerst nörglerischer und unliebenswürdiger Mensch, der ihr das Leben konsequent schwer machte, die Patientin nahm jedoch während der gesamten Behandlung niemals darauf Bezug. Als sie gefragt wurde, ob sie eher eigennützig oder großzügig sei, antwortete sie: „Ich sehe mich gerne als großzügig an, und ich verhalte mich auch wie ein großzügiger Mensch. Gelegentlich bin ich jedoch ganz erstaunt, wenn ich in Verhaltensweisen verfalle, die nur äußerst selbstsüchtig genannt werden können. Wenn ich von jemandem oder etwas Besitz ergreifen möchte, oder merke, wenn jemand in meine angestammten Rechte eingreift, können die Maßnahmen, die ich ergreife, ziemlich erschreckend sein." Schließlich antwortete sie auf die Frage, ob sie sich eher als toleranten oder als kritischen Menschen einschätze: „Das ist schwer zu sagen. Ich bin häufig überrascht, wie meine Freunde und meine Familie sich verhalten. Sie handeln überhaupt nicht so, wie ich es tun würde. Sie sind allerdings auch genauso häufig verblüfft über mich und *mein* Verhalten." Ihre Aufrichtigkeit sich selbst gegenüber und ihr Mangel an Selbsttäuschung waren in diesem Fall die Geistessymptome, die für *Lachesis* sprachen.

Sogar der Heranwachsende kann, wenn er mit unangenehmen Wahrheiten über sich selbst konfrontiert wird, sagen: „Zuerst war ich wütend darüber und wollte überhaupt nichts damit zu tun haben. Dann aber habe ich mich entschlossen, zu versuchen zu verstehen, weshalb dieser Mensch sagte, ich sei (arrogant), und was genau er darunter verstand. Und nun sehe ich, daß an seiner Behauptung etwas stimmt, wenn man mein Verhalten in einer bestimmten Art und Weise interpretiert. Jetzt bin ich ihm geradezu *dankbar*, daß er mich darauf hingewiesen hat. Ich kann nun daran arbeiten, mich zu ändern..." usw.

Es ist aber auch möglich, daß Patienten von dem Bewußtsein ihrer unterschwelligen Anteile überwältigt werden. Scheinbar gesunde Menschen gestehen, daß sie fürchten, unter dem Druck ungeheurer Selbstbeherrschung ihr seelisches Gleichgewicht zu verlieren: „Ich bin stets mit mir im Konflikt, beherrsche mich oder halte mich zurück; ich weiß nicht, wie lange ich das noch durchhalte." Nichts an ihrem äußeren Verhalten weist auf eine solche Gefahr hin, aber *Lachesis* selbst verspürt mit beunruhigender Klarheit die Warnsignale des

Kontrollverlustes und fürchtet sich vor einer unberechenbaren Reaktion.

Bei einem Patienten, der kurz vor einem Nervenzusammenbruch steht, kommt zu der Furcht, den Verstand zu verlieren, noch das Gefühl, unwürdig zu sein, etwas Böses getan zu haben, Abscheu vor der Sündhaftigkeit der Welt oder vor seiner bzw. ihrer gesteigerten Sexualität. Die Frau gesteht, daß sie ein fast unwiderstehliches Bedürfnis danach hat, sich taktlos zu verhalten oder ihre Gefühle auf demütigende Weise zu zeigen, und fragt sich, ob sie sich diesem Impuls widersetzen kann. Der Mann wird von der Vorstellung gequält, daß asoziale Anteile seiner vorher unterdrückten sinnlichen Seite ihn entgegen aller Vernunft plötzlich überwältigen. Er fürchtet, daß seine Energien, wenn sie einmal freigesetzt sind, in alle Richtungen explodieren. In solchen Momenten, wenn die Waagschale sich von Beherrschtheit in Richtung eines „Zusammenbruchs der Kontrollmechanismen" neigt und der Patient sich bewußt ist, daß er sich zwischen beidem auf der Kippe befindet, kann *Lachesis* ihm wirksam zu Hilfe kommen und das gefährdete seelische Gleichgewicht wieder herstellen (ebenso *Ignatia*). Dies ist auch der Zeitpunkt, an dem das Mittel am besten beobachtet und erfahren werden kann – wenn nämlich beide Seiten seines Wesens sichtbar sind.

Die Fähigkeit von *Lachesis*, widersprüchlich Gefühle zu vereinen, zeigt sich häufig auch in Liebesbeziehungen. Dieser leidenschaftliche Mensch kann schneller als jeder andere zwischen Liebe und Haß schwanken – innerhalb von Minuten verändert er seine Haltung, um dann genauso plötzlich wieder zurückzuschalten. Man könnte sagen, daß beide gegensätzlichen Gefühle vorhanden sind, nur daß die gerade vorherrschende Empfindung den Menschen so völlig *beherrscht*, daß nur wenig Raum für ambivalente Gefühle bleibt. Oder daß diese Emotionen nicht wirklich miteinander im Gegensatz stehen, weil sie bei diesem Konstitutionstyp beide aus dem gleichen intensiven Gefühl genährt werden (*Dostojewski* und *Freud* beharrten beispielsweise beide auf der engen Beziehung, wenn nicht gar Identität von Liebe und Haß).

Nicht alle *Lachesis*-Menschen schwanken zwischen diesen beiden Gefühlen. Er kann z.B. ein hingebungsvoller Ehemann sein und während seiner gesamten Ehe seine gesamten intensiven sexuellen Bedürfnisse und Gefühle auf ein und dieselbe Frau richten (*Natrium muriati-*

cum). Ein Beispiel für diese Haltung war ein im wesentlichen gesunder älterer Patient, der wegen eines quälenden, unspezifischen Schmerzes in der Leistengegend behandelt wurde, dessen Ursache nicht diagnostiziert werden konnte. Er hatte sich schon erfolglos einer großen Anzahl von Untersuchungen unterzogen, aber die Angst vor Krebs saß ihm im Nacken. Um das Simillimum herauszufinden, war der Arzt auf die Geistes- und Gemütssymptome des Patienten angewiesen. Unter anderem sagte dieser, daß er in all den Jahren seiner Ehe, niemals auch nur *für einen einzigen Moment* bedauert habe, seine Frau geheiratet zu haben. Jeden Morgen und jeden Abend „danke [er] Gott für den Segen einer guten Ehe." Dies war sehr beeindruckend und offenbar wahr, weil er auf seine Frau absolut nichts kommen ließ. Aber er war ihr gegenüber auch sehr besitzergreifend und wollte noch nicht einmal, daß sie ein gutes Wort über einen anderen Mann sagte. Als er dies vernahm, gab der Arzt *Lachesis* 200. Nach zwei Gaben verschwand der Schmerz, und niemand fand je heraus, was ihn verursacht hatte.

Dieses Bild aufrichtiger Hingabe findet sich fast noch häufiger bei Frauen. Sie kann ein Leben lang ihren Partner leidenschaftlich lieben, auch in höchst schwierigen Zeiten (wir erinnern uns, daß sie die Frau ist, die treu an der Seite ihres alkoholabhängigen Mannes bleibt). Es ist jedoch nicht immer einfach, mit ihr zu leben, da sie häufig unangemessen besitzergreifend und unbegründet eifersüchtig ist („wahnsinnige Eifersucht": *Hering*, „töricht, aber unwiderstehlich": *Kent*). Sie ist mißtrauisch bei jedem Brief oder Telefonanruf, den ihr Partner bekommt und fürchtet jedes Mal, wenn er später nach Hause kommt, daß er sie hintergeht. Auch wenn sie ihn nicht ins Kreuzverhör nimmt oder ihm eine Szene macht, nagt doch unablässig die Angst an ihr, er könne sie betrügen, und läßt ihr keinen Frieden. Und wenn sie glaubt, daß sie abgewiesen oder betrogen wurde, schlagen die Demut und Selbstlosigkeit ihrer Liebe schnell um ins Gegenteil – in unerträgliches Demütigen und unkontrollierbare Eifersucht. Es ist möglich, daß diese Merkmale nur in der Zeit vor ihrer Menstruation zum Vorschein kommen, wo sie in der Tat für ihr Verhalten nicht voll verantwortlich gemacht werden mag. Die verletzte *Lachesis* kann dann, wie *Medea* in ihrer Wut, ihre heftigen Impulse ausagieren oder verbal giftig werden, ohne Rücksicht auf die Folgen. Eifersucht kann sogar zu epileptischen Anfällen führen (*Boericke*; auch *Hyoscyamus: Kent*).

Die bekannte Eifersucht von *Lachesis* ist auch durchaus nicht auf das Objekt sexueller Liebe beschränkt, sondern kann sich auf Freunde, Geschwister, Kollegen – sogar Eltern – erstrecken und zu Kopfschmerzen, Heuschnupfen, Asthma, Dysmenorrhoe, Hautausschlägen und anderen pathologischen Symptomen führen. Bei einem jungen Mädchen ließen sich die heftigen Heuschnupfenanfälle, unter denen sie nur zuhause litt, auf Eifersucht auf ihre junge und attraktive Mutter zurückführen, die die ganze Aufmerksamkeit ihres Vaters beanspruchte. Auch Eifersucht, die zunächst in Freundschaft sublimiert wird und sich dann plötzlich wieder umkehrt, zeugt häufig von *Lachesis* in der Konstitution.

Lachesis kann auch seine Ideen eifersüchtig hüten und neidisch sein auf den beruflichen Erfolg eines Konkurrenten*. Viele dieser verschiedenen Formen von Eifersucht sind durch das Mittel wesentlich gebessert worden. Gelegentlich ist jedoch das, was Eifersucht zu sein scheint, in Wahrheit Ärger oder Unwille über das Abweichen eines Kollegen vom rechten Weg und dessen sich selbständig Machen. *Lachesis* fordert sowohl ideologische als auch persönliche Loyalität oder Solidarität (typisch hierfür war die Beziehung von *Freud* zu seinem besten Schüler *Carl Gustav Jung*).

Macht

An der Wurzel vieler selbstquälerischer Beziehungen von *Lachesis* (und eines Gutteils seiner körperlichen Pathologie) liegt ein verletzter und überempfindlicher „Stolz" (*Hering*). Der „arrogante" (*Kent*) oder eingebildete Mensch möchte für eine außerordentliche Leistung aner-

---

* Ein Beispiel aus der Geschichte ist *Francis Bacon*, der seinen Freund, den Earl of *Essex*, den er lange Jahre beraten hatte, und der ihm viele Wohltaten erwiesen hatte, vollkommen grundlos vor Gericht denunzierte. Sein Motiv war zweifellos Eifersucht auf den Earl, dem es gelungen war, sich bei Königin *Elisabeth* einzuschmeicheln, was ihm, *Bacon*, nicht vergönnt gewesen war. In seiner bewegenden Entgegnung auf die Schaden anrichtende Aussage von *Bacon* im Laufe seines Prozesses wegen Landesverrates rief *Essex* aus: „Ich rufe auf: *Bacon* gegen *Bacon*." Er appellierte damit an die gerade unterlegene loyale und noble Seite seines früheren Freundes und Mentors, gegen die nun vorherrschende verräterische auszusagen. Es ist interessant, daß Zeitgenossen den faszinierenden und stets schillernden Lord *Bacon* mit seinem blitzschnellen Blick als „reptilienhaft" und „mit dem Auge einer Viper" beschrieben haben.

kannt werden. Wenn er dies nicht auf positive Art erreicht, kann er aus Frustration in negativer Weise auffallen. So taucht das Thema Rache bei ihm häufig in Gesprächen auf, und Patienten sagen manchmal ganz offen: „Ich werde ihn genauso in die Ecke manipulieren, wie er's mit mir getan hat," oder „Ich habe sie wieder in meiner Gewalt, und ihr wird noch leid tun, was sie getan hat. Ich werde es ihr heimzahlen, und wenn es das Letzte ist, was ich tue."

Er kann ein gefährlicher Gegner sein, wenn er sich bedroht fühlt oder sich behaupten will („böse, rachsüchtig": *Kent*). Ein Mann um die vierzig, der unter ständigem Druck in den Nebenhöhlen litt, war seiner Ansicht nach ungerechtfertigt von einer hohen Position in einer Gesellschaft zurückversetzt worden, die er mit aufgebaut hatte. Er war begabt und hätte leicht eine gleichwertige Stelle in einer Konkurrenzfirma finden können, aber er war entschlossen, in seiner untergeordneten Stelle auszuharren und sich zu rächen, wann immer er konnte. „Ich werde sie dazu zwingen, mich zu respektieren," sagte er zum Arzt, mit einem harten, gefährlichen Blick.

Er bekam *Lachesis* 10 M verschrieben und sollte in einem Monat wiederkommen. In dieser Zeit waren seine Nebenhöhlenbeschwerden abgeklungen (einige Tage lang war Fäden ziehender, grüner, verfault riechender Schleim in großen Mengen abgegangen), aber, was weit wichtiger war, er hatte seine Energien auf konstruktivere Ziele gerichtet. Er hatte sich entschlossen, seine alte Firma zu verlassen und eine eigene zu gründen, wo er alles selbst bestimmen konnte. Als homöopathischer Arzt kann man nicht immer beurteilen, was das Mittel sonst noch in der Haltung des Patienten bewirkt haben könnte, dies aber war auf jeden Fall eine Änderung.

Dieser Patient ließ noch einen anderen Aspekt von *Lachesis* erkennen. An seinem früheren Arbeitsplatz war er „geltungsbedürftig" (*Kent*) und voller Geringschätzung gewesen, jetzt aber war er liebenswürdig, geduldig, bescheiden und anspruchslos. Übrigens verbirgt eine „bescheidene" *Erscheinung* von mächtigen, bekannten oder einflußreichen Personen häufig ihren übermäßigen Stolz, den vor allem *Lachesis*- oder *Arsenicum*-Menschen verbergen oder unter Kontrolle halten. *Sulfur* und *Lycopodium* zeigen ihre Macht offen. Nachdem der Machthunger dieses Menschen einmal befriedigt war, kehrte er sich ins Gegenteil und brachte seinen verborgenen Großmut zur Geltung. Lord *Acton* hat einmal geschrieben: „Macht korrumpiert, und absolute Macht korrumpiert absolut," *Lachesis* bekundet jedoch häufig das Gegenteil, wenn er in einer Machtposition ist (sei es in der Welt insgesamt, oder bloß innerhalb der Familie): Zurückhaltung, Integrität und Bescheidenheit gegenüber denen, die er führt oder beaufsichtigt. Diese Eigenschaften können in den Vordergrund treten und seine ursprünglichen egoistischen Regungen beinahe auslöschen.

Wenn er nicht in einer mächtigen Position ist, kann *Lachesis* rebellisch sein, anmaßend stets tun wollen, was ihm paßt, Autorität verachten und sich den Regeln gerne widersetzen. Eine Englischlehrerin kam wegen „Engegefühl und krampfartigen Schmerzen" des Herzens (*Hering*), zusammen mit berstenden bzw. klopfenden Kopfschmerzen, in die Behandlung*. Gegenwärtig war sie ohne Anstellung, aber sie war zuversichtlich, Arbeit zu finden. „Diesbezüglich hatte ich nie Probleme," versicherte sie dem Arzt. Das war auch nicht überraschend: Sie strahlte Intelligenz, Vitalität und eine offensichtliche Vorliebe aus, andere durch ihre charismatische Art zu inspirieren. Sie hatte es jedoch noch nie länger als drei Jahre auf einer Stelle ausgehalten. Die Gründe, die sie dafür angab, waren: unvernünftige Aufsichtsbeamte, eifersüchtige Kollegen, unbefriedigende Arbeitsverträge und ihre eigene Rastlosigkeit: „Ich bin wie eine Topfpflanze, die alle paar Jahre umgepflanzt werden muß." Die weitere Befragung und ein zwischen den Zeilen lesen ergab jedoch ein anderes Muster. Im ersten Jahr war sie der allgemeine Liebling und wurde von allen bewundert. Im zweiten Jahr pflegte sie dann, des vorgeschriebenen Lehrstoffs überdrüssig, zu unterrichten, was sie wollte und nicht, was verlangt wurde. Brillant gab sie den abwechselnd klagenden und drohenden Tonfall ihrer Vorgesetzten wieder: „Wir wünschen weniger Ihren aufregenden Unterricht, Madam, sondern mehr von den Grundlagen der englischen Grammatik – und mehr von *Melville* und *Milton.* Unsere Kinder sollen auf die renommierten Colleges kommen, wie es schon seit fünfundsiebzig Jahren Tradition an dieser Schule ist." Dies ignorierte sie und fuhr fort, zu unterrichten, wie es ihr einfiel, die Autoren zu behandeln, die sie mochte, und mit ihrem Enfluß bei den Schü-

---

* „Manche Symptome sind deshalb wertvoll, weil sie häufig zusammen auftreten, und wenn dies der Fall ist, wird ihre begleitende Beziehung wichtig. Die Herzsymptome bei *Lachesis* sind häufig mit Kopfsymptomen verbunden... (umgekehrt findet sich) ein schwacher Puls oder ein Pulsieren im gesamten Körper bei heftigen *Lachesis*-Kopfschmerzen" (*Kent: Vorlesungen zur homöopathischen Materia Medica, Lachesis*).

lern, die sie bewunderten, zu protzen. Die ganze Zeit benahm sie sich so, als ob sie sagen würde: „Es kümmert mich nicht, was ihr über mich denkt" („verächtlich gestimmt, ohne ärgerlich zu sein": *Allen*). Kurz gesagt, verhielt sie sich so provokativ, ja selbstherrlich, daß ihre Entlassung sicher war. Gleichzeitig war jedoch auch ihre Hingabe an den Beruf und ihre Liebe zu den Schülern deutlich zu spüren. Sie konnte einfach nicht ertragen, in ihrer Arbeit zu irgendetwas gezwungen zu sein oder sich fügen zu müssen.

Viele Konstitutionstypen haben Schwierigkeiten, Autorität, Einschnitte in ihre Freiheit oder Leistungs- bzw. Anpassungsdruck von außen zu akzeptieren. Bei *Lachesis* findet die Unverträglichkeit von psychologischer Einengung jedoch ihren körperlichen Ausdruck in einer Druckempfindlichkeit an allen Teilen des Körpers, und besonders am Hals (*Gutman* weist darauf hin, daß der Nacken der einzig verwundbare Teil der Schlange ist: „wenn man sie am Nacken fest hält, sind auch die gefährlichsten Schlangen wehrlos"). Die Frau hat eine Ablehnung gegen eng am Hals anliegende Kleidung oder Schmuck, sie trägt Blusen oder Kleider mit offenem Kragen oder zerrt dauernd am Kragen ihres Rollkragenpullovers, als wolle sie ihn weiten. Der Mann lockert den Krawattenknoten und knöpft den Kragen auf: „Kann weder Hemd noch Bund am Hals ertragen" (*Hering*)*. Sogar Bettzeug, das nachts den Hals berührt, kann ihn nervös machen, zu Unwohlsein führen oder einen Erstickungsanfall hervorrufen. (Bei *Lycopodium* oder *Calcium carbonicum* manifestiert sich die Abneigung gegen Druck in der Weigerung, Gürtel oder enge Kleidung an Taille oder Unterbauch zu tragen). Manchmal hat der Patient, dessen „Abdomen empfindlich gegen das (bloße) Gewicht der Kleidung" (*Hering*) ist, nichts gegen einen festen Gürtel, weil *starker* Druck nicht verschlimmert. Tatsächlich werden einige seiner Schmerzen durch starken Druck gelindert (*Bryonia, Ignatia*): Halsschmerzen können z.B. besser werden durch den Druck, der beim Schlucken fester Speisen entsteht, während Leerschlucken oder Schlucken von Flüssigkeiten verschlechtert. Verschlimmerung durch leichten Druck oder „Überempfindlichkeit gegen Berührung" (*Kent*), die zusammen mit

* Ein faszinierendes Zusammentreffen ist, daß die bei *Hering* schon immer vorhandene Abneigung von eng am Hals liegender Kleidung durch die Prüfungen von *Lachesis* stärker wurde; seither wird dies als eines der Schlüsselsymptome betrachtet.

einer Besserung durch starken Druck auftritt, sollte immer an *Lachesis* denken lassen.

Whitmont bemerkt, daß dieses körperliche Symptom auch ein Symbol für die zugrundeliegende innere Dynamik ist: „Wer unter starken Druck gesetzt wird oder psychologisch einen Schlag versetzt bekommt, kann sich abgrenzen, während man auf die sanfte Art und Weise eher ‚getroffen' wird. Das Gefühl gewinnt die Oberhand über die Abwehr und kommt zum Ausdruck. Genau dies kann sich der *Lachesis*-Mensch mit seinen unterdrückten Gefühlen und Emotionen jedoch nicht leisten... Starker Druck hingegen bessert, weil er verfestigt und formt..." Analog kann auch die schon oben erwähnte Verschlimmerung im Frühjahr gesehen werden. Wie ist es möglich, daß die Beschwerden im Frühling schlimmer sind als in der Hitze des Sommers? Die Antwort könnte sein, daß ein sanfterer Stimulus mehr bewirkt als ein fester. Wenn das Wetter wärmer wird, werden schlafende „Frühlingsgefühle" geweckt, während *Lachesis* sich „zusammenreißt" und seine Abwehrmechanismen auffährt, wenn der Sommer mit seiner Hitze naht.

Im intellektuellen Bereich könnte diese positive Reaktion auf Druck erklären, weshalb er gut arbeitet, wenn er unter Termindruck steht. Im Gegensatz zu *Calcium carbonicum, Pulsatilla* oder *Silicea*, die auf Druck hin „abschalten", weinerlich werden oder sich schüchtern zurückziehen, wird *Lachesis* durch „harten Druck" und emotionale Belastung geradezu stimuliert und dazu angeregt, sein Bestes zu geben. Auch *Arsenicum* und *Natrium muriaticum* reagieren auf starken Druck, der jedoch gleichmäßig, regelmäßig und vorhersagbar sein muß, während *Lachesis* am besten auf intensiven gelegentlichen Druck anspricht*.

---

* Es ist bezeichnend, daß *Harriet Beecher Stowe*, die wie ihr Bruder eine starke *Lachesis*-Ader hatte, ihren einzigen bedeutenden Roman unter extrem harten Bedingungen schrieb – Krankheit, finanzielle Knappheit, emotionale Belastungen. Sie konnte nur nachts arbeiten, nachdem sie ihren familiären Verpflichtungen nachgekommen war. Sie selbst behauptete, daß die Geschichte ihr als „fast greifbare Vision" erschienen sei, und daß sie nicht bloß inspiriert, sondern „von Gott geschrieben" sei (in einem für *Lachesis* typischen „*tranceartigen*" Zustand?). Tatsache ist, daß die folgenden neun Bücher, die sie unter relativ guten Bedingungen schrieb, nachdem sie durch *Onkel Toms Hütte* zu Reichtum und Ansehen gekommen war, nicht sehr bemerkenswert waren.

Nicht selten drückt sich die Überempfindlichkeit von *Lachesis* gegen Einengung so aus, daß eine Frau sich weigert, den Mann zu heiraten, mit dem sie echte Liebe und auch eine sexuelle Beziehung verbindet, weil sie die psychologische Einschränkung durch die Ehe fürchtet. Das Symptom „Abneigung gegen Heirat" spiegelt so eine Abneigung, nicht gegen Sex, sondern gegen die emotional einengende Verpflichtung durch eine Ehe*schließung*.

Wie es zu einem machtliebenden Menschen paßt, kann *Lachesis* von Geld, dem Symbol von Macht, fasziniert sein. Er spricht gerne über Reichtum – mehr jedoch über reiche Menschen als über Geld an sich (z.B. über Preise) – und ist stets sowohl vom Reichtum anderer wie von seinem eigenen fasziniert. Er hängt jedoch nicht unbedingt daran (*Arsenicum, Sulfur*) und geht auch nicht achtsam damit um (*Sepia, Lycopodium*). Für ihn ist Geld zum *Ausgeben* da, nicht, um es anzuhäufen. Er kann die Großzügigkeit selbst und sogar verschwenderisch sein bis hin zum finanziellen Ruin, zum Teil auch wegen des Gefühls von Macht, das ihm das Geldausgeben vermittelt. *Lachesis*-Frauen können im Kaufrausch unglaublich viel Geld für Kleider ausgeben. Zwar kaufen fast alle Frauen gerne etwas zum Anziehen, bei *Lachesis* kann dies jedoch ein übertriebenes und unkontrolliertes Ausmaß annehmen.

Geld ist auch da, um riskiert zu werden. *Lachesis* ist daher mehr als alle anderen in der Gefahr, zum Spieler zu werden. Auch bei Spielen im Familienkreis läßt er sich von seiner Lust, all sein Spielgeld zu riskieren, davontragen. Im Gegensatz dazu spielt der konkurrenzorientierte, aber vorsichtigere *Arsenicum* voller Anspannung und mit tödlichem Ernst, auch wenn es nur um ein paar Pfennige geht.

Vitalität

Ungeachtet ihrer Skepsis, ihres moralischen Relativismus und ihrer inneren Konflikte, sind *Lachesis*-Menschen so unzerstörbar vital, daß andere sie unwillkürlich als „intensiv," „übererregt," „suchtanfällig," „aufgeputscht," „besessen" oder „leidenschaftlich" beschreiben, und zwar nicht nur in sexueller Hinsicht, sondern auch, was Wissen, Erleben und Verstehen betrifft – das leidenschaftliche Verlangen nach einer Ursachen oder einem Glauben – das leidenschaftliche Verlangen nach dem Leben selbst!

Die unglaubliche Energie von *Lachesis* zeigt sich körperlich und emotional in vielerlei Hinsicht, wie auch schon dargelegt wurde: durch starkes Pulsieren am ganzen Körper oder in einzelnen Körperteilen, Herzrasen und Klopfen im Kopf, geringes Schlafbedürfnis, intensive Neigungen, einen starken Sexualtrieb („emotional und sexuell aufgeladen“: *Whitmont*), und geistig in großer intellektueller Aktivität: rasende Gedanken, „Steigerung der Kreativität bei geistigem Arbeiten ... schreibt mit größter Freiheit und gesteigerter Geisteskraft über alles, was er weiß“ (*Allen*); „sobald ihm nur ein Gedanke einfällt, reihen sich beim Niederschreiben in Menge andere an“ (*Hering*). Seine kreative Energie kann in der Tat etwas Ekstatisches annehmen: „Hochstimmung, die zu dem Verlangen führt, eine geistig anspruchsvolle Arbeit zu entwerfen“ (*Clarke*). Im täglichen Leben ist es so, daß er immer mehr Energie hat, je mehr er leistet. Er kann an seinem Arbeitsplatz so viel leisten, daß drei andere ihn ersetzen müssen, wenn er die Stelle wechselt oder pensioniert wird. Er ist nie müde, tritt niemals langsam, und sein Tag scheint mehr Stunden zu haben als der anderer Menschen.

Eine vertraute Figur ist beispielsweise die *Lachesis*-Lehrerin, die nicht nur ihre Arbeit über alles liebt, sondern auch niemals müde wird, die immer gleichen Themen jedes Jahr wieder zu behandeln und sie mit immer neuer Frische darstellt, die sie aus ihrem unverminderten Enthusiasmus bezieht. Sie hat so viel zu sagen, daß sie nie rechtzeitig mit dem Unterricht fertig wird. Wenn sie dreißig Klassenarbeiten zu bewerten hat, gibt sie sie alle am nächsten Morgen zurück. Referate werden mit gleicher Schnelligkeit korrigiert, und die scharfsinnigen Kommentare auf jeder Seite beweisen, daß sie sie nicht nur oberflächlich gelesen hat. Die ganze Nacht bleibt sie auf, um sie durchzusehen. Aber im Unterricht am nächsten Tag ist sie so voller Dynamik wie immer, zeigt kein Anzeichen von Schlafmangel und widmet ihre scheinbar unbegrenzte Aufmerksamkeit auch dem anspruchsvollsten Schüler. Wenn man *Lachesis* in voller Fahrt beobachtet, kann man sich nur fragen, wo er diese Energie wohl hernimmt.

Voltaire, der 18 – 20 Stunden pro Tag (und Nacht) an seinen verschiedenen Werken und an seiner Korrespondenz arbeitete, die Tausende von Briefen umfaßte, und der so schnell diktierte, daß sein Sekretär kaum mit ihm Schritt halten konnte, sagte im Alter von vierundsechzig Jahren über sich selbst: „Ich bin so glatt wie ein Aal, so schnell wie eine Eidechse und so unermüdlich wie ein Eichhörnchen." Und so blieb er für weitere zwanzig Jahre (natürlich muß auch seine lebenslange Angewohnheit, bis zu vierzig Tassen Kaffee am Tag zu trinken, zu seiner Energie mit beigetragen haben).

Wenn die Energie, die Leidenschaft und der Ideenreichtum von *Lachesis* richtig *kanalisiert* werden, ist seine kreative Leistung unübertroffen. Leider ist er jedoch trotz seiner Fähigkeiten allzu unterschiedslos und versucht zu viel, um irgend etwas richtig zu machen: „er möchte etwas Großes vollbringen und fängt viele Dinge an; Bedürfnis, geschäftig zu sein, ohne... Beharrlichkeit" (*Allen*). Seine Kreativität ist *chaotisch* („kann nichts auf ordentliche Art und Weise leisten": *Allen*), und seine Inspiration kommt in sporadischen Ausbrüchen, so daß die Qualität seiner Leistungen unberechenbar ist – sie ist originell, aber unsystematisch. Dies steht im Gegensatz zu dem beständigen Leistungsniveau des ordentlichen *Arsenicum*-Menschen.

Dieselbe unauslöschliche Vitalität beobachtet man auch im Sprechzimmer. Patienten mit erschreckendem Gesundheitszustand oder tragischem Schicksal – mit Problemen, die gewöhnliche Menschen vernichten oder überwältigen würden – leben dennoch ungeheuer intensiv, mit unverminderter Energie und Lebensmut. Tatsächlich nimmt man es ihnen kaum ab, daß es ihnen so schlecht geht, wie sie behaupten: wie *Phosphor*-, können auch *Lachesis*-Patienten weit ernsthafter krank sein als sie aussehen. Es ist nicht nur, daß ihre Vitalität in der Not unvermindert bleibt („Ich fühle mich, als hätte ich ein ganzes Jahr lang gekämpft, aber dennoch geht es mir großartig"), und gelegentlich scheint es so, daß sie sich, je widriger die Umstände sind, desto höher emporschwingen, in einer fast manischen Reaktion auf Belastung. Im allgemeinen ist der *Lachesis*-Patient bei körperlichen und seelischen Krankheiten eher rastlos und aufgedreht: er kann nicht schlafen, „möchte irgendwo hingehen" (*Clarke*), ist unruhiger als gewöhnlich, spricht pausenlos – und gewinnt aus all dem noch mehr Energie.

Seine Dynamik kann sich tatsächlich auch auf andere übertragen. Die bloße Gegenwart des Patienten in der Praxis wirkt anregend und belebend, und auch nach einer Konsultation um fünf Uhr nachmittags fühlt sich der Arzt so frisch, daß er mühelos seinen langen Arbeitstag noch einmal von vorne beginnen könnte.

Dies ist ein Teil des Problems von *Lachesis*. Er hat so viel Energie und eine so starke Vitalität, daß er nicht immer konstruktiv damit umgehen und sie so lenken kann, daß er sich nicht damit beschädigt („Manchmal erschreckt es mich, wie viel Energie ich habe. Ich weiß nicht, was ich damit tun soll, wie ich sie unter Kontrolle halte!"). Patienten, die das Mittel benötigen, beschreiben häufig eine Zunahme ihres Ehrgeizes, ihres Machtgefühls und ihres Strebens nach Vollkommenheit, auch wenn sie das Bedürfnis verspüren, ihre Impulse verstärkt zu kontrollieren.

Die „Schatten"seite dieser Vitalität findet sich jedoch genauso, und zwar bei Patienten, die Symptome wie „völlige Abgeschlagenheit, Apathie, Verzweiflung, mangelndes Begriffsvermögen, Lebensüberdruß mit Verlangen nach dem Tod, Hoffnungslosigkeit, Abscheu vor dem Leben" (*Hering*) aufweisen; auch Abneigung gegen jede geistige Tätigkeit: „langsam, kann seine gewohnte Arbeit nicht leisten, unfähig, einen abstrakten Gedanken zu fassen; eine Art Einfallslosigkeit" (*Allen*). Es ist, als sei seine Lebenskraft einfach abgeschaltet worden. Auf der körperlichen Ebene korrespondiert damit, daß das Mittel schon bei ernsten Zusammenbrüchen des körpereigenen Immunsystems geholfen hat.

Der gesteigerte Lebenswillen von *Lachesis* kann sich auch zu einer mächtigen, selbstdestruktiven Kraft verkehren und die Form von Alkoholismus, Drogenabhängigkeit, einer unnatürlichen Neigung, seinen eigenen Erfolg gerade dann zu untergraben, wenn alles gut läuft, oder plötzlicher und unwiderstehlicher „suizidaler Impulse" (*Hering*) annehmen, die auf einmal den sorglosen Eindruck ablösen, den er eine Stunde zuvor gemacht hat. Oder er fängt damit an, die Beziehung zu anderen durch unerbittliche Forderungen oder krankhafte Eifersucht zu zerstören. Aus Angst vor dem Verlust von Freunden oder Geliebten umschlingt er sie und zwingt sie dadurch geradezu, seinen allzu heftigen und umfassenden Gefühlen entkommen zu wollen, womit er letztlich das bewirkt, was er am meisten befürchtet.

Unpersönlichkeit und Humor

Seine besondere Vitalität könnte zu der eigenartigen *unpersönlichen* Ausstrahlung beitragen, die vom *Lachesis*-Patienten ausgeht. Es ist, als würden ihn Ereignisse auf der Gefühlsebene nicht so betreffen wie andere. Er besitzt weder die äußerste Verletzlichkeit von *Natrium muriaticum*, die Überempfindlichkeit von *Phosphor*, die klammernde Abhängigkeit von *Pulsatilla*, die emotionale Zerbrechlichkeit von *Ignatia*, die Zaghaftigkeit von *Silicea*, noch die unerträgliche Angst von *Arsenicum*, die Kontrolle über seine Gesundheit und sein Schicksal zu verlieren. Diese Faktoren, die eine emotionale Betroffenheit des Arztes bewirken, ja sogar fordern, fehlen gewöhnlich bei *Lachesis*; seine Leiden sind faszinierend, aber nicht herzzerreißend. Er ruft kein Mitleid hervor, weil er es nicht in Anspruch nimmt.

Dies bedeutet nicht, daß er emotionalen Verletzungen oder Leid gegenüber unempfindlich wäre. Im Gegenteil – das Mittel wird häufig gebraucht bei „Beschwerden, die das Ergebnis von lange bestehendem Kummer oder Sorge sind; von Enttäuschungen in der Liebe; nach Ärger, Verlust, usw." (*Hering*). *Natrium muriaticum*, *Ignatia* und *Staphisagria* sind hierfür zwar besser bekannt, aber auch *Lachesis* sollte stets in die Überlegungen mit einbezogen werden. Dieser Mensch leidet und kann sogar einen hohen Preis dafür bezahlen*, aber er *wirkt* so, als halte er Abstand zwischen sich und seinen Schwierigkeiten und akzeptiere die Rolle, die er in dieser Welt mit ihren unvermeidlichen Höhen und Tiefen zu spielen hat. Eine solche Akzeptanz von Belastungen und Tragödien – als sei er lediglich Beobachter in einem größeren Schauspiel – trägt mit zu seiner Fähigkeit bei, Not und Elend zu ertragen; und das Leiden mancher besonders tapferer, ernsthaft auf die Probe gestellter Menschen hat etwas „Strahlendes" und „Reines" an sich, das ihm eine objektive und distanzierte Qualität verleiht. Mit der Zeit entwickelt man als Arzt ein feines Gefühl für diese *Lachesis*-„Unpersönlichkeit" – die nicht verwechselt werden sollte mit der Losgelöstheit und emotionalen Zurückhaltung von *Lycopodium*, den Ereignisse einfach nicht traumatisieren oder überwältigen.

---

* *Whitmont* weist darauf hin, daß das häufige Vorkommen von Krebs bei Frauen im Klimakterium oder in der Postmenopause der Preis sein könne, den sie für ihr unerfülltes Leben zahlen müssen: „*Lachesis* ist die Strafe für das ungelebte Leben" von Frauen mit korrekter „viktorianischer" Moral. Sie unterdrücken ihre sexuellen Bedürfnisse und schneiden sich damit von normalem emotionalen Wachstum ab, was zu einem unnatürlichen Wachstum in Form eines Tumors führen kann. *Lachesis* ist sicherlich das Hauptmittel bei Krebs bei Frauen in mittlerem Alter, und eine nicht ausgelebte Sexualität ist häufig an der Wurzel seiner Pathologie zu finden.

Eine unpersönliche Haltung sich selbst gegenüber fördert eine humorvolle Betrachtungsweise, und unbeschadet der unglücklichen Situation oder des schweren Leidens, ist bei *Lachesis* das Leiden häufig vermischt mit einem Anflug von Lächerlichkeit. Auch wenn er ernsthaft besorgt und betroffen ist, kann der Arzt sich dennoch dabei ertappen, daß er beim Anblick des außergewöhnlichen Bildes – gar der Karikatur –, das er (oder häufiger sie) bietet, unwillkürlich lachen muß.

Manchmal verstärkt die Patientin selbst diesen Eindruck, spielt die komische Seite ihres Leidens aus und unterstreicht das Absurde daran. Sie kann absichtlich durch ihren Humor einen Abstand zwischen sich und ihr Unglück legen (vielleicht, um sicher zu gehen, daß andere *mit*, und nicht *über* sie lachen, da ihr Stolz sehr empfindlich ist). Eine Patientin sagte über sich selbst: „Mein Nachname ist Seltsam. Ich bin auch tatsächlich eine Miss Seltsam. Eigentlich bin ich ein Aprilscherz, weil ich am ersten Tag dieses Monats geboren bin, und Absurdität hat mein Leben auch stets begleitet. Es ist eine lange Parodie auf das, was Leben eigentlich sein sollte." Dann fuhr sie fort, voller Humor die Reihe außergewöhnlicher Unglücksfälle und bizarrer Katastrophen zu schildern, die ihr Leben anscheinend stets überschattet hatten. Vielleicht fordert dieser Mensch Unglücksfälle heraus, vielleicht ist es auch so, daß er darauf eingestellt ist, besonders das Lächerliche an den Erfahrungen, die jeder Tag mit sich bringt, zu sehen; es ist aber auch möglich, daß das Gegenteil wahr ist und eine unablässige Serie von Mißgeschicken und grotesken Unglücksfällen ihm eine *Lachesis*-Prägung verleiht. Wie dem auch sei, das Schicksal scheint diesen Menschen nicht selten mehr als ihren Anteil an halb absurden, halb tragischen Erfahrungen zuzuteilen.

In der Tat besitzen Humoristen und Satiriker häufig *Lachesis*-Züge („Neigung, zu spotten, sich lustig zu machen, alles ins Lächerliche zu ziehen": *Hering*), da dieser Typus ein feines Gespür für Situationskomik hat, gezielt das Lächerliche im Verhalten anderer und ihre sprachlichen Schwächen ausmachen kann. Er kann ein Witzbold sein, der mit unablässigen dummen Sprüchen – wobei ein Bonmot oder Witz dem anderen folgt, wenn er seinen Kommentar zu den alltäglichen Ereignissen abgibt – sein schwieriges oder gar tragisches Leben kompensiert. Schließlich die humorvolle und die tragische Einstellung ein sich ergänzender Ausdruck für die Überzeugung, daß weltliche Dinge eitel und leer sind. Daher kann sich hinter seinem Humor eine grimmige oder bittere Lebensanschauung verbergen. Während die geistreichen Einfälle von *Arsenicum* oder *Lycopodium* von der Beherrschung oder Kontrolle über die Situation zu kommen scheinen, geschieht das Herumwitzeln von *Lachesis* eher aus der Sicht des Opfers, eines Menschen, der irgendwie geschlagen ist, und für den geistreiche Bemerkungen der einzige Ausweg aus seiner unerträglichen oder unabänderlichen Situation sind. Umgekehrt kann auch ein scheinbar ernster Mensch, der „stets ein Lachen auf Lager" (*Hubbard*) hat und immer zu einer lakonischen, humorvollen Bemerkung bereit ist, *Lachesis* sein. In den Rang einer Kunstform erhoben, läßt der Humor von *Lachesis* eine scharfsinnige Wahrnehmung der tragikomischen Ironie des Lebens erkennen.

Mark Twain, dessen Humor so häufig einen Anflug von „Misantrophie" (*Kent*) oder bitterem Pessimismus enthält („Weshalb freuen wir uns so bei einer Geburt und trauern bei einem Todesfall? Weil wir nicht die Betroffenen sind.") ist ein gutes Beispiel für *Lachesis*, sowohl als Person als auch in seinem literarischen Werk. Der leidenschaftliche innere Kampf, der sein von Tragödien und Komödien erfülltes Leben beherrschte, machte ihn sowohl zum Zyniker als auch zum eingefleischten Moralisten, der, wie nicht anders zu erwarten, am heftigsten gegen sein darunterliegendes Selbst predigte.

Er konnte es nicht ertragen, wenn andere moralisierten, und kritisierte wiederholt deshalb seine Kollegen, die Qualität großer Teile seiner eigenen Schriften leidet jedoch unter seinen zu heftigen oder leidenschaftlichen Moralpredigten, die eher auf die Kanzel als auf die Druckerpresse gehört hätten. Gleichzeitig hinterfragte er in typischem *Lachesis*-Stil mit unerbittlicher Ironie die ethischen Annahmen seiner Zeit und der Gesellschaft, in der er lebte. Nur wenige Passagen in der Literatur beschreiben charmanter die konventionelle Doppelmoral als die Szene, in der Huckleberry Finn, der den Schwarzen Jim, einen entlaufenen Sklaven, eigentlich anzeigen sollte, jedoch feststellt, daß sein „anerzogenes, aber verbogenes Gewissen" gegen die „Stimme seines Herzens" (*Twain*) kämpft, schließlich die Verfolger belügt und in die falsche Richtung schickt:

> „Sie machten sich davon, und ich ging an Bord meines Floßes. Ich fühlte mich schlecht und niedergeschlagen, weil ich genau wußte, daß ich etwas falsch gemacht hatte, und ich sah ein, daß es keinen Sinn hatte, zu lernen, es richtig zu machen; wenn du

> nicht schon als Kind das Richtige gelernt hast, hast du keine Chance – im Notfall stärkt dir nichts den Rücken und hält dich bei der Stange, und dann kriegst du eins aufs Dach. Dann denke ich eine Minute nach und sage zu mir, Moment mal – wenn du recht gehandelt und Jim verraten hättest, würd' es dir dann besser gehen als jetzt? Nein, sage ich mir, mir würd' es schlecht gehen – ich würd' mich genauso fühlen wie jetzt. Gut, sage ich, was nützt es dann, wenn du lernst, das Rechte zu tun, wenn es Mühe macht, das Rechte zu tun, und keine, Unrecht zu tun, und der Lohn der gleiche ist? Hier blieb ich stecken. Das konnte ich nicht beantworten. Daher hielt ich es für das Beste, mich nicht mehr drum zu kümmern, sondern ab jetzt immer so zu handeln, wie es mir am besten in den Kram paßte."

Twain machte sich auch über literarische Sentimentalitäten lustig (siehe im Kapitel *Pulsatilla*), war aber selbst nicht ganz frei davon, besonders in seinem Spätwerk. Und während er gleichzeitig ein aufrechter amerikanischer Demokrat war, der alles, was nach Klassenprivilegien roch, verabscheute, liebte er nichts mehr, als auf seinen Reisen von englischen und russischen Aristokraten und Königshäusern hofiert zu werden. Er verachtete Geldgier und prangerte in zahllosen Werken die „verdammte menschliche Rasse" und ihren Tanz ums Goldene Kalb an. Er selbst war jedoch fasziniert von Reichtum und heiratete die reichste Erbin von Elmira, New York, der Stadt, in der er lebte (Die Art, wie er bei seinem künftigen Schwiegervater um ihre Hand anhielt, ist klassisch. *Twain*: „Haben Sie bemerkt, was sich zwischen Ihrer Tochter und mir abspielt?" Schwiegervater: „Nein, habe ich nicht." *Twain*: „Nun, dann schauen Sie mal genau hin, dann sehen Sie's."). Des weiteren konnte er, wie für *Lachesis* typisch, keinem Glückspiel-Abenteuer widerstehen und ließ sich auf verschiedene Systeme ein, die zunächst versprachen, zu schnellem Reichtum zu führen und dann unvermeidlich zusammenbrachen. Mit Geld ging er verschwenderisch um, unterstützte großzügig Freunde in Notlagen und brachte einige Male in seinem Leben ein großes Vermögen durch.

Unübertrefflich war *Twains* lakonischer Stil und Biß, wenn er in Hochform war: „Kleider machen Leute; ein nackter Mann hat nur wenig oder gar keinen Einfluß in dieser Gesellschaft"; „Die Berichte von meinem Tod sind stark übertrieben"; „Die Musik von *Wagner* ist besser als sie sich anhört", oder, auf die Bitte, einen Kommentar zu der christlichen Vorstellung von Himmel und Hölle abzugeben: „Hierzu äußere ich mich lieber nicht, ich habe Freunde an beiden Orten." Er war jedoch gleichzeitig verantwortlich für einige der schlechtesten Werke, die je von einem der großen Autoren geschrieben wurden. Das emotionale Chaos, das so häufig charakteristisch für *Lachesis* ist, kann, wie wir uns erinnern, auch auf die intellektuellen Fähigkeiten übergreifen, und der Schaden wird noch vergrößert durch seine Unfähigkeit, diesem Einhalt zu gebieten. So kann *Twain* langatmig und monoton sein, unablässig auf seinen Lieblingsideen herumreiten und in der für *Lachesis* typischen Sprunghaftigkeit zwischen genialem Schreiben und durch und durch zweitklassiger Prosa hin- und herschwanken. Sogar innerhalb eines Buches sind brillante Passagen durchsetzt mit weitschweifigen und durchschnittlichen.

Twain lebte bis ins hohe Alter (sein Laster waren Zigarren, nicht der zerstörerischere Alkohol wie bei den *Lachesis*-Humoristen *Ring Lardner* oder *Walt Kelly*), er blieb sich treu bis zu seinem Lebensende und ließ nie nach in seinem leidenschaftlichen Bemühen, den Moralisten und den Zyniker in sich zu versöhnen und seine tragikomische Weltsicht zu integrieren.

Gelegentlich ist diese merkwürdige Mischung aus Pathetischem und Lächerlichem von *Lachesis* völlig unbeabsichtigt. Ein häufiges Beispiel ist die geschäftig hin und her eilende und ein völliges Durcheinander verursachende Freundin oder Verwandte, die eifrig, aber unfähig ihre Hilfe anbietet, stets begleitet von unaufhörlichem oder absurdem Geschnatter. Diese Unglücklichen bewirken definitiv, daß man sich abwendet, obwohl sie voll der besten Absichten sind. Patienten, die sich ihrer selbst eher bewußt sind, bemerken: „Meine Freunde meiden mich. Ich scheine mit keinem meiner Arbeitskollegen zurecht zu kommen, und obwohl ich mehr leiste als andere, werde ich nicht so befördert wie sie. Daher denke ich, daß ich irgend etwas an *mir* haben muß, das die Ursache ist. Offenbar habe ich ein Kommunikationsproblem." Streng genommen ist es ein Persönlichkeitsproblem. Sie befremden andere durch allzu große Intensität, unablässiges Reden, zu große Belästigung und ihr sich Aufdrängen.

Außerdem kann zu große Belastung, der unablässige innere Konflikt, den er weder begreifen noch kontrollieren kann, Einsamkeit, Altjüngferlichkeit und ähnliches zu leichter „Geistesgestörtheit" (*Hering*) führen. Diese Menschen sind zwar in der Lage, mit der Außenwelt zurecht zu kommen, wirken aber dennoch etwas eigen.

Ihre „unpersönliche Ausstrahlung" spiegelt den mangelnden Kontakt mit der Realität und mit sich selbst wider, wenn sie „albern lachen" (*Kent*), halb automatisch sprechen oder sich bizarr verhalten. Ihre geistige und emotionale Energie ist bedauerlicherweise nie adäquat zum Ausdruck gekommen, hat sich gegen sie gewendet und ein psychisches Ungleichgewicht verursacht.

Ein Großteil der Disharmonie von *Lachesis* rührt von dem Kampf zwischen seinen unvereinbaren Anteilen her. In seiner gespaltenen Psyche kämpfen der Wunsch nach Befriedigung mit moralischer oder intellektueller Zurückhaltung, Skepsis mit Hingabe, Gefühl mit Verstand. Die einander bekämpfenden Fraktionen sind nicht leicht in Einklang zu bringen. Der Arzt hat es mit einem widersprüchlichen oder zerrissenen Menschen zu tun, der mehr im „Einklang mit sich selbst" sein will und auf der Suche nach einer Ganzheit ist, innerhalb derer die Konflikte und Widersprüche in seiner Doppelnatur aufzulösen oder zumindest miteinander zu versöhnen sind.

Möglicherweise kann er so lange nicht in wahrer Harmonie leben, bis er festen Boden in Form eines angemessenen Glaubens, von Hingabe oder einer Disziplin gefunden hat, die seinem Bedürfnis nach größerer spiritueller oder geistiger Integration Rechnung tragen. Zwischenzeitlich kann jedoch auch das homöopathische Mittel dazu beitragen, daß der aufgewühlte Patient zu einem funktionierenden Gleichgewicht zwischen allzu rigider Kontrolle und übermäßigem Sich-Gehenlassen, zwischen Unterdrückung und Übererregung findet. Die zwei Seiten seines Wesens, die beide nach der Vorherrschaft streben, kämpfen dann nicht mehr ständig gegeneinander, sondern können in friedlicherem, wenn auch gelegentlich unsicherem, Waffengleichgewicht nebeneinander leben.

Natrium muriaticum

Natrium muriaticum ist Natriumchlorid bzw. gewöhnliches Tafelsalz, eine ganz alltägliche Substanz, die eine Anzahl einzigartiger Eigenschaften besitzt. Salz absorbiert, bindet und kondensiert, es kristallisiert und konserviert, und es betont den Eigengeschmack von Speisen. Diese Eigenschaften finden sich sowohl körperlich als auch seelisch beim Patienten, der *Natrium muriaticum* benötigt.

Festhalten

Auf der körperlichen Ebene hält Natrium muriaticum Wasser und andere Körperflüssigkeiten auf verschiedene Weise zurück. Es ist möglich, daß er nicht leicht schwitzt, oder nur an bestimmten Körperteilen, z.B. der Stirn, oder unter bestimmten Umständen, wie z.B. beim Essen. Manchmal bekommt er, statt zu schwitzen, Urtikaria, einen Nesselausschlag oder rote Flecken, besonders um Gesicht und Nacken. Akne im Jugendlichen- oder Erwachsenenalter oder übermäßig trockene oder fettige Haut, die so häufig *Natrium muriaticum* erfordern, sind anschauliche Beispiele für die fehlerhafte Ausscheidung von Stoffwechselprodukten durch die Haut. *Natrium muriaticum* gehört auch zu den besten Mitteln bei hartnäckigen Fällen von Amenorrhoe, besonders dann, wenn diese durch lange anhaltende emotionale Belastung verursacht wurde; ein Leitsymptom für das Mittel ist das Einsetzen der Menstruation erst in der späten Adoleszenz. Es ist weiter von unschätzbarem Wert bei Ödemen, ob sie nun durch mangelnde Harnausscheidung oder (bei Frauen) durch Wasserretention in der Schwangerschaft oder prämenstruell verursacht werden. Auch bei starker Obstipation kommt das Mittel zur Anwendung (wobei drei bis vier Wochen zwischen den Entleerungen liegen können), besonders wenn sie von Depression oder einer Unfähigkeit, Gefühle auszudrücken, begleitet wird. Schließlich läßt es angestauten Schleim abgehen, wie z.B. bei hartnäckigen und schmerzhaften Nebenhöhlenbeschwerden.

Natrium muriaticum „hält" auch Schmerzen „fest", besonders verschiedene Arten von Kopfschmerzen. Ob sie nun „reißend," „klopfend," „hämmernd," von Übelkeit oder Erbrechen begleitet, „berstend," „krampfartig" oder durch Bluthochdruck verursacht sind; ob sie kongestiv, neuralgisch, anämisch oder menstruell, geringfügig oder heftig sind, wenn sie einmal entstanden sind, können sie Tag um Tag unvermindert anhalten. Gelegentlich werden sie durch eine Überanstrengung der Augen verursacht und sind begleitet von undeutlichem Sehen, Blindheit, Schmerzen und Zickzacklinien vor den Augen.

Das charakteristische „Festhalten" von *Natrium muriaticum* findet sich genauso auch auf der geistig-seelischen Ebene. Von Kind an nimmt er Eindrücke tief in sich auf und hält sie hartnäckig fest. Auf der positiven Seite läßt ihn dies mitfühlend, feinfühlig für die Bedürfnisse anderer, treu zugeneigt, liebend und dankbar sein. Nur all zu häufig jedoch (und diese Menschen sind es, denen man als Arzt am häufigsten begegnet), nimmt er negative Gefühle und Eindrücke an. Da er Schwierigkeiten hat, Ärger auszudrücken, hält er ihn fest und läßt ihn an sich nagen; oder er entwickelt pathologische Symptome, weil er seine Vergangenheit beklagt, wie Lots Weib in der Bibel, die zur Strafe dafür, weil sie zurückblickte, zur Salzsäule erstarrte. Allzu intensiv erinnert er vergangene Kränkungen, Sorgen oder Enttäuschungen, grübelt darüber nach und kommt über seinen Groll nicht hinweg. Er vergißt keine Verletzung und vergibt kein Unrecht, das ihm widerfahren ist. Wo andere Konstitutionstypen schon längst eine unerfreuliche Erfahrung oder einen nicht wieder gut zu machenden Verlust aus ihrem Denken verbannt hätten, *kultiviert* der untröstliche *Natrium muriaticum* in seiner Unfähigkeit, seinen Ärger loszulassen, geradezu seine schmerzlichen Erinnerungen: „Melancholische Gemüths-Stimmung; Beleidigungen, ... die man ihm zugefügt, konnte er nicht aus den Gedanken los werden, was ihn so verstimmte, dass er zu Nichts Lust hatte" (*Hahnemann*).

Er gehört auch zu den Menschen, die sehr lange Zeit nicht über den Tod eines geliebten Menschen hinwegkommen (*Ignatia* ist das Mittel für unmittelbaren oder akuten Kummer). Diese Trauer um eine verlorene Liebe, sei sie nun romantischer oder anderer Art, oder auch das Leid, das durch ein nagendes Gefühl der Vergeblichkeit des eigenen Lebens verursacht wird, wenn der geliebte Mensch nicht mehr da ist, kann unstillbar und unveränderlich sein, und unendlich lange dauern – sie kann sogar das ganze Leben anhalten, wie das Beispiel von Königin *Victoria* zeigt: Fünfzig Jahre lang trug sie schwarz und trauerte um

Prinz *Albert*, als sei sie entschlossen, dem Allmächtigen niemals den schmerzlichen Verlust zu verzeihen. Gelegentlich schwelgt *Natrium muriaticum* geradezu in schlimmen Erinnerungen: „Er sucht in Gedanken immer die ehemaligen Unannehmlichkeiten auf, um darüber, sich kränkend, nachzudenken" (*Hahnemann*); unangenehme Dinge können ihn geradezu „verfolgen" (*Kent*). Miss Havisham aus dem Roman *Die großen Erwartungen* von *Charles Dickens*, die, von ihrem Geliebten am Tag ihrer Hochzeit an der Kirchentür verlassen, für den Rest ihres Lebens ihr Hochzeitskleid trägt und ihrer Klage in einem dunklen, staubigen Raum voller Spinnweben nachhängt, zeigt diesen Charakterzug von *Natrium muriaticum* in übersteigerter Form.

Auch „Beleidigungen, die er ehedem Jemandem... zugefügt hatte, lagen ihm immer im Gedanken; er konnte sich nicht von ihnen losmachen" (*Hahnemann*), womit er den Grundstock für die chronischen Schuldgefühle legt, die für diesen Typus so charakteristisch sind.

Für *Natrium muriaticum* heilt die Zeit nicht „alle Wunden". Im Gegenteil, sie trägt lediglich dazu bei, die Vergangenheit zu kristallisieren. Die Beleidigung oder Schuld frißt weiter, wird unverhältnismäßig aufgebauscht und läßt ihn nicht mehr los. Wie ein Geizhals, der seine Goldstücke hortet und in Abständen immer wieder an den Tresor geht, um sie zu zählen, hortet *Natrium muriaticum* seine Erinnerungen an Kränkungen und Dinge, für die er sich selbst verurteilt, und holt sie regelmäßig wieder heraus, um sie nochmals zu untersuchen. Er kann sogar an ihnen hängen, da er mit ihnen vertraut ist; oder er ist melancholisch und krankhaft „introvertiert" (*Hahnemann*). Das kann so weit gehen, daß er jeden Versuch übelnimmt, ihn aus seinem Alptraum oder von seinem Unglücklichsein zu befreien: „*verweilt gerne* bei vergangenen unerfreulichen Begebenheiten" (*Hering*).

Kindheit und familiäre Beziehungen

Der Groll von *Natrium muriaticum* gründet oft in familiären Beziehungen. Häufiger und anschaulicher als jeder andere Typus leidet er unter den Folgen einer schlechten Beziehung zu einem oder beiden Elternteilen, mit all den Ressentiments und/oder Schuldgefühlen, die dies mit sich bringt. Es ist nicht ungewöhnlich, daß der Erwachsene noch die Narben trägt, die die Unfähigkeit seiner Eltern hinterlassen hat, angemessen auf seine emotionalen Bedürfnisse zu reagieren. „Meine Eltern haben niemals auch nur *versucht*, mich zu verstehen; sie haben mich nie wirklich akzeptiert; wenn ich etwas nicht ganz genau so gemacht habe, wie sie es wollten, war es falsch," sind häufige Klagen – gleichzeitig war er jedoch nie in der Lage, ihnen seinerseits seine Bedürfnisse nach Anerkennung und Unterstützung zu vermitteln. Ein klassischer Fall ist auch das Kind, dessen emotionale Probleme damit begonnen haben, daß die Mutter wieder arbeiten ging. Wenn sie zuhause ist, verhält es sich weder besonders liebevoll noch wirkt es glücklich, und im allgemeinen ist es nicht einfach zu haben. Die anderen Kinder der Familie sind nicht auf dieselbe Weise betroffen, sie akzeptieren die Situation und freuen sich, wenn die Mutter *da* ist. Nur *Natrium muriaticum* nimmt ihr den Treuebruch so unendlich übel und ist so empfindlich für die damit verbundene Zurückweisung oder Mißachtung, daß es sein Bedürfnis nach ihrer Zuneigung nicht zeigen kann. So kann der Groll von *Natrium muriaticum* auf seine Eltern zwar manchmal legitim sein, er selbst muß sich möglicherweise jedoch vorwerfen lassen, allzu viel zu fordern.

Noch als Erwachsener kann er dauernd von den Unzulänglichkeiten seiner Eltern oder den Kränkungen durch sie reden. Eine Frau, die selbst Großmutter ist und weiß, wie schwierig es ist, Kinder aufzuziehen, ohne Fehler zu machen, oder ein Mann, der sowohl im Beruf als auch im Familienleben erfolgreich ist – sie beide können über die Ablehnung durch ihren Vater, die Unfähigkeit ihrer Mutter, ihnen Sympathie entgegenzubringen, oder einfach über unerwünschte Ratschläge, die sie ihnen mitgegeben haben, leidenschaftlich aufgebracht sein. Der geringste Anlaß genügt, um die Enttäuschungen ihrer Kindheit und den damit verbundenen Groll zurückzubringen. Eine unvergeßlich unreife Reaktion fand sich bei einem vierzigjährigen Anwalt, der sowohl an chronischem Bluthochdruck (potenziertes Kochsalz ist, wie nicht anders zu erwarten, eines der besten Mittel bei hohem Blutdruck), als auch an verschiedenen neurotischen Verhaltensweisen litt. Er erklärte allen Ernstes, daß er den Glauben an die Menschheit verloren habe, als er im Alter von sieben Jahren entdeckte, daß es keinen Nikolaus gab. „Meine Eltern haben mich *angelogen*," rief er aufgebracht. „Wie hätte ich ihnen, oder irgendeinem anderen, da noch einmal trauen können?"

Es gibt jedoch auch das vollkommene Gegenteil. *Natrium muriaticum* bringt seinen Eltern häufig überreichliche Zuneigung und Hingabe entgegen und hat eine äußerst enge Beziehung zu ihnen. Er ist das Kind, das nicht von zuhause weg will (*Calcium carbonicum*) oder der Erwachsene, der darauf besteht, in räumlicher Nähe zu seinen Eltern zu wohnen, um für sie im Alter sorgen zu können.

Manche dieser Kinder fühlen sich nicht wohl, wenn sie angefaßt werden. Sie verlangen nicht nach körperlicher Nähe und haben Schwierigkeiten, ihre Gefühle auszudrücken. Im Gegensatz zu *Phosphor* oder *Pulsatilla* müssen sie es erst lernen zu umarmen, zu küssen und ganz allgemein auf der körperlichen Ebene Verbindung aufzunehmen. Dieses „Rühr'-mich-nicht-an"-Syndrom trägt zu der schwierigen Beziehung des jungen *Natrium muriaticum* zu seinen Eltern bei. Das unwirsche, unabhängige Kind weist nicht nur Zuneigung, sondern auch Anleitung zurück. Es weigert sich, Hilfe anzunehmen, wenn sie ihm angeboten wird, und wird (wie der *Natrium muriaticum*-Erwachsene) wütend, wenn es getröstet wird: „je mehr man ihn tröstet, je mehr fühlt er sich angegriffen" (*Allen*). Die Eltern wenden sich dann verständlicherweise einem anderen Kind zu, das empfänglicher und anschmiegsamer ist und die Zuwendung augenscheinlich besser zu schätzen weiß. Daher kann die emotionale Beziehung zwischen Eltern und Kind, die häufig in der Adoleszenz mit reduziertem körperlichem Kontakt geringer wird, bei *Natrium muriaticum* schon zu einem früheren Zeitpunkt weniger intensiv werden. Das Kind strahlt ein „Laß' mich in Ruhe" aus, und das tun die Eltern dann auch.

Teil der Komplexität seines Wesens ist jedoch, daß er außerordentlich stark unter dem Entzug der elterlichen Zuneigung leidet, auch wenn er sie zurückweist. So schafft er eine Situation, in der weder seine Eltern noch er selbst „gewinnen" können.

Das „schwierige" *Natrium muriaticum*-Kind – oder genauer, das Kind, das das Leben als schwierig empfindet – kann ursprünglich wohlerzogen und liebevoll gewesen sein, ist aber aufgrund wirklicher oder eingebildeter Mißachtung seiner Bedürfnisse durch die Eltern oder unangemessener Reaktionen auf seine Ansichten und Leistungen launisch, unglücklich, ja rebellisch geworden (*Natrium muriaticum* versucht stets, anderen ihre Reaktionen vorzuschreiben). Seine belastete Beziehung zu seinen Eltern zeigt sich in seiner abrupten, gereizten Art, die plötzlich durchbrechen kann, obwohl es bemüht ist, sich zu kontrollieren (sein unangemessener Ärger über Kleinigkeiten wird weiter unten diskutiert). Als Arzt erkennt man es häufig an seiner

Entschlossenheit, jeglichen Augenkontakt zu vermeiden, an seiner Weigerung, auf Fragen zu antworten, und seinem ärgerlichen Ausdruck, wenn es zu Boden blickt. Das Verabreichen des Mittels in hoher Potenz kann jedoch eine außerordentliche Veränderung bewirken: das Kind ist nun gewillt, dem Arzt in die Augen zu schauen, lächelt offen, statt gezwungen, und seine Eltern sagen, daß es ganz allgemein „unbeschwerter" geworden ist.

Gelegentlich gründet die Pathologie von *Natrium muriaticum* in früher Rivalität mit seinen Geschwistern. Das zuvor heitere und glückliche Kind fängt an, sich schlecht zu benehmen, oder es wird langsamer in seiner sprachlichen und intellektuellen Entwicklung, wenn es das Gefühl hat, daß seine jüngeren Geschwister ihm von seinem Anteil etwas wegnehmen oder von den Eltern bevorzugt werden. Tatsächlich ist „langsames Sprechenlernen" (*Kent*) eine starke Indikation für dieses Mittel und spiegelt auch ganz konkret die generellen Schwierigkeiten dieses Typs, Gefühle auszudrücken.

Andere Kinder können unter ähnlichen Umständen genauso eifersüchtig und voller Groll sein. Sie kämpfen um Aufmerksamkeit, sie rechten oder intrigieren, oder sie lernen, zu teilen und sich zu fügen, gehen letztendlich aber erfolgreich mit der Situation um. Nicht so *Natrium muriaticum*. Es kann ihr begegnen wollen, indem es allzu hilfsbereit, gehorsam und verantwortungsbewußt wird. Das Kind reagiert so empfindlich auf Mißbilligung, verlangt so sehr nach Anerkennung und fürchtet die elterliche Zurückweisung, wenn es nicht brav ist, daß es seinen Eltern noch nicht einmal sagt, daß es Angst vor der Dunkelheit hat und gerne ein Nachtlicht hätte, oder daß seine Hosen in der Schule naß geworden sind und es gerne ein anderes Paar anziehen würde, und oft kann schon ein flüchtiger Blick eines Erwachsenen das gewünschte Verhalten hervorrufen. Wenn Eltern oder Lehrer ein Kind als übergewissenhaft, ängstlich besorgt, nur ja keine Scherereien zu machen, und „ungeheuer" oder „unnatürlich" brav beschreiben, ist potenziertes Kochsalz das erste Mittel, das in Betracht zu ziehen ist.

Auch wenn diese Taktik zunächst erfolgreich ist, kann es immer noch Groll darüber hegen, daß es sich solche Mühe geben mußte. Wenn sie nicht erfolgreich ist und das Kind die Anerkennung der Eltern nicht erlangen konnte, grollt es genauso, und sublimiert ihn später zu einer Art Weltschmerz.

Natrium muriaticum ist häufig bei erstgeborenen Kindern: sie sind es, bei denen die Eltern aus ihren Fehlern lernen, die mühsam ihren Weg und den ihrer nachfolgenden Geschwister in der Familienstruktur bahnen müssen und auf denen am meisten Verantwortung lastet, ob sie wollen oder nicht. Häufig haben sie eine reife soziale Intelligenz und ein Gefühl für die Beziehungen der Familienmitglieder untereinander, können aber mit familiären Belastungen nicht recht umgehen. Streit und unterschwellige Feindseligkeiten belasten sie sehr, und sie können, wie *Phosphor*, tatsächlich deshalb krank werden: „Kopfschmerzen durch Gemütserregung" (*Kent*). Aus diesen Grund kommt *Natrium muriaticum* am häufigsten zur Anwendung bei Kindern und Heranwachsenden, die das Trauma einer Scheidung der Eltern durchmachen oder durchgemacht haben.

Wenn die Beziehung zu Eltern oder Geschwistern *Natrium muriaticum* keinen Anlaß zu Kränkung bietet, kann er auf andere Umstände in seiner Kindheit zurückgreifen, um verletzt zu sein. Vielleicht war ein Vorhaben nicht erfolgreich, an das er sein Herz gehängt hatte, oder er war enttäuscht, weil er eine Anerkennung für schulische Leistungen nicht erhalten hat. Jahrelang hegt und pflegt er Verletzungen durch Schulkameraden, oder die Ungerechtigkeiten, die sein Grundschullehrer an ihm verübt hat; oder er hält an einer tiefsitzenden Mißbilligung eines Familienmitglieds fest, das sich konsequent seinem Anteil an den Verpflichtungen entzogen hat.

Er zeigt seine Verstimmung nicht immer zum Zeitpunkt der Verletzung und zieht sich auch nicht sofort grollend zurück (wie *Calcium carbonicum*). Aber noch Jahre später erinnert er sich lebhaft an seinen Groll: „ruft sich Verletzungen ins Gedächtnis, die er vor langer Zeit erlitten hat" (*Hering*). Später projiziert er die Erfahrungen aus seiner Kindheit auf die Welt insgesamt und spürt rasch, wenn andere unterdrückt, zurückgewiesen und schikaniert und ihre Hoffnungen vereitelt werden.

Vieles bezieht sich auf alltägliche Verletzungen und Enttäuschungen, die sich bei *Natrium muriaticum* zu tiefen emotionalen Traumata verdichten. Das Mittel ist wahrscheinlich indiziert, wenn der Arzt versucht ist, einem Patienten, der nichts vergessen kann und dem vergangene Kränkungen und Verletzungen zusetzen, zu sagen: „Lassen Sie diese Sorgen hinter sich! Schauen Sie nicht zurück! Vergessen Sie sie! Lassen Sie ihren Groll fahren und vergeben Sie denen, die Ihnen

Unrecht getan haben!" Als der Elefant, der er ist, kann *Natrium muriaticum* zwar niemals vergessen, aber der befreiende und heilende Einfluß des Mittels kann ihn dazu bewegen zu vergeben.

Seine Unfähigkeit, die normalen Rückschläge im Leben zu verarbeiten, seine Neigung, im Geiste bei Sorgen und Erniedrigungen der Vergangenheit zu verweilen, und sein Zurückweisen von Trost lassen den Verdacht aufkommen, daß *Natrium muriaticum*, wenn auch unbewußt, die *Verletzung sucht*, oder sich zumindest in Situationen begibt, in denen Verletzungen möglich sind. Hierzu paßt eine bekannte Szene aus der Comic-Serie *Pogo*: Die Tiere aus dem Okefenokee-Sumpf verfolgen Spuren ihrer vermeintlichen Feinde, als der liebenswerte Einsiedler Porkypine (mit seiner für *Natrium muriaticum* typischen Stacheligkeit und gutmütigen Mürrischkeit) schließlich feststellt, daß sie im Kreis gegangen sind und ihren eigenen Spuren gefolgt sind, und ausruft: „Wir haben die Feinde gefunden! Wir sind es selbst!"

Es soll aber auch daran erinnert werden, daß das Mittel nicht nur bei fantasierten oder übertriebenen Kränkungen paßt, sondern auch von *unschätzbarem Wert* in Fällen echter Tragik und tiefen „Kummers" (*Kent*) ist: bei Leid und Einsamkeit durch Verlust eines geliebten Menschen (oder Zurückweisung durch ihn); bei einer Folge von kaputten Beziehungen; bei Patienten, die traumatische Scheidungen durchgemacht haben; bei Auswirkungen einer tiefen Erniedrigung oder einer unerträglichen Verletzung; bei Alkoholismus eines Elternteils (was beispielsweise das klassische Problem einer Beziehung zu einem Menschen des gleichen Geschlechts wie der alkoholkranke Elternteil zur Folge haben kann); bei Vernachlässigung durch die Eltern und sexuellem oder andersartigem Mißbrauch. *Natrium muriaticum* ist eines der wichtigsten Mittel für emotional gestörte Kinder (oder für die Eltern eines hirnverletzten oder schwerbehinderten Kindes) und für Menschen, die anscheinend nur wenig vom Leben gehabt haben; für liebende, gewissenhafte Eltern, die sehr unter ihren undankbaren oder sie enttäuschenden Kindern leiden; für die, die sich von besonders geliebten und geschätzten Menschen hintergangen fühlen; oder für Menschen, die in ausweglosen Ehen und anderen Familiensituationen gefangen sind und die Last des Egoismus und des mangelnden Verantwortungsgefühls anderer tragen müssen. Auch andere Konstitutionstypen können mit ähnlich ernsthaften körperlichen oder seelischen Problemen zum Arzt kommen, aber sie bedrücken oder belasten ihn innerlich nicht im selben Ausmaß wie *Natrium muriaticum*, dessen gesamte Persönlichkeit und emotionale Tönung an die unabänderliche Tragik dieser Welt erinnert.

Die beiden folgenden Fälle, der erste *Natrium muriaticum*, der zweite *Lycopodium*, sind lebhafte Veranschaulichungen ihres jeweiligen Arzneimitteltyps.

Ein recht bedauernswerter Herr mittleren Alters, der eindeutig neurotische Tendenzen aufwies, suchte homöopathische Hilfe wegen seiner immer wiederkehrenden Migräne, die täglich massive Dosen Aspirin erforderte. Der Grund für sein Problem war nicht schwer zu finden. Er war in Frankreich während des Zweiten Weltkrieges aufgewachsen, getrennt von seinen Eltern, die in der Resistance kämpften. Sie hatten ihn zu seiner eigenen Sicherheit als Helfer bei einer Kleinbauernfamilie gelassen, und während dieser schwierigen Jahre hatten seine Kopfschmerzen eingesetzt. Auch später war er nie vollkommen frei davon, und noch dreißig Jahre später war seine angesammelte Wut über sein ungerechtes Schicksal und das Gefühl, von seinen Eltern zurückgewiesen worden zu sein, noch nahe der Oberfläche. Er konnte nicht ohne leidenschaftliche Ressentiments über seine Kindheitserfahrungen sprechen. Es brauchte viele Monate homöopathischer Behandlung, vor allem mit *Natrium muriaticum*, um die emotionalen Wunden und die Kopfschmerzen zu heilen. Aber trotz allem blieb etwas in ihm sein Leben lang traumatisiert.

Der zweite Patient, gleichfalls ein Kind von Eltern, die in der französischen Resistance aktiv gewesen waren, der während des Krieges sogar noch viel mehr durchgemacht hatte (er war lange Zeit sich selbst überlassen gewesen, hatte sich auf dem Land herumgetrieben und alleine durchgeschlagen, schlief in Scheunen und stahl sein Essen von den Feldern), war ausgeglichen und erfolgreich. Er litt an Verdauungsproblemen, schien aber ansonsten unzerstörbar zu sein. Möglicherweise aufgrund seiner größeren Gelassenheit konnte er seine Kindheit und das Verhalten seiner Eltern mit ruhiger Objektivität und Gleichmut betrachten. „Sie waren echte Idealisten, die ihre Sache wichtiger nahmen als ihr einziges Kind. Vielleicht hatten sie recht. Ihre Arbeit rettete vielen Menschen das Leben und trug dazu bei, daß der Krieg gewonnen wurde. Und ich habe schließlich ganz gut überlebt – zumindest denke ich das, und nehmen Sie mir bitte nicht diese Illusion. Meine Frau (die die gefühllose Reserviertheit ihres Mannes beklagte) versucht das schon in ausreichendem Maße."

Trostlosigkeit

Natrium muriaticum kann selbst sein schlimmster Feind sein, wenn er die Realität stets durch die dunkle Brille irgend einer emotionalen Kränkung betrachtet oder von den dunklen Wolken der Depression verdüstert, die stets über ihm hängen. Eine passende Bezeichnung für seine verzerrte Sicht ist „Trostlosigkeit", ein Begriff, der nicht nur Isolation, Unfruchtbarkeit und Elend beinhaltet, sondern auch Freudlosigkeit und Entmutigung („Traurig und niedergeschlagen": *Hahnemann*). Sie ist weniger durch Negativität oder Pessimismus bedingt, sondern dadurch, daß er überaus empfindsam für die dunklen Kräfte ist, die in dieser Welt wirksam sind. Im folgenden nun ein paar typische Beispiele für seine „trostlosen" körperlichen und emotionalen Reaktionen auf Dinge, die üblicherweise Symbole des Lebens und der Freude sind.

1. Das farbenfrohe, belebende und erfrischende *Frühjahr*, wenn die gesamte Natur Erneuerung oder Wiedergeburt erfährt, bringt für *Natrium muriaticum* nicht nur eine Verschlimmerung verschiedener körperlicher Symptome (*Lachesis, Sulfur*), sondern auch depressive Verstimmung (im *Repertorium* von *Kent* sollte das Mittel in der entsprechenden Rubrik in einen höheren Grad erhoben werden). Im Gegensatz zum Üblichen und Herkömmlichen ist er niedergeschlagen und kann überhaupt nichts von der Neubelebung und Hochstimmung verspüren, die der Frühling mit sich bringt. Die Symbolisten um die Jahrhundertwende faßten, ob nun aus dekadenter Pose oder aus ernsthafter Überzeugung heraus, ein *Natrium muriaticum*-Gefühl in Worte, wenn sie beklagten, daß die kurzlebige Heiterkeit und die Lebendigkeit des Frühlings nur „trügerisch" sind, da sie falsche Hoffnungen wecken und nur dazu dienen, den Menschen an seine kurze Lebensspanne und die auflösenden Kräfte der Natur zu erinnern.

2. Die wärmende *Sonne*, der Inbegriff von Leben und Wachstum, ist häufig Ursache körperlicher Beschwerden für *Natrium muriaticum*. Entweder schwächt sie ihn, oder sie erschöpft ihn. Ihre hellen Strahlen, die das Universum mit Wärme und Energie versorgen, werden

von ihm nur schlecht vertragen („Folgen von Sonnenbestrahlung": *Kent*); Sonne schadet seinen Augen, insgesamt reagiert er empfindlich auf ihre Hitze (er fühlt sich „schwach und kraftlos": *Hering*), kann auch verschiedenartige Hautausschläge entwickeln oder bekommt Kopfschmerzen (*Lachesis, Pulsatilla*). Dies verwundert nicht, da die Sonne in der mythischen und symbolischen Tradition in Zusammenhang mit dem Herzen und den Gefühlen gebracht wird und ihre pulsierende Energie *Natrium muriaticum* so an seiner empfindlichsten Stelle bedroht. So kommt es, daß sie in Zusammenhang mit Überanstrengung, Verbrennen und Erschöpfung gebracht wird: „Es ist, als ob die Sonne, der überragende Stimulus der Lebenskraft, den Organismus in seiner Isolation überforderte" (*Whitmont*). Patienten sagen, daß es ihnen am besten geht an Tagen, an denen die Sonne nicht all zu stark scheint. Manche ziehen es sogar vor, wenn der Himmel bedeckt ist, besonders für geistige Arbeit (dieses Charakteristikum sollte nicht mit der *Nux vomica*- oder *Causticum*-Besserung bei feuchtkaltem Wetter verwechselt werden), und eine Reihe von Symptomen sind, genauso wie sein allgemeines Befinden, besser bei „Kälte" (*Boger* – der in dieser Rubrik außer *Natrium muriaticum* nur noch *Lachesis* und *Gelsemium* im höchsten Grad aufführt) und in „kaltem Wasser" (*Boericke*).

3. Statt von der kühlen Frische am *Morgen* erfrischt zu werden, ist *Natrium muriaticum* beim Erwachen übel gelaunt und verzagt, oder er weigert sich, den Tag anzufangen („sehr schlecht gelaunt am Morgen": *Hering*; „Der Herausforderung jedes neuen Tages, das Leben neu in die Hand zu nehmen, kann er sich nicht stellen": *Whitmont*). Er ist müde und braucht lange, um in die Gänge zu kommen: das Kind möchte nicht in die Schule, der Erwachsene nicht zur Arbeit gehen, obgleich beide, wenn sie erst einmal dort sind, vollkommen zufrieden sind. Oder er leidet unter morgendlichen Kopfschmerzen, die an Intensität zwischen 10 und 14 Uhr zunehmen, wenn die Sonne den Zenit erreicht, und erst nach Sonnenuntergang abklingen. Abends ist er gut gelaunt und irgendwie erleichtert: „Puh, geschafft! Wieder einmal ein Tag überstanden! Jetzt kann ich mich bis morgen ausruhen." „Schlimmer zwischen Sonnenauf- und Sonnenuntergang" bei Kopfschmerzen und emotionalen Symptomen ist ein Schlüsselsymptom für *Natrium muriaticum* (*Medorrhinum*). Es findet sich jedoch auch das Gegenteil: „Abends ward er von einem Schrecke wie

gelähmt; dann ward es ihm grausig und Unglück ahnend" (*Hahnemann*), und zwar vor allem bei schwerer traumatisierten Patienten.

4. Die *Natur* kann *Natrium muriaticum* sowohl in einen Reizzustand versetzen, als auch gleichermaßen eine Quelle der Freude für ihn sein. Gelegentlich reagiert er so empfindlich auf Umwelteinflüsse, daß sogar ein leichter Wind oder Nieselregen, ganz zu schweigen von schnellem Eintauchen in kaltes oder salziges Wasser, bei ihm Hauterscheinungen, wie Striemen oder juckenden Nesselausschlag, hervorbringen kann. Der Geruch von Blumen und anderen Pflanzen kann zu allergischen Symptomen führen (*Phosphor, Arsenicum*). Andererseits spielen, wenn der Patient gerne gärtnert und eine Vorliebe für Blumen hat, wahrscheinlich *Natrium muriaticum* oder *Arsenicum* (oder beide) in seiner Konstitution eine prägende Rolle.

Auch die erhabene Schönheit der Natur kann ihn eher bedrücken. Hohe Berge lassen Schwindelgefühle in ihm aufkommen; sein Gleichgewichtssinn ist gestört, und Höhe weckt die Angst, zu fallen, oder, schlimmer noch, den unkontrollierbaren Drang, sich hinunterzustürzen. In Tälern hat er klaustrophobische Ängste und fühlt sich beengt; *Natrium muriaticum* ist schon zu sehr emotional in Bedrängnis, als daß er eine weitere Einengung von außen noch ertragen könnte, ohne Beklemmungsgefühle und Panik zu empfinden (diese Klaustrophobie, auch in Fahrstühlen und kleinen Räumen, findet sich im *Repertorium* von *Kent* unter der Rubrik „Furcht im engen Raum"). Ein schöner See kann ihn sich fragen lassen, wie viele Menschen wohl schon in ihrem Unglück den Impuls verspürt haben, sich zu ertränken (!). Und der Ozean, der Ursprung allen Lebens, mit all seinen symbolischen Assoziationen zur Vergangenheit, ruft eine komplexe Reaktion hervor. Während manche sich am Meer einfach elend fühlen, ist es doch häufiger so, daß Patienten sagen, daß sie es lieben – daß es ihr Lieblingsplatz ist, auch wenn sie deutlich das Schlüsselsymptom für *Natrium muriaticum* „Schlimmer durch Seeluft, durch Baden im Meer" (*Hahnemann*) zeigen. Eine ganze Reihe von Beschwerden werden an der See schlimmer: Allergien, Asthma, Kopfschmerzen, Verstopfung, Hautausschläge nach dem Baden („Herpes auf der Zunge nach Baden im Meer": *Hering*), die Menses setzen aus, das Haar fällt aus, Augen, Ohren, Scrotum und Vagina jucken (genauso: *Arsenicum* und *Sepia*, alle drei im Gegensatz zur „Besserung an der See" (*Kent*) von *Medorrhinum*). Der Patient kann selbst bemerken: „Ich weiß auch nicht, weshalb ich jeden Sommerurlaub an die See fahre. Ich habe mich nie wirklich wohl dort gefühlt, aber aus irgendeinem Grund kann ich das kaum zugeben, auch nicht vor mir selbst. Irgendetwas zieht mich ans Meer, gleichgültig wie schlecht es mir dort geht."

Dies ist ein Beispiel für einen wichtigen Charakterzug von *Natrium muriaticum*: nämlich *durch das verletzt zu werden, was er am meisten liebt.* Er ist allergisch auf Schokolade oder Kirschen, oder auf andere Lebensmittel, die er besonders mag. Tierliebhaber werden allergisch gegen ihre Tiere und müssen ihren Hund weggeben oder mit dem Reiten aufhören. Ein Patient, der nichts so liebte, wie seine tägliche Morgenzeitung, entwickelte eine Allergie gegen Druckerschwärze, mit tränenden Augen, juckenden Ohren und einem Taubheitsgefühl um den Mund herum, wenn er auch nur eine Zeitung in die Hand nahm. Viele Gaben des Mittels waren nötig, um diese Empfindlichkeit zu überwinden. Und verschiedene Patienten sind schon mit *Natrium muriaticum* wegen unangenehmer Asthmaanfälle oder anderer allergischer Reaktionen in Gegenwart von wirklich geliebten Menschen behandelt worden.

5. Schönheit in ihrer *künstlerischen Form* kann gleichfalls schmerzlich für *Natrium muriaticum* sein. Gedichte, Literatur, Kinofilme können sowohl schmerzliche als auch angenehme Empfindungen auslösen; Musik, mit ihrer Fähigkeit, unglückliche Erinnerungen und unbefriedigte Bedürfnisse oder Gefühle zu wecken, die er lieber unangetastet lassen würde, stimmt ihn traurig (*Natrium carbonicum*). Sein Kummer ist jedoch auch mit einem gewissen Vergnügen verbunden, und gelegentlich hört er ergreifende Musik, um in bittersüßem Leid zu schwelgen und wollüstig alte (oder neuere) Wunden zu pflegen („schlimmer durch Musik": *Boericke*).

6. *Spaß* zu haben, kann *Natrium muriaticum* fremd sein, denn er ist vor allem ein ernster Mensch. Fröhliches Beisammensein oder Familienfeste deprimieren ihn, und Ferien, besonders zur Weihnachtszeit, können die schlimmste Zeit des Jahres für ihn sein. Wenn alles in Ferienstimmung ist und viele sich wirklich wohl fühlen, ist er sich mehr denn je bewußt, daß der Mensch letztlich alleine ist. Auch wenn er mit anderen zusammen vergnügt und lustig ist, kann er sich dennoch als Außenseiter empfinden und sich auch so verhalten: er nimmt die anderen wahr, beobachtet ihre Gefühle und empfindet die Wärme und den Spaß eher als unwirklich, als direkt an der Kameradschaft teil-

zuhaben. Er fühlt sich leicht überflüssig, wenn er unter mehr Menschen als unter ein paar engen, ähnlich gesinnten Freunden ist („Vermeidet Gesellschaft, weil er voraussieht, dass er Andern leicht Verdruss machen könne“: *Hahnemann*). Dies ist zum einen auf eine gewisse Unsicherheit zurückzuführen, zum andern aber auch auf sein Geltungsbedürfnis, aufgrund dessen es ihm widerstrebt, ein unbedeutendes Gruppenmitglied zu sein. Die Kehrseite dessen, daß er es ernsthaft vorzieht, unbemerkt im Hintergrund zu bleiben, ist also ein unterschwelliges Verlangen nach besonderer Aufmerksamkeit und ein sich Benachteiligtfühlen, wenn andere nicht darauf reagieren. Er begreift nicht, daß übersehen zu werden nicht synonym ist mit angegriffen zu werden, und interpretiert möglicherweise Unaufmerksamkeit als Ablehnung oder gar als Mißbilligung. Manchmal ist diesem Typus schon eine gewisse Paranoia eigen.

7. Abstrakter gesehen, ist *Glück* für *Natrium muriaticum* nur ein „flüchtiges“ (*Allen*), kurzlebiges Gefühl. Wie kann man dauerhaft glücklich sein, wenn der Verlust nahe und das Leiden nicht fern ist? Glück ist höchstens eine vorübergehende Zuflucht, ein zeitweilige Unterbrechung des wahren Laufs der Welt. Er kann sich erfüllt und nützlich vorkommen, zufrieden und voller Enthusiasmus bezüglich seiner Arbeit oder der Menschen sein, die er liebt, und dennoch unglücklich bleiben. Patienten gestehen, daß sie nicht wissen, was es heißt, spontanes, ungetrübtes Glück zu empfinden: „Ich muß ständig daran arbeiten, glücklich zu sein,“ sagen sie. Zum Teil ist dies auch dem stets präsenten und unablässigen Pflichtgefühl von *Natrium muriaticum* zu verdanken, das sich negativ auf seine Fähigkeit, Glück zu erfahren, auswirkt.

8. Ein anderer Aspekt der Trostlosigkeit von *Natrium muriaticum* ist seine *Neigung, die Dinge von ihrer dunkelsten Seite zu sehen (Sepia)*. Wenn sich an einem Tag voller glücklicher Ereignisse ein einziger unschöner Vorfall ereignet hat, richtet er seine gesamte Aufmerksamkeit auf diesen. Wenn er ein Dutzend Komplimente hört und dann eine leicht kritische Bemerkung, fühlt er sich dadurch beleidigt („Jedes Wort verletzt ihn“: *Hering*). Wenn alles einigermaßen gut geht, wünscht er sich, es ginge besser. Oder er ist so damit beschäftigt zu leiden, daß er alle anderen Dimensionen des Lebens einfach übersieht. Er erwartet auch immer das Schlimmste. Wenn er einen Ausflug geplant hat und an einem strahlenden Morgen aufwacht, sagt er: „Wie schade, daß das

schöne Wetter wahrscheinlich nicht anhalten wird; heute nachmittag ist es bestimmt bewölkt." In einer befriedigenden Beziehung ohne Anzeichen, daß es zu einem Bruch kommt, denkt er: „Ich weiß, daß sie mich irgendwann verlassen wird. Aber ich bin mir sowieso nicht sicher, ob sie auch wirklich die Richtige für mich ist, dann ist es vielleicht genausogut...". Diese Haltung ist nicht einfach nur pessimistisch, sondern auch eine Vorsichtsmaßnahme, damit er sich gefühlsmäßig nicht unversehens verfängt. Er möchte sich schützen, um gewappnet zu sein, wenn er enttäuscht wird. Hierin steckt auch ein gewisser Aberglaube, der ein verhängnisvolles Schicksal abwehren soll, das sein Glück, seine Zufriedenheit oder Sicherheit zu untergraben droht. Während der Behandlung gestehen die Patienten nur widerwillig eine Besserung zu, weil sie fürchten, das Mittel könne dann aufhören zu wirken (nicht weil sie, wie *Lycopodium*, kritisch-skeptisch sind oder, wie *Arsenicum*, eine perfekte Heilung verlangen).

9. Für *Natrium muriaticum* ist sogar ein *Lächeln* lediglich der „tapfere Versuch, die Tränen zu verbergen", wie schon mehr als ein Patient es ausgedrückt hat. Sie selbst können jedoch das lieblichste aller Lächeln besitzen, das buchstäblich ihr Gesicht verwandelt, und das eine unscheinbare Frau bezaubernd und einen einfachen Mann charmant wirken läßt. Fast jedes Lächeln ist anziehend, aber diese das Gesicht „verwandelnde" Qualität ist eigentümlich für *Natrium muriaticum*. Manchmal läßt man als Arzt den Mut sinken, wenn man beim Anblick eines weiteren niedergeschlagenen Patienten im Wartezimmer, dessen Gesichtszüge nichts als Trübsal und mangelndes Selbstvertrauen zeigen, immer noch einen langen, komplizierten Fall auf sich zukommen sieht. Dann schaut dieser Mensch hoch und zeigt dieses verletzliche, aber gleichzeitig schöne *Natrium muriaticum*-Lächeln, und plötzlich ist man beruhigt; es wird sich schließlich doch alles zum Guten wenden.

10. Der wichtigste Punkt aber ist die *Liebe*. Mit ihren enormen Möglichkeiten, Schmerzen, Enttäuschungen und Sorgen zu verursachen, ist sie dazu bestimmt, *Natrium muriaticum* an seinem verletzlichsten Punkt zu packen. Er, der schon so leicht verletzbar in Freundschaften und familiären Beziehungen ist, kann um so vieles mehr aufgrund romantischen Verliebtseins leiden. Auch hier zieht er den Schmerz selbst auf sich, indem er immer und immer wieder seine Zuneigung an die Falschen wendet oder hartnäckig an einer unerwiderten Leiden-

schaft hängt. Er kann die Gesellschaft derer, in deren Gegenwart er leidet, geradezu suchen, wie eine Motte, die sich immer wieder verbrennt, sich von der Flamme jedoch nicht lösen kann. Junge, attraktive Patienten, die ihr ganzes Leben und ihre Zukunft noch vor sich haben, bekennen, daß sie nicht wissen, weshalb sie immer noch an einer Beziehung hängen, die ihnen von Beginn an nur wenig Glück im Vergleich zu ihrem Kummer gebracht hat. „In diesen fünf Jahren habe ich festgestellt, daß die tiefste Verbindung zwischen uns die ist, daß er (oder sie) mich ständig unglücklich macht," ist eine typische Bemerkung. Und es ist möglich, daß viele Mittelgaben nötig sein werden, bevor dieser Mensch diese quälende Beziehung oder ähnlich quälende Erinnerungen schließlich losläßt. „Man hört nicht einfach auf, einen Menschen zu lieben, nur weil er einen verletzt hat" oder „Man kann einen Menschen doch nicht vergessen, nur weil er weggegangen ist," ist ein gebräuchlicher Satz von *Natrium muriaticum*, wenn er von einem anderen verlassen worden ist. Oder die Frau fragt: „Wie könnte ich *aufhören*, ihn zu lieben? Er ist immer noch ein Teil von mir – und wird es immer sein – auch wenn er nicht mehr bei mir ist." Unerbittlich streut er Salz auf die Wunden, die ihm die Zurückweisung zugefügt hat, und hartnäckig klammert er sich an die Erinnerung an eine Verletzung, worin sich die unübertroffene Fähigkeit von *Natrium muriaticum* zeigt, das Gefühl des Unglücklichseins zu konservieren (im *Repertorium* von *Kent* ist *Natrium muriaticum* in den Rubriken „Gedanken, hartnäckig" und „Gedanken, quälend", jeweils im höchsten Grad aufgeführt).

Auch wenn die Liebe erwidert wird, kann er sich in unauflösbare Schwierigkeiten bringen oder Liebesbeziehungen eingehen, die unvermeidlich dazu führen, daß er leidet. Er verliebt sich in eine verheiratete Frau, oder in eine, die so unpassend wie unerreichbar ist. *Kent* hat diese Neigung einmal in dem Portrait der vornehmen Dame, die sich in ihren Kutscher verliebt, zusammengefaßt. Vielleicht steckt hinter der Wahl des Objektes auch eine unbewußte Angst, sich zu verlieben. Eine Liebe, die nicht verwirklicht oder erfüllt werden kann, bietet letzten Endes Sicherheit, auch wenn sie zu Leid und Lähmung führt. Auch andere Konstitutionstypen können sich unpassend und ohne Hoffnung auf Erfüllung verlieben, *Natrium muriaticum* jedoch hängt am längsten an seiner inhaltslosen Sehnsucht und seinen Erinnerungen an Vergangenes, er läßt zu, daß sie zu einer Obsession werden, oder er hängt, wie es manchmal scheint, weniger an dem Gefühl der Liebe, als an der Erinnerung an Schmerzen und Zurückweisung.

Dies unterscheidet sich sehr von den verschiedenen Formen der Liebe bei anderen Konstitutionstypen: von dem spontanen, unbefangenen *Phosphor*, der viele Partner und Beziehungen genießen kann; oder von *Pulsatilla*, die einfacher auf ihre sexuellen Bedürfnisse reagiert und mit Leichtigkeit zärtliche und liebevolle Beziehungen eingeht; oder von der starken, wenn auch unzuverlässigen, Leidenschaft von *Lachesis*; es unterscheidet sich auch von *Arsenicum*, der sich im allgemeinen nicht auf eine emotional unvorteilhafte Position einläßt; von *Lycopodium*, der auch dann losgelöst und gelassen sein kann, wenn er verliebt ist; oder von *Sulfur*, der sich schnell wieder neu binden kann, wenn eine Beziehung in die Brüche gegangen ist. Die Liebe ist für *Natrium muriaticum* ein quälendes, vielschichtiges Gefühl und nur all zu häufig auch der Grund für seine tiefe Traurigkeit, sein Unerfülltsein und seine Sehnsucht – und für seine Gesundheitsprobleme.

Einsamkeit und Isolation

All dies führt zu dieser besonderen Einsamkeit, dem Gefühl, nicht wirklich irgendwo hinzugehören auf dieser Welt, das *Natrium muriaticum* häufig empfindet.

Whitmont stellt hierzu eine interessante These auf: Dieser Konstitutionstyp repräsentiere den Menschen „auf der Suche nach seinem Selbst"; er befinde sich in einem Stadium seiner geistigen oder spirituellen Entwicklung, in dem er sich vom „kollektiven Unbewußten" (wie *Jung* es ausdrückt) löst, von seiner Familie, seinem Erbe, den traditionellen religiösen Glaubenssätzen oder kulturellen Werten, und auf der Suche nach seinem eigenen, wahren Selbst ist. Die Modalität „schlimmer am Meer" könnte also von einer unterbewußten Furcht herrühren, in das kollektive Unbewußte, das durch das Meer symbolisiert wird, aus dem alles Leben entstanden ist, wieder zurück gezogen zu werden. Zwischen dem Bruch mit der Vergangenheit und dem Erreichen der höheren Synthese oder Integration durch das Auffinden des Selbst liegt jedoch ein „Übergangsstadium", das notwendigerweise Einsamkeit bedeutet, und „wann immer die Anforderungen dieses Übergangs die Kräfte dieses Menschen übersteigen, ist die Folge ein pathologischer Zustand, der sein Heilmittel in *Natrium muriaticum* findet."*

Dies mag einer der Gründe für das Schlüsselsymptom von *Natrium muriaticum* sein, das häufig beschrieben wird als: „Trost verschlimmert" (*Kent*), „Es griff ihn nur noch mehr an, wenn man ihn tröstete" (*Hahnemann*), „Heftiger Zorn bei Trost" (*Hering*), „Zurückweisung von Mitgefühl." Der Mensch spürt instinktiv, daß niemand ihm helfen *kann*, und daß er mit seinen Schwierigkeiten alleine fertig werden muß. Gleichzeitig, schließt *Whitmont*, wird dieser „Zustand der Isolation betont durch die Tatsache, daß er sich nach Liebe, Zuneigung und Verbundenheit mit anderen sehnt; seine innere Stimme jedoch verbietet ihm, sie anzunehmen ... und drängt ihn, seine Kraftquelle in sich selbst zu finden."

Dieses Beharren, nur sich selbst zu vertrauen, ist es, das zusammen mit der „freudlosen" (*Hering*) Haltung des Patienten die Behandlung eines typischen *Natrium muriaticum*-Falles lang und schwierig macht. Natürlich kann es vorkommen, daß eine Gabe dieses Mittels eine dauerhafte Änderung seiner Haltung und eine Besserung seiner physischen Symptome bewirkt (wegen eines Beispiels siehe weiter unten S. 464). Gewöhnlich ist dies jedoch ein langwieriger Prozeß, der verlangt, daß er die „dunkle Brille", die er früher einmal aufgesetzt hat und an die er sich nun gewöhnt hat, wieder absetzt. Denn dieser Patient hängt unbewußt an seiner Verzweiflung, auch wenn er, auf der bewußten Ebene, eifrig an der Heilung mitzuarbeiten scheint**.

Wenn *Natrium muriaticum* sich auch von anderen Menschen zurückziehen möchte („Abneigung gegen Gesellschaft": *Kent*), so ist er doch gleichzeitig stark von ihnen angezogen. Er ist der Einzelgän-

---

* Viele Homöopathen stellen fest, daß *Natrium muriaticum* heutzutage das meistverschriebene Konstitutionsmittel ist – möglicherweise deshalb, weil in unserem Zeitalter im Vergleich zu früher traditionelle Werte schneller umgestoßen und durch neue ersetzt werden. Die Folge davon ist, daß immer mehr Menschen bei ihrer Suche nach neuen Werten und Lebensweisen alleine auf sich selbst gestellt sind. *Sulfur* bleibt jedoch der konstitutionelle „gemeinsame Nenner" der Menschheit und wird nicht nur vom *Sulfur*-Konstitutionstyp, sondern auch – in verschiedenen Stadien der Behandlung – von allen anderen benötigt.

** Was *Whitmont* über *Lachesis* bemerkt (vgl. das entsprechende Kapitel), trifft auch auf *Natrium muriaticum* zu: Sein Bild findet sich an der Basis vieler Krebserkrankungen, bei denen festgehaltener Kummer und unterdrückte Gefühle sich mit der Zeit zu harten, malignen Knoten verfestigen.

ger, dessen Leben durch sein Bedürfnis nach der Gegenwart anderer kompliziert wird. In seinem ständigen Schwanken zwischen seinem Wunsch nach gleichzeitiger Isolation *und* Gemeinschaft ist er nie völlig zufrieden, ob er jetzt mit anderen zusammen oder alleine ist. Gelegentlich möchte er, wie *Lycopodium*, andere Menschen um sich haben, aber nicht zu nahe: im selben Haus, aber nicht im selben Raum. Andere Menschen „ermüden" ihn. Anders als *Phosphor, Pulsatilla* oder *Sulfur*, die aus menschlichem Kontakt Energie beziehen, ist das Zusammentreffen von *Natrium muriaticum* mit den Menschen nur all zu häufig eine traumatische oder zumindest kraftraubende Erfahrung.

Da er leicht verletzbar ist, versucht er unweigerlich, eine Verletzung seiner Gefühle durch andere zu vermeiden. Um sich zu schützen, umgibt sich der empfindlichere Mensch mit einem dicken Schutzwall („einer undurchdringlichen Mauer aus vernarbtem Gewebe," wie ein *Natrium muriaticum*-Patient es einmal ausdrückte), zieht sich so noch mehr in sich zurück und ist immer weniger in der Lage, Gefühle oder Zuneigung auszudrücken. Sorgfältig vermeidet er, in die Lage zu kommen, verwundet oder erniedrigt zu werden, und wappnet sich gegen zukünftige Verletzungen, indem er andere auf Abstand hält. In extremen Fällen wird er nie mehr das Wagnis eingehen, noch einmal tiefe Liebe zu empfinden, um sowohl das Risiko einer Zurückweisung, als auch einer Verletzung durch den anderen zu vermeiden. In der Tat ist sein Rückzug zum Teil auch begründet in der Weigerung, „unter Menschen zu gehen, aus Furcht, Anstoß zu erregen" (*Allen*). Hier überschneidet sich das Bild der emotionalen Erschöpfung oder Erstarrung, oder der Teilnahmslosigkeit, die auf eine Frustration starker Gefühle zurückgeht („weist absichtlich Gesellschaft zurück": *Whitmont*), mit dem von *Sepia*.

Dieser Abwehrmechanismus wirkt sich sogar manchmal bis in den Schlaf hinein aus, und er behauptet dann, daß er nicht träumt, oder zumindest, daß er sich an seine Träume nicht erinnert und lediglich eine unbestimmte Niedergeschlagenheit oder ein Unwohlsein nach dem Erwachen empfindet. Das Gegenteil, „ärgerliche, ängstliche, widerliche, schreckliche und traurige Träume, oder lebhafte Träume von Feuer, Kampf gegen Mörder," usw. (*Hahnemann*) ist gleichfalls charakteristisch für *Natrium muriaticum*. Diese Themen kommen jedoch, wie im Kapitel *Sulfur* schon angemerkt, genauso auch bei anderen Typen vor und sind daher weit weniger ein Hinweis auf das

Mittel als das Fehlen von Träumen. Schließlich sind „gehen, sprechen" (*Hahnemann*) und gestikulieren im Schlaf, oder ungewöhnlich lange schlafen – eine klassische Art und Weise, dem Leben zu „entgehen" – Indikationen für dieses Mittel.

Natrium muriaticum kann die Distanz wahren, indem er sich in die besinnliche Welt der Kunst oder der Gelehrsamkeit zurückzieht – eine Umgebung, die emotional nicht bedrohlich wirkt. Auf diese oder andere Art gelingt es ihm, sich mit „gebeugtem Gemüth" (*Hahnemann*) seinem introspektiven, häufig auch intellektuellen, Innenleben zuzuwenden. Er kann Stunden alleine in seinem Zimmer zubringen oder sich an einen abgelegenen Ort mit seiner Arbeit zurückziehen. Manchmal spricht er davon, in einer einsamen Hütte im Wald, am Meer oder hoch in den Bergen leben zu wollen, weit weg von den Menschen und vom weltlichen Schein („Anthrophobie": *Hering*). Wenn er sich jedoch auch dorthin zurückzieht und sich jegliche Einmischung verbittet, so kommt er dennoch wieder zurück, wenn er nicht noch viel von einem *Sulfur*-Eremiten an sich hat. Dem *Natrium muriaticum*-Einsiedler wird es in seiner erhabenen Abgeschiedenheit mit der Zeit zu einsam. Er kann auch seiner einsamen Kunst oder seiner akademischen Studien überdrüssig werden (manche *Sepia*- bzw. *Arsenicum*-Künstler oder *Sulfur*-Gelehrte sind eher richtige Einzelgänger) und kehrt schließlich dorthin zurück, wo er mit Menschen zu tun hat, auch auf das Risiko emotionaler Verletzungen hin.

In schwereren Fällen kann er die Einsamkeit auch nicht mehr ertragen: „Wenn sie allein ist, macht sie sich Gedanken und muss weinen" (*Hahnemann*). Sein Kummer steigt hoch, besonders wenn er nachts alleine ist und er seine Gefühle und „Gedanken nicht mehr unter Kontrolle" hat (*Hahnemann*), und zwar in Form von untröstlichem Schluchzen. Sein Herz beginnt zu rasen oder zu hämmern, und er leidet unter völliger oder teilweiser („wenn er einmal erwacht": *Boger*) Schlaflosigkeit. Er braucht dringend jemanden, den er um Hilfe bitten könnte, stellt aber, im Gegensatz zu *Pulsatilla*, der immer eine Anzahl von Menschen hat, die ihm beistehen, fest, daß er alleine ist und macht sich verzweifelt auf die Suche nach menschlichem Kontakt.

Die Furcht vor der Einsamkeit, die in eindrucksvoller Weise großen Teilen der Pathologie von *Natrium muriaticum* zugrunde liegt, unterscheidet sich beispielsweise von dem Wunsch von *Phosphor* nach unmittelbarer Beruhigung oder dem Bedürfnis von *Pulsatilla* nach ständiger Unterstützung. *Natrium muriaticum* kann lange Zeit alleine bleiben, wenn er weiß, daß es irgendwo einen Menschen gibt, dem er etwas bedeutet. Seine Furcht ist eher die vor einer langfristigen Einsamkeit. Das auffallende Symptom dieses Typs, das beschrieben wird als „Aengstlich um die Zukunft besorgt... was aus ihm werden soll" (*Hahnemann*), steht gewöhnlich für die Angst, ohne eine feste, bedeutungsvolle Bindung zu bleiben.

Die einsame Zeit während der Adoleszenz kann durch dieses Mittel bedeutend erträglicher gemacht werden. Gewöhnlich sind diese Jugendlichen eher deshalb so schwierig, weil sie nicht sehr mitteilsam sind und eine unglückliche Ausstrahlung besitzen, nicht weil sie widerspenstig oder ungehorsam wären. Sie können unter ihrer selbst geschaffenen Isolation leiden, die auf einer ausgesprochenen oder stillschweigenden Ablehnung des Verhaltens anderer beruht und auch auf einer generellen Weigerung, zu tun, was alle tun. Sie treten für höhere Prinzipien und einen strikten Verhaltenskodex ein (nicht nur, was Sexualität angeht, sondern auch als Reaktion auf die Rücksichtslosigkeit, mit der Kinder häufig miteinander umgehen) und entfremden sich daher ein wenig ihren Kameraden. Die Einsamkeit von *Natrium muriaticum*, in welchem Lebensalter auch immer, rührt teilweise auch von einer ungeheuer kritischen Haltung anderen gegenüber her. Er fühlt sich sowohl beurteilt als auch beurteilend – selbst ungenügend, aber dennoch andere mißbilligend. Wie *Arsenicum* hegt er hohe Erwartungen, was andere angeht. Aber während *Arsenicum* wütend wird, diejenigen verachtet, die seinen Erwartungen nicht genügen, und, nachdem er offen seine Gefühle ausgedrückt hat, damit fortfährt, daß er diese Unwürdigen künftig ignoriert, unterdrückt *Natrium muriaticum* sein Mißfallen und fühlt sich in der Konsequenz dann isoliert und verletzt.

Das Mädchen, das ein Wildfang ist und unnachgiebig daran festhält, ist häufig *Natrium muriaticum*. Typisch hierfür sind Jo March und Naughty Nan (die übrigens später zu einer homöopathischen Ärztin heranwächst) in den Büchern von *Louisa May Alcott*, und ganz besonders Peppermint Patty aus der Comic-Serie *Die Peanuts**. Auch

---

* Peppermint Patty, die ewige Außenseiterin in der Schule und sogar in ihrer Kinderwelt, die gekleidet ist wie ein Wildfang und auch entsprechende Manieren und Vorlieben hat (ihre Leidenschaft für Baseball und ihre Geschicklichkeit darin), ist trotz sporadischer Bemühungen unfähig, sich sozial anzupassen. Mit ihren rührenden, aber ver-

diejenigen, die sich große Mühe geben, sich der Norm anzupassen, können immer noch irgendwie fehl am Platz sein. Trotz ihrer Ecken und Kanten sind sie jedoch sympathische und interessante Menschen, denn sie besitzen ein warmes Herz, solide Wertvorstellungen und Originalität.

Natrium muriaticum ist sich sehr wohl bewußt, daß er anders als andere ist. Manchmal berührt es ihn peinlich, daß er sich immer von der Menge abhebt, er reagiert empfindlich auf entsprechende Bemerkungen anderer und paßt sich daher erfolgreich den allgemeinen Verhaltensnormen an. Oder er will unbedingt seine Andersartigkeit bewahren und fürchtet sich geradezu davor, etwas an sich zu ändern. Auch junge Patienten geraten bei der bloßen Vorstellung, ein homöopathisches Arzneimittel einnehmen zu sollen, in panische Aufregung: „Sie werden mich mit diesen Arzneimitteln doch nicht verändern, oder?“ fragen sie ängstlich. Sie hängen an ihren Eigenarten und Neurosen, die ihnen vertraut sind, als ob sie fürchteten, daß sie mit der Veränderung auch ihre Identität verlieren würden. Erwachsene werden auch hitzig, wütend und abwehrend, wenn sie eine drohende mögliche Veränderung spüren. Sie halten krampfhaft an ihren Schwierigkeiten und emotionalen Verwicklungen fest, als wären sie das *Einzige*, das ihnen in dieser unsicheren Welt etwas Sicherheit böte. Wie ein Patient es einmal ausdrückte: „Depressionen und Neurosen sind wie ein Federbett; sie geben Schutz, können aber auch schrecklich bedrückend sein. Als ich sie mit Hilfe des Mittels verloren habe, habe ich mich nicht nur leichter, sondern auch ungeschützter gefühlt.“

Vielleicht spürt *Natrium muriaticum*, daß Neurosen, wie *Jung* beobachtete, Anpassungsmaßnahmen sind, mit deren Hilfe sich der Mensch vor seiner feindlichen Umgebung schützt, oder, in homöopathischen Begriffen ausgedrückt, Manifestationen der Fähigkeit des Körpers zum Selbstschutz darstellen. Diese Schutzfunktion kann im inneren Haushalt von *Natrium muriaticum* lebenswichtig sein (schließlich *schützt* Kochsalz vor dem Verderben). Daher kann es tatsächlich ein Risiko darstellen, diese Schutzwälle niederzureißen und

---

geblichen Versuchen, andere in ernsthafte Gespräche über Freundschaft, Liebe und Leid zu verwickeln – sie, die ohne Mutter heranwächst, ist immer auf der Suche nach engeren und bedeutsameren Beziehungen mit ihren Spielkameraden – ist sie ein klassisches Bild für *Natrium muriaticum*.

die verletzliche Psyche sich selbst und der Welt auszusetzen, sofern nicht ein besserer Schutz an ihre Stelle gesetzt wird. Manchmal sollte das Mittel in der Tat *nicht* gegeben werden, wie sehr das Bild, das der Patient bietet, auch danach verlangt, um die Abwehrmechanismen nicht in ihrer Funktion zu stören. Einstweilen sollten Mittel wie *Ignatia* oder *Staphisagria* verwendet werden, bis der Patient stark genug ist, sich mit *Natrium muriaticum* auseinanderzusetzen.

Auch wenn er seine Andersartigkeit bewahrt, kann dieser Mensch sich natürlich trotzdem deshalb schuldig fühlen. Er fürchtet die Zurückweisung durch die Gesellschaft genauso, wie er sie früher durch seine Eltern gefürchtet hat, und möchte deshalb versichert sein, daß seine Reaktionen und Symptome genauso sind wie die von allen anderen und sich nicht von der Norm unterscheiden. Wenn der Arzt z.B. nach seiner bevorzugten Temperatur, Jahres- oder Tageszeit fragt, kann er antworten: „Zieht denn nicht jeder die gemäßigte Jahreszeit der Hitze oder Kälte vor; oder den Abend, wenn die Arbeit des Tages getan ist?"; wenn man ihn fragt, ob er für gewöhnlich durstig ist, mag er antworten: „Ja, ich trinke viel Wasser, aber ich bin kein Diabetiker oder so etwas, wenn Sie das meinen." Wenn man ihn nach seinen Lieblingsspeisen fragt, sagt der Heranwachsende: „Wie bei anderen Jungs. Ich mag Schokolade und Kartoffelchips, das ist doch ganz normal" (zu den auffälligsten *Natrium muriaticum*-Verlangen gehören Salz und Schokolade).

Natürlich haben die meisten Menschen gerne das Gefühl, irgendwie einzigartig zu sein, *Natrium muriaticum* weiß jedoch um sein Anderssein und hat daher das Bedürfnis zu sehen, daß er mit seinen Problemen und Neurosen nicht allein ist. Eine der größten Wohltaten, die der Arzt ihnen erweisen kann, ist die wiederholte Versicherung, daß er wirklich zu der großen menschlichen Familie gehört („Viele Menschen fühlen genau dasselbe wie Sie. Ich habe eine ganze Anzahl Patienten mit ähnlichen Beschwerden behandelt. Ihre Reaktion ist für einen Menschen in Ihrer Situation völlig normal...").

Häufig hat *Natrium muriaticum* eine Ausstrahlung von *Schwere*. Während der Konsultation verspürt der Arzt das Gewicht der Probleme des Patienten fast körperlich, und sogar in den Gesichtszügen und in seiner Körperhaltung kann man sie wahrnehmen. Die Linien, die von der Nase zu seinen Mundwinkeln führen, und besonders sein niedergeschlagener oder jämmerlicher Augenausdruck, haben etwas

Schweres an sich. Oder er sitzt da, die Arme fest verschränkt, und hält so seinen Ärger, seinen Groll oder sein Unglück fest. Manchmal scheinen die Beine (vom Knie abwärts) zu müde zu sein, um den Körper zu tragen: sein Gehen ist erschöpft und mühselig – wie nach einem langen Marsch – und er verstaucht sich leicht die Knöchel (*Calcium carbonicum*); oder sein magerer „Hühnerhals" kann den Kopf nicht halten, und er stützt ständig seinen Kopf mit der Hand ab, wenn er sitzt.

Die kummerbeladene oder von allen Sorgen der Welt bedrückte Ausstrahlung des Patienten zeigt sich auch auf der psychologischen Ebene. Wenn jemand, gleichgültig wovon er spricht, am Ende stets auf so ewig unbeantwortbare Fragestellungen kommt wie z.B. „Weshalb muß der Mensch so viel leiden, weshalb gibt es so viel Ungerechtigkeit und Einsamkeit? Warum wird er in so unerträgliche und gleichzeitig so ausweglose Situationen hineingestellt?", sind die Chancen gut, daß er *Natrium muriaticum* benötigt. Kinder, die das Mittel benötigen, sind in der Tat schon von frühestem Alter an empfänglich für das existentielle Dilemma und können über den Sinn des Lebens nachgrübeln und sogar die Erwachsenen fragen, ob sie glücklich geworden sind, ob sie glauben, daß das Leben es wert ist, gelebt zu werden, ob sie jemals sterben wollten, usw. Dieselben Fragen werden sie natürlich ihr ganzes Leben lang weiter quälen.

Es ist daher kaum überraschend, daß solche Patienten nicht nur die klassischen Formen der Depression einräumen („Melancholische Traurigkeit mit Abneigung, sich anzustrengen": *Boenninghausen*), sondern sogar ein *schon lange bestehendes Verlangen zu sterben*, manchmal weniger, gelegentlich stärker. Dieser „Lebensüberdruß" (*Hering*) oder der „Wunsch, das Leben sei zu Ende" (*Whitmont*) steht im Gegensatz zur plötzlichen Abscheu vor dem Leben oder den akuten suizidalen Impulsen aufgrund eines Unglücksfalles bei anderen Konstitutionstypen. Eine lange Geschichte von wiederholten emotionalen Verletzungen, die zwar oberflächlich überwunden scheinen, aber nie wirklich gelöst wurden, kann ihr zugrunde liegen, aber manchmal braucht überhaupt kein bestimmtes Motiv vorhanden zu sein („Melancholische Niedergeschlagenheit... ohne bewusste Ursache": *Hahnemann*). Schuld daran ist, einmal wieder, die eingefleischte düstere Sichtweise von *Natrium muriaticum*, „eine zentral verwurzelte niedergeschlagene Haltung,... [die] die Vitalität von Anfang an schwächt" (*Whitmont*) und ihre Wurzeln in der Kindheit hat. „Meine gesamte

Jugend und mein Leben als Erwachsener waren ein ständiger, mal mehr, mal weniger erfolgreicher Kampf gegen dieses Verlangen zu sterben," kann ein Patient unerwartet zugeben, bei dem scheinbar alles glatt läuft. Ein anderer stellt fest: „Das Leben ist ein einziger Kampf. Ich arbeite hart an mir, tue, was ich tun sollte, und versuche, mir eine optimistische Sichtweise anzugewöhnen, aber ich sehe keinen Fortschritt. Ich bin weit häufiger deprimiert, als daß ich es nicht bin. Es gibt keinen bestimmten Grund dafür, aber irgendwie bin ich erschöpft und möchte aufgeben – einfach das Handtuch werfen und sterben."

Wenn das suizidale Verlangen dringender wird, benötigt der *Natrium muriaticum*-Patient möglicherweise *Natrium sulfuricum*.

Gleichzeitig spürt *Natrium muriaticum* tief innen, daß diese Bürde sein Schicksal ist und er genauso gut bis zum Ende ausharren kann („Er ist der Last müde, die er ohne Hoffnung auf Erlösung zu tragen hat... aber er weiß, daß er weitergehen muß": *Whitmont*). Stoisch erträgt er schwierige Situationen: „Ich scheine es zu verdienen," denkt er schuldbewußt, oder: „Es sieht so aus, als hätte ich eine wichtige Lektion zu lernen." Gelegentlich hat das Mittel jedoch die völlig unerwartete Wirkung auf diesen geduldigen Menschen, ihn auch die glücklichen und Auftrieb verleihenden Anteile seiner Situation sehen zu lassen. Was vorher nur Pflicht, Opfer und Verantwortungsbewußtsein war, nimmt jetzt freudige Züge an: „Innere Zufriedenheit, Hoffnung... (Heilwirkung)" (*Hahnemann*).

Hoffnung und Lachen

Jeder Konstitutionstyp läßt sich in Schicksalsprüfungen und Leid von Hoffnung tragen. *Natrium muriaticum*, der unter tiefster „Verzweiflung, Hoffnungslosigkeit bezüglich der Zukunft" leidet, zeichnet sich jedoch merkwürdigerweise durch intensive, dauerhafte, ja sogar letztlich grundlose Hoffnungen und Träume aus – mit denen er leben kann, als seien sie die Realität. Ein Stadtkind verbringt z.B. zahllose Stunden damit, von seinem eigenen Pony zu träumen. Es weiß, daß es in der Stadt kein Pony halten kann, malt sich seine unrealistische Vision jedoch Tag und Nacht aus und verpaßt dabei das Glück, das er tatsächlich haben könnte. Er kann jedoch mehr Befriedigung aus seinen Hoffnungen und Träumen beziehen als aus ihrer Erfüllung. Ein junger Patient (mit immer wieder auftretenden Fieberbläschen) hoffte jedes Jahr, zum Klassensprecher gewählt zu werden*. In der siebten Klasse erreichte er schließlich sein Ziel und erfüllte sein Amt ausgezeichnet. Im folgenden Jahr jedoch lehnte er die Wiederwahl ab, da die Ehre ihn schließlich doch nicht so sehr interessierte, und fuhr fort, glücklich davon zu träumen, Präsident der Vereinigten Staaten zu werden.

Vielleicht ist dies auch die Erklärung dafür, daß *Natrium muriaticum* auf das Unmögliche hofft oder sich weigert, die notwendigen Schritte zu unternehmen, seine Wünsche Wirklichkeit werden zu lassen. Er hat sich schon früher nach idealen Vorstellungen verzehrt und daraus gelernt, und nun fürchtet er, daß die Wirklichkeit stets hinter seinen Erwartungen zurückbleibt. Der Erwachsene verliebt sich, wie wir gesehen haben, in einen unerreichbaren Menschen oder in einen, der kaum von ihm Notiz nimmt, und schwärmt lieber aus der Distanz oder platonisch, als die Desillusionierung zu riskieren, die möglicherweise auf die Erfüllung seiner Liebe folgt. Außerdem ist er so empfindlich, was Zurückweisung oder Demütigung angeht und fürchtet so sehr, sich mit unerwünschten Aufmerksamkeiten lächerlich zu machen oder gar aufdringlich zu erscheinen, daß er, wie *Calcium carbonicum*, sich möglicherweise sogar strikt weigert, auch nur einen Schritt zu wagen, um sich bemerkbar zu machen oder seine Zuneigung zu erkennen zu geben. Statt dessen verwendet er seine Energie auf die *Hoffnung*, daß seine Liebe eines Tages erwidert werden wird. Manchmal hat er, der nur hofft und wartet, damit auch Erfolg. Diese Heldinnen und Helden der Romane des 19. Jahrhunderts, die still, ergeben und ohne sich zu beklagen Hunderte von Buchseiten darauf warten, daß ihre Liebe erwidert wird, sind gewöhnlich *Natrium muriaticum*. Übrigens nimmt dieser Typus in seiner Gefühlsbetontheit häufig Zuflucht zu Liebesromanen, für die er, bzw. besonders sie, eine Leidenschaft hegt: Sie kann darin ideale Liebe aus zweiter Hand erfahren, ohne die Gefahr, verletzt oder enttäuscht zu werden.

Der sozial interessierte *Natrium muriaticum*-Mensch pflegt, in breiterem Zusammenhang, eine Fülle idealistischer Erwartungen – er

---

* *Natrium muriaticum* hat viele Mund- und Lippensymptome (*Hahnemann* führt über 80 davon auf): Fieberbläschen, Herpes an den Lippen, Soor, Bläschen und Geschwüre im Mund und an der Zunge, die charakteristische „Landkartenzunge“ mit roten Flecken, trockene und rissige Lippen, Risse in den Mundwinkeln oder der Unterlippe, Blutbläschen an der Innenseite der Lippen, Taubheit der Lippen usw.

hofft auf verschiedene, nie zu realisierende Utopien, oder auf den Anbruch des Wassermannzeitalters, das alle Probleme der Welt lösen wird. Stets wartet er auf einen magischen Durchbruch im Bewußtsein, der die Menschheit zur Glückseligkeit führen wird. Vor allem glaubt er an die dem Menschen innewohnende Fähigkeit zu unbegrenzter Verbesserung, und daß die Struktur der Gesellschaft den Menschen einst so verändern kann und wird, daß er erkennt, was wirklich zu seinem Besten ist. Die Enttäuschung, wenn die Menschen nicht seinen Erwartungen gemäß leben, ist daher auch um so schwerer.

Im Gegensatz zum skeptischen *Lachesis*-Menschen, der Institutionen als Einrichtungen ansieht, die allein schon durch ihre Struktur jeden, der damit zu tun hat, korrumpieren, zu *Lycopodium*, der glaubt, daß der Mensch sich so lange nicht verändern wird, bis Gesetze und Verwaltungsvorschriften reformiert werden, oder zu *Sulfur*, der darauf vertraut, daß die Menschheit sich mit Hilfe einer einzigen, großartigen, in sich geschlossenen und alles einschließenden Ideologie (seiner eigenen natürlich!) weiter entwickeln wird, hat *Natrium muriaticum* das Gefühl, daß Institutionen schließlich nur aus Menschen bestehen und daher nicht besser und nicht schlechter sind als die, die darin arbeiten. Daraus folgt, daß die Probleme der Welt gelöst werden könnten, wenn nur gute, aufrichtige und bewußte Menschen mit der Aufgabe betraut würden.

In der Tat ist es so, daß seine Augen aufleuchten, sein Gesicht Farbe annimmt, die Furchen in seinem Gesicht verschwinden und seine ganze Person zu sprühen beginnt, wenn er von irgendeiner Hoffnung, einem Ideal, einem Fünfjahresplan spricht, der die Welt *verändern* wird. In diesen Momenten kann er *Lachesis* an Intensität und plötzlichem Hervorsprudeln von Worten, *Arsenicum* an Schwung und Energie, *Phosphor* an Lebhaftigkeit, ausgestrahltem Enthusiasmus und der Fähigkeit, sich seinen Zuhörern mitzuteilen, oder *Sulfur* an ansteckendem messianischem Sendungsbewußtsein ähneln. Er läuft zu Hochform auf, wenn er einen Traum enthusiastisch ausmalt. Im allgemeinen ist *Natrium muriaticum* zukunftsorientiert. Die Vergangenheit ist voller schmerzlicher Erinnerungen, die Gegenwart mühsam, und so verspricht nur die Zukunft Glück und Erfüllung. Daher kann er tatsächlich die Gegenwart von der Perspektive einer „besseren" Zukunft aus betrachten, davon sprechen und sie leben, als wäre es die Vergangenheit, die noch kommen müsse („In zehn Jahren werden wir auf die jetzige Zeit zurückblicken und uns fragen, wie wir das alles nur ausgehalten haben..."). Wenn der unmittelbare Enthusiasmus jedoch nachläßt, kommen seine ursprünglichen charakteristischen Merkmale wieder, das Gesicht hängt in Falten, das Sprühen verschwindet, und er kehrt zurück zu seinem grüblerischen, introspektiven Wesen. Auf diese Weise läßt er sich von den anderen Konstitutionstypen unterscheiden.

Ein anderes klassisches Mittel gegen die Melancholie ist Lachen. Nicht durch Liebesbeweise, Sympathie oder Verständnis ist das Herz des äußerst zäh an Trübsinn oder Introvertiertheit festhaltenden *Natrium muriaticum*-Menschen zu erreichen, sondern durch Lachen: „Er ist gar nicht munter und doch leicht zum Lachen zu bringen" (*Hahnemann*). Er besitzt nicht unbedingt einen besseren Sinn für Humor als andere Typen. Von Natur aus ernst, ist sein Sinn für Spaß tatsächlich nicht zu vergleichen mit dem des sprühenden *Phosphor*- oder geselligen *Sulfur*-Menschen; und, wie *Calcium carbonicum*, kann er mit seinem instabilen Selbstwertgefühl von Spott zu Boden zerstört werden („Scherz übelnehmend": *Hahnemann*). Auch wenn er die scharfe Zunge von *Lachesis* oder *Arsenicum* besitzt, kann er zögern, sie zu benutzen, um andere nicht zu verletzen. Und auch wenn er selbst keine Späße macht, so weiß er jedoch die, die es tun, zu *schätzen*, und lacht viel und leicht („auffallende Neigung zum Lachen": *Hahnemann*). Wie tief seine Verzweiflung und wie unerschütterlich er in seiner Isolation auch sein mag, der Versuchung zu lachen kann er nicht widerstehen. Allein dies entwaffnet ihn, da Lachen ihn sich selbst vergessen läßt und bewirkt, daß er sich aus einem gewissen Abstand heraus betrachtet, seine Gefühle deblockiert und so die Kommunikation zwischen seinem verschlossenen Selbst und der Außenwelt möglich macht.

Natrium muriaticum lacht auf verschiedene Weise. Es gibt das unkontrollierte, etwas hysterische Gackern des Schulmädchens, das leicht in Tränen umschlägt (*Ignatia*). Auch lautes Lachen ist charakteristisch (*Belladonna*), explosives, schallendes Gelächter (*Sulfur*) oder „unmäßiges" (*Allen*) Lachen (*Nux vomica*), wenn er „unaufhörlich... im unpassenden Moment" (*Kent*) lacht; und *Hahnemann* beschreibt eine Frau, die „über gar nicht lächerliche Dinge so heftig [lacht], dass sie sich gar nicht stillen kann; dabei kommen ihr die Tränen in die

Augen, so dass sie nachher wie verweint aussieht"*. Dann gibt es das nervöse kleine Lachen nach etwas, das absolut nicht komisch ist; oder der Patient lächelt unangemessen und übertrieben, wenn er seine Symptome wiedergibt oder ein trauriges Ereignis beschreibt. Dieses unangemessene Lächeln (oder „Lachen über ernste Angelegenheiten": *Kent*) spiegelt das Unbehagen des Patienten oder den erfolglosen Versuch, den bedrückenden Bericht ein bißchen heiterer zu gestalten, ist jedoch nicht auf Gefühllosigkeit zurückzuführen. Dieses angestrengte Lächeln unterscheidet sich von dem aufrichtigen, das Gesicht verwandelnden Lächeln; nur der Mund verzieht sich etwas gezwungen, statt daß das ganze Gesicht heller wird. Es findet sich auch lautes Gackern, das ein gewisses Unbehagen verrät, wenn irgend ein empfindlicher Punkt humorvoll behandelt worden ist; „krampfhaftes" oder „unfreiwilliges" Lachen (*Kent*) ist natürlich auch ein Ablassen von angestauten Emotionen bei stark gehemmten Menschen (daher das Unkontrollierte oder der darunterliegende hysterische Tonfall). Schließlich noch das klassische auffallende *Natrium muriaticum*-Zeichen: Schwanken zwischen „Trauer und übertriebener Fröhlichkeit" (*Hering*).

Das Lachen ist also die Kehrseite seiner Schwermut oder Trostlosigkeit, das Mittel sollte daher bei Menschen voller Humor und guter Laune nicht übersehen werden: „Heiter, lustig und gut aufgelegt" (*Hahnemann*). Natürlich kann all zu große Herzlichkeit auch nur eine Maske sein – gute Miene zum bösen Spiel zu machen – und der Patient lacht, um nicht zu verzweifeln. Der Arzt lernt mit der Zeit, die angespannte Oberfläche der Heiterkeit von *Natrium muriaticum* zu spüren,

---

* Ein Fall, der in diesem Zusammenhang erwähnenswert ist, war der eines Patienten, der wegen schwerer und seit langem bestehender Lebensmittelallergien behandelt wurde. Er hatte außerdem eine spezielle Phobie vor Spaghetti entwickelt, und zwar weniger wegen des Geschmacks, sondern wegen des Anblicks dieser weißen, wurmähnlichen, länglichen Gebilde, die sich auf dem Teller scheinbar schlängelten und wanden. Ein auffallendes Symptom war sein Lachen; jede auch nur leicht humorige Bemerkung rief laut kreischendes Gelächter und eine Flut von Tränen hervor. Es war zwar erfreulich, ein so dankbares Publikum zu haben, die Heiterkeitsausbrüche standen jedoch in keinem Verhältnis zum jeweilige Anlaß. Dieses Charakteristikum führte den Arzt zu *Natrium muriaticum*. Mit der Behandlung verschwanden sowohl die Allergien, als auch die Aversion gegen Spaghetti.

die über seiner unsäglichen Traurigkeit und, noch darunter, seiner unbeugsamen Tapferkeit liegt*.

Schließlich ist *Natrium muriaticum* mit seinem nüchternen, ernsten Wesen dazu geneigt, selbst den Humor ernst zu nehmen und in ihm eine Form der Therapie zu sehen. Patienten behaupten, daß ein lustiger Film oder komische Geschichten sie von verschiedenen Beschwerden heilen; manche nennen dies die beste Form der Psychotherapie: „Sie ist billiger und angenehmer als alle anderen." Jeder Patient, der überaus begeistert von einem witzigen Buch spricht, oder nachdrücklich eines über Lachen als Heilmittel empfiehlt, wird voraussichtlich dieses Mittel benötigen.

Gleichmut

Typisch für *Natrium muriaticum* ist Verschwiegenheit und Zurückhaltung. Er mag offen und vertrauensvoll scheinen, aber das täuscht. Man kennt seine Einstellung zu Religion, Politik, Erziehung und zu seinem Beruf, weiß aber nur wenig über ihn persönlich oder über die Gefühle, die ihn am meisten bewegen. Auch wenn er sich ständig selbst analysiert, möchte er nicht, daß andere in ihn dringen; jede Preisgabe seiner schützenden Reserviertheit bewirkt, daß er sich ungeschützt und noch verletzbarer fühlt.

Die indirekten Folgen seiner tief verwurzelten Zurückhaltung sind geduldiger Gleichmut und Unauffälligkeit – Eigenschaften, die

---

* Die Werke von *Anton Tschechow*, dessen Kurzgeschichten und Bühnenstücke diesen besonderen, scharfkantigen Humor spiegeln, der unter dem Stichwort „Lachen unter Tränen" bekannt ist, zählen zu den besten Beispielen für *Natrium muriaticum*. Sie fangen alle seine Schattierungen und Spielarten der Trostlosigkeit ein: das Unglück von Menschen in unentrinnbaren Situationen, ihre vereitelten Sehnsüchte und Ideale, ihre große Einsamkeit und Unfähigkeit sich mitzuteilen, obwohl sie sich lieben. Die winzigen Hoffnungsschimmer ergeben sich daraus, daß in der geteilten menschlichen Erfahrung eine universelle Bedeutung für das unausweichliche und mühsame Los des Menschen gefunden wird. Es ist interessant, daß *Tschechow* ursprünglich Arzt war und sich aus Enttäuschung über die Ohnmacht der Medizin, die wirklichen Krankheiten und tiefen psychologischen Leiden zu heilen, die die Menschheit ergreifen, dem Schreiben zuwandte. Gelegentlich machte er sich in seinen Romanen auch über die Homöopathie lustig; dies ist jedoch einer der Fälle, wo wir dafür dankbar sein können, daß ein Arzt sie nicht schätzen gelernt hat. Wäre er Homöopath geworden, hätte er vielleicht überhaupt nie geschrieben.

typisch sind für die Haltung der Briten, sich nur ja nichts anmerken zu lassen und auch im Unglück den äußeren Schein zu wahren. Hierzu gibt es eine interessante physische Parallele: mit zusammengepressten Zähnen zu sprechen, oder beim Sprechen die Lippen nur minimal zu bewegen, ist häufig ein Hinweis auf dieses Mittel. Seine Zurückhaltung kann den Patienten davon abhalten, sich dem Arzt mitzuteilen. Trotz allen Nachfragens, „Was ist geschehen, bevor sich Ihre Symptome vor drei Jahren zeigten?" „Was bedrückt Sie?", sitzt der niedergeschlagene Patient still und teilnahmslos da. Manchmal wird diese „emotionale Verstopfung" nur durch die Gabe von *Natrium muriaticum* beseitigt*.

Er weint nicht leicht. Er hält sich so sehr zusammen, daß die Tränen, die er unterdrückt, nicht fließen können. Wenn er weint, dann alleine in seinem Zimmer, mit unterbrochenem Schluchzen, das anhaltende oder zusammenschnürende Schmerzen in Hals und Oberkörper oder auch in Augen und Kopf zur Folge haben kann. Er kann seinen Kopf auch in Kissen vergraben, um sein Schluchzen zu ersticken, damit andere ihn nicht hören und ihm etwa Mitleid entgegenbringen. Sein Kummer ist so tief und alles durchdringend, als daß er Ausdruck und Trost finden könnte. Anders als die Tränen von *Pulsatilla*, die die Luft reinigen wie ein Aprilschauer, sind die Tränen von *Natrium muriaticum* wie ein tropischer Regen, der die Atmosphäre drückender zurückläßt als zuvor. Auf Innigkeit kann dieser Typ jedoch in gleicher Weise wie *Pulsatilla* reagieren. Alles, das vornehm, schön oder anrührend ist, treibt ihm schnell die Tränen in die Augen. Wenn er gerührt ist, oder wenn er sich auch nur daran erinnert, Rührung empfunden zu haben, bricht seine Stimme und stockt, und seine Augen werden feucht. *Natrium muriaticum* schämt sich jedoch seiner Tränen und versucht, sie zurückzuhalten, während *Pulsatilla* sie frei fließen läßt.

So kann *Natrium muriaticum*, obwohl er, wie *Pulsatilla*, aus Mitgefühl über andere weinen kann, Schwierigkeiten damit haben, über sich selbst zu weinen („Ich bin gerade dabei, das Weinen zu lernen," ist ein häufiger Satz in der Praxis). Dies spiegelt seine generelle Nei-

---

* Viele Homöopathen sind der Meinung, daß, aufgrund ihres hohen Pflichtbewußtseins, ihrer Zurückhaltung und ihres Understatements, *Natrium muriaticum* das nationale Konstitutionsmittel der Briten ist. Könnte ihre persönliche Entwicklung von dem Salzwasser der Meere, die die Insel umgeben, geprägt worden sein?

gung, härter zu sich als zu anderen zu sein – zumindest was das Zeigen von Gefühlen anbetrifft.

Diese grundlegende Unfähigkeit, mühelos zu weinen, wird nicht widerlegt durch die zahllosen „weinerlichen“ Symptome, die sich in der homöopathischen Literatur finden, wie z.B.: „Wenn ihn Jemand nur ansah, musste er weinen“, „Ängstlicher Drang zum Weinen“, „Sehr zum Weinen geneigt“ (*Hahnemann*). All dies kommt gewöhnlich nur nach langem Unterdrücken und dem tapferen Bemühen, die Tränen zurückzuhalten und alleine damit fertig zu werden, an die Oberfläche. In der Tat ist *Natrium muriaticum* eines der Hauptmittel, das bei tiefer Erschöpfung und emotionalem Zusammenbruch als Folge von *zu großer* oder *zu lang anhaltender* seelischer Belastung zur Anwendung kommt.

Eine Frau Mitte Dreißig litt unter ständiger Müdigkeit und Verstopfung, Weinerlichkeit und Niedergeschlagenheit, sowie unter regelmäßigem Ausbleiben der Menstruation, und dies alles ohne ersichtlichen Grund. Auf der körperlichen Ebene wies sie die charakteristische *Natrium muriaticum*-Akne auf, außerdem fettige Haare, die sie täglich waschen mußte (Haar, das innerhalb von vierundzwanzig Stunden nach dem Waschen nachfettet, ist ein Leitsymptom für *Natrium muriaticum*), sowie eine wächserne, ölige Gesichtshaut. Sie erhielt *Natrium muriaticum* 10 M. Zwei Tage später bekam sie mäßig schwere Kopfschmerzen, danach unerklärliche Weinkrämpfe, und dann einen zwei Tage anhaltenden Durchfall. Nach dieser Erstverschlimmerung fingen ihre Symptome an, besser zu werden. Es stellte sich heraus, daß sie krank vor Heimweh nach ihrer Familie im Mittelwesten war, aber tapfer hatte sein wollen, und es noch nicht einmal vor sich selbst zugeben wollte. Dieser Umstand kam erst zum Vorschein, nachdem das homöopathische Heilmittel sie von ihrer Zurückhaltung befreit hatte und sie sich zum ersten Mal dieses Gefühls vollkommen bewußt war. Ab da fuhr sie regelmäßig mit ihren Kindern nach Hause, und ihre körperlichen und psychischen Probleme verschwanden.

Seine Zurückhaltung läßt *Natrium muriaticum* manchmal distanziert oder teilnahmslos erscheinen. Er wirkt dann unnahbar, als interessierten ihn die Probleme anderer nicht. Darunter jedoch (oder hinter seiner „undurchdringlichen Mauer“) betrifft es ihn, und er nimmt sich, was andere ihm erzählen, zu Herzen („Von einer Unterredung wird sein Gemüth sehr angegriffen“: *Hahnemann*). Alles in ihm schwingt mit dem Leiden anderer; in der Tat kann es ihm schlechter gehen als ihnen selbst. Sie kommen schließlich darüber hinweg, während er weiter darüber grübelt.

Er kann sein Mitfühlen und Mitleiden jedoch manchmal nicht anders als in beruflicher Kompetenz ausdrücken (als Arzt, Krankenschwester, Ratgeber, usw.). Es fehlt ihm an passenden Verhaltensweisen und Gesten, oder auch an den richtigen Worten. Im Gegensatz zu *Phosphor* und *Pulsatilla* ist es schwierig für ihn, sich für andere zu „öffnen". Ihr Leid läßt ihn scheu und linkisch werden, oder auch ungehalten über eine Welt, in der solche Dinge passieren können. Glückliche Gefühle können ihn genauso wie traurige sprachlos machen oder ihn machmal zu unpassenden Bemerkungen veranlassen. Wenn er Gefühle ausdrücken soll, bringt er keinen Ton heraus, auch wenn es um Menschen geht, die ihm nahestehen, und er kann stundenlang über einen kurzen Brief an seine Gattin, sein Kind oder seine Geliebte nachgrübeln, und sogar dann trifft er nicht den richtigen Ton. Und es kann Höllenqualen für ihn bedeuten, seine Liebe zu erklären.

In seiner Zurückhaltung, Befangenheit und Unbeholfenheit kann er auch eine äußerst puritanische Haltung zur Sexualität entwickeln. Irgendeine sexuelle Erfahrung in der Kindheit, oder Sexualität bei Erwachsenen, die er zu früh im Leben beobachtet hat, können ihn dem körperlichen Ausdruck der Liebe gegenüber mißtrauisch machen. Obwohl er starke Anziehung verspürt, besteht die Möglichkeit, daß er keine sexuelle Beziehung eingehen will (*Lachesis, Sepia*), daß er unfähig ist, seine Liebe zu zeigen, oder daß er homosexuell ist. Auch ohne solche frühen Erfahrungen kann er äußerst heikel in sexuellen Angelegenheiten sein und anzügliche Sprache und versteckte Anspielungen verabscheuen. Der Erwachsene weigert sich, Filme anzuschauen, die zu deutlich sexuelle Dinge zeigen, und das Kind bedeckt das Wort „Liebe" mit den Fingern, wenn es ein Buch liest, oder es schließt die Augen bei jedem Kuß auf dem Bildschirm. Vielleicht rührt das *Natrium muriaticum*-Leitsymptom „Unfähigkeit zu urinieren, wenn andere dabei sind" (*Hering*) – und ganz sicher die Amenorrhoe des jungen Mädchens, das aufgebracht über seine Periode ist und seine Weiblichkeit insgesamt ablehnt – teilweise von dieser Empfindlichkeit gegen alles, was mit Sexualität zu tun hat*.

---

* *Natrium muriaticum* ist das Mittel, das am erfolgreichsten bei der Behandlung des

Auch hier findet sich wieder die charakteristische homöopathische Polarität: Patienten, die an körperlichen oder seelischen Problemen als Folge von mangelnder sexueller Aktivität leiden, werden am häufigsten dieses Mittel benötigen (und in zweiter Linie *Lachesis* oder *Staphisagria*).

Der zurückhaltende *Natrium muriaticum*-Mensch macht einen Eindruck von Stärke. Wie Atlas scheint er in der Lage zu sein, die ganze Welt auf seinen häufig breiten Schultern und seinem Rücken zu tragen. Aber er ist weniger stark, als er erscheint, wie man in der Arztpraxis sehen kann. Wenn er hereinkommt, sieht er heiter, gesund und blühend aus und hat eine gute Gesichtsfarbe; er kann sogar die lebhafte, extravertierte, sprühende Art von *Phosphor* oder die Vitalität von *Lachesis* an sich haben. Mit der Zeit jedoch läßt seine gute Laune nach, das Gesicht wird lang, und die Gesichtszüge hängen schwerer herab. Anzeichen von Müdigkeit werden sichtbar, besonders um den Mund herum, und die Haut nimmt eine düstere oder bleiche Färbung an (*Borland* bemerkt, daß *Natrium muriaticum* häufig recht anämisch ist: „Manchmal ist es nicht allzu offensichtlich, weil diese Menschen dazu neigen, leicht rot zu werden, aber wenn die Rötung zurückgeht, findet sich eine ausgeprägte Blässe, und auch die Erythrozytenzahl ist erniedrigt. Die meisten von ihnen haben ziemlich blasse Schleimhäute"). Es ist, als ob der Patient nicht in der Lage wäre, den Eindruck aufrecht zu erhalten, den er zu machen sucht. Er versteckt seine Verletzlichkeit unter einer Fassade der Stärke, weniger um zu beeindrucken, als um sich selbst zu schützen und andere nicht zu belasten. Im Gegensatz zu *Lycopodium* täuscht er sich selbst jedoch darüber nicht hinweg.

Diese Fassade, die er auch gegenüber dem Arzt aufrecht erhält, drückt sich in dem für *Natrium muriaticum* charakteristischen „Türknauf-Symptom" aus. Der Patient lächelt und besteht darauf, daß es ihm emotional sehr gut geht, danke vielmals; daß ihn gegenwärtig und in der Vergangenheit nichts stört, und daß er (Gott sei Dank) immer in der Lage gewesen ist, mit der Not und dem Leid, das ihm widerfahren ist, umzugehen. Und das stimmt auch. Aber wenn er gerade dabei ist

---

Herpes genitalis eingesetzt wird – ein Leiden, das wie geschaffen dafür zu sein scheint, die an sich schon schmerzlichen Gefühle von Schuld und Strafe in sexuellen Dingen noch zu verstärken.

zu gehen und seine Hand bereits praktisch am Türknauf hat, dreht er sich um, die Tränen schießen ihm in die Augen; er ist nicht mehr in der Lage, seine Bürde alleine zu tragen und bricht zusammen. Mit roter Nase, einem von der Anstrengung, seine Emotionen im Zaum zu halten, fleckigen und geschwollenen Gesicht und Tränen, die (da er sie so lange zurückgehalten hat) jetzt mit einer solchen Gewalt wie Wasser durch einen Damm hervorschießen, daß nichts sie mehr zurückhalten kann, schüttet er sein Herz aus – und erbringt die wichtigsten Züge seines Falles*.

Wenn er gefragt wird, wie er sich nach der Einnahme des Mittels gefühlt hat, antwortet *Natrium muriaticum*: „Oh, vielen Dank," oder „Wirklich viel besser," zögert dann und lächelt dünn. Auf weiteres Nachfragen stellt sich dann heraus, daß dies absolut nicht der Fall ist. Sein körperlicher Zustand hat sich verschlimmert, oder er leidet daran, daß unterdrückte und schmerzliche Emotionen wieder an die Oberfläche gekommen sind.

Zunächst ist sein Verhalten dadurch motiviert, daß er instinktiv Trost ablehnt, auch vom Arzt. Der kranke Patient sucht weder Mitgefühl (*Pulsatilla*) noch Beruhigung (*Phosphor*), sondern *Antworten*: praktische Hilfe zur Selbsthilfe. Es hat auch viel von einer verwickelten Höflichkeit. Er möchte den Arzt nicht verletzen, der doch schließlich sein Bestes versucht, ihm zu helfen. Schließlich kommt auch sein stets vorhandenes Schuldgefühl zum Tragen. Er hat das Gefühl, daß *er* nicht so auf das Mittel reagiert hat, wie er sollte; irgendwie hat er den Arzt enttäuscht. Er muß immer wieder daran erinnert werden, daß er den Arzt nicht zu schonen braucht, der die Wahrheit zu finden hofft, und nicht Höflichkeit, und der sehr wohl damit umgehen kann, wenn eine Besserung ausbleibt. Zusätzlich kann auch die unterschwellige Furcht eine Rolle spielen, daß, wenn er nicht seinen Teil dazu beiträgt und Fortschritte macht, der Arzt ihn womöglich aufgibt und er wieder allein und ohne Hoffnung dasteht.

Natrium muriaticum hegt außerdem den Aberglauben, daß das Aussprechen die Wirklichkeit beeinflußt. So lange etwas nicht in Worte gefaßt ist, existiert es nicht, und wenn er sagt, daß es ihm besser geht,

* All dies findet zu einem Zeitpunkt statt, an dem der Homöopath die Information nicht mehr benötigt: das „Türknauf-Symptom" alleine ist für ihn Beweis genug, daß der Patient *Natrium muriaticum* braucht.

wird es auch dazu kommen. Dies ist vielleicht eine Erklärung, weshalb es ihm schlechter geht, sobald er über seine Symptome spricht: es macht sie *wirklicher*. Seine Zurückhaltung ist daher auch ein Abwehrmechanismus: bestimmte Gefühle sollten in ihrer Tiefe zwar erfahren, aber nicht *artikuliert* werden. Häufig ist es am besten und einfachsten, die schlafenden Hunde der Seele nicht zu wecken*.

Wenn dieser schweigsame Mensch jedoch einmal auftaut, und die lange unterdrückten Emotionen an die Oberfläche kommen, erzählt der Patient alles, häufig in Begleitung von unkontrollierbarem Schluchzen, das den gesamten Körper erschüttert. *Natrium muriaticum* sollte im Fettdruck im *Repertorium* von *Kent* unter der Rubrik „Weinen, wenn sie von ihrer Krankheit [ihren Problemen] erzählt" nachgetragen werden.

Natrium muriaticum-Patienten, die in den sechziger und siebziger Jahren (den Jahrzehnten des „Ichs") erwachsen wurden, können ein etwas anderes Bild abgeben als die Generation ihrer Eltern. Sie sind dazu ermutigt worden, ihre Gefühle bei allen Gelegenheiten auszudrücken, und durch unzählige Selbsthilfe-Bücher, durch Gruppentherapie und Einzelsitzungen dazu angehalten worden, nichts zu verschweigen. So hat sich diese jüngere Generation ungeheuer von dem Prototyp des schweigsamen Menschen emanzipiert. Sie spricht nun ebenso bereitwillig wie andere (oder gar noch bereitwilliger) von ihrem Körper, ihrer Seele und ihren Problemen. Jedem, der zuhört, schildert sie ihre verborgenen Gedankengänge und tiefsten Gefühle, sowie die Schwächen oder Fehlfunktionen jedes Organs. Es ist jedoch denkbar, daß mit zunehmendem Alter der Grundcharakter wieder zur Geltung kommt und der junge *Natrium muriaticum*-Mensch wieder zurückhaltender wird.

Wo also die Älteren dazu angehalten werden sollten, ihren Gefühlen mehr Ausdruck zu verleihen, müssen die jüngeren eher davon abgehalten werden. Anders als für *Pulsatilla*, für die das bloße Aussprechen ihrer Probleme heilende Katharsis bedeutet, *Phosphor*, der seinen Zuhörer als emotionale Unterstützung erlebt, oder *Arsenicum*, dessen Schmerzen und Ängste sich vor allem dadurch bessern, daß er über sie

* Eine der Kurzgeschichten von *Snoopy* schildert diese Einstellung: „‚Liebst du mich?' fragte sie ihn. ‚Ja,' sagte er. ‚Liebst du mich wirklich?' ‚Ja,' sagte er. ‚Liebst du mich auch *wirklich* wirklich?' ‚Nein,' sagte er. ‚Liebst du mich?' ‚Ja,' sagte er. Da fragte sie nicht weiter."

spricht, ist es für *Natrium muriaticum* nicht eigentlich hilfreich, viel über sich selbst zu sprechen. Der verbale Selbstausdruck wird lediglich zu einer Sucht, einem Schwelgen, und verschlimmert eher, als heilsam zu wirken. Der Patient kann sich in einen so heftigen Zustand hineinsteigern, daß das Ausbreiten seiner Probleme nur bewirkt, daß er sich schlechter fühlt. Wir erinnern uns, daß *Lachesis* seine negativen Gefühle dadurch entschärft, daß er sie ausdrückt, während *Natrium muriaticum* sie dadurch, daß er sie artikuliert, erst entstehen läßt.

Dies ist teilweise auf die mangelnde emotionale Flexibilität von *Natrium muriaticum* zurückzuführen. Seine Neigung, in alten Gewohnheiten zu verharren, fördert eine starre und polarisierte Einstellung. Wenn der Idealismus von *Natrium muriaticum* also einmal erschüttert ist, wenn er z.B. vor sich selbst zugibt, einen Menschen nicht hundertprozentig zu lieben, wird plötzlich alles bitter. Wenn er dann seine Frustration und Enttäuschung formuliert, kann das eine Lawine von Wut, Haß und Groll auslösen, sowie den Wunsch, die Verbindung vollkommen abzubrechen. Viele Monate homöopathischer Behandlung können vergehen, bevor er erkennt, daß die vielschichtigen Gefühle, die er für Menschen empfindet, die ihm nahestehen, nicht unbedingt absolut sein müssen; daß sie, trotz aller intellektuellen und emotionalen Differenzen, auch Treue, Hingabe und Respekt beinhalten können, die es wert machen, die Beziehung aufrechtzuerhalten.

Besonders die *Natrium muriaticum*-Frau der „Ich"-Generation kann in der Sprechstunde *Arsenicum* gleichen: Sie kann „hypochondrisch" (*Hahnemann*) sein, übermäßig besorgt um ihre Gesundheit, voller Minderwertigkeitsgefühle, ungeduldig und sogar ärgerlich über jedes Symptom sein, übereifrig Fortschritte machen wollen oder sich peinlich genau einer bestimmten Diätform unterziehen. Beide haben viele Ängste und Ansichten gemeinsam (vgl. das Kapitel über *Arsenicum*). Sie kann auch, wie *Arsenicum*, dem Arzt anfänglich die Geduld eines Heiligen abverlangen. Wenn *Arsenicum* dazu ausersehen ist, den wahren Homöopathen zu *erproben*, ist *Natrium muriaticum* – mit ihrer langen Geschichte an emotionalen Verletzungen – geeignet, ihn zu *testen*. Gleichzeitig können letztere schließlich jedoch zu höchst befriedigenden Patienten werden. Der Arzt kann auf sie zählen, wenn es darum geht, seine Anweisungen buchstabengetreu durchzuführen und sich strikt an seinen Rat zu halten. Sie werden zu homöopathischen „Puristen“, die eher gewillt sind, jede Marter durchzustehen, als eine Aspirin-Tablette zu nehmen. Dies steht im Gegensatz zu *Phosphor*, der, nachdem er zunächst von seinem Arzt vollkommen begeistert ist, häufig nicht lange genug dabei bleibt, um zu den zutiefst befriedigenden Ergebnissen zu gelangen, die mit Hilfe der Homöopathie erreichbar sind.

Es gibt jedoch verschiedene signifikante Unterschiede zwischen *Arsenicum* und *Natrium muriaticum*. Letztere hat etwas Schwermütiges und Enttäuschtes an sich, während erstere rasende Angst und Verzweiflung ausstrahlt. Und wo die *Arsenicum*-Frau den Arzt kritisiert und aggressiv wird, wenn die Resultate nicht ihren Erwartungen entsprechen, bürdet *Natrium muriaticum* ihm *Schuldgefühle* auf. Sie selbst nimmt Schuld so bereitwillig auf sich, daß sie sie, in unbewußter Vergeltung, auch anderen zuschiebt. Während der ersten Konsultation ist sie recht freundlich, aber schon bei der folgenden kann sie sich enttäuscht über den Mangel an *echtem* Interesse des Arztes äußern. Besonders am Telefon kann sie sich darüber beklagen, wenn sie sich über ihre endlosen Probleme nicht in allen Einzelheiten auslassen kann. Sie gehört zu denen, die man daran erinnern muß, daß die Homöopathie, obgleich sie immer die geistigen und emotionalen Symptome eines Menschen miteinbezieht, keine Psychoanalyse ist. Außerdem genießt sie es nicht so wie *Arsenicum*, zum Arzt zu gehen; sie versucht auch nicht, die Kontrolle über den Fall zu bekommen oder die Verschreibung selbst zu übernehmen. Sie weiß es nicht besser als der Arzt oder versucht, ihn auszustechen, sondern fügt sich seiner Meinung. Schließlich erscheint die *Arsenicum*-Frau recht ausgeglichen, außer wenn es um ihre Gesundheit geht, während *Natrium muriaticum* eher insgesamt neurotisch zu sein scheint – was tatsächlich dann auch häufig der Grund für ihre gesundheitlichen Probleme ist*.

---

* Hierauf bezieht sich folgendes Zitat von *Margery Blackie*: „Wenn man über Homöopathie schreibt, muß man auch die neurotischen Patienten erwähnen... [die] nicht eigentlich krank [sind], sondern große Schwierigkeiten haben, ein normales Leben zu führen und eine Aufgabe in Angriff zu nehmen. Sie kommen zum Arzt mit einer Menge Symptome, die sie ausführlich beschreiben, die jedoch recht häufig nur wenig besagen... In diesen Fällen nimmt man gerne eine Hochpotenz und wartet ab, was sie bewirkt, häufig sind es jedoch so viele Beschwerden, daß es gerechtfertigt erscheint, [über eine gewisse Zeitspanne hinweg] niedrige Potenzen eines Mittels wie... *Natrium muriaticum* zu geben, [besonders] wenn die Patienten recht aufgebracht sind, daß das Leben sie nicht besser behandelt hat.“

Integrität

Ungeachtet der Schwere, die auf ihm lastet, ist *Natrium muriaticum* ein liebenswerter Mensch. Sein Charakter ist klar, solide und rechtschaffen; ohne Zweifel ist er ein integrer Mensch. *Borland* behauptet, daß es angenehm ist, ihn kennenzulernen, aber schwierig, mit ihm zurecht zu kommen, und dies stimmt auch in gewisser Hinsicht. Beim ersten Kennenlernen ist er freundlich und gibt sich Mühe, später jedoch zeigt sich seine unnachgiebige Seite.

Er kann Eigenarten in seinem persönlichen Verhalten zeigen, auf denen er zäh oder gar hartnäckig besteht, und will nur zu seinen Bedingungen angenommen werden, wobei er die Tatsache übersieht, daß man in der Gesellschaft nicht immer völlig das tun kann, was man will. Wenn er von seinen Grübeleien in Anspruch genommen ist, ist er „leicht ärgerlich und kurz angebunden" (*Hahnemann*). Er kann dann so schroff sein, als sei er schlecht gelaunt. Oder wenn er tatsächlich schlecht aufgelegt ist, möchte er „wohl sprechen... aber nicht angesprochen werden; wenn er nicht sprechen kann, wird er niedergeschlagen und melancholisch" (*Allen*). Er kann auch überraschend nachtragend gegenüber denen sein, die ihn verletzt haben („haßerfüllt und rachsüchtig": *Hering*), wenn er sich auch gewöhnlich auf den leidenschaftlichen Wunsch beschränkt, das „Schicksal" möge den Übeltäter hart bestrafen. Und dann nimmt er alles im Leben so ungeheuer schwer – er steckt viel ein, sozusagen. Verzweifelt kämpft er an jeder Front und bis zum letzten Atemzug, auch wenn es nur wenig oder gar nichts zu gewinnen gibt. Auch kann er unnötig kompromißlos sein und sich weigern, auch nur im geringsten nachzugeben. Er könnte so viel mehr leisten und würde das Leben um so vieles einfacher finden, wenn er nicht jeden Kompromiß oder eine gewisse Flexibilität als Bedrohung seiner Identität verstehen würde.

Auch sein Stolz ist überempfindlich. Einen Irrtum zuzugeben, bedeutet für ihn eine Erniedrigung, und sich zu entschuldigen, fällt ihm ungeheuer schwer (*Sepia*). Ein Kind, das sich vor seinen häuslichen Pflichten gedrückt hat und getadelt worden ist, weil es den Frühstückstisch nicht gedeckt hat, wird ungehalten, wütend, und fängt an, sich zu verteidigen und darauf zu bestehen, daß es nicht an der Reihe war. Aber in den folgenden Tagen veranlassen seine Schuldgefühle es dazu, nicht nur den Frühstückstisch zu decken, ohne daß man es dazu auffordert, sondern dies auch noch besonders sauber und ordentlich zu machen; durch sein Verhalten gibt es seinen Irrtum zu, auch wenn es das nicht in Worten ausdrücken kann. „Ich würde eher sterben, als zu sagen ‚es tut mir leid',“ ist eine typische Bemerkung von *Natrium muriaticum*, ob jung oder alt.

Schließlich kann er sehr streitsüchtig sein. Auch andere Konstitutionstypen können natürlich streiten, geraten dabei aber nicht so aus dem Gleichgewicht. Wie *Phosphor* und *Staphisagria*, kann *Natrium muriaticum* zu zittern anfangen und sich nach jedem Streit erst einmal hinlegen müssen, oder er kann Kopfschmerzen und Herzklopfen bekommen („schlimme Folgen von Wut“: *Hering*), aber er ist dennoch nicht in der Lage zu lernen, Auseinandersetzungen zu vermeiden. Er muß beweisen, daß er recht hat, immer recht hatte und immer recht haben wird, und im Gegensatz zu *Lycopodium, Pulsatilla* oder *Phosphor* versteht er es nur selten, rechtzeitig aufzuhören oder sich vom Schauplatz des Konfliktes zurückzuziehen. Selbst wenn er als Sieger hervorgeht, setzt er stets noch einmal nach, nur um zu zeigen, wie recht er hat.

Natrium muriaticum kann sich so zwar bezüglich seines Verhaltens unsicher sein, was sich daran zeigt, daß er stets darum besorgt ist, was andere denken und was sie von ihm halten (ein wichtiger Faktor bei allem, was er tut), nicht jedoch bezüglich seiner Einsicht. Er weiß, was recht ist, zumindest meint er es zu wissen. *Lycopodium* dagegen scheint an der Oberfläche sicher und selbstbewußt zu sein, bleibt darunter jedoch skeptisch; wenn er Streit vermeidet, dann deshalb, weil er sich der Stärke seiner Position nicht so sicher ist.

Spürt *Natrium muriaticum* jedoch, daß er so akzeptiert wird, wie er ist, ist er ausgesprochen anhänglich. Er ist ein treuer und aufmerksamer Freund, auf den man sich vorbehaltlos verlassen kann, ein Dr. Watson für jeden *Sherlock Holmes,* und stets gewillt, Hilfe zu leisten, ohne selbst im Rampenlicht stehen zu wollen. Er ist beständig und tröstlich in schlimmen Zeiten, man unterhält sich gerne mit ihm, da er stets bereit ist, lange ernsthafte oder lebhafte Gespräche zu führen. Sind seine Gefühle schon einmal (oder mehrmals) verletzt worden, mag er (wie *Sulfur*) dazu neigen, eher auf einer intellektuellen Ebene zu bleiben, seine Gefühle bleiben jedoch (anders als bei *Sulfur*) nahe an der Oberfläche oder sind sogar ausschlaggebend. Während *Sulfur* über Theorien und abstrakte Dinge diskutiert, liebt *Natrium muriati-*

cum es, die menschliche Natur zu analysieren, zu enträtseln, was andere tief innen *wirklich* denken, und wie sie in Wahrheit geistig funktionieren. Er ist ein intelligenter und mitfühlender Zuhörer, ein guter Hintergrund für Leute, die gerne reden. Manchmal muß man ihn zwar etwas aus der Reserve locken, wenn er sich jedoch einmal in seiner Umgebung wohl und sich seiner selbst sicher fühlt, kann er so gesprächig und mitteilsam wie jeder andere sein. Tatsächlich kann er sich bei vertrauten Themen von seinem „Vergnügen, sich selbst reden zu hören“ (*Kent*) davontragen lassen. Manchmal werden seine Symptome (wie die von *Arsenicum* und *Nux vomica*) „verschlimmert, wenn andere sprechen“ (*Kent*), besonders wenn es um den alles an sich reißenden *Sulfur* geht.

Rücksichtnahme auf andere ist häufig der Hintergrund für das Verhalten von *Natrium muriaticum*. Es ist sein intellektuelles Credo, seine „unveräußerliche Pflicht“, andere nicht zu verletzen, sondern sie zu unterstützen und, wann immer möglich, ihren Bedürfnissen wohlwollend gegenüberzustehen. Ein Familienmitglied, das sich selbst stets zugunsten anderer bescheiden zurückgehalten hat, antwortet, wenn sie dazu gedrängt wird, ihre Rechte geltend zu machen: „Ich bin schon genügend beachtet worden. Ich möchte anderen nichts wegnehmen.“ Oder es zeigt sich, daß ein schroffer, schweigsamer Mann ein unerträgliches Verhältnis zu seinen Schwiegereltern großmütig hinnimmt, ohne dafür Lob oder Anerkennung zu suchen. So kann er den unbesungenen Märtyrer spielen, eine Rolle, die er, obwohl er sie selbst gesucht hat („Ich will keinen Dank... ich bin nicht auf Dankbarkeit aus... Ich erwarte kein Lob“), dann doch übelnimmt. Nach außen hin verachtet er die Anerkennung und weist sie zurück, Monate oder Jahre später stellt sich jedoch heraus, daß er die ganze Zeit nach ihr verlangt hat.

Natrium muriaticum wird auch durch seine Liebe zur Wahrheit bestimmt. Beispielsweise läßt er sich nicht loben, wenn er es nicht verdient. Andere würden mit Vergnügen einen guten Eindruck machen wollen, er jedoch schlägt die Anerkennung aus oder schränkt sie ein. Auch wenn das Lob berechtigt ist, reagiert er verlegen oder tut so, als hätte er nichts gehört, versucht, den Verdienst einem anderen zuzuschreiben oder behauptet, er habe nur Glück gehabt. Er kann sogar versuchen, sich selbst unnötig schlechtzumachen (*Sepia*). Die Mutter, der der Arzt zu ihren liebenswerten und wohlerzogenen Kindern gratuliert, antwortet: „Das ist nicht nur meine Schuld. Dies ist auch ihrer Großmutter zu verdanken, die gleich nebenan wohnt," und gibt das Kompliment dann zurück: „Und natürlich Ihrer homöopathischen Behandlung."

Natrium muriaticum ist auch nur selten ein Angeber. Er untertreibt seine Leistungen eher, als sie zu erhöhen, und besteht energisch darauf, daß etwas anderes der Grund dafür ist, als er selbst. Wenn er ehrgeizig ist, dann ist er es im Stillen. Abergläubisch, wie er ist, versucht er das launische Schicksal nicht dadurch, daß er vorzeitig angibt. Er bringt erst etwas zustande, und spricht dann darüber.

In seiner Aufrichtigkeit kann er geradeheraus bis hin zur „Taktlosigkeit" (*Whitmont*) sein. Wenn die Gastgeberin fragt, was er von ihrem selbstgebackenen Kuchen hält, zögert er erst und ist kurz davor, irgendeine Höflichkeitsfloskel zu sagen, um dann doch herauszuplatzen: „Um die Wahrheit zu sagen, ich habe Kokosflocken noch nie gemocht, daher kann ich nichts dazu sagen." Selbst seine Notlügen sind einfach nicht überzeugend. Wenn er sagt, daß er den Kuchen *mag*, ist an seiner Miene klar zu erkennen, daß er nicht die Wahrheit sagt. Ein *Phosphor*-Mensch, der Kokosflocken nicht ausstehen kann, sagt in einer solchen Situation höchst überzeugend: „Dies ist der beste Kuchen, den ich seit Monaten gegessen habe. Wie *haben* Sie ihn bloß gemacht?"*.

Diese Grobheit, die sich gelegentlich bis zu einem „Mangel an Besonnenheit" (*Hahnemann*) steigern kann, ist häufig unfreiwillig, sie rutscht ihm nur heraus und gleicht eher einem gelegentlichen Bellen

---

* Es ist immer amüsant, einen Brief von einem verlegen aufrichtigen *Natrium muriaticum*-Menschen zu bekommen. Er kann nicht einfach mit der üblichen Anrede „Lieber Hans" beginnen. Er schreibt „Hallo" oder „Grüß' Dich" oder nur den Namen, „Hans!", aber nicht „Lieber...", weil die angeredete Person dem Schreiber des Briefes nicht auf besondere Weise „lieb" ist und es daher nicht vollkommen ehrlich wäre, ihn so anzureden. Das gleiche geschieht am Ende des Briefes. *Natrium muriaticum* unterzeichnet nicht mit der üblichen Floskel „Alles Liebe" oder „Dein," da dies nicht ganz aufrichtig wäre: weder „liebt" er den Empfänger unbedingt, noch ist er „sein". So unterschreibt er mit „Frieden" oder „Mach's gut" oder einfach mit seinem Namen, oder, wenn es um etwas Medizinisches geht, mit „Bleib' gesund". Andere wissen, daß die üblichen Anreden hauptsächlich dazu dienen, das Briefeschreiben einfacher zu machen. *Natrium muriaticum* jedoch besteht auf kompromißloser Aufrichtigkeit bei jeder Gelegenheit, und macht es sich daher schwer (dies erklärt zum Teil, weshalb er solche Schwierigkeiten hat, Briefe zu schreiben), während es für den Empfänger eher unterhaltsam ist.

als einem Beißenwollen. *Natrium muriaticum* ist sich sehr wohl bewußt, daß Wahrheit in sozialen Beziehungen ein Luxus ist, den man sich nur selten leisten kann. *Arsenicum* oder *Sepia* können einem ins Gesicht sagen, was sie denken, ohne Rücksicht auf die Konsequenzen, während *Natrium muriaticum* sich nicht wohl damit fühlt, mit peinlichen Wahrheiten herauszuplatzen (auch wenn er sich lange zurückgehalten hat), weil er weiß, daß verletzte Gefühle oder Entfremdung die Folge sein können, daher gibt er seiner Neigung nur selten nach.

In der Regel macht *Natrium muriaticum* es sich recht schwer – was angesichts seines unbeugsamen, mit einer Salzsäule vergleichbaren Wesens nicht überrascht. *Phosphor* kann eigensinnig sein, *Lycopodium* dickköpfig und *Calcium carbonicum* stur. *Natrium muriaticum* hingegen ist unbeweglich und sucht sich nur selten den leichtesten Weg. In Antithese zur Anpassungsfähigkeit von *Pulsatilla*, benötigt er in seinem Leben eine Anzahl harter Tiefschläge, bevor seine kristallisierten Verhaltsmuster und Denkweisen zerschlagen werden und er sich verändern kann. Ein weiterer Gegensatz ist, daß *Pulsatilla* Probleme nach außen verlagert, während *Natrium muriaticum* sie verinnerlicht. Ersterer reagiert schnell und sichtbar auf Einwirkungen von außen, während letzterer lange Zeit nicht reagiert oder zugibt, überhaupt betroffen zu sein. *Pulsatilla* gibt nach, *Natrium muriaticum* ist unnachgiebig. Die Symptome von *Pulsatilla* sind wechselnd und verändern sich ständig (sie sind „hier und da" [*Boger*], kein Schmerz gleicht dem anderen) und spiegeln die Biegsamkeit der Wiesenanemone, während die hartnäckigen und unveränderlichen Symptome von *Natrium muriaticum* die starre Konsistenz von Kochsalz wiederspiegeln.

Antimaterialismus und unkonventionelle Art

Natrium muriaticum verhält sich auffallend *unkonventionell.* Bei jeder Gelegenheit lehnt er sich gegen das Herkömmliche auf. Dies zeigt sich an seiner Kleidung, seinem Verhalten, seinem Wesen und seiner Denkweise. Er hat Schwierigkeiten damit, sich an etablierte Wertvorstellungen anzupassen, weigert sich, gut zu finden, was allgemein für gut befunden wird, und findet es, wie wir schon oben gesehen haben, auch nicht einfach, sich persönlich anzupassen*.

Dies kann instinktiv so sein oder eine Frage des Prinzips. Auf jeden Fall kann er daher ein Leben führen, das nicht in den allgemein anerkannten Bahnen verläuft: Sein Weg ist nicht „richtiger" oder „falscher" als der von anderen, sondern einfach sein eigener, anderer Weg.

Dieser Charakterzug kann ihn sich für die Sache von Minderheiten einsetzen lassen, je unpopulärer, desto besser. Er wird alles tun, was in seiner Macht steht, um „das Evangelium" unter den Massen zu verbreiten; aber wenn sein Anliegen Akzeptanz findet, verliert er das Interesse an ihm und wendet sich einem weniger erfolgreichen zu. Zu Unrecht Verfolgte üben eine tief verwurzelte Anziehungskraft auf ihn aus. Um ein naheliegendes Beispiel zu wählen, ist *Natrium muriaticum* wahrscheinlich die gemeinsame Wellenlänge aller unorthodoxen Ärzte. Instinktiv fühlt er sich zum Anti-Establishment hingezogen, auch wenn dies weniger Prestige oder weniger Geld bedeutet.

Seine unkonventionelle Art zeigt sich manchmal als Antimaterialismus. Geld an sich interessiert ihn nicht, ständig verliert oder verlegt er es. Geldscheine, die er in den Taschen seiner Kleidung vergessen hat, kommen gebleicht oder in kleinen Fetzen wieder aus der Waschmaschine, und er erfreut sich nur selten eines gewissen Wohlstandes. Er gibt sich damit zufrieden, genügend Geld für seine einfachen Bedürfnisse zu haben. Das Kind wohlhabender Eltern, die es durchaus finanziell unterstützen würden, beschließt, in ärmlichen Verhältnissen zu leben, wohnt in einer kalten, niederdrückenden Mansarde in einem heruntergekommenen Teil der Stadt, nur um das zu machen, was es will (*Sulfur*).

Das mangelnde Interesse von *Natrium muriaticum* an materiellen Dingen kann sich auch an seiner Kleidung zeigen. Der Präsident einer großen Handelsgesellschaft trägt einen schäbigen Anzug und ein sau-

---

* Einer der *Doonesbury*-Cartoons zeigt Mark Slackmeyer, einen *Sulfur/Natrium muriaticum*-Menschen, mit seinem wohlhabenden, „bürgerlichen" Vater beim Fischen. Mark sagt: „Hier stehe ich nun beim Fischen am besten See in New Jersey... habe gerade meine erste Regenbogenforelle gefangen..." Der Vater strahlt seinen bis dato abtrünnigen Sohn an, dessen Lebensziel es ist, Diskjockey zu werden, und fragt eifrig: „Ja, und?" Mark antwortet: „In meinem ganzen Leben habe ich mich noch nie so gelangweilt."

ber gestärktes Hemd mit abgetragenem Kragen und Manschetten – er trägt seinen Reichtum nicht ostentativ zur Schau. Zuhause zieht er seine abgetragene Lieblingsjacke oder seinen alten Bademantel an, an dem er schon jahrelang hängt (*Sulfur*). Die *Natrium muriaticum*-Frau kann ordentlich angezogen sein, aber selten chic oder elegant, sie möchte es vor allem „bequem" haben. Sie kann sich nicht damit abgeben, mit der Mode Schritt zu halten, und zieht ihre Kleider so lange an, bis sie abgetragen sind. „Weshalb sollte ich sie nicht tragen, so lange sie mir noch passen?" ist ihre Einstellung.

Daher ist sie nur selten passend zur Gelegenheit angezogen, sondern ist entweder zu elegant oder zu einfach gekleidet, oder einfach anders als andere. Sie besitzt nicht den sicheren Instinkt für Kleider, wie *Sepia, Lachesis* oder ganz besonders *Arsenicum*. Auf der anderen Seite ist auch das junge Mädchen, das eine halbe Stunde damit zubringt, eine Haarspange anzubringen oder ihren Pferdeschwanz überkorrekt zu binden, gleichfalls *Natrium muriaticum*. In manchen Dingen kann sie so übergenau wie *Arsenicum* sein, z.B. bei unbedeutenden Details ihrer Kleidung, die andere kaum bemerken, während sie den Rest ihres Aufzugs vollkommen ignoriert (*Arsenicum* ist in allem übergenau).

Häufig trägt sie eher gedeckte als leuchtende Farben – blau, grau, braun und andere „Erdfarben". Sie kann jedoch eine starke Affinität zu purpurrot haben („Es ist einfach die *einzige* tragbare Farbe!"), und eine Neigung, purpurrote Kleidung zu tragen, kann bei jedem Konstitutionstyp ein Anzeichen dafür sein, daß die Zeit, dieses Mittel zu verschreiben, gekommen ist.

Man kann die *Natrium muriaticum*-Atmosphäre sogleich verspüren, wenn man in die Wohnung dieses Menschen tritt: Sperrmüll-Mobiliar, merkwürdiges Gerümpel, das zu Sitzmöbeln oder Kommoden umfunktioniert wurde („Warum soll diese bescheidene Orangenkiste nicht auch eine Chance bekommen, sich nützlich zu machen," denkt er mildtätig), und zerschlissene Polstermöbel, wobei nichts zusammenpaßt. Alles macht den Anschein, daß er nur wenig Energie oder Sorgfalt darauf verwendet, sein Zuhause einzurichten und zu gestalten. Auch wohlhabende Menschen können lieber in schäbiger Vornehmheit leben wollen. Es gibt so viele weltweite Probleme zu lösen (z.B. Wale oder Robbenbabies zu retten, weltweite Abrüstung, die Verbreitung der Homöopathie), daß für diese oberflächlichen Dinge keine Zeit bleibt.

Sulfur kann ähnliche Tendenzen wie *Natrium muriaticum* aufweisen, läßt sich durch seine Umgebung jedoch weniger stören. Er kann sich in seinem Chaos vollkommen wohlfühlen („Es ist ein fürchterliches Durcheinander, aber ich *liebe* es so. Ich finde es einfach gemütlich!"), während eine trostlose Umgebung *Natrium muriaticum* die Laune verdirbt und zu seiner von vorneherein schon schlechten Stimmung weiter beiträgt. Anders als man vermuten würde, hat er einen starken Sinn für Schönheit. Er ist für alles Schöne und Erbauliche in der Kunst empfänglich, hört gewöhnlich klassische Musik und liest *Milton* oder *Shakespeare*, aber er tut dies in einer völlig schmuddeligen Umgebung und weigert sich, aus welchem Grund auch immer, auch *nur ein einziges Mal* etwas Zeit zu investieren, um seine Wohnung zu verschönern.

Aber genauso, wie depressive Patienten ihren alten Kummer oder andere Schreckgespenster nach einer Reihe von *Natrium muriaticum*-Gaben loslassen können, so können sie auch ihre tristen Kleider ablegen und anfangen, sich anziehender zu kleiden. Sie bringen fröhliche Vorhänge an oder leisten sich einen bequemen Sessel, worin sich ihre bessere Laune und ihr gesteigertes Selbstwertgefühl widerspiegelt.

Bezüglich des Essens ist die gegenwärtige Beliebtheit von Müsli und anderen von einander nicht zu unterscheidenden, vorgekochten Körnermischungen, ausschließlich dessen, was man bisher als gutes Essen betrachtet hat, wahrscheinlich ein Zeichen für einen kulturellen *Natrium muriaticum*-Einfluß. Dieser Typus begnügt sich mit einfacher, leicht zuzubereitender Nahrung, wie z.B. Kombinationen von Gemüse mit Hülsenfrüchten. Hierfür gibt es verschiedene Gründe. Gesunde Nahrung, die nur wenig Zubereitung erfordert und zu jeder Zeit gegessen werden kann, findet bei denen Anklang, die gerne unregelmäßig oder sporadisch essen und denen es tatsächlich auch besser geht, wenn sie nur „unregelmäßige Mahlzeiten" (*Hering*) zu sich nehmen. „Mir geht es wunderbar, so lange ich nicht essen muß," ist eine häufige Bemerkung von *Natrium muriaticum* (bei emotional gestörten Menschen kann dies bis zur Anorexie gehen). Dieses Bild wird jedoch durch die Kopfschmerzen kompliziert, die durch unregelmäßige oder späte Mahlzeiten ausgelöst werden (*Sulfur*); wenn er nicht zu seiner gewohnten Zeit ißt, entwickelt er Kopfschmerzen, die den ganzen Tag anhalten können und nur besser werden, wenn er eine ganze Nacht lang geschlafen hat (*Borland*). Dann ist es auch so, daß er sich, ideologisch gesehen, bei Körnermischungen oder gut durchgerührtem, braun-grünem Brei tatsächlich im Einklang mit dem Universum fühlt. Dies ist wichtig für ihn. Die Auswahl seiner Nahrungsmittel bestimmt sich ebenso sehr nach seinem Geschmack, wie nach seinem Pflichtgefühl. Wenn er davon überzeugt ist, daß Weizenkeime oder Tofu gut für seine Gesundheit sind, und daß sie zu essen auch Verantwortungsgefühl für die Umwelt bedeutet (oder mit einer anderen ideologisch ähnlich eingeengten Sichtweise übereinstimmt), macht er sich gewissenhaft daran, dies drei Mal am Tag zu essen, wobei er dabei darauf besteht, daß er nichts lieber mag. So bewundernswert das manchmal auch sein mag, gelegentlich scheint es jedoch, als würde er um so mehr für bestimmte Lebensmittel werben, je weniger schmackhaft sie sind.

Seine Ernährungsweise spiegelt daher einen wichtigen Aspekt seines Charakters, und zwar speziell seinen Sinn für Prinzipien und moralische Verpflichtung, und auch einen bewußten oder unbewußten Anflug von Selbstverleugnung. Diese veranlassen ihn, sich selbst oder seine Familie strikten Regeln zu unterwerfen, sei es nun in Bezug auf Essen, Kleidung, Umgebung, bestimmten Formen der Enthaltung oder selbst auferlegten Verpflichtungen: „Ich bin ein Spezialist darin, mich zu etwas zu *zwingen*," oder „Wenn ich die Wahl habe, was ich tun soll, dann wähle ich immer das, was am anstrengendsten ist," oder „gewöhnlich stelle ich fest, daß ich genau das tue, was ich am wenigsten mag," sind typische *Natrium muriaticum*-Sätze. Diese Selbstverleugnung verstärkt ihrerseits seine instinktive Überzeugung, daß das Leben eine ernste Angelegenheit ist, daß wir auf der Welt sind, um unsere Pflicht zu tun, hart zu arbeiten, und daß wir uns das Leben unter keinen Umständen etwas leichter machen dürfen.

Natrium muriaticum kann es an Anmut und Leichtigkeit mangeln, und zwar schon auf einer rein körperlichen Ebene. Seine Körperhaltung und sein Gang sind charakteristisch. Auch Körperbau und Bewegungen haben etwas Bäurisches an sich. Entweder trampelt er laut mit den Absätzen, schlurft oder torkelt beim Gehen, oder schreitet mit großer Bestimmtheit, den Körper angespannt nach vorne gebeugt und fuchtelt dabei wild mit den Armen oder hält seine Arme steif zur Seite. Im Gegensatz zu *Phosphor* oder *Arsenicum* ist er „plump" (*Borland*), hastig oder „ungeschickt" (*Hahnemann*) in seinen Bewegungen. Er wirft Gegenstände um, stolpert über Türschwellen und Teppiche oder stößt sich an Tischecken. Er schneidet sich, wenn er Gemüse putzt, und läßt ständig etwas fallen. Dies trägt zu seinem allgemeinen Gefühl bei, daß die ganze Welt gegen ihn ist, auch belebte und unbelebte Objekte der Natur. Ein Patient stellte einmal ernsthaft gekränkt fest: „Keine einzige Mücke fliegt vorüber, ohne mich zu stechen“ (übrigens hat *Staphisagria*, das erste Mittel für Menschen, die stets von Stechmücken geplagt werden, eine engere Beziehung zum geistigen Bild von *Natrium muriaticum* als irgendein anderes Mittel).

Auch was feinere Bewegungen angeht, ist er eher ungeschickt. Seine Handschrift kann grauenhaft sein und einen allgemein unausgeglichenen Eindruck machen: kein Absatz gleicht dem andern, die Buchstaben sind in verschiedene Richtungen geneigt oder von unterschiedlicher Größe. Menschen mit mangelnder Rechtschreibung oder solche, die sich „leicht verschreiben“ (*Hahnemann*), sind häufig *Natrium muriaticum*, aber ob nun aufgrund einer *Sulfur*-ähnlichen Unachtsamkeit für Details oder einer leichten Lesestörung, ist schwer zu bestimmen.

Auch wenn er fähig ist, deutlich zu sprechen, kann er gewisse Schwierigkeiten damit haben, etwas in Worte zu fassen („Schwierigkeiten, sich verständlich auszudrücken“: *Borland*; „schwerfällige Sprechweise“: *Kent*). Sein Vortrag ist nicht glatt, und seine Aussprache mangelhaft. *Natrium muriaticum* gehört damit zu den besten Mitteln bei Multipler Sklerose, wo Gleichgewichtsverlust, oder Verlust der Kontrolle über die Fingerbewegungen, straucheln, stolpern, ein schlurfender Gang und eine undeutliche Sprache zu den ersten Symptomen gehören*.

Gelegentlich mangelt es *Natrium muriaticum* auch an Takt, er verhält sich dann, wie auch *Sulfur*, wie ein Elefant im Porzellanladen. In ungewohnten Situationen, oder wenn er sich nicht ganz wohlfühlt, ist er eckig und schroff. Er ist sich seiner Unbeholfenheit bewußt und hat Angst, sich lächerlich zu machen, so versucht er, sich unauffällig zu verhalten, möchte jedoch auch nicht durch Unnahbarkeit verletzen. Daher wechselt er abrupt zwischen Schweigsamkeit und zu vielem

---

* Es ist interessant, daß Homöopathen bei ihren Multiple Sklerose-Fällen zunehmend feststellen, daß die oben genannten Symptome häufig recht bald nach einem schweren emotionalen Trauma begonnen haben. Wenn man dies immer rechtzeitig erkennen könnte und diese Patienten mit den klassischen Trauma-Mitteln im Vorstadium dieser tragischen Krankheit behandelte, dann würde die Präventivkraft der Homöopathie wirklich zur Geltung kommen!

Reden, sitzt zunächst in ungemütlichem Schweigen, platzt dann, um seine Schüchternheit zu überspielen, plötzlich mit einem Thema heraus, das ihn interessiert, und spricht all zu lange darüber. Dann schämt er sich plötzlich seines Ausbruchs und verfällt wieder in Schweigen.

Besonders schwierig ist es für ihn, Dank auszudrücken (im Gegensatz zu *Lycopodium*). Er verspürt Dankbarkeit, kann sich jedoch nicht entsprechend artikulieren. Manchmal kann er noch nicht einmal richtig „Hallo" oder „Auf Wiedersehen" sagen. Er ist entweder verlegen oder kurz angebunden, oder er zieht, um seine Verlegenheit zu überspielen, die Höflichkeiten allzusehr in die Länge. Dies wird auch am Telefon deutlich. Aus Furcht, den Gesprächspartner am anderen Ende der Leitung zu verletzen, ist er sich unsicher, wann und wie er das Gespräch beenden soll.

All dies geschieht, weil sich *Natrium muriaticum*, außer wenn er geistig überlegen oder unter engen Freunden ist, als äußerst *befangen* erlebt, weil er (manchmal grundlos, manchmal zurecht) davon überzeugt ist, daß alles auf ihn schaut und ihn beurteilt. In ungewohnten Situationen versucht er dann, seine Schüchternheit mit dröhnendem Humor, sein Unbehagen mit einer Beiläufigkeit, die zu gewollt wirkt, und seine Abneigung mit einer Höflichkeit, die gezwungen erscheint, zu verdecken. Dies hat zur Folge, daß er ohne Spontaneität handelt und daher unecht wirkt, so daß andere, auch wenn er das Richtige sagt und tut, sich dennoch unwohl dabei fühlen. Sein Unbehagen verrät sich hauptsächlich durch seine *unsteten* Augen. Er muß sich erst vollkommen vertraut mit einem Menschen fühlen, sonst kann er ihm beim Reden nicht gerade in die Augen schauen. Er will seine wahren Gefühle – die in seinen Augen geschrieben stehen – nicht zeigen, und so wendet er sich ab, um den anderen daran zu hindern, in sein Inneres zu schauen. Meist schauen die Patienten leicht zur Seite, am Ohr vorbei oder auf den Boden, oder gerade so weit nach oben oder unten, um Augenkontakt zu vermeiden. Außerdem haben sie gelegentlich verschieden große, anders geformte oder unterschiedlich schräge Augen.

Diplomatischer Schliff ist eindeutig nicht die Stärke von *Natrium muriaticum*. Trotz seiner Versuche, höflich zu sein und seine wahren Gefühle zu verbergen, können andere sie leicht erkennen. Genauso wenig, wie er seine Freude und Begeisterung nicht verhehlen kann, weil das ganze Gesicht und die Augen leuchten, kann er sein Mißfallen, Kritik oder Abscheu leugnen. Er braucht kein Wort zu sagen, seine stumme Mißbilligung wird trotzdem offensichtlich, weil sein Gesichtsausdruck stets Bände spricht. Diese Unfähigkeit, etwas vorzugeben, das es nicht fühlt, kann das *Natrium muriaticum*-Kind in rechte Schwierigkeiten bringen. Wenn es den Lehrer betrifft, können seine Schulnoten darunter leiden. Dies wiederum findet es höchst unfair, da es sich *solche* Mühe gegeben hat, seine wahren Gefühle zu verbergen, und doch nichts Schlimmes *getan* hat.

Gelegentlich zeigt sich die Unbeholfenheit von *Natrium muriaticum* in einer Neigung zu verbalen Ausrutschern („Er verspricht sich leicht“: *Hahnemann*), unter denen er dann später bitter leidet. Ein Patient mit Dornwarzen (*Natrium muriaticum* ist das Hauptmittel für diese Beschwerde) erzählte folgende Begebenheit: Vor Jahren begrüßte er einen Bekannten, den er eine Weile nicht mehr gesehen hatte, und fragte: „Wie geht es Ihrer Frau?“ Dann fiel ihm ein, daß sie verstorben war, und fügte in seiner Konfusion hinzu: „Ist sie immer noch tot?“ Noch nach zwanzig Jahren, sagte der Patient, krümme er sich jedesmal vor Scham, wenn er sich den Vorfall ins Gedächtnis rufe (*Staphisagria*). Oder der Dekan eines Fachbereichs an der Universität bittet einen der jüngeren Professoren: „Könnten Sie nächstes Semester die Vorlesung halten? Wir müssen die letzten Reste zusammenkratzen. Unsere besten Leute sind im Sommer nicht in der Stadt, da habe ich an Sie gedacht...“ Dann besinnt er sich, versucht, mit bestürztem Blick, seine Taktlosigkeit wieder gut zu machen: „Oh, natürlich sind Sie nicht der letzte Rest – was ich damit sagen wollte, war...“ und fährt in diesem Stil fort, bis sein Gegenüber am liebsten schreien würde: „Hören Sie auf! Vergessen Sie's! Es ist in Ordnung, ich bin nicht beleidigt.“

Ganz allgemein rechtfertigt, entschuldigt und erklärt *Natrium muriaticum* viel zu viel und vergrößert den Schaden dadurch nur noch mehr. Das weiß er auch, aber er kann einfach nicht anders.

Zuverlässigkeit und Unberechenbarkeit

Natrium muriaticum ist überhaupt nicht selbstgefällig, eine Haltung, die häufig aus einem Gefühl von Stabilität und Sicherheit entsteht. Auch wenn in seinem Leben alles glatt verläuft, ist er selten mit sich zufrieden. Er fürchtet, daß das Glück sich gegen ihn wendet und beginnt, abergläubisch zu denken: „Das geht bestimmt nicht lange gut“ oder, in dem plötzlichen Gefühl, unwürdig zu sein: „So viel Glück verdiene ich nicht.“ Manchmal reagiert er auch unmittelbar auf irgendein Leid, von dem er hört, und denkt: „Hier stehe ich, doch nur mit Gottes Hilfe“ („Er nimmt das Leiden anderer in sich auf... besonders fragt er sich: ‚Wie würde ich in einer solchen Situation reagieren? Wäre ich in der Lage, dies zu ertragen?‘“: *Vithoulkas*).

Er ist kein Feigling, obwohl er bestimmte Ängste und Phobien hat, wie Höhenangst, Angst in geschlossenen Räumen (*Argentum nitricum*), oder auch Angst vor Räubern („Er erwacht Mitternachts von Furcht, glaubt es seyen Diebe im Zimmer“: *Hahnemann*), gegen die er umfangreiche Vorsichtsmaßnahmen trifft (*Arsenicum*), bis dahin, daß er abends vor dem Schlafengehen unter das Bett oder in Schränke schaut (er träumt auch von „Räubern“: *Kent*). Wenn er sich einer echten Schwierigkeit gegenübersieht, zeigt er sich der Angelegenheit gewachsen und packt sie mutig an. Er hat mehr Selbstvertrauen als *Pulsatilla*, stellt sich unangenehmen Situationen ehrlicher als *Lycopodium* und leistet mehr Widerstand als *Phosphor*. Er kann greifbare Probleme beinahe willkommen heißen, da sie ihn aus seinen auf sich selbst bezogenen Grübeleien reißen – endlich zeigt sich der Feind, nachdem er lange im Nebel gegen ihn gekämpft hat. Darüberhinaus besänftigt eine konkrete Schwierigkeit seinen unterschwelligen Aberglauben. Er hofft, daß die Schicksalsgötter, die ihm feindlich gesinnt zu sein scheinen, nun beschwichtigt sind. Seine tief verwurzelte Vorstellung vom Zorn Gottes läßt *Natrium muriaticum* stets unsicher sein. Sein Gott ist weder der mitleidige, vergebende Gott von *Lycopodium*, noch der bequeme bürgerliche Gott, der stets die Rechtschaffenen belohnt, sondern der strenge, *unberechenbare* und fordernde *Jehova* aus dem Buch *Hiob*, der Stärke und Treue seines Dieners auf die Probe stellt.

Hier projiziert *Natrium muriaticum* eine Seite seines Wesens auf die Welt. In der Regel ist er äußerst verläßlich, manchmal sogar allzu vorhersehbar (d.h. rigide), und zwar in allem was er sagt und tut. Seine verbissene Entschlossenheit zwingt ihn, koste es, was es wolle, an einer Beziehung, einem Gefühl, einer Idee festzuhalten – wie eine englische Bulldogge läßt er nicht mehr los, wenn er sich einmal festgebissen hat. Diese Hartnäckigkeit ist nicht zu verwechseln mit der Sturheit von *Calcium carbonicum* (die unbewegliche Auster, die an einem Felsen festgewachsen ist), und unterscheidet sich auch etwas von dem quälenden Beharrungsvermögen von *Arsenicum*. Es ist seine einzig und allein auf dieses Ziel gerichtete Art, die Weigerung, sich ablenken zu lassen, die es ihm möglich macht, langsam, aber unnachgiebig sein Ziel zu erreichen.

Stabilität und Zuverlässigkeit kennzeichnen auch die Liebesbeziehungen von *Natrium muriaticum*. Diese Männer sind die ergebensten Ehegatten, sie sind vollkommen monogam und ihren Frauen unerschütterlich treu. Wiederholt bemerken diese Patienten: „Ich finde meine Frau einfach toll" oder „So weit ich sehen kann, hat sie praktisch keine Fehler." Auch die Frau ist fähig zu tiefen und lang dauernden Beziehungen und nimmt (in sexueller Hinsicht) praktisch keinerlei Notiz von anderen Männern, außer ihrem eigenen; auch nach zwanzig oder mehr Ehejahren sagt sie: „Ohne ihn wäre mein Leben bedeutungslos. Wenn ihm oder unserer Ehe etwas zustoßen würde, glaube ich nicht, daß ich dann überhaupt noch einmal lieben könnte." In glücklichen, lange bestehenden Ehen hat daher gewöhnlich mindestens einer der Partner viel von *Natrium muriaticum*.

Er gibt verschiedene Gründe an, weshalb er monogam ist. Einerseits weiß er, wie sehr Leidenschaft auch verletzen kann, daher scheut er davor zurück, mit dem Feuer zu spielen*. Dann ist er pflichtbewußt und gewillt, es mit den Problemen und Schwierigkeiten aufzunehmen, die jede längere Beziehung mit sich bringt. Sie sind immer noch besser, als ohne einen Menschen zu leben, der ihm nahesteht. In einer problematischen Ehe ist er bereit, um der *Stabilität* der Beziehung willen, Opfer zu bringen und durchzuhalten. Schließlich ist es auch für ihn aufgrund seines unflexiblen Wesens nicht leicht, einfach *aufzuhören*, einen Menschen zu lieben („Ich trenne mich nur ungern von einem, den ich einmal geliebt habe"). Oder es ist einfach so, daß er

* Es soll hervorgehoben werden, daß es häufig *ausschließlich* das Leid über eine gescheiterte Liebesbeziehung oder eine verhinderte sexuelle Leidenschaft ist, das den Gleichmut und die seelische Stärke eines starken *Natrium muriaticum*-Menschen zusammenbrechen läßt – weder finanzieller Ruin, der Verlust der beruflichen Anerkennung, des Arbeitsplatzes, Krankheit, noch der Verlust eines geliebten Familienmitglieds oder Freundes. Er kann einfach nicht mit den Gefühlen umgehen, die mit dem Scheitern einer Liebesbeziehung einhergehen, und legt ein *Ignatia*-Bild der Hysterie, Verzweiflung und des völligen Zusammenbruchs an den Tag. Der Patient benötigt dann *Ignatia* für seinen akuten Zustand, bevor er in der Lage ist, auf *Natrium muriaticum* zu reagieren und es als hilfreich zu erleben.

sein Zuhause liebt (*Calcium carbonicum*), sich ohne es nicht wohlfühlt und einiges auf sich nimmt, um es zu erhalten.

Trotz der Stabilität und Verläßlichkeit, die von *Natrium muriaticum* ausgeht, ist sein darunterliegender emotionaler Zustand jedoch häufig überraschend instabil. Er ist stärker von Gefühlen und Stimmungen beherrscht, als es auf den ersten Blick aussieht. Hinter seiner äußeren Zurückhaltung oder seinem intellektuellen Gebaren wechselt „Frohsinn mit Traurigkeit (*Kent*), oder er schwankt zwischen Begeisterung und Verzweiflung (*Phosphor*), einer übergewissenhaften Hingabe an seine Arbeit und völliger Interesselosigkeit („Mitten in der Arbeit vergeht ihm plötzlich alle Lust dazu": *Hahnemann*), zwischen Verlangen nach Gesellschaft und ihrer Ablehnung, zwischen übermäßigem Selbstbewußtsein und einer *Calcium carbonicum* ähnlichen Schüchternheit und Unsicherheit. Auch seine Vorlieben sind manchmal unberechenbar. Seine Zuneigung kann heftig und überwältigend sein und über Jahre anhalten. Es braucht auch nicht viel, um diese Emotionen auszulösen. Ein liebevoller Blick kann seine Verliebtheit auflodern und sie in vollkommen unrealistische Höhen fliegen lassen. Anschließend kann er jedoch, scheinbar über Nacht, gleichgültig werden. Das Gefühl ist verschwunden, die lange bestehende Verbindung gelöst. Die Kerze erlischt, weil nichts mehr da ist, um sie weiter brennen zu lassen.

Ein Kind kann leidenschaftlich an seinem Lieblingstier hängen und es mit all der Liebe zu überhäufen, die es anderen Menschen nicht geben kann. In der Tat ist übergroße Zuneigung zu einem Tier, besonders zu Pferden oder Hunden, häufig ein Zeichen für *Natrium muriaticum* (Katzenliebhaber sind häufiger *Arsenicum*). Ein Tier ist ein „sicheres" Liebesobjekt: Tiere wenden sich nicht von ihrem Herrchen ab, lassen nicht im Stich oder enttäuschen. Aber, wie auch in menschlichen Beziehungen, kann er plötzlich jedes Interesse verlieren (*Calcium carbonicum*, der gleichfalls Tiere liebt, weist solche Sinnesänderungen nicht auf). Nachdem er das, was für seine persönliche Entwicklung wichtig war, bekommen hat, ist er bereit, den nächsten Schritt auf seinem Weg zu sich selbst zu machen. Er fühlt, daß starke Bindungen ihn nur zurückhalten würden.

Daher neigt *Natrium muriaticum*, obwohl niemand Beständigkeit und Vorhersagbarkeit höher schätzt als er, der diese Eigenschaften stets bei sich gepflegt hat, zu plötzlichen und befremdenden

Umschwüngen, die ihn selbst fast noch mehr erstaunen als seine Umgebung. Manchmal trifft er höchst wichtige und irreversible Entscheidungen rein impulsiv. Ein vielversprechender Student mit einem begehrten Stipendium verläßt das College, um in Alaska ein anspruchsloses Leben zu führen, oder er wechselt die Fachrichtung und fängt noch einmal ganz von vorne an. Ein Vierzigjähriger wechselt, nachdem er erfolgreich Karriere gemacht hat, zu einer völlig anderen Tätigkeit über oder zieht sich aufs Land zurück. Oder er verläßt seine Frau nach fünfundzwanzig Jahren offenbar glücklicher Ehe. Es hat nur wenig Streit zwischen ihnen gegeben, aber eines Tages packt er zwei Koffer und verschwindet ohne ein Wort der Erklärung, um nie wieder zurückzukehren. Alles, was er sagt ist: „Es schien mir richtig so zu sein." Oder er beschließt, eine Frau zu heiraten, mit der er jahrelang befreundet war und bei der er niemals daran gedacht hat, sie zu heiraten – bis zu diesem Moment. Auch was die Kunst betrifft, kann sich sein Geschmack dramatisch ändern. Er verschenkt seine riesige Folk-Music-Plattensammlung und hört nur noch Jazz oder Bach.

All diese Umschwünge drücken seine unterschwellige Absicht aus, die Vergangenheit *auszulöschen*, sie sind die Kehrseite seines hartnäckigen Widerwillens, sie loszulassen. Wenn er sich einmal dazu entschlossen hat, die Vergangenheit hinter sich zu lassen, kann er sich sogar weigern, selbst Menschen oder Orte wiederzusehen, die nur ganz entfernt mit unerfreulichen Ereignissen zu tun haben. Der Bruch mit einer Person, einer Institution, einem Hobby, einer Arbeitsstelle, einer wissenschaftlichen Fachrichtung oder Ideologie ist unwiderruflich und komplett; im Gegensatz zum nachgiebigen *Pulsatilla*, zu *Lycopodium*, der Brüche gerne wieder „kittet", oder dem leicht versöhnlichen *Phosphor*, bricht *Natrium muriaticum* die Beziehung irreparabel ab und reißt alle Brücken hinter sich nieder, um jede Möglichkeit zu einer Versöhnung auszuschließen, außer auf einer recht oberflächlichen Ebene. *Natrium muriaticum* kann „außergewöhnlich gut hassen", wie *Borland* sich ausdrückt. Sein erbitterter Haß („gegen Personen, die ihn früher beleidigt hatten": *Hahnemann*) ist dauerhafter als der von *Lachesis*, der leicht von Haß wieder auf Liebe umstellen kann, obwohl er im Moment vielleicht intensiver haßt. *Natrium muriaticum* dagegen ist unbeugsam und hört nicht auf zu hassen.

Für seine Umschwünge hat er nur eine Rechtfertigung: Irgendein innerer Prozeß oder eine Intuition, derer er sich selbst kaum bewußt ist, hat sich plötzlich zu einer unerschütterlichen Position verfestigt, über die sich weder reden noch streiten läßt. Er ist nicht in der Lage, vorherzusagen, wo ein solch überwältigender Umschwung stattfinden könnte. Auch der beständige, zuverlässige Typus, der niemals so *handelt*, verspürt in sich eine grundlegende Unberechenbarkeit, die ihn unsicher macht.

Ein anderer Aspekt des unvorhersehbaren Verhaltens von *Natrium muriaticum* sind seine unerwarteten – durch harmlosen Streit über vergleichsweise geringfügige Anlässe ausgelösten – Wutanfälle, die dieser normalerweise ausgeglichene und vernünftige Mensch manchmal haben kann: „Hitziges Auffahren, ohne besondere Veranlassung" (*Hahnemann*) und „Wutanfall bei unbedeutenden Kleinigkeiten" (*Hering*). Das gehorsame, verantwortungsbewußte Kind, dem gesagt wird, daß seine Kleider unpassend sind, und das deshalb etwas anderes anziehen soll, oder das gebeten wird, seinen Eltern ein wenig zu helfen, bekommt einen Wutanfall, der auch durch noch so viel gutes Zureden oder Beschwichtigen nicht besänftigt werden kann. Der Erwachsene gerät in heftige Wut über kleine Veränderungen des ursprünglichen Plans, oder wenn er sich vergangenen Ärger, Verletzungen oder Demütigungen ins Gedächtnis zurückruft (auch *Sepia* und, überraschend, *Calcium carbonicum: Kent*).

Auch schwere Fälle berechtigter Wut können jedoch *Natrium muriaticum* verlangen. Klassisch ist das Bild des älteren Mannes, der aus Wut darüber, daß sein Geschäftspartner ihn betrogen hat, was ihn möglicherweise am Rande des finanziellen Ruins stehen läßt, einen Schlaganfall mit nachfolgendem greisenhaften Verhalten erlitten hat. *Arnica* C 30, in regelmäßigen Intervallen wegen der Beeinträchtigung des Sprechvermögens und der willkürlichen Bewegungen gegeben, ist gewöhnlich zunächst das beste Mittel („Apoplexie... nach traumatischen Verletzungen... durch Kummer, Gewissensbisse oder die plötzliche Erkenntnis eines finanziellen Verlustes": *Boericke*). Wenn jedoch die Sprache danach immer noch unzusammenhängend oder undeutlich ist, und der Patient weiter gegen das Unrecht, das ihm widerfahren ist, wütet oder stets darüber nachdenkt, kann ihn *Natrium muriaticum* C 30, zwei Mal täglich eingenommen, wieder herstellen.

Ein eher ungewöhnlicher Fall war eine vorher gesunde, fünfundsiebzigjährige Frau, die, scheinbar über Nacht, senil geworden war und die damit verbundenen Symptome entwickelte. Sie wurde mit *Arsenicum* aufgrund ihrer Anorexie und ihres Mißtrauens Ärzten gegenüber behandelt, mit *Causticum* wegen Inkontinenz und *Helleborus* wegen ihrer Neigung, an ihren Kleidern und der Bettdecke zu zupfen. Die Mittel halfen zwar bei diesen Symptomen, veränderten jedoch nichts an ihrem geistigen Zustand. Auch *Calcium carbonicum* und *Lycopodium* wurden ohne Wirkung gegeben. Nach vielem Fragen stellte sich schließlich heraus, daß das Problem auf einem Vorfall beruhte, der sich ein Jahr zuvor ereignet hatte: die Synagoge, in der sie sich um den Blumenschmuck gekümmert hatte, war von Vandalen heimgesucht worden, und ihr Zorn über diese Schandtat, und auch der plötzliche Schlag, des einzigen Ventils für ihre Emotionen in ihrem sonst einsamen Leben beraubt zu sein, war so heftig, daß sie ein paar Wochen später begann, senil zu werden. Unter *Natrium muriaticum* besserte sich ihr geistiger Zustand wesentlich.

Wenn *Natrium muriaticum* bei seiner Arbeit unterbrochen wird, kann er unverhältnismäßig wütend werden (*Nux vomica: Kent*). Er ist zielstrebig und nötigt sich dazu, alles zu vollenden, was er einmal angefangen hat. Seine extreme Empfindlichkeit gegenüber Lärm und Ablenkung, wenn er sich auf irgendeine intellektuelle Beschäftigung konzentriert, kann ihn dazu veranlassen, andere grob oder gar schlecht gelaunt wegzuschicken („Raus jetzt, laß mich in Ruhe!"). Später macht er sich jedoch wegen seines Ausbruchs Vorwürfe.

Diese Eigenart kommt zum Teil von seiner Unfähigkeit, schnell die Stimmung zu wechseln. Wenn er sich in irgendeine Tätigkeit vertieft hat, will er dabei bleiben und reagiert nur ungern auf einen neuen Stimulus. Er kann mürrisch und unfreundlich sein, wenn er aus dem Schlaf geweckt wird, und zieht es vor, ohne Ablenkung oder Unterbrechung seine Mahlzeiten einzunehmen. Er trödelt nicht beim Essen, sondern ißt schnell und systematisch, und wenn er fertig ist, schiebt er den Teller weg: erst dann ist er bereit, zu reden und gesellig zu sein. Seine Zielstrebigkeit zeigt sich auch in der Art, wie er geht. Er schlendert nicht oder schaut sich um, in der Hoffnung, jemanden zu treffen, den er kennt (*Lycopodium, Pulsatilla*), oder etwas Interessantes zu sehen (*Phosphor*). *Natrium muriaticum* geht schnell, den Kopf nach vorne gestreckt, weder nach rechts noch nach links blickend, als hätte er Scheuklappen, „gemessenen Schrittes" (*Blackie*) wie einer, der weiß, wohin er geht, so schnell wie möglich dort sein will und sich über jede

Verspätung ärgert. Allgemein kann er „hastig und ungeduldig" (*Boenninghausen*) sein. Wenn er etwas will oder Unterstützung benötigt, will er dies sofort haben, oder er braucht es nicht mehr. Verspätete Hilfe ist für ihn so viel wie verweigerte Hilfe.

Dem Außenstehenden scheint die Wut von *Natrium muriaticum* irrational und unangemessen zu sein, eine hysterische Überreaktion, die unausgeglichen wirkt. „Er wird sehr leicht zornig; jede Kleinigkeit reizt ihn zum Zorne; hitziges Auffahren ohne besondere Veranlassung" (*Hahnemann*). Jeder, der therapeutische Erfahrung besitzt und Depression als „nach innen gewendete Wut" erkennt, versteht ein solches Verhalten jedoch gut; es paßt dazu, daß er schwierige Situationen bis zum bitteren Ende erträgt, sich davon aber extrem belasten läßt, bis die Spannung sich unvermeidlich in Wut und Groll entlädt. *Natrium muriaticum* nimmt Frustrationen und Gemeinheiten so lange hin, bis irgend ein kleiner Vorfall „den Krug zum Überlaufen" bringt. Plötzlich bricht seine stoische Haltung zusammen und er erträgt die Situation nicht eine Minute länger.

Komplizierte Beziehungen

Die Wutanfälle und impulsiven Handlungen von *Natrium muriaticum* haben also eine gewisse Logik, auch wenn diese Logik etwas Eigenartiges hat. Das Eigenartige liegt darin, daß er sich weigert, konstruktive Schritte zu unternehmen, so lange er ruhig ist, statt zu warten, bis er in Wut gerät, und dann extrem zu reagieren. In seinem Bemühen, Unannehmlichkeiten zu vermeiden, stellt er die Person, die ihn verletzt, nicht gelassen zur Rede, sondern hofft, daß die Situation von alleine besser wird oder versucht, sein Mißfallen auf andere Art und Weise auszudrücken (was entweder vom anderen nicht bemerkt oder auch einfach ignoriert wird). So läßt er zu, daß andere ihn verletzen oder ausnutzen, und grollt ihnen dann.

Dieses Muster wird besonders deutlich in familiären Beziehungen. Beispielsweise kann eine *Natrium muriaticum*-Frau mehr, als ihrem Anteil entspräche, für ihre altgewordenen Eltern sorgen, um sich dann beim Doktor darüber zu beklagen, daß andere Familienmitglieder ihren Beitrag nicht leisten. Dessen naheliegende Reaktion ist zu fragen: „Haben Sie denn mit ihnen darüber gesprochen und die Verantwortung in einer Weise geteilt, die für alle Seiten befriedigend ist?" Dann wird deutlich, daß sie das nicht gemacht hat: „Das funktioniert ja doch nicht... Niemand wird sich an eine solche Abmachung halten," usw.

„Nun, weshalb versuchen Sie es nicht einmal? Sagen Sie ihnen, wie es Ihnen geht und schauen Sie dann, ob es funktioniert!"

„Was soll das schon nützen? Wenn sie nach all den Jahren nicht von selbst sehen, daß ich den Großteil der Verantwortlichkeiten trage, werden sie das nie verstehen."

„Sie sollten es ihnen dennoch *sagen*, daß es Sie belastet. Konfrontieren Sie sie damit direkt, und warten Sie ab, wie sie reagieren."

„Ich hoffe immer noch, daß sie verstehen, ohne daß ich es ihnen sagen muß..."

So macht sie weiter, hofft auf eine Veränderung, ohne effektive Schritte zu ihrer Entlastung zu unternehmen, womit sie unbewußt versucht, den Berg dazu zu veranlassen, zum Propheten zu kommen. Ihr Groll wächst, während der Berg sich nicht bewegt, und eines Tages läßt sie irgend eine Kleinigkeit einen Wutanfall haben, der für andere vollkommen unverständlich ist.

Obwohl *Natrium muriaticum* moralisch im Recht sein kann, vom Taktischen her ist er es nicht, und wenn sich wichtige Beziehungen dadurch verschlechtern, ist es zum Teil auch seine Schuld. Ähnliche Verhaltensmuster zeigt er auch in Beziehungen mit Arbeitskollegen, Freunden, und sogar in relativ unpersönlichen Beziehungen, wie mit Verkäufern oder Handwerkern.

Die Beziehungsschwierigkeiten und Mißverständnisse entstehen also, weil er nicht ganz offen zu anderen ist. Die Furcht, sie zu verletzen, und selbst durch entsprechende Bemerkungen verletzt zu werden, die sie entgegnen könnten, oder auch zurückgewiesen zu werden, veranlaßt ihn, die Sache auf Umwegen anzugehen. Seine Gefühle sind deutlich und klar, sein Verhalten jedoch schwer faßbar. Statt einem Freund einen Gefallen offen abzuschlagen (was gegen seine Vorstellung davon wäre, wie Freunde sich verhalten sollten), flüchtet er sich in lange Erklärungen, Rationalisierungen und Rechtfertigungen. Um nicht zu beleidigen, und beim Versuch, es recht zu machen, bewegt er sich im Kreis, mit dem Ergebnis, daß er fast noch mehr Irritation auslöst.

Der Grund für sein Verhalten ist, einmal mehr, die Bereitwilligkeit, mit der er Schuld auf sich nimmt. *Pulsatilla* redet herum und kann aus Unentschlossenheit nicht „nein" sagen; *Phosphor* sagt nicht gerne „nein", weil er sich lieber einfühlend zeigt; *Natrium muriaticum* jedoch, mit seiner tief verwurzelten oder unterschwelligen „Beängstigung, als hätte sie Böses begangen" (*Hahnemann*), kann nicht „nein" sagen, ohne sich dabei schuldig zu fühlen. Er ist damit in der undankbaren Situation, zu fürchten, daß er nicht genug für andere tut, während er immer noch mehr macht, als ihm eigentlich lieb ist. So nimmt sein Unmut immer mehr zu, während sein Gewissen unbefriedigt bleibt. Außerdem fühlt er sich schuldig, wenn er um Hilfe bittet. Seine plötzlichen und schweren gesundheitlichen Zusammenbrüche, die hysterischen Episoden, während derer er ungeheure Forderungen stellt, könnten tatsächlich als die unbewußte Rache eines ständig gebenden und unterstützenden Menschen gesehen werden, der nur durch Krankheit die Aufmerksamkeit erreicht, die er braucht.

Manchmal schreibt *Natrium muriaticum* in seiner verwickelten Art anderen Gedanken und Motive zu, die sie nicht haben. Er reagiert dann weniger auf das, was sie sagen, sondern eher auf das, was er dahinter an stillschweigender oder verborgener Bedeutung bzw. an unbewußter Motivation sieht. Er neigt auch dazu, imaginäre Streitgespräche oder quälende Auseinandersetzungen mit denen, die ihn gekränkt haben, zu führen, die nur in seinem Kopf stattfinden. „Wenn X so und so sagt," denkt er bei sich, „sage ich das und das... Dann wird er antworten, daß... und dann stutze ich ihn zurecht, indem ich..." und so weiter, wobei diese Tiraden unendlich lange dauern können (das andere Konstitutionsmittel, das „im Geiste mit abwesenden Personen" streitet [*Hahnemann*], ist *Lycopodium*).

All das spielt sich nur im seinem Kopf ab; *Natrium muriaticum* hat selten den Mut, all diesen wütenden und scharfen Worten Ausdruck zu verleihen (wie *Arsenicum*, *Nux vomica* und *Lachesis* es täten). Aber er gerät genauso außer Fassung, als hätte die Auseinandersetzung tatsächlich stattgefunden. Wenn die vorweggenommene Konfrontation dann wirklich stattfindet, ist sie jedoch nur selten so traumatisch, wie er gefürchtet hat*.

---

* Ein Beispiel dafür, wie verwickelte Beziehungen zu ausweglosen Mißverständnissen führen können, findet sich in *König Lear*, eine der konzentriertesten Abhandlungen über *Natrium muriaticum*, die jemals verfaßt wurden. *Shakespeare* erforscht gleichsam die verschiedenen tragischen Aspekte dieses Typs. Die Charaktere gehen ihren Weg, sie sind sich so nahe, und doch so weit entfernt, so unfähig, sich mitzuteilen und ihre

Der Reformer

Natrium muriaticum ist der geborene Reformer. Er ist davon überzeugt, daß er weiß, wie andere denken und handeln sollten, um diese Welt zu verbessern. Mehr als alle anderen Konstitutionstypen nimmt er es auf sich, „seines Bruders Hüter" zu sein. Es mutet ironisch an, aber er, der so sehr Angst hat, sich beeinflussen zu lassen und sich so unerbittlich gegen jedwede Belehrung zur Wehr setzt, versucht selbst, andere anzuleiten und sie zu beeinflussen: er will nicht sich selbst ändern, sondern ist immer bestrebt, die Menschheit zu verändern.

Schon als Kind fällt es ihm besonders schwer, die Ungerechtigkeiten in dieser Welt zu akzeptieren. In der Schule, während des Spielens oder im Klassenzimmer, ist er derjenige, der am heftigsten, ja fast hysterisch, auf kleine Ungerechtigkeiten reagiert: „Unfair! Das ist *nicht* fair! *Ich* war dran!" schreit er *wutentbrannt*, und sein Gesicht ist dunkelrot vor Empörung über das Fehlurteil. Es geht ihm jedoch nicht nur um Gerechtigkeit ihm gegenüber, sondern prinzipiell um Fairness, und er ist genauso heftig, wenn es darum geht, andere zu verteidigen und zu protestieren: „Das war John's Ball! Tom soll ihn zurückgeben!", auch wenn John zur gegnerischen Mannschaft gehört.

Manchmal wirkt das Kind, als wäre es pedantisch oder als wolle es petzen, aber Gerechtigkeit ist ihm wichtiger als Anerkennung, und er will seinem verletzten Sinn für das, was sich gehört, Genüge getan

---

Differenzen auszutragen, daß all ihre wahren und noblen Gefühle umsonst sind. Nicht nur *Lear* selbst ist *Natrium muriaticum* – er greift eine Beleidigung, die er sich lediglich einbildet, begierig auf, übertreibt sie über jedes vernünftige Maß hinaus und kommt schließlich zu dem vollkommen irrigen Schluß, daß seine Tochter Cordelia ihn verraten hat. Nicht nur er denkt in verworrenen und verschrobenen Rationalisierungen, um seine Liebe zu ihr zu leugnen, sondern auch Cordelia selbst ist *Natrium muriaticum* zuzuordnen, mit ihrer emotionalen Befangenheit, ihrer Unfähigkeit, ihre Tochterliebe in angemessenen Worten und Gesten auszudrücken, ihrer unbeugsamen Rechtschaffenheit und ihrer unnachgiebigen Weigerung, die Launen ihres alten Vaters mit Humor zu nehmen. Ihre kompromißlose (wenn auch achtbare) Integrität führt die tragischen Ereignisse des Stückes herbei. Selbst der vornehme und hingebungsvolle Edgar ist *Natrium muriaticum*, mit seinem (teilweise selbst auferlegten) Märtyrertum, seinem stillen Ertragen der Ungerechtigkeiten seines Vaters, während er für den Blinden sorgt; und auch der loyale Gefolgsmann Kent, der, obwohl von *Lear* des Landes verwiesen, dennoch verkleidet treu an seiner Seite bleibt, um ihn (natürlich vergeblich) vor weiteren Torheiten zu bewahren. Jeder muß seine Rolle alleine ausspielen und mühsam seine Erfahrungen machen, da keiner in der Lage ist, zu helfen oder sich helfen zu lassen. Mißverständnis herrscht so bis zum Schluß, bis es zu spät ist.

sehen. Wir erinnern uns daran, daß der *Lycopodium*-Junge mit den Schultern zuckte und sich einem anderen Thema zuwandte, nachdem er von seinem Lehrer ungerecht behandelt wurde (vgl. S. 117). Wäre er *Natrium muriaticum* gewesen, dann wäre sein Sinn für Gerechtigkeit gröblich verletzt worden, und seine Wut hätte womöglich seine zukünftige Einstellung insgesamt verändert.

Gleichfalls typisch ist der sonst freundliche Erwachsene, der einen unbeherrschten Wutausbruch haben kann, wenn ein anderer Autofahrer ihm die Vorfahrt nimmt (*Nux vomica, Arsenicum*), während sein Blutdruck proportional ansteigt. Obgleich dies ein recht häufiger Vorgang ist, fühlt er sich nicht nur persönlich getroffen, sondern er hat auch *prinzipiell* etwas dagegen. Er kann die Ungerechtigkeit einfach nicht ertragen, daß ein anderer die Regeln verletzt und damit durchkommt. Wenn man diese Patienten, seien es nun Kinder oder Erwachsene, fragt, was sie in ihrem Leben am meisten stört, dann ist die Antwort häufig „Unehrlichkeit" oder „Ungerechtigkeit".

Natrium muriaticum fängt schon sehr früh damit an, seinen unbezähmbaren Reformdrang daran zu zeigen, daß er seine Eltern, ihren Geschmack, ihre Werte und ihre Einstellung (nicht zuletzt ihm selbst gegenüber), ja sogar ihre Religion bearbeitet. Später geht es weiter mit seinen Lehrern, Freunden und Bekannten. Er versteht nicht instinktiv, sondern muß es durch Erfahrung lernen, daß die meisten Menschen so leben wollen, wie sie möchten, und daß sie die Freiheit brauchen, ihre eigenen Fehler zu machen, so wie er selbst es ja auch tut.

Dies zeigte sich bei einer College-Studentin, die wegen einer Allergie auf Milchprodukte in Behandlung war. Für die Verschreibung kamen gleichwertig *Sulfur, Arsenicum* und *Natrium muriaticum* in Betracht, bis sie ihre Enttäuschung darüber zur Sprache brachte, daß sie ihre Eltern nicht für eine halb-religiöse Form der Gruppentherapie interessieren konnte, der sie anhing, bei der es darum ging, die jeweiligen Hemmungen heraus zu schreien oder zu brüllen. Nun war dies wohl eine Technik, die wahrscheinlich der Mühe lohnte, aber es war doch recht offensichtlich, daß sie nicht zu ihren konservativen, altmodischen Eltern paßte, die mit ihrem Lebensstil vollkommen zufrieden waren. Jeder andere Konstitutionstyp hätte ein Gefühl dafür gehabt, wie vergeblich ein solches Ansinnen war, *Natrium muriaticum* jedoch treibt es mit seinem Reformeifer so weit, daß man sich ihm widersetzen muß. Darauf ist er dann verletzt oder gekränkt, und emotional festgefahren. Im selben Maße, wie die Patientin Milch wieder besser tolerierte, begann sie, den unterschiedlichen Stil ihrer Eltern zu tolerieren. Jedesmal, wenn sie sich dann später wieder besorgt darüber äußerte, daß ihre Eltern spirituell nicht genügend befreit waren, und daß es doch ihre Pflicht sci, diese Situation zu ändern, nahm der Arzt es als ein Zeichen dafür, daß sie wieder eine Dosis potenziertes Kochsalz benötigte.

Dieses Mittel hat auch bei anderen Patienten schon ergötzliche Wirkungen hervorgerufen. Ein junger Mann, der im Winter ständig unter Erkältungen und Halsschmerzen litt, und der seine gesamte Jugend damit zugebracht hatte, sich gegen die Anweisungen seiner Eltern zu wehren, verwendete nun viel intellektuelle Energie auf den Versuch, seine Eltern davon zu überzeugen, den Lehren seines indischen Gurus zu folgen. Deshalb, und aufgrund seiner körperlichen Symptomatik, bekam er *Natrium muriaticum* 10 M verschrieben. Sechs Wochen später kam er wieder um zu sagen, wie wunderbar das Mittel gewirkt habe, und daß die Beziehung zu seinen Eltern zu gut sei wie nie zuvor: „Ich habe vollkommen meine Einstellung geändert! Ich sehe nun, daß mein Versuch, sie zu ändern, ein Irrtum war. Das wird mir nie gelingen, aber es macht mir überhaupt nichts aus..." Der Arzt beglückwünschte sich selbst, bis der Patient fortfuhr: „In den vergangenen Wochen ist mir bei meinen Meditationen aufgegangen, daß ich in der nächsten Inkarnation selbst ein Guru sein werde, und meine Eltern meine Schüler; dann *müssen* sie meinen Lehren folgen."

Die bei *Natrium muriaticum* häufig anzutreffenden Schwierigkeiten in der Beziehung zu Eltern oder anderen engen Familienmitgliedern rühren also häufig von der Frustration über die Unmöglichkeit, sie zu *ändern*, her. Nebenbei gesagt, wird das Mittel häufig auch von jungen Erwachsenen benötigt, die die Beziehung zu ihren Eltern dadurch neuinszenieren, daß sie sich Autoritätsfiguren suchen, nur um sie zu bekämpfen oder sie zu stürzen, nachdem sie sie auf den Sockel gehoben haben.

Sein Drang, andere zu verändern, läßt nicht nach, wenn *Natrium muriaticum* älter wird, sondern wird in ein Verändern anderer auf ausgedehnterem sozialen oder institutionellen Niveau sublimiert. Er ist Lehrer von Natur aus, *vom leidenschaftlichen Wunsch erfüllt zu informieren* und stark um das intellektuelle und spirituelle Wohl anderer besorgt (ein hoher Prozentsatz von Lehrern aller Art sind *Natrium muriaticum*). Er kann in verschiedenen Berufen lehren, als Missionar, Mitarbeiter an sozialen oder kirchlichen Beratungsstellen, als Rechtsanwalt, der unentgeltlich Rechtshilfe für bedürftige Personen leistet, als unorthodoxer Mediziner, der gewissenhaft und sorgfältig seinen Patienten eine ganzheitliche Lebensweise anerzieht, oder als einer, der mit Behinderten und Unterpriviligierten arbeitet. *Natrium muriaticum* ist unwiderstehlich davon angezogen, „Gutes zu tun", und stets eifrig darauf bedacht, andere, die nicht so glücklich oder erleuchtet sind wie er, zu belehren. Auch wenn seine Arbeit emotional erschöpfend und gelegentlich enttäuschend ist, hält er durch, ohne zu ermüden, wenn er meint, daß sie zu verbesserter zwischenmenschlicher Kommunikation beiträgt, und hilft, daß andere nicht das körperliche und emotionale Leiden erdulden müssen, das er selbst durchgemacht hat. In der Tat ist dieses „anderen helfen müssen" ein beinahe religiöser Imperativ. Im typischen Fall konstatiert er: „Ich glaube an Gott, gehe aber nie in die Kirche. Gottesdienste und religiöse Riten lehne ich ab, und ich werde mich auch keiner religiösen Gemeinschaft anschließen. Ich bin kein Vereinsmeier. Ich weiß nicht, wie man betet, aber ich helfe gerne anderen." Seine Einstellung und Ideale haben eine erdverbundene Qualität – die praktische Martha im Gegensatz zur mystischen Maria.

Obwohl *Natrium muriaticum* davon überzeugt ist, daß er andere lehren kann, wie sie am besten leben und was sie glauben sollten, vermittelt er eher eine Haltung des „Handle nach dem, was ich sage, nicht wie ich lebe" (was im Gegensatz zur Haltung von *Lycopodium* steht: „Sei so wie ich, und alles wird dir gelingen"). *Natrium muriaticum* ist selten überheblich oder arrogant, aber er ist mehr als nur ein bißchen selbstgerecht (wie auch *Lycopodium* und *Arsenicum*), und sogar intolerant. Er, dem es so sehr um die „Rechte" und die „Freiheit" der Menschheit im allgemeinen geht, und der so großzügig für diese in irgend einer Form eintritt, hat tatsächlich Schwierigkeiten damit, die „Freiheiten" oder „Rechte" derer zu achten, die andere Wertvorstellungen haben. Die Unterdrückung, die der junge *Natrium muriaticum*-Mensch um sich herum verspürt, ist häufig eine Projektion seiner eigenen Unfähigkeit, den Standpunkt anderer zu tolerieren – oder auch nur die kleinste Einschränkung seiner eigenen Freiheit. Er ist unterschwellig autoritär, und empfindet daher bei *jedem* Widerstand gegen seine eigenen Ideen selbstgerechte Empörung. Der überzeugte Demokrat wünscht, daß alle Republikaner mit einem Schlag verschwinden, während der eifrige Anhänger der Republikaner nicht begreifen kann, weshalb die Demokraten überhaupt existieren dürfen. Auch Menschen, die gebildet genug sind, um die Vorteile eines Zwei-Parteiensystems zu erkennen, können solche Gefühle hegen.

Seine Neigung, selbstgerecht zu sein, ist möglicherweise ein weiterer Grund für seine Schwierigkeiten in Beziehungen mit anderen. Wenn sie nicht völlig mit ihm übereinstimmen, rufen sie sein charakteristisches „zurückhaltendes Mißfallen" (*H.C.Allen*) hervor. Damit grenzt er sich von einem Großteil der Menschheit ab. Er verschwendet dann auch keine Zeit, auch nicht gesellschaftlich, mit diesen ihm fremden Seelen oder mit solchen, mit denen er nicht vollkommen übereinstimmt, sondern zieht es vor, zuhause zu bleiben, um ein Buch zu lesen oder „gute" Musik zu hören. Ein erfreulicher sozialer Anlaß ist für ihn ein Abend mit wenigen, guten Freunden, die die selben, „richtigen" Wertvorstellungen pflegen. Wenn er sich unsicher fühlt, oder wenn ihn die Unterhaltung nicht besonders interessiert, zieht er sich einfach zurück („Schweigsamkeit, vermeidet Gesellschaft": *Hering*). Wenn der Ton frivol wird, wird er zwar nichts sagen, aber mißbilligend wirken. *Arsenicum* kann ähnlich elitär sein, fühlt sich aber weniger einsam in seiner selbst auferlegten Isolation. Auch *Lachesis* kann mißbilligend sein, pflegt aber Umgang auch mit denen, die er mißbilligt. Wenn *Natrium muriaticum* jedoch eine Abneigung empfindet, erträgt er die Anwesenheit dieses Menschen auch nicht mehr für *einen einzigen Moment*. Diese fast hysterische Abneigung findet manchmal ihre Rechtfertigung in der Vergangenheit und ist gewöhnlich das Resultat einer völligen Desillusionierung, kann aber auch aus dem Augenblick heraus entstehen, nachdem er ein paar Worte mit einem Fremden gewechselt hat (auch *Natrium carbonicum: Borland*).

Natrium muriaticum kann zwar Schwierigkeiten damit haben, spontan und unbefangen soziale Beziehungen einzugehen, und es ist auch möglich, daß es ihn erschöpft, er übernimmt jedoch bereitwillig die Rolle des Helfers oder Beraters. Es ist einfacher für ihn, mit Menschen umzugehen, denen er Hilfe leisten oder die er unterweisen kann, als mit denen, die privilegiert oder überlegen sind, denn er braucht es, gebraucht zu werden. Dieses Bedürfnis nach einem, den er anweisen und beraten kann, zusammen mit seinem verantwortlichen Wesen und seinem Mitleid für die, die in Schwierigkeiten sind, bringt ihn dazu, sich mit unglücklichen Menschen zu umgeben, deren Leben voller Probleme ist. Auf diese Weise spielt er die Rolle der Substanz, von der das Heilmittel stammt. Er ist tatsächlich das „Salz der Erde,“ und genau so, wie Salz den Geschmack der verschiedenen Speisen zur Geltung bringt, so kommt auch das Leben anderer durch seine Selbstaufgabe besser zur Geltung. Diese Beziehung ist jedoch symbiotisch. Ohne die Speisen kann das Salz seine Eigenschaften nicht zeigen, und genau das gilt auch für *Natrium muriaticum*: trotz seiner introvertierten und einzelgängerischen Seiten braucht er andere Menschen zur Interaktion. Und wenn er andererseits sich nicht hingeben kann und andere nicht stützen, anweisen und erziehen kann, trocknet er emotional aus, wird „schwierig,“ übermäßig ernst und starr, womit sich das Sprichwort bewahrheitet: „Zu viel Salz läßt einen Mann verdorren.“

Sein humanitäres Engagement und Reformeifer sind zudem auch unter einem recht egozentrischen Aspekt zu sehen. Es ist nicht nur so, daß es ihn zutiefst befriedigt, andere anzuleiten und ihnen zu helfen, sondern er versucht, indem er dies tut, auch sich selbst zu helfen. „Vielleicht,“ so denkt er sich, „lerne ich, wenn ich die Probleme anderer löse, wie ich mit meinen eigenen umgehe – oder vergesse sie dadurch.“ Wenn er einsam ist, sei dies nun Folge eines freiwilligen Rückzugs oder der äußeren Umstände, wie z.B., daß er einen nahestehenden Menschen verloren hat oder von ihm verlassen worden ist, sublimiert er seinen Kummer dadurch, daß er anderen Wohltaten erweist. *Natrium muriaticum*-Patienten betonen wiederholt, daß sie ihre eigenen Verletzungen nur überwinden können, indem sie sie *entpersonalisieren* – nicht durch Nachgiebigkeit gegen sich selbst, indem sie sich ablenken oder darüber lachen, auch nicht indem sie neue Gefährten oder andere Erfahrungen suchen, sondern indem sie damit beginnen, anderen zu helfen: indem sie zu den Schülern sprechen, die sie unterrichten, mit den Klienten, die sie beraten, mit den Freunden, die sie trösten oder den Patienten, die sie behandeln. *Natrium muriaticums* abstrakte Liebe zur Menschheit ist daher häufig ein Ersatz für die Liebe, die in seinem eigenen Leben fehlt.

Dieses Bild wird noch dadurch verstärkt, daß *Natrium muriaticum* in seinem „Übergangsstadium“ dazu neigt, sich *selbst dadurch zu definieren*, daß er anderen hilft. Obwohl diese Methode recht wirksam ist, fängt er ab einem gewissen Punkt an, sich selbst zu verlieren, indem er sich zu sehr mit anderen identifiziert, oder indem er ihre Probleme auf sich nimmt. Schließlich bleibt er jedoch wieder sich selbst überlassen und muß weiter suchen, um seine eigene Identität zu finden. Sein tief verwurzelter Gleichmut, mit dem er entschlossen ist, nicht das Opfer seiner eigenen, gescheiterten Ideale oder der Verletzungen durch andere zu werden, ja noch nicht einmal um Hilfe zu bitten, kann letztlich nur aufrecht erhalten werden, und er kann all diese Ziele nur erreichen, wenn er Lehrer, Berater oder Arzt wird.

In der Beratung ist er ermutigend, positiv, optimistisch und nüchtern; nichts von seiner persönlichen Melancholie oder seiner gedämpften Art schimmert durch. Er ist wie der sprichwörtliche ledige Eheberater, der anderen dazu verhilft, Gesundheit und Glück in einem Ausmaß zu erlangen, das er vielleicht nie selbst erfährt. Außerdem nimmt er in seiner mitfühlenden Helferrolle unbewußt den anderen die Bürde ab und lädt sie sich selbst auf. Er weiß, daß er sie tragen kann, und macht lieber dies, als andere leiden zu sehen. Andererseits schadet ihm das auch. *Natrium muriaticum* veranschaulicht die Ironie des mitfühlenden, helfenden Menschen: er, der so viel zum Leben beiträgt, muß auch viel leiden.

Folglich kann er sehr gut *stellvertretend leiden*, was dann wiederum zu seiner freudlosen Sichtweise mit beiträgt. Wenn er keine persönlichen oder beruflichen Gründe hat, um zu leiden, identifiziert er sich mit denen, die unterdrückt, mit Füßen getreten oder nicht anerkannt werden; oder er beschäftigt sich wie besessen mit der unerbittlichen Erinnerung an das historische Leiden seines Volkes oder seiner Rasse. Schon mehr als ein Patient hat scharfsichtig über sich bemerkt: „Es ist nicht nur, daß ich unglücklich bin, irgendetwas in mir *will* unglücklich sein. Wenn es nichts in meinem Leben gibt, weshalb ich unglücklich sein müßte, finde ich garantiert etwas im Leben eines anderen!"

In welchem Bereich er auch immer tätig ist, *Natrium muriaticum* zeigt stets ein hohes soziales Bewußtsein und starke humanitäre Impulse. Bei den Schriftstellern ist beispielsweise der soziale Reformer bei den vor allem von *Natrium muriaticum* geprägten Autoren *Tschechow* und *Dickens* weit stärker zu spüren als bei *Austen, Flaubert, Tolstoi, Virginia Woolf, Stendhal, Johnson, Dostojewski* oder *Henry James*, um nur einige der in diesem Buch erwähnten Namen zu nennen.

Auch andere Konstitutionstypen können gewissenhaft für das Wohl der Menschheit eintreten, es stehen jedoch andere Motive dahinter. Wir haben schon gesehen, daß *Arsenicum* Befriedigung aus harter Arbeit zieht, weil dies seinen Drang zur Perfektion befriedigt; *Sulfur* und *Lachesis*, mit ihrer ungeheuren Energie und Kreativität, realisieren kaum, daß sie arbeiten; *Lycopodium*, gleichfalls einer, der hart arbeitet, bringt es Freude, sich eingehend einer Aufgabe zu widmen, und Zufriedenheit, wenn sie gut gemacht ist. *Sepia, Pulsatilla* und *Calcium carbonicum* widmen sich einfach gerne Aufgaben mit menschenfreundlichen oder altruistischen Dimensionen, *Phosphor* zieht seine Energie aus seiner Liebe zur Darstellung und möchte anderen damit gefallen. *Nux vomica* ist, auch wenn er von humanitären Impulsen geleitet wird, stets auch dadurch motiviert, daß er sich selbst als vollendeten Menschen darstellen will. *Natrium muriaticum* unterscheidet sich von ihnen allen. Teils tut er seine Arbeit, um seinen Kummer zu sublimieren und die Schmerzen zu vergessen. Aber auch der Puritaner oder Calvinist in ihm spielt eine wichtige Rolle. Motiviert durch Pflichtgefühl und unterstützt durch seine Rechtschaffenheit, zieht er aus seiner Arbeit *moralische* Befriedigung.

Schließlich trägt sein Talent, andere Menschen richtig zu beurteilen, zu seinem Erfolg als Lehrer oder Berater bei. Er ist zwar kritisch, aber er kann die Moral und die intellektuellen Fähigkeiten oder ihr Potential gut einschätzen. Es fällt ihm nicht schwer zu erkennen, ob sich jemand verstellt, und er durchschaut sofort, wenn einer blufft oder schmeichelt. Im Gegensatz zu *Sulfur* und *Lycopodium*, die nur schwer bloßen Glanz von Gold unterscheiden können, spürt *Natrium muriaticum* schnell verborgene Tugenden und Stärken bei denen, die sie besitzen; andererseits ist er (wie *Sepia*) auch realistisch genug, seine eigenen intellektuellen und künstlerischen Fähigkeiten und das Ausmaß seines Einflusses auf andere genau einzuschätzen.

Typisch hierfür ist *Abraham Lincoln*, der andere Menschen äußerst differenziert einschätzen konnte, wie sich bei der Wahl seiner Kabinettsmitglieder und anderer politisch Verantwortlicher offen zeigte, die Wahl von *Ulysses S. Grant* als Befehlshaber der Armee der Union eingeschlossen. *Lincoln* verkörpert auch noch andere Charakteristika von *Natrium muriaticum*, die hier diskutiert werden. Er verlor seine Mutter in frühem Alter und kam darüber nie hinweg. Obwohl seine Stiefmutter wunderbar für ihn sorgte, wird die Trauer, die nie wirklich von ihm gewichen ist, allgemein dem Tod seiner Mutter zugeschrieben. Seine Persönlichkeit – er war Einzelgänger („der einsame Mann im Weißen Haus") und mit Tragik und Sorge beladen – ließ es gleichsam als selbstverständlich erscheinen, daß er die Bürde des Sezessionskrieges auf seinen *Natrium muriaticum*-Schultern tragen sollte.

Der von der Erscheinung her linkische und in seinem Verhalten steife *Lincoln* war auch bekannt für seine Vorliebe für gute Witze und die Bereitwilligkeit, mit der er lachte. Nur selten ließ er der chronischen Melancholie, die ein wesentlicher Teil seines Wesens war, freien Lauf, sondern fand Erleichterung in den humorvollen Geschichten, die er ständig las und zitierte. Bekannt ist die Szene, in der *Lincoln* auf dem Höhepunkt des Sezessionskrieges in seinem Amtszimmer etwas liest und dabei laut herauslacht. Als er gefragt wird, wie er denn lachen könne, wenn gleichzeitig so viele Menschen um ihn herum sterben, antwortet er: „Wenn ich nicht dieses Ventil für meinen Kummer hätte, würde ich zugrundegehen." Dem zurückhaltenden *Lincoln* fiel es nicht leicht, solche Dinge zu sagen. Es mutet indes ironisch an, daß der Autor der „Second Inaugural" und der „Gettysburg Address" dann hinzufügte, daß er freudig all das, was er in seinem Leben geschaffen habe, dafür eintauschen würde, wenn er wie der (inzwischen längst vergessene) Humorist schreiben könne, den er las.

Außerdem war *Lincoln* für seine treue Ergebenheit seiner Frau gegenüber bekannt, trotz der Tatsache, daß sie schwierig und gelegentlich unmöglich war. Sie war eingebildet, hysterisch, und wollte bei öffentlichen Verpflichtungen und auch privat ständig im Mittelpunkt der Aufmerksamkeit stehen; aber je schlimmer sie sich benahm, um so mehr Geduld und Hingabe zeigte er. Er war so unbeholfen in Gegenwart anderer Frauen, die im Weißen Haus arbeiteten, und schenkte ihnen so wenig Aufmerksamkeit, daß Freunde ihn schließlich fragten, weshalb er sie ignoriere, ob er sie denn nicht attraktiv fände. „Im Gegenteil," antwortete *Lincoln*, „ich finde sie allzu attraktiv."

Gleichzeitig machten *Lincolns* Sendungsbewußtsein, sein zunehmendes Verständnis des Sezessionskrieges in religiösen, apokalyptischen Termini (*Sulfur*), sein zutreffendes Vorgefühl des eigenen Todes (*Aconitum*, die akute Ergänzung von *Sulfur*), sein Witz und die tiefen Furchen in seinem hageren, ledrigen Gesicht (*Lycopodium*) deutlich, daß *Sulfur* und *Lycopodium* die anderen Aspekte seines Wesens waren.

Trotz seiner guten Taten hat *Natrium muriaticum* häufig das Gefühl, in seinem Leben versagt zu haben. Das Mittel ist indiziert bei denen, die *müde* sind von ihrem langen Kampf, und auch *enttäuscht* über die mangelnde Anerkennung für ihre unablässige harte Arbeit – bei denen, die dem Propheten *Jeremia* gleichen, der in der Wüste weinte und seine eigene Einsamkeit, sein Volk, das seine Ermahnungen und Lehren in den Wind schlug, seine Unfähigkeit, auch nur „einen einzigen Gerechten" zu finden, und die fehlende Anerkennung Gottes für seine Rechtschaffenheit beklagte. Da Gott ihn im Stich gelassen hat, sucht er die Erlösung von einer undankbaren Welt*.

Er kann lange Zeit brauchen, um seine wahre Lebensaufgabe herauszufinden. Er ist das häßliche Entlein, der erst in mittlerem Alter zum Schwan wird, nachdem er schließlich seinen „Mangel an Selbständigkeit" (*Hahnemann*) überwunden hat und durch sein „Übergangsstadium" hindurchgegangen ist – oder nachdem er seine hohen Ideale etwas abgespeckt hat und realistischer in seinen Erwartungen geworden ist. Zu einem Zeitpunkt, in dem *Lycopodium* oder *Phosphor* nach einem erfüllten, produktiven Leben nachzulassen beginnen, findet *Natrium muriaticum* womöglich gerade erst den Punkt, von dem aus er, wie *Archimedes*, die Welt bewegen kann.

Wenn er ehrgeizig ist, sucht er moralische Autorität eher als materiellen Einfluß oder persönliche Anerkennung. Manche erreichen dies ziemlich leicht. *Charles Dickens* ist hierfür ein vorzügliches Beispiel. Seine *Natrium muriaticum*-Kindheit färbte seine Sicht der Welt für sein gesamtes Leben (dies zeigt sich sowohl in seiner Biographie als auch in seinen Büchern). Es gelang ihm, moralische Empörung gegen viele der sozialen Institutionen und industriellen Bedingungen im viktorianischen England zu wecken, sein reformerischer Einfluß war daher immens. Meist bleibt *Natrium muriaticum* jedoch unerkannt, da er für unpopuläre Angelegenheiten eintritt. Er ist zwar moralisch im Recht, aber nicht im Einklang mit der Welt. Entweder rührt er, wie die frühen Abolitionisten, die Trommel, lange bevor die Gesellschaft bereit ist, darauf zu reagieren, oder er ist, wie *Don Quichote* im Kampf

* „Weh mir, meine Mutter, daß du mich geboren hast, gegen den jedermann hadert und streitet im ganzen Land ... es flucht mir jedermann ... Ich habe mich nicht zu den Fröhlichen gesellt noch mich mit ihnen gefreut, sondern saß einsam, gebeugt von deiner Hand, denn du hattest mich erfüllt mit Grimm ... Warum währt doch mein Leiden so lange und sind meine Wunden so schlimm, daß sie niemand heilen kann? Du bist mir geworden wie ein trügerischer Born, der nicht mehr quellen will," und so weiter (*Jeremia* 15, 10-18).

für den Orden der Irrenden Ritterschaft in Spanien, zu spät zur Stelle. Er selbst jedoch glaubt, daß der Rest der Welt außer Tritt ist.

Auch wenn er die bestehende Ordnung angreift, erwartet er, daß andere unmittelbar vor der kontroversen oder unkonventionellen Flagge salutieren, die er gehißt hat. Er will die Gesellschaft freimütig kritisieren („zu ihrem eigenen Besten"), erwartet jedoch, daß man ihm dafür dankt. Wenn man ihn ignoriert, fühlt er sich ungerecht behandelt, und setzt seinen irrigen Weg fort. Hierin unterscheidet er sich von anderen Konstitutionsmitteln. Ein *Sulfur*- oder *Lycopodium*-Mensch, der für eine unpopuläre Sache eintritt, erwartet Opposition, mag sie sogar willkommen heißen, und ist daher unbeeindruckt, wenn er nicht anerkannt wird. Achselzuckend geht er darüber hinweg: „Es ist ihr Schaden, wenn sie mir nicht zustimmen, nicht meiner. Ich werde schon jemanden finden, der mich unterstützt." *Arsenicum* liebt es, andere herumzuschubsen, und sieht Widerstand als Herausforderung an. Der entschlossene *Lachesis*-Reformer ist davon überzeugt, daß die anderen schon auf seiner Seite sind, und bemerkt kaum, wenn das nicht der Fall ist. *Natrium muriaticum* jedoch, der immer die Zustimmung anderer sucht und alles persönlich nimmt, ist sich dessen sehr wohl bewußt, wenn andere nicht mit ihm sympathisieren, und reagiert ungeheuer empfindlich auf Ablehnung.

Don Quichote

Der Idealismus von *Natrium muriaticum*, seine unkonventionelle Persönlichkeit, seine Selbstgerechtigkeit und sein Reformeifer werden wunderschön in *Cervantes' Don Quichote* portraitiert*.

Dieser spanische Ritter, der stets gegen Windmühlen kämpft, verkörpert den *Natrium muriaticum*-Menschen, der sich eine Sache zu eigen macht und sie dann unermüdlich gegen alle Feinde verteidigt. Wenn es keine Feinde gibt, gegen die er ankämpfen kann, erfindet er welche (die Windmühlen sind feindliche Riesen, friedliche Mönche oder Esel sind Schurken, die unbescholtene Jungfrauen verführen,

---

* Die Belesenheit von *Don Quichote* zum Thema Irrendes Rittertum und sein Festhalten an der Idee, die Welt durch diese eine große Idee zu retten, zeigen, daß er auch eine starke *Sulfur*-Seite besitzt. Wir konzentrieren uns hier jedoch auf seine *Natrium muriaticum*-Eigenschaften.

usw.). Er braucht Mißstände genauso, wie *Arsenicum* seine Angst braucht. Wenn er keinen legitimen Grund zur Klage findet, beschwört er einen herauf, um das Vakuum zu füllen, das er von Natur aus verabscheut. So fantasiert *Don Quichote*, daß seine schöne Herrin Dulcinea (in Wirklichkeit ein Bauernmädchen, das gar nichts von seiner Existenz weiß) ihn verschmäht hat; daher fängt er an, zu fasten und sich selbst zu geißeln, schreibt tragische Gedichte und frönt anderen klassischen Reaktionen auf zurückgewiesene Liebe.

Don Quichote einfach als Verrückten anzusehen, würde seinem Charakter nicht gerecht. Er mag zwar ein Enthusiast sein, der von einer Idee besessen ist, aber wenn er will, hat er die Realität dennoch klar im Griff, beispielsweise, wenn er Bauernmädchen als Bauernmädchen erkennt, obwohl andere versuchen, ihm etwas anderes einzureden. Nur wenn er sich einmal einem Ideal verschrieben hat, ist er bereit, seine Rolle voll auszuspielen. In einer für *Natrium muriaticum* typischen Umkehrung seiner ursprünglichen Gefühle kann er auch plötzlich seine Rolle aufgeben und seine vormalige „Sache" und Leidenschaft verurteilen: „Mein Urteil ist nun klar und frei, die dunkle Wolke der Ignoranz ist verschwunden. Das ständige Lesen dieser abscheulichen Ritterromane hat meinen Verstand getrübt. Nun sehe ich, wie töricht und betrügerisch sie sind... Ich bin jetzt ein eingeschworener Feind von Amadis von Gallia* und seiner zahllosen Brut..." usw.

Ein Aspekt seines Reformeifers ist seine Aufdringlichkeit. Beinahe jedesmal, wenn er ungerufen seine Dienste als fahrender Ritter anbietet, oder eine Witwe oder Waise in ihrer Not zu verteidigen sucht, macht er die Dinge schlimmer als zuvor. Typisch hierfür ist die Szene, in der ein junger Schafhirte von seinem Herrn geschlagen wird, weil er bei der Arbeit nachlässig war; nachdem *Don Quichote* sich in die gerechte Strafe eingemischt hat und zufrieden mit sich selbst über diesen Gnadenakt weiterzieht, wird der arme Junge doppelt so hart verprügelt. Die Bemühungen von *Natrium muriaticum*, Streit zu schlichten oder die Not anderer zu lindern, haben häufig einen solchen Anflug von Aufdringlichkeit. Beispielsweise klagt der Patient, der von einer schmerzhaften Arthritis behindert wird, vor allem über seine Enttäuschung über eine familiäre oder berufliche Situation, mit der er nur indirekt etwas zu tun hat. Andere geben an, emotional von dem Ver-

* Amadis von Gallia ist der Held dieser Ritterromane (d.Ü.).

such erschöpft zu sein, die Eheschwierigkeiten eines Geschwisters zu lösen, deprimiert darüber zu sein, daß der Sohn von Freunden seine Eltern ausnutzt, oder besorgt, weil ein Kollege gedankenlos seinem Chef Schwierigkeiten macht. Die Betreffenden selbst scheinen (zur Entrüstung von *Natrium muriaticum*) nicht übermäßig beunruhigt zu sein, wobei dies ihn nur noch mehr entschlossen sein läßt, die Dinge wieder ins Lot zu bringen. In solchen Fällen kann der Arzt den Wunsch haben, den Patienten daran zu erinnern, daß diese Dinge nicht wirklich seine Angelegenheit sind. „Lassen Sie die anderen ihre Probleme selbst lösen. Wir versuchen, *Ihnen* zu helfen. Lernen Sie, wie *Voltaires* Candide, Ihren eigenen Garten zu bestellen, bevor Sie versuchen, die Ungerechtigkeit und Ungleichheit der Welt zu ändern" (im Gegensatz zu *Calcium carbonicum* oder *Silicea*, dem der Arzt versucht ist, zu raten: „Erweitern Sie ihr Gesichtsfeld. Die Welt ist größer als Ihr eigener, begrenzter Hinterhof").

Der Charme von *Don Quichote* wird wesentlich bestimmt durch seine Art zu reden. Er kann weise, amüsant, informativ und tiefsinnig sein, aber er spricht über *nichts* anderes als über das Irrende Rittertum. Gewissermaßen ißt, schläft und atmet er nur dies eine. *Natrium muriaticum* kann ähnlich exzentrisch sein, wenn auch nicht immer in einem solchen Ausmaß. Er spricht nur von dem, was ihn interessiert. Er kann brillant darüber dozieren, aber eben nur über das eine. So, wie er emotional festgelegt ist, kann er auch intellektuell inflexibel sein. Seine Interessen sind intensiv, genau umschrieben und einseitig. Auch die besten Köpfe bewegen sich in ihren eigenen, tief eingefahrenen Gleisen. Positiv daran ist, daß seine konzentrierte Entschlossenheit alle Hindernisse überwindet und mit dazu beiträgt, daß er erfolgreich ist. Eine negative Folge kann jedoch eine *Don Quichote* ähnliche Unausgewogenheit sein.

Auch sein künstlerischer Geschmack kann einseitig bis bizarr sein. Wenn man ihn fragt, welche Bücher er bevorzugt, räumt der Patient ein, daß er *nur* Romane oder *nur* geschichtliche Werke, *nur* Biographien, *nur* Bücher, die sein Interessengebiet betreffen (er vertieft seine eingefahrenen Gleise eher, als daß er sie erweitert) oder, besonders heutzutage, *nur* Bücher über Gesundheit und persönliche Weiterentwicklung liest. Noch extremer wird es, wenn er sich in ein bestimmtes Buch „verliebt" (offensichtlich eine nicht bedrohliche Ersatzform von Liebe) und viele Monate damit verbringt, es immer wieder zu lesen, manchmal ein paar dutzend Mal. „Warum nicht?" erklären sie, „man kann ja auch ein Musikstück unzählige Male hören." Aus dem gleichen Grund können sie sich den selben Kinofilm immer und immer wieder ansehen.

Natrium muriaticum mag versuchen, sein Programm zu erweitern und sich Wissen außerhalb seines spezifischen Interessensgebietes anzueignen, aber ohne echten Erfolg. Er hat keinen wirklichen Spaß an Dingen, auf die er momentan nicht ausgerichtet ist, ja er schätzt sie nicht einmal und kehrt erleichtet zu seinen bewährten und treuen Favoriten zurück, auf deren emotionale Auswirkungen er sich vollkommen verlassen kann, wie auf enge Freunde, mit denen er sich einfach wohl fühlt. Dies steht im Gegensatz zu *Sulfur*, der, wenn er nicht gerade Wissenschaftler ist, es nicht erträgt, ein Buch noch einmal zu lesen, wenn er die Handlung schon kennt oder die Gesamtidee begriffen hat; noch fühlt er das Bedürfnis, einen Film mehr als einmal zu sehen. Er lernt lieber etwas Neues kennen, daß ihn durch seine Fremdheit stimuliert.

Parallel mit dieser Einseitigkeit, was den künstlerischen Geschmack betrifft, geht eine Einseitigkeit bezüglich Essen und Kleidern einher. Wie schon erwähnt, kann er tagaus, tagein über Monate und Jahre hinweg stets dasselbe essen. Er sucht Sicherheit in seiner vorhersagbaren, monotonen Diät, und jedes Abweichen von ihr irritiert ihn (die ewig gleichbleibende Kost von *Arsenicum* wird eher durch dessen Liebe zur Ordnung bestimmt). Und was die Kleidung angeht (die „immer aus irgendwelchem *schrecklich* natürlichen Zeugs gemacht" ist, wie eine scharfsichtige *Lachesis* beobachtete), ist der vertraute Tweedrock oder der blaue Pullover der *Natrium muriaticum*-Frau, sowie ihre unvermeidliche Lieblingsarmspange oder -halskette leicht zu erkennen; ebenso das stets gleiche, vernünftige, bequeme (um nicht zu sagen allzu offensichtlich praktische) Paar Schuhe.

Natrium muriaticum besitzt auch ein einseitiges oder exzentrisches Gedächtnis. Er kann zwar vergessen haben, in welchem Jahrhundert der Dreißigjährige Krieg stattfand, nachdem er gerade ein Buch darüber gelesen hat (*Calcium carbonicum*), sein Gedächtnis für das, was andere Menschen *sagen*, kann jedoch außerordentlich gut sein. Er erinnert sich z.B. an ganze Passagen einer Unterhaltung, die er vor Jahren bei irgend einer Party geführt hat; der Arzt erinnert sich (offenbar für immer) an die genauen Worte, mit denen ein Patient seine Symptome geschildert hat. Er kann tatsächlich irritiert sein, wenn der Patient sich selbst widerspricht: „Aber Sie haben neulich doch gesagt... Und jetzt erzählen sie mir... wie ist es denn nun genau?" Daß der Patient in einer anderen Stimmung ist und die Situation nun von einem anderen Standpunkt aus betrachtet, verstört *Natrium muriaticum*, der großen Wert auf Widerspruchsfreiheit legt.

Eine Frau Anfang vierzig litt an Lebensmittel- und anderen Allergien, chronisch vereiterten Nebenhöhlen, Anämie, Kopfschmerzen vor, während oder nach den Menses, Verstopfung und anderen Symptomen – die alle seit fünfzehn Jahren in leichter Form bestanden. Sie suchte jedoch erst homöopathische Hilfe, nachdem sich Herzsymptome entwickelt hatten: zeitweiliges Aussetzen des Herzschlags, wenn sie lag, und regelmäßig anfallsweise auftretende Tachykardie (manchmal schien ihr ganzer Körper zu zittern). Sie war deswegen schon einmal im Krankenhaus gewesen. Alles zusammen ergab dies ein typisches *Natrium muriaticum*-Bild, besonders noch unter dem Aspekt eines Schlüsselsymptoms: ihre unsichere Kontrolle des Schließmuskels der Blase, weshalb sie häufig urinieren mußte, und Schwierigkeiten, den Harn zu verhalten, wenn sie vom Sitzen aufstand oder ging. Dies trat besonders vormittags auf (nach 10 oder 11 Uhr morgens war sie dann den ganzen Tag davor sicher). Ihre Geistes- und Gemütssymptome paßten jedoch nicht dazu: sie war gesellig, extravertiert, nicht erkennbar neurotisch, und niemals niedergedrückt; sie war glücklich mit ihrer Familie und liebte ihre Arbeit als Grundschullehrerin. Sie bestand darauf, daß, abgesehen von ihrem schlechten Gesundheitszustand ihr Leben in jeder Hinsicht glücklich und erfüllt sei.

Der Arzt spürte jedoch, daß diesem Bild eine *Natrium muriaticum*-Erfahrung zugrunde lag und fuhr fort, indem er sie zu ihrer Haltung anderen Menschen gegenüber befragte. Sie antwortete: „Ich bin im wesentlichen tolerant, aber eine Sache stört mich gewaltig: wenn einer an einem Tag behauptet, es sei so, und am nächsten Tag etwas anderes sagt. Es kann völlig unwichtig für mich sein, z.B. ob er letztes Jahr $3000 für Heizöl ausgegeben hat, oder nur $1000, aber aus irgendeinem Grund irritiert mich das. Ich denke mir dann: 'Wie *kann* er das bloß sagen, wenn er doch letzten Monat das Gegenteil behauptet hat?' Ich versuche, mir diese Abneigung auszureden, indem ich mich an den Satz von *Emerson* erinnere: ‚In der Widerspruchsfreiheit steckt das Schreckgespenst der Engstirnigkeit‘, aber ich kann einfach nicht anders. Größere Fehler an anderen vertrage ich leichter als diesen. Und auch die Tatsache, daß ich mich, auch ohne es zu wollen, an jede Behauptung erinnere, sei sie nun wichtig oder unwichtig, die irgend jemand gemacht hat, den ich mag, macht die Sache nicht eben leichter.“

Damit war das konstitutionelle Bild eindeutig, und der Arzt forschte nun tiefer. Es stellte sich heraus, daß sie vor zwanzig Jahren einen Mann sehr geliebt hatte, der nicht zu ihr paßte. Obwohl die körperliche Anziehung auf beiden Seiten sehr stark war, kam es wegen ihres unterschiedlichen Temperaments zu ständigen Konflikten, so daß sie beschlossen, nicht zu heiraten. Trotz ihrer Trauer über das Lösen dieser jahrelangen Liebesbeziehung hielt sie an ihrer Entscheidung fest. Ihr Bewußtsein hatte sich schließlich damit abgefunden, und sie dachte kaum mehr an ihn, aber ihr Körper und ihr Unbewußtes hatten weder vergessen, noch vergeben; ein paar Jahre später tauchten die ersten Symptome der *Natrium muriaticum*-Pathologie auf, und jedes Jahr kamen neue Überempfindlichkeiten und Symptome hinzu.

Die Patientin träumte nie, oder zumindest konnte sie sich nicht daran erinnern. Nachdem sie jedoch *Natrium muriaticum* 50 M genommen hatte, begann sie von ihrem früheren Geliebten zu träumen und eine tiefe Sehnsucht nach ihm zu empfinden. So oft sie jedoch die Hand nach ihm auch ausstrecken mochte, sie konnte ihn nie erreichen (war er *Lycopodium?*). Sie brauchte dann jeweils mehrere Tage, um über dieses aufwühlende Ereignis hinwegzukommen. Außerdem waren diese Träume unweigerliche Vorzeichen von körperlichen Beschwerden: einer erneuten Nebenhöhlenentzündung, einem Migräneanfall oder Herzsymptomen.

Mit zunächst monatlichen, dann weniger häufigen Gaben von *Natrium muriaticum* begannen ihre Träume sich zu verändern, und zwar im selben Maße, wie ihr Gesundheitszustand sich verbesserte. Sie träumte zwar immer noch von ihrem Geliebten, stand ihm aber ruhig und ohne Sehnsucht gegenüber. Die Träume waren jedoch immer noch ein Vorzeichen für einen körperlichen Rückfall. Der nächste Schritt war eine gesunde Gleichgültigkeit in ihren Träumen. Wie auch im bewußten Zustand, konnte sie ihn nun gehen lassen. Einige Jahre später kamen ihre seltenen Träume von ihm immer noch als Vorboten eines physischen Zusammenbruchs, aber eine Dosis des Heilmittels wirkte vorbeugend oder schwächte die Beschwerden zumindest wesentlich ab, was immer auch anstand.

Dieser Fall war lang und schwierig, und verschiedene Arzneimittel waren nötig, um die Patientin endgültig zu heilen. *Natrium muriaticum*, regelmäßig in hoher Potenz gegeben, ließ ihn jedoch vorankommen.

Gelegentlich werden die depressiven Eigenschaften, die in diesem Kapitel beschrieben wurden, bei einem Fall auch einmal fehlen. Entweder sind sie dann durch andere Aspekte der Konstitution des Patienten modifiziert worden, oder dieser ist einfach eher mit den fröhlichen, glücklichen Charakterzügen von *Natrium muriaticum* gesegnet, als mit den drückenden und sorgenvollen. Diese Menschen haben häufig Ruhe und Glück in einer humanitären Arbeit gefunden. Meist wird jedoch der *Natrium muriaticum*-Mensch, der medizinischen Rat oder Beratung sucht, die Eigenschaften besitzen, die hier aufgezeigt wurden. Wenn er sie heute nicht mehr an den Tag legt, hat er sie möglicherweise in der Vergangenheit überwunden oder er gesteht ein, einen ständigen Kampf gegen depressive oder verstimmte Gefühle zu führen, die an ihm nagen, oder auch eine Tendenz, hartnäckig an alten Verletzungen festzuhalten.

Das Mittel kann die quälenden *fixen Ideen* des Patienten lockern und seine unnachgiebige, mit einer Salzsäule vergleichbare Persönlichkeit weicher machen, indem es ihm ermöglicht, subtiler zu denken und differenzierte Meinungen zu haben; es hilft ihm, weniger verletzlich, weniger abwehrend und weniger geneigt zu sein, alles auf sich zu beziehen. Es bewirkt, daß er sich nicht mehr so als Außenseiter fühlt und sich weniger in sich zurückzieht, wenn er das einsame Übergangsstadium zwischen der Loslösung von der Vergangenheit und dem Finden einer neuen Identität durchmacht.

Jedes homöopathische Konstitutionsmittel wirkt therapeutisch auf die Psyche ein, während es gleichzeitig auf der körperlichen Ebene arbeitet. Beim introvertierten, gehemmten, krankhaft empfindlichen oder traumatisierten *Natrium muriaticum*-Menschen ist dieses Deblockieren der Emotionen, das bewirkt, daß die „Lebenskraft" im Körper frei fließen kann – und die angestaute, „kondensierte" trostlose Haltung mit sich wegspült – besonders eindrucksvoll. Nach einer oder mehreren Gaben homöopathisch zubereiteten Natriumchlorids stellen Patienten, die unter lange bestehender Niedergeschlagenheit oder ernsten Stimmungsschwankungen leiden, oder die vom Gewicht ihrer Sorgen niedergedrückt sind, fest, daß sie unbeschwerter geworden sind, daß sie sich besser annehmen können und andere weniger verurteilen – daß sie wieder Hoffnung geschöpft haben und offener sind für die schönen Seiten des Lebens. Wie das Schwert, mit dem *Alexander* den Gordischen Knoten zerschlug, was ihn zum Herrscher über Asien machte, kann dieses Heilmittel den Gordischen Knoten der Depression, der Unsicherheit, des mangelnden Selbstwertgefühls und der all zu intensiven Beschäftigung mit sich selbst zerschlagen und den Patienten zum Herrn über sich selbst machen.

Bibliographie

Allen, Henry C.: Keynotes of Leading Remedies. Roy Publishing House, Calcutta, 1964 (Nachdruck); dt.: Leitsymptome wichtiger Arzneimittel der homöopathischen Materia Medica. Übersetzt u. hrsg. von *Manfred Frhrr. v. Ungern-Sternberg.* Burgdorf-Verlag, Göttingen, 2. Aufl., 1987.

Allen, Thimothy F.: Encyclopedia of Pure Materia Medica. 11 Bände. Boericke and Tafel, New York, 1874-1879.

Blackie, Margery G.: The Patient, Not the Cure. McDonald and Jane's, London, 1976.

Boenninghausen, C.M.F.: Characteristics and Repertory. Übersetzt, zusammengestellt u. ergänzt von *C.M. Boger.* Parkersburg, West Virginia, 1905.

Boericke, William: Materia Medica with Repertory. Boericke and Tafel, Philadelphia, 1976 (Nachdruck); dt.: Homöopathische Mittel und ihre Wirkungen. Übersetzt u. hrsg. von *Margarethe Harms.* Verlag Grundlagen und Praxis, Leer, 3. verb. Aufl., 1986.

Boger, C.M.: A Synoptic Key of the Materia Medica. B. Jain, New Delhi, 1972 (Nachdruck).

Borland, Douglas M: Children's Types. B. Jain, New Delhi, o.J. (Nachdruck); dt.: Kindertypen. Arkana-Verlag, Heidelberg, 1986.

---: Homoeopathy in Practice. Beaconsfield Publishers Ltd., Buckinghamshire, 1982.

Clarke, John Henry: A Dictionary of Practical Materia Medica. 3 Bände. The Homoeopathic Publishing Company, London, 1925.

Coulter, Harris L.: Divided Legacy: A History of the Schism in Medical Thought. 3 Bände. Wehawken Book Company, Washington D.C., 1973, 1975, 1977.

---: Homoeopathic Medicine. Formur, St. Louis, 1975.

Gutman, William: Homoeopathy: The Fundamentals of its Philosophy, the Essence of its Remedies. The Homoeopathic Medical Publishers, Bombay, 1978 (Nachdruck); dt.: Grundlage der Homöopathie und das Wesen der Arznei. Karl F. Haug-Verlag, Heidelberg, 2. erw. Aufl., 1987.

Hahnemann, Samuel: Die Chronischen Krankheiten – ihre eigenthümliche Natur und homöopathische Heilung. 5 Bände. Faksimile-Nachdruck. Karl F. Haug-Verlag, Heidelberg, 1979.

---: Reine Arzneimittellehre. 6 Bände. Faksimile-Nachdruck. Karl F. Haug-Verlag, Heidelberg, 1979.

---: Organon der Heilkunst. 6. Auflage, Faksimile-Nachdruck. Hippokrates-Verlag, Stuttgart, 1982.

Hering, Constantin: The Guiding Symptoms of Our Materia Medica. 10 Bände, American Homoeopathic Publishing Co., Philadelphia, 1879-1891.

Hubbard, Elizabeth Wright: A Brief Study Course in Homoeopathy. Roy and Co., Bombay, 1959 (Nachdruck); dt.: Kurzlehrgang der Homöopathie. Übersetzt von *Ch.* u. *M. Barthel.* Barthel & Barthel, Berg, 1983.

Kent, James Tyler: Lectures on Homoeopathic Materia Medica. Jain Publishing Company, New Delhi, 1972 (Nachdruck); dt.: *Kents* Arzneimittelbilder – Vorlesungen zur homöopathischen Materia medica. Karl F. Haug-Verlag, Heidelberg, 6. Aufl., 1987.

---: Final General Repertory of the Homoeopathic Materia Medica. Revidiert, korrigiert, ergänzt u. hrsg. von *Pierre Schmidt* und *Diwan Harish Chand.* National Homoeopathic Pharmacy, New Delhi, 1982.

Kents Repertorium der homöopathischen Arzneimittel. 3 Bände. Übersetzt u. hrsg. von *Georg v. Keller* und *Künzli v. Fimmelsberg.* Karl F. Haug-Verlag, Heidelberg, 10. Aufl., 1984.

Nash, E.B.: Leaders in Homoeopathic Therapeutics. Boericke and Tafel, Philadelphia, 1913; dt.: Leitsymptome in der Homöopathischen Therapie. Karl F. Haug-Verlag, Heidelberg, 14. Aufl., 1986.

Panos, Maesimund B. und *Jane Heimlich:* Homoeopathic Medicine at Home. J.B. Tarcher, Los Angeles, 1980; dt.: Homöopathische Hausapotheke. Heyne-Verlag, München, 1986.

Tyler, Margaret L.: Homoeopathic Drug Pictures. Health Science Press, Sussex, 1970; dt.: Arzneimittelbilder. Burgdorf-Verlag, Göttingen, 1987.

Vithoulkas, George: Homoeopathy: Medicine of the New Man. Arco Publishing Inc., New York, 1979; dt.: Medizin der Zukunft. Wenderoth-Verlag, Kassel, 5. Aufl., 1988.

Whitmont, Edward C.: Psyche and Substance: Essays on Homoeopathy in the Light of Jungian Psychology. North Atlantic Books, Berkeley, California, 1980; dt.: Psyche und Substanz – Essays zur Homöopathie im Lichte der Psychologie C.G. Jungs. Burgdorf-Verlag, Göttingen, 1988.

Arzneimittel, die im Text erwähnt werden, und ihre gebräuchlichen Namen

Aconitum napellus	Blauer Eisenhut
Agaricus muscarius	Fliegenpilz
Argentum nitricum	Silbernitrat
Arnica montana	Berg-Wohlverleih
Arsenicum album	Weißes Arsenoxid, As_2O_3
Aurum metallicum	Metallisches Gold
Barium carbonicum	Bariumcarbonat
Belladonna	Tollkirsche
Calcium carbonicum	Calciumcarbonat aus Austernschalen
Calcium phosphoricum	Calciumphosphat
Calendula officinalis	Ringelblume
Cantharis	Spanische Fliege (Käfer)
Capsicum	Spanischer Pfeffer
Causticum Hahnemanni	Ätzstoff *Hahnemanns* aus frisch gebranntem Kalk und Kaliumhydrogensulfat
Chamomilla	Kamille
Chelidonium majus	Schöllkraut
China	Chinarinde, enthält Chinin
Chionanthus virginica	Fransenbaum, Nordamerika
Crotalus horridus	Gift der Klapperschlange
Ferrum phosphoricum	Eisenphosphat
Gelsemium sempervirens	Gelber Jasmin
Graphites	Reißblei, Graphit
Helleborus niger	Christrose
Hepar sulfuris calcareum	Kalkschwefelleber, aus gleichen Gewichtsteilen des weißen Inneren von Austernschalen und Schwefelblume, in geschlossenem Tiegel zur Weißglut erhitzt; Sonderverarbeitung nach *Hahnemann.*
Hydrastis canadensis	Kanadischer Gelbwurz
Hyoscyamus niger	Bilsenkraut
Hypericum perforatum	Getüpfeltes Johanniskraut
Ignatia amara	Ignatiusbohne
Kalium carbonicum	Kaliumcarbonat
Lac caninum	Hundemilch
Lachesis trigonocephalus	Gift der Buschmeisterschlange
Lycopodium	Getrocknete Sporen des Bärlapp
Medorrhinum	Trippernosode
Mercurius vivus	Quecksilber
Mygale lasiodora	Vogelspinne
Myristica sebifera	Ucubabaum, Brasilien
Natrium carbonicum	Natriumcarbonat
Natrium muriaticum	Natriumchlorid, Tafelsalz
Natrium sulfuricum	Natriumsulfat
Nux vomica	Brechnuß, Krähenauge

Oenanthe crocata	Rebendolde
Opium	Getrockneter Milchsaft aus Schlafmohnkapseln
Phosphor	Elementarer Phosphor
Psorinum	Nosode aus Krätzebläschen
Pulsatilla pratensis	Küchenschelle
Ranunculus bulbosus	Knollenhahnenfuß
Rhus toxicodendron	Giftsumach
Rumex crispus	Krauser Ampfer
Sabal serrulata	Sägepalme, Nordamerika
Selenium	Elementares Selen
Sepia	Inhalt des Tintenbeutels des Tintenfischs
Silicea	Kieselsäure
Spongia tosta	Gerösteter Meerschwamm
Staphisagria	Stephanskraut, Läusepfeffer
Sulfur	Elementarer Schwefel
Syphilinum	Syphilisnosode
Tarantula hispanica	Tarantel
Thuja occidentalis	Arbor vitae, Lebensbaum
Tuberkulinum	Nosode aus Tuberkuloseerregern

Sachregister

V

W

Z